U0271552

脊柱结核外科治疗学

Surgical Therapeutics of Spinal Tuberculosis

主 编 石仕元

科学出版社

北 京

内 容 简 介

本书采用 600 余幅术中图片、手绘插图、影像资料，阐述了脊柱结核的诊断与鉴别诊断、药物治疗、外科治疗等。重点介绍了脊柱结核的药物治疗、鉴别诊断、新的影像学分型、交界段脊柱结核的手术入路和微创化的手术方法，系统地介绍了从枕颈部到腰骶段、骶髂关节结核的手术入路、手术方法、内固定的选择。

本书可作为脊柱外科、骨关节结核外科医师的工具书，也可供全科医师、结核病专科医师、医学生学习参考。

图书在版编目（CIP）数据

脊柱结核外科治疗学 / 石仕元主编 . 北京：科学出版社，2020.9
ISBN 978-7-03-066057-2

Ⅰ . ①脊⋯　Ⅱ . ①石⋯　Ⅲ . ①脊柱病－骨关节结核－外科手术
Ⅳ . ① R681.5

中国版本图书馆 CIP 数据核字（2020）第 169967 号

责任编辑：盛　立 / 责任校对：张小霞
责任印制：肖　兴 / 封面设计：龙　岩

科学出版社
北京东黄城根北街 16 号
邮政编码：100717
http://www.sciencep.com

北京汇瑞嘉合文化发展有限公司 印刷
科学出版社发行　各地新华书店经销

*

2020 年 9 月第　一　版　开本：889×1194　1/16
2020 年 9 月第一次印刷　印张：24 3/4
字数：695 000
定价：288.00 元
（如有印装质量问题，我社负责调换）

《脊柱结核外科治疗学》

编写人员

主　　编　石仕元

副 主 编　徐　侃　费　骏　郑　琦　王自立

编　　者　（按姓氏笔画排序）

马鹏飞　王　敏　王自立　石仕元

朱　敏　朱　博　刘　飞　刘列华

杨高怡　应小樟　汪翼凡　沈　健

张丽娟　陈园园　陈根君　罗　赟

金阳辉　郑　琦　郑铭锋　胡金平

胡胜平　胡惠娟　胡德新　俞　飞

祖　罡　费　骏　徐　侃　章　权

韩贵和　舒　均　赖　震　魏　建

插　　图　胡惠娟

主编简介

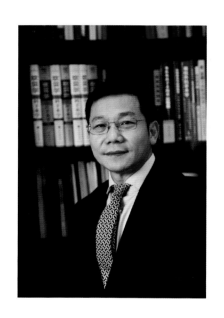

  石仕元，主任医师，教授。从事骨科工作 30 余年，在骨关节损伤、显微外科、运动医学、人工关节置换、骨关节结核等方面具有较强的临床和科研能力。

  近 15 年，致力于骨关节结核的预防、治疗和科研工作。牵头成立了"浙江省结核病诊治质量控制中心"，促进了结核病的防治工作；通过改良、创新形成了脊柱结核从枕颈部到腰骶段的系列手术方式、方法，大大降低了脊柱结核的手术风险；在国内较早开展了关节结核早期人工关节置换手术等。

  现任浙江省中西医结合医院副院长，浙江中医药大学硕士研究生导师，中国防痨协会骨结核专业分会副主任委员，中国康复医学会脊柱脊髓专业委员会脊柱感染学组副主任委员，中华医学会骨科学分会中西医结合学组委员，浙江省医学会运动医学专业委员会副主任委员，浙江省中西医结合学会骨伤专业委员会副主任委员，浙江省中西医结合学会骨质疏松专业委员会副主任委员，浙江省结核病诊治质量控制中心主任，浙江省防痨协会副理事长。

前　言

　　2019 年世界卫生组织报告全球每年有近 1000 万的新发结核病患者（其中我国为 90 万左右），结核病的防控形势依然严峻。脊柱结核在祖国医学中称为"龟背痰"，也就是发病于脊背的骨痨。古人说"十驼九痨"，在 20 世纪 50 年代结核化疗药物发明之前，脊柱结核是驼背畸形的主要原因，成为危害最大的肺外结核病，约占骨关节结核的 70%。脊柱结核的诊断和药物治疗特别是耐药结核的治疗、外科手术方式方法等，在不同区域、不同医院差异较大。误诊、漏诊、不规范的治疗、不规范的手术创伤会造成病程延长、脊柱畸形、截瘫等严重后果，给患者及其家庭带来了巨大的痛苦和沉重的负担。

　　在临床诊疗工作中医生面临着诸多脊柱结核的问题和困难。脊柱是骨关节感染的好发部位，容易被结核分枝杆菌或其他致病菌感染，单纯依靠影像学尚不能鉴别。随着穿刺工具、技术的进步，以及基因检测手段的提高和普及，已经大大提高了脊柱感染的确诊率。我国 60 岁以上脊柱结核的老年患者已经占 45% 左右，80 岁以上的患者也十分常见，随着年龄的增加，手术风险也随之大幅增加，许多常规手术创伤大、风险高，老年人可能无法耐受手术。临床上对手术适应证的选择、手术入路的选择、手术方式方法的选择、内固定方法的选择、病灶清除和植骨融合方式的选择、手术后复发复治方案的选择等都没有达成共识，本书作了较为详细的介绍。全书重点介绍了微创手术技术的应用；手术方式、手术入路、内固定方法的改良和创新。例如，上胸椎椎板螺钉、下胸椎及腰椎的皮质骨螺钉用于结核病椎间固定，可以减少脊柱的固定节段，保留更多的运动单元，还可以用于骨质疏松椎体的固定而提高固定的强度；脊柱交界段结核的前路手术解剖复杂、暴露困难，通过手术入路的改良和创新，大幅降低了手术的创伤和风险。浙江省中西医结合医院是浙江省结核病诊疗中心，每年收治脊柱感染患者近 500 例，其中结核分枝杆菌感染占 70% ～ 80%。通过大量病例的治疗，本书作者团队长期积累了许多经验和体会，一直想撰写一部脊柱结核外科治疗方面的专科书籍，让临床医生在诊疗中少走弯路，按照以最小的手术创伤治愈脊柱结核患者为原则，根据年龄、体质、症状、耐药情况、病变节段和程度采取保守治疗、微创治疗、常规手术等个体化治疗方案，更好地为患者服务。在 32 位编者历经数年的共同努力下，本书终于要和读者见面了。作为本书的主编，我对他们的付出深表感谢，同时也十分感谢骨科、结核病科的同道们给予我的支持和信任。

　　由于我们医学知识的局限和编写水平的不足，书中难免存在不足之处，恳请广大专家、读者斧正。

浙江省中西医结合医院　石仕元

2020 年 5 月

目　录

上篇　总　论

下篇 各 论

上 篇
总 论

结核病（tuberculosis，TB）是世界上最古老的传染病之一，被称为"细菌学之父"的德国科学家罗伯特·科赫（Robert Koch）（图1-1）于1882年通过固体培养基和抗酸染色法，使结核分枝杆菌暴露在显微镜下，发现了结核分枝杆菌（图1-2）的存在，从而证实了结核病是一种病原体感染性疾病。结核病位列全球十大死因之一，同时也是单一传染病中的头号杀手（排在HIV/AIDS之前）。据估计，2018年HIV阴性患者因结核病死亡的约为120万例（范围为110万～130万，与2000年的170万例相比减少了29%）；另外，HIV阳性患者因结核病死亡的约为25.1万例（范围为22.3万～28.1万，与2000年的62万相比减少了60%）。结核病的致病菌为结核分枝杆菌，可通过患者排菌在空气中进行传播，如通过咳嗽传播。结核病的典型表现为肺结核，但也可在关节、脊柱、脑、肾等其他部位形成肺外结核。目前，全球约有1/4的人口感染了结核分枝杆菌，这些人群面临进一步发展为结核病的风险。

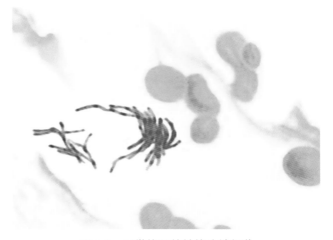

图1-2 显微镜下的结核分枝杆菌

结核病的历史最早可追溯到远古时期。在德国Heidelberg附近出土的公元前7000多年新石器时代的人胸椎骨化石中，即发现有结核病变存在；距今2700多年的埃及第二十四王朝木乃伊标本中，发现有脊柱结核痕迹（图1-3）；2300多年前的英国就发现了结核病的存在；中国湖南长沙马王堆汉墓出土的2100年前女尸的肺部也有结核钙化灶。

19世纪，结核病在欧洲和北美大肆流行，社会各阶层都被波及，夺去了许多人的生命。贫苦人群因为经济、卫生条件差，营养不良，机体抵抗力弱，成为结核病的最主要侵犯对象。据统计，从滑铁卢战役到第一次世界大战爆发前，20～60

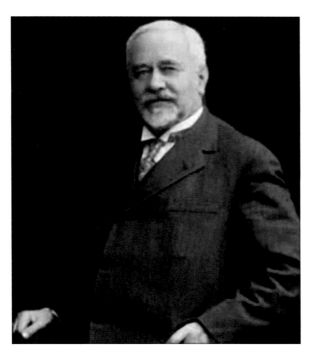

图1-1 德国科学家罗伯特·科赫

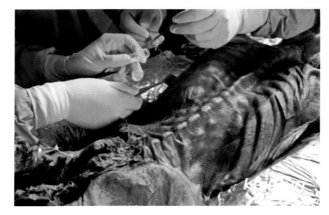

图 1-3　木乃伊身上的脊柱结核痕迹

岁的成年人中，肺结核的死亡率为 97%。由于结核病患者往往是被病魔折磨地"面色苍白、身体消瘦"后（图 1-4），痛苦而无助地死去，因此欧洲人称该病为"white plague"（即白色瘟疫），希腊语称为"phthisis"（即"消耗"之意）。

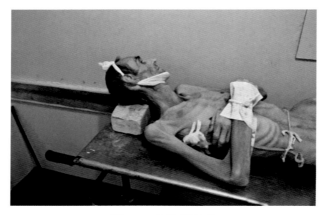

图 1-4　结核病患者

　　我国关于结核病的记载，最早的是 2000 多年前《黄帝内经·素问》中的"传乘"和东汉张仲景在《金匮要略》中的"虚劳"，与肺结核症状和淋巴结结核相类似。华佗的《中藏经·传尸》描述，传尸者，非为一门相染而成也。人之血气衰弱，脏腑虚羸，中于鬼气，因感其邪，遂成其疾也。他指出结核病不一定造成全家传染，只有抵抗力低的人才会感染发病。宋朝的陈言在《三因方》中将肺痨与一般的虚劳区别开来，用"痨瘵"作为结核病的统称。

　　20 世纪 50 年代，由于结核药物的广泛使用与生活条件的逐步提高，结核病的发病率明显下降。但近年来，随着人口流动性增大、人口老龄化、

HIV 和肿瘤疾病的高发、免疫抑制剂广泛使用及结核分枝杆菌的耐药性增强，结核病的发病率下降缓慢。

　　2014 年 5 月，在世界卫生大会上各国一致通过支持世界卫生组织（WHO）的终止结核病策略。其 2030 年的具体目标是在 2015 年基础上，结核病绝对死亡人数下降 90%，结核病发病率下降 80%。2018 年 9 月 26 日，联合国（United Nations，UN）举行了有史以来第一次关于结核病问题的高级别会议，将关于结核病流行现状及如何终止结核病的讨论提升到了国家元首和政府首脑级别。在此之前，WHO 在莫斯科于 2017 年 11 月举行了第一次全球结核病部长级会议。在会议中，联合国所有成员一致通过了一份政治宣言，其中再次肯定了可持续发展目标（sustainable development goals，SDG）与 WHO 的"终止结核病策略"，并增加了新的承诺。SDG 指出，2030 年在全球终止结核病的流行。"终止结核病策略"定义了遏制结核病发病及死亡人数的里程碑（2020—2025 年）和目标（2030—2035 年）。2030 年的目标是使因结核病死亡人数较 2015 年减少 90%，结核病发病率（每年每 10 万人中新增病例）较 2015 年减少 80%。2020 年的里程碑目标是因结核病死亡人数减少 35%，结核病发病率减少 20%。此策略还包括另一个 2020 年的里程碑目标，即没有结核病患者及其家庭因结核病面临灾难性的支出。

　　2019 年 WHO 报道，据估计 2018 年全球约有 1000 万（范围为 900 万～ 1110 万）结核病新发病例，这一数字在近年来保持相对稳定。各国的结核病发病率差异较大，从每年每 10 万人发病例数低于 5 例到超过 500 例，而全球平均发病率约为 130/10 万。耐药结核病患者数量在不断增加，但耐药结核的诊疗效果也在不断提高，2017—2018 年，耐多药 / 利福平耐药结核病（MDR/RR-TB）的检测、发现、治疗取得了一定进展。在全球范围内，2018 年有 51% 的细菌学确诊结核病例接受了利福平耐药检测，高于 2017 年的 41%。该检测在新发结核病例中的覆盖率为 46%，在既往有抗结核治疗史的结核病病例中的覆盖率为 83%。2018 年，在全球共发现并报告了 186 772 例 MDR/RR-TB 病例，2017 年为 160 684 例。2018 年，有 156 071 例 MDR/RR-TB 接受了治疗，高于 2017

年的 139 114 例。在全球范围内，2000—2018 年，结核病发病率的平均下降率为每年 1.6%，2017—2018 年为 2.0%。2015—2018 年仅累计下降了 6.3%，与终止结核病战略设定的 2015—2020 年实现发病率下降 20% 的里程碑相去甚远。2015—2018 年，全球因结核病死亡人数下降了 11%，尚不足终止结核病战略设定"到 2020 年将因结核病死亡人数下降 35%"里程碑的 1/3。结核病的预防、诊断、治疗依然面临挑战。

脊柱结核是结核分枝杆菌通过血液循环到达颈、胸、腰、骶、尾椎，从而引起椎体或椎间隙化脓性、破坏性病变，导致脊柱后凸畸形（图 1-5），甚至截瘫，是骨科临床常见的危害严重的继发性结核病。1779 年，英国的 Percival Pott 首次完整地描述了该病后凸畸形、截瘫等症状，故脊柱结核又称为 Pott 病。

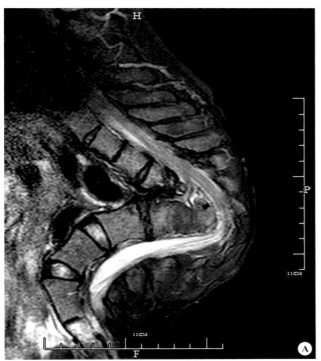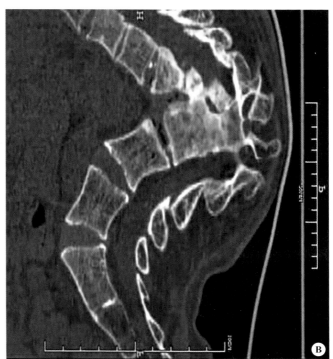

图 1-5　脊柱结核后凸畸形

关于脊柱结核，目前尚无全球及全国的流行病学调查研究。以往有学者认为 90% 以上的脊柱结核继发于肺结核，但根据浙江省中西医结合医院近 5 年的统计表明，目前临床上仅 47.0% 的骨关节结核患者有明确的肺结核病史，23.8% 的患者有肺相关疾病。北京结核病控制研究所的数据显示，脊柱结核占全身骨关节结核的 74.19%，发病节段以腰椎好发，这可能与腰椎负重大、慢性劳损多有关。原第三军医大学（现称陆军军医大学）报道西南地区脊柱结核最好发的部位是胸椎和腰椎，占到脊柱结核的 89%，最少见的部位是骶椎，约占 4.2%；患者受累椎体平均数为 2.57±1.52，约 32.68% 的患者有 3 个或更多的椎体受累；背部疼痛是最常见的临床症状，其次是盗汗和低热，

其发生率分别为 97%、41.78%、40.43%。据宁夏医科大学附属医院报道，发病年龄以 21 ～ 30 岁的患者居多，31 ～ 40 岁患者次之。近年来，得益于优生优育政策的落实，社会经济条件的改善，小儿和青壮年的骨关节结核发病率明显下降。相反，随着全国人口老龄化，根据 2010 年全国第五次结核病流行病学抽样调查报告显示（图 1-6），老年人群肺结核的发病率显著增加，老年人群脊柱结核也明显多于其他年龄段的人群。浙江省中西医结合医院统计 2013—2017 年 929 例骨关节结核，其中脊柱结核 642 例，占 69.11%（图 1-7）。在 642 例脊柱结核患者中，60 岁以上老年患者 283 例，占 44.08%；20 ～ 39 岁青壮年患者 156 例，占 24.30%；20 岁以下青少年患者 15 例，占 2.34%。

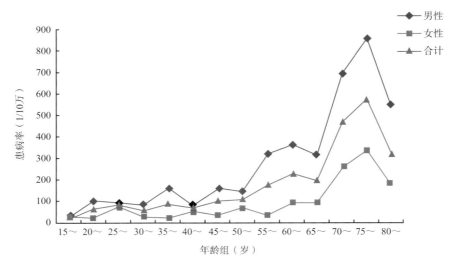

图 1-6　2010 年全国第五次结核病流行病学抽样调查年龄组菌阳肺结核患病率

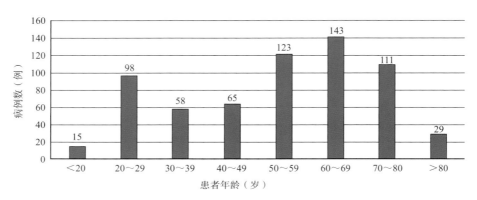

图 1-7　浙江省中西医结合医院 2013—2017 年脊柱结核患者各年龄组病例数分布情况

第一节　化疗时代前脊柱结核的治疗

　　长期以来，由于人们对结核病的认识极其有限，结核病的治疗方法也不多。在没有找到有效的防治手段之前，结核病带给人类的记忆极其惨痛。

一、古代结核病的治疗

　　古希腊时代的医学之父希波克拉底认为结核病是由于体液失衡引起的，他通过催吐、放血手段矫正体液失衡。希波克拉底警告当时的医生们，不要接近那些已经发展到晚期的结核病患者，因为他们最终难逃一死。患了结核的患者一般都被带到庙宇中接受护理，给他们提供最好的食物，让他们饮牛奶、加强锻炼以强健体魄。罗马时代的医学家盖伦对于结核病患者，在山腰部干燥地带开设疗养院进行开放疗法、营养疗法，每天使其规律生活。在以后 1000 多年里，对于结核的认识进展不大，治疗方法也是千奇百怪，如用狼肝、鸽粪、黄鼠狼血、活蜗牛、木馏油、洋地黄、鸦片、重金属，甚至"国王抚摸"等方法来治疗结核病。

二、工业革命时期结核病的治疗

　　18 世纪随着欧洲工业化和城市化的进程，结核病也在欧洲陆地大肆蔓延，造成大量人口死亡。在伦敦结核病病死率甚至高达 900/10 万，整个欧洲约有 1/4 的人口死于结核病。在此情况下，1751 年和 1753 年，西班牙和意大利先后出台了结核病预防法，规定要报告结核病，结核病患者使用过的衣物和家具都要焚烧，以达消毒目的。我国民间也广泛流传着"十痨九死"的说法，凡"痨病"死者须用棉球堵塞其鼻孔，以免"痨虫"爬出传染他人。

1854 年，德国的 Hermann Brehmer 发表论文，认为"结核病是可以治愈的疾病"。他在西里西亚建立了全球第一个疗养院性质的结核病患者的专门收治机构。在疗养院里，结核病患者可以呼吸新鲜空气、晒日光浴、补充饮食营养（图 1-8）。对于脊柱结核患者，辅以使用牵引、手法复位、石膏背心、石膏床和各种支具来纠正、维持脊柱的后凸畸形。根据当时报道的数据，经过疗养治疗，脊柱结核患者的治愈率只有 20% ~ 30%，平均死亡率达 28%，即使从疗养院出院的患者 6 年内死亡率仍然达 60%。

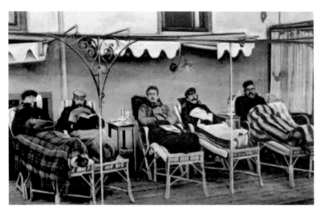

图 1-8　在疗养院接受治疗的结核病患者

虽然这种"疗养"形式的治疗方式效果有限，但毕竟让处于盲目治疗阶段的人们看到了一丝曙光，这种治疗模式迅速在德国乃至整个欧洲推广。人们普遍接受了这样的观念：患者如果在风景优美的疗养院中露天休养，呼吸新鲜空气，过有规律的生活，结核病就有可能逐渐治愈。于是疗养院如雨后春笋般在欧洲的海滨或高山涌现出来。当时比较著名的有瑞士的达沃斯疗养院、英国的弗里莫利疗养院、法国的阿让库尔疗养院等。设立疗养院来治疗结核病患者的做法也传到了中国。我国在 20 世纪初也曾在京津沪等城市建立了相当规模的疗养院。其中，1909 年创办的同仁疗养院，为北京最早开办的肺结核疗养院。直到新中国成立初期，疗养院已在中国遍地开花。但到了 20 世纪 50 年代末，由于结核药物的使用及治疗模式的改变，疗养院的数量逐渐减少。

三、脊柱结核手术治疗的初步尝试

随着外科技术的快速发展，有学者提出了手术治疗脊柱结核的观点。1895 年 Menard 采用肋骨横突切除术对一例胸椎脊髓周围结核脓肿进行了切排减压，术后患者的神经功能有所恢复。这一术式也成为胸椎结核手术的经典术式而沿用至今。1934 年日本的 Ito 对脊柱结核患者实施前路病灶清除术，患者在术后症状都有所改善，但因为没有抗结核药物的治疗，多数病例术后不久因发生结核播散、病灶混合感染、窦道经久不愈而死亡。因此，人们认为"打开结核病灶就等于打开死亡之门"。

为了避免直接接触、打开结核病灶，同时又要解决单纯清除病灶不能防止脊柱后凸畸形的问题，有医生倡导实施纠正脊柱后凸畸形的后路融合术。1911 年美国医生 Albee 取自体胫骨做棘突间植骨。美国哥伦比亚大学教授 Hibbs 把棘突和椎板切除一部分，植入关节突关节以达到融合的目的。1895 年法国医生 Chipault 最早采用银丝作为内固定材料，捆扎棘突，做棘突间内固定治疗。后来也有其他学者做椎板切除减压术、其他内固定材料内固定术。但不管哪一种手术方法，其融合的效果都不甚理想。这一时期的手术方式比较多，但多处于探索阶段，手术的效果欠佳，并发症发生率也很高。

第二节　化疗时代脊柱结核的治疗

一、脊柱结核的药物治疗

1908 年，法国细菌学家 Calmette 和 Guerin 通过减低牛分枝杆菌（简称结核杆菌）的毒性来研制卡介苗。13 年后，卡介苗被成功用于人类。1944 年 Selman Waksman 等从灰色链霉菌中纯化出来了链霉素，其是首个抗结核的氨基糖苷类药物。1952 年异烟肼研制成功，成为当时早期杀菌能力最强的药物。紧接着，乙胺丁醇、利福平等抗结核药物相继被发现并应用于临床，结核病治疗进入崭新的化疗时代，其治愈率明显上升。

抗结核药物发挥作用的机制主要包括抑制结核杆菌脂肪酸的合成，代表药物有异烟肼、吡嗪酰胺等；抑制阿拉伯甘露聚糖 – 肽聚糖合成，代表药物为乙胺丁醇；抑制细菌蛋白质合成，代表药物为利奈唑胺和链霉素、丁胺卡那等氨基糖苷类药物；抑制细菌酶活性，代表药物为利福平、利福喷汀等利福霉素类药物和左氧氟沙星、莫西沙星等喹诺酮类药物。

Mitchison 等研究认为，结核病灶中往往同时并存 4 种生长状态的结核杆菌，结核杆菌的数量和菌群的生长状态与抗结核化学药物的疗效密切相关。A 菌群为快速繁殖菌群，大量存在于空洞、干酪病灶内，占结核分枝杆菌的绝大部分，对多数抗结核药物敏感，常造成病灶迅速进展。B 菌群为间断繁殖菌群，多处于半静止状态，也可能突然间歇性短暂生长繁殖。C 菌群为慢速繁殖菌群，存在于巨噬细胞内的酸性环境中，其生长缓慢。D 菌群为处于完全休眠状态菌群，不繁殖，数量少，必须依靠机体免疫力加强而清除。不同的抗结核药物对于不同的菌群抗结核效果不尽相同：对于 A 菌群的抗结核效力为异烟肼＞链霉素＞利福平＞乙胺丁醇；对于 B 菌群为利福平＞异烟肼；对于 C 菌群为吡嗪酰胺＞利福平＞异烟肼。抗结核药物作用于 A 菌群，早期（48 小时内）即可迅速杀灭结核菌，使菌群数量明显减少甚至消失，这对防止获得性耐药的产生具有重要意义。B 菌群和 C 菌群处于"半休眠"状态，属于"顽固菌"，抗结核药物对其效力较弱，若能杀灭 B 菌群和 C 菌群可以有效防止复发。抗结核药物对于 D 菌群无作用。

脊柱结核是肺外结核，是结核杆菌全身感染后局部的表现。因此，在使用抗结核化学药物治疗脊柱结核的临床实践中，仍然需要遵循"早期、联合、适量、规律、全程"的治疗原则。基于结核杆菌的生物学特征和结核病的病理特点，通过大量临床实践的证实，常规使用利福平（R）＋异烟肼（H）＋吡嗪酰胺（Z）＋乙胺丁醇（E）或链霉素（S）联合抗结核治疗。有研究认为，该联合方案治愈率可高达 90%～100%，复发率＜ 3%。

脊柱结核病灶部位较深、病理过程复杂、标本取得困难、缺乏药理学的基础研究验证及临床随机、多中心研究的支持，因此应用 HRZE（S）方案的具体疗程在国际和国内都没有统一的标准，

存在一定争议。因此，在实际治疗过程中疗程的确定更多的是依据专家建议、业内共识和团队经验。目前临床普遍认同采用 12～18 个月 3HRZE（S）/9～15HRE 的"标准化疗"方案，安全可靠，能彻底杀灭繁殖和休眠菌群，根除生长缓慢的病灶。"短程化疗"是指 6～9 个月疗程的治疗方案，最早由 Hannachi 于 1979 年提出。Parthasarathy 等研究认为，6～9HR 治疗脊柱结核效果满意。吴启秋采用 4SHRE/5HRE 方案治疗脊柱结核，能减小药物的毒性反应，疗效满意。1995 年，WHO 推荐标准短程方案 2HRZ/4HR，并提出了直接督导下的短程化疗（DOTS）管理方式，保证患者规律用药，提高短程化疗的治愈率。疗程小于 6 个月的化疗方案属于"超短程化疗"。有学者在彻底清除病灶的基础上，按照 2SHRE/2.5H$_2$R$_2$E$_2$ 的化疗方案治疗脊柱结核 38 例，经过 2 年随访，效果与 8 个月的短程化疗、12 个月的标准化疗效果相当。

二、脊柱结核的手术治疗

有了抗结核药物的保障，为脊柱结核新术式的开展和减少术后并发症的发生扫清了障碍。手术联合抗结核药物成为脊柱结核的主流治疗方案。

1956 年 Hodgson 和 Stock 首创前路显露病椎，清除结核病灶、取自体骨植骨融合术（即"香港手术"），获得了成功，经临床研究其疗效和安全性肯定，10 年随访植骨融合率达 94%。1965 年 Kirkaldy 实施经胸腔入路病灶清除术治疗胸椎结核，效果明显。同期，Konstam 和 Blesovskky 报道了单纯应用药物治疗 207 例脊柱结核，治愈率为 86%，骨融合率为 74%。为此，英国医学研究委员会从 20 世纪 70～90 年代在中国香港、印度、韩国先后开展数项针对脊柱结核的前瞻性研究。结论表明，对患者单行非制动抗结核化疗远期疗效满意率可达 87%；单纯抗结核药物治疗和手术联合抗结核药物治疗脊柱结核疗效无差别；卧床和穿戴石膏背心对提高疾病的治愈率和治疗脊柱后凸畸形都没有作用；"香港手术"可以缩短病灶骨性融合时间，减少后凸畸形的发生。

但是"香港手术"术后患者需要长时间卧硬板床或石膏床，且植骨块常发生吸收、移位、断

裂、骨性融合不佳，术后远期脊柱后凸畸形加重。Kim 等报道脊柱结核患者后凸畸形术后即时矫正率为 55.1%，但 2 年后降为 7.5%。Vau 等研究发现，"香港手术"术后 10 年的复发率达 2%～17%。由此，有学者认识到应用内固定器械纠正脊柱后凸畸形、维持脊柱和脊髓稳定性在脊柱结核的治疗过程中同样十分重要。因此，有学者提出了"在病灶清除、植骨融合的同时采用器械内固定"的观点。其优点在于：①可以直接、有效地维持脊柱稳定性，防止植骨块骨折、滑脱、塌陷和吸收，为植骨融合提供一个良好的力学环境，使骨融合率显著提高，并大大缩短了骨融合时间；②患者术后可以早期佩戴支具下床行走，减轻了患者承受的痛苦，避免长时间卧床带来的并发症；③坚强内固定使脊柱后凸畸形得到矫正，矫形效果明显，最大限度地恢复和维持了椎管的正常形态，有利于神经系统症状的缓解，恢复脊柱正常负重的生物力学关系，便于康复。1995 年 Moon 等提出脊柱结核手术两步法，即后路使用 Harrington、Luque、Rush、CD、TSRH 等内固定，前路行病灶清除椎间植骨融合术。Moon 报道治疗胸腰椎结核 44 例，按上述方法手术治疗，结果病灶植骨均发生骨性融合。

随着椎弓根螺钉技术的成熟，其被应用于脊柱结核后路内固定。1993 年 Guven 等应用 CD、Dick、Steffee 钢板等椎弓根螺钉系统治疗脊柱结核。研究表明，椎弓根螺钉系统可以固定三柱，为矫正脊柱后凸畸形提供了可行的方法，并且通过短节段固定，能最大限度地保留脊柱的活动功能。1999 年 Lee 等报道采用椎弓根螺钉内固定治疗脊柱结核，指出椎弓根螺钉可缓解因脊柱不稳产生的腰痛，预防后凸畸形发生。近年来脊柱结核一期病灶清除加植骨融合内固定术已成为脊柱结核的通用式式。

虽然脊柱后路内固定可以避开前方病灶，但手术需要做两个切口，创伤较大，手术时间亦较长。而前路病灶中放置内固定材料的安全性一直存在争议。直到 1993 年 Oga 研究证实，结核杆菌在不锈钢表面产生的黏多糖较薄、黏附能力较弱，故不影响抗结核药物对结核杆菌的杀灭作用，不会增加感染的风险。前路器械内固定可在清除病灶、植骨融合的同时，更彻底地减压、直视下重建脊

柱稳定性，故提高了手术安全性，减少了手术时间，以后逐渐开展并报道的前路手术均证实了以上结论。目前用到的前路器械有 Kanada、Orion、Z-Plate、Ventrifix 等。2007 年 Benli 回顾了 100 例脊柱结核行前路病灶清除植骨内固定的病例，认为脊柱结核经前路病灶清除后植入内固定是安全可行的。但前路内固定多用于椎体破坏较轻、稳定性尚好的脊柱结核。对于多节段、跳跃性、稳定性较差的脊柱结核，仍然建议使用后路内固定技术。

三、近年国内脊柱结核的手术治疗进展

20 世纪 50 年代我国方先之（图 1-9）、田武昌等在国内率先开展结核病灶清除术，开创我国手术治疗脊柱结核的先河，我国脊柱结核的治疗得到快速发展。尤其近年来，在脊柱结核的诊断、治疗和基础研究方面均取得许多原创性的研究成果，处于国际先进水平。

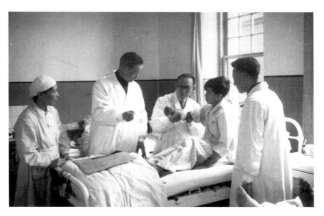

图 1-9　方先之教授在查房

方先之认为应该彻底清除病灶中的脓液、干酪样物质、肉芽、死骨、椎间盘等变性坏死组织，重建病灶内血供，使得抗结核药物得以进入病灶，发挥疗效。他的学术成就不亚于 Hodgson 等学者。近年来，由于骨关节结核外科技术的发展，不少学者在"结核病灶清除术"的基础上又提出了"根治术""切除术"等概念。在 2008 年第二届全国骨关节结核病专题研讨会上，与会专家达成共识，使用"彻底病灶清除术"这一术语。

在病灶清除的程度上，不同的学者有不同的理解。有学者认为，彻底是相对的，清除传统结核病灶，保留健康和亚健康组织即是彻底。王自立

等对脊柱结核病灶组织中结核药物采用高效液相色谱法（HPLC法）进行组织药物浓度测定，经过统计学测算，指出硬化壁的厚度一般在2～8mm，手术切除至少4mm。病灶清除不光指空洞、脓肿、脓苔、肉芽、干酪样物质、死骨、已破坏的椎间盘等组织，还要包括病灶的硬化壁和部分病灶外的"亚健康"骨组织。若硬化骨下隐匿有较大的病灶组织，需要一并清除。

脊柱结核手术治疗的目的，当前较为统一的意见主要包括四个方面：①治愈病灶，通过使用抗结核药物来杀灭病灶中的结核杆菌，进行局部病灶清除手术来消灭病灶组织。②重建脊柱稳定性，包括卧床制动、矫形、植骨融合、器械内固定等手段，纠正脊柱的侧弯、后凸畸形，填充椎体的骨质缺损，重新建立脊柱前中后柱的力学稳定性。③恢复脊髓神经功能，相当一部分患者因为椎体骨质破坏、脓肿、坏死物质压迫，脊髓、马尾、神经根等组织受损，导致功能障碍。通过前路、后路手术减压，应用神经营养药物，争取神经功能的恢复。④早日康复，经过积极有效的治疗，促使患者能尽早脱离卧床、制动、受限的生活环境，能早日在支具保护下和家人的陪护下参加功能锻炼，达成部分或全部的生活自理，实现躯体和心理的社会回归。传统的脊柱结核治疗单纯认为病灶治愈十分重要，但从现代脊柱外科"整体治疗"的理论来看，其余三个方面的重要意义并不亚于第一点。

脊柱结核的手术适应证尚无一致的观点，最早期主要是针对结核病灶和截瘫的治疗。后来方先之提出，结核病灶清除术的适应证为椎体病灶局部出现明显的寒性脓肿、经久不治的窦道、明显的死骨和空洞及脊髓受压的表现。随着脊柱外科的发展和脊柱结核手术治疗理念的更新、手术方式的完善，过去的观点已显得不太全面。王自立等根据自己的临床经验，结合手术治疗的目的，指出现今的手术适应证应该是：①有较大的寒性脓肿、经久不愈的窦道、较大的死骨、较大空洞特别是空洞壁硬化者；②脊髓或马尾、神经根受压者；③脊柱畸形及不稳定者；④耐药或耐多药者；⑤未治愈或复发病例，存在明显上述①～④的原因者；⑥穿刺活检仍无法确诊，不能排除骨

肿瘤者。其中，绝对适应证包括：①脊髓受压致神经功能障碍；②脊柱的稳定性破坏、椎间不稳；③脊柱明显或进行性后凸畸形。与之对应的手术方法包括病灶清除、椎管减压、畸形矫正、植骨融合、器械内固定等。基本上每一例脊柱结核手术都会应用到这五种手术方法。这五种手术方法不仅凸显了治愈结核病灶的根本目的，也体现了脊柱稳定性重建与脊髓功能恢复的重要目的。

在具体手术方式上，大致可分为三种：前路手术方式，后路手术方式，后、前路联合手术方式。前路手术是指病灶清除、椎管减压、畸形矫正、植骨融合、器械内固定均经脊柱前方入路到达病灶进行操作的手术方式。随着脊柱前路手术技术的不断提高，前路手术的显露更为充分，视野更为广泛，可在充分直视下施术。现代脊柱结核手术要求前路手术显露应至少达到病变椎间隙上、下椎体的侧前方。后路手术是指通过脊柱后方入路进行前方椎体或后方附件结核的病灶清除、椎管减压、畸形矫正、植骨融合、内固定手术方法操作的手术方式。除胸椎结核的传统肋骨横突途径手术以外，现行的通过后方入路行椎体结核病灶清除术是近10年在脊柱后凸畸形后路截骨矫形术取得成功经验的基础上逐渐发展起来的。后、前路联合手术是先行后路矫形、器械内固定，然后同期或二期行前路病灶清除、椎管减压、植骨融合手术。后、前路联合手术充分利用了后路手术矫形、固定效果好及前路手术病灶清除、减压、植骨效果好的优点，并且规避了前路、后路手术各自的缺点，手术设计更为合理而有效，在临床中应用较广泛。

1964年罗先正采用经胸廓胸膜外入路行胸椎结核病灶清除术。1992年饶书城等首先报道了自行设计的前路椎体钉内固定治疗胸腰椎结核，认为内固定有融合早、后凸畸形矫正好、术后护理简便等优点。1994年赵宏先行胸腰椎结核病灶前路清除术，3周后二期Dick钉、Luque棒后路内固定，随访1～5年无复发及后凸畸形病例。同年焦长庚报道一期前后路手术治疗胸腰椎结核伴瘫痪，术后3个月患者的瘫痪症状均消失。

第三节 脊柱结核治疗的发展方向

随着外科技术的发展、手术理念的更新和器械材料的进步，全球的外科医学正在朝着"微创化"发展。近年来，脊柱微创手术（minimally invasive spine surgery，MISS）的概念开始在骨科界兴起。

传统的脊柱结核开放性手术，通过前入路、后入路或联合入路虽然能彻底清除病灶坏死病变组织、重建脊柱稳定性、解除脊髓压迫，但因其存在手术创伤大、手术时间长、术后恢复慢、围术期并发症多等缺点，使得有志于脊柱结核诊疗事业的外科人也在积极探寻创伤更小、术后恢复更快的手术入路、固定方法和手术方式。

在手术入路方面，2008年Karn等研制Syn Frame环形拉钩系统，可在微创治疗胸腰椎结核手术中提供更广泛的视野。2010年何勇毅等通过经听诊三角切口治疗胸椎结核患者，所有患者的椎体结核均得到治愈。术中出血少，可避免离断肌肉，不会对肩关节及上肢的功能造成影响。2011年石仕元创新腹部小切口系列用于胸腰段、腰椎、腰骶段结核前路（图1-10）手术，该手术入路沿纤维走行钝性分离腹外斜肌、腹内斜肌、腹横肌间隙，直至病灶，长5～8cm，较传统的12cm以上的倒"八"字形切口减少近半，对于术中出血减少、手术时间缩短、术后疼痛缓解和肠蠕动恢复都有明显意义。2012年Kandwal等应用通道辅助下微创后外侧入路病灶清除融合，后路经皮内固定术治疗胸腰椎结核，患者术后背部疼痛明显减轻，脊髓神经功能恢复，畸形得到纠正。2015年甘锋平等在北美开展了用于治疗腰椎退行性变的直接外侧/极外侧入路椎间融合（direct/extreme lateral interbody fusion, DLIF/XLIF）手术。该技术应用于胸腰段、腰段椎体结核病灶清除，椎间植骨融合，侧前方钢板内固定（图1-11），疗效满意。2016年徐杰等对腰椎结核患者在显微镜下运用斜前路椎体间融合术（oblique lumbar interbody fusion, OLIF）行前路病灶清除和前路内固定术，疗效肯定。2017年刘林等采用Quadrant通道辅助下微创经椎间孔椎体间融合术（minimally invasive surgery transforaminal lumbar interbody fusion, MISS-TLIF）治疗胸腰椎结核，认为该微创技术对

胸腰椎正常解剖组织损伤小，显著保护椎旁肌肉组织、手术时程短、术中出血量少、术后康复快，遵循了微创的理念。在脊柱内固定方面，多裂肌间隙入路椎弓根螺钉植入手术和经皮椎弓根螺钉植入手术能减少后路固定的创伤。

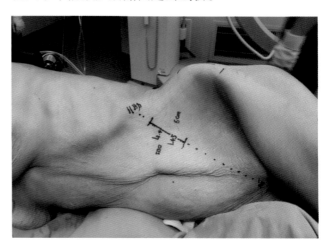

图1-10 腹部小切口系列

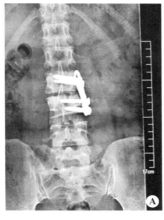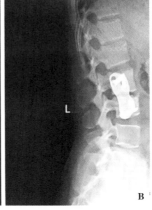

图1-11 腰椎结核DLIF术后
A.正位片；B.侧位片

2009年王自立等通过实验研究和临床实践证实，采用病变运动单元的融合固定术（图1-12）治疗脊柱结核切实可行，恢复了脊柱的稳定性，最大限度地保留了脊柱正常运动单元的活动功能，又减轻了手术创伤，提出了"病椎间手术"的观点。2014年石仕元等首次采用皮质骨轨迹螺钉（cortical bone trajectory, CBT）用于胸腰椎结核病椎间固定，固定可靠，减少了固定节段，避免了对椎旁肌肉的剥离，缩短了手术切口（图1-13）。

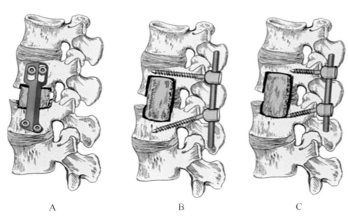

图 1-12 单节段病变单元的融合固定术

A. 单节段前路内固定；B. 单节段后路内固定；C. 单节段短钉内固定

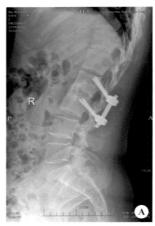 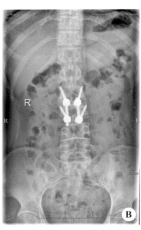

图 1-13 皮质骨轨迹螺钉

在穿刺引流方面，2002 年 Dinc 在 CT 引导下对脊柱髂腰肌、骨盆、臀部的脓肿行穿刺引流术，他认为经皮灌注引流术对于寒性脓肿是一项安全有效的术式。2010 年黄湘荣等通过穿刺置管，在脊柱病灶内直接灌注并保留高浓度抗结核药物，增强杀灭结核杆菌的效果。2016 年郑琦等应用内镜技术，经椎间孔行胸腰椎结核病灶灌洗引流术（图 1-14），患者创伤小，治疗效果佳。

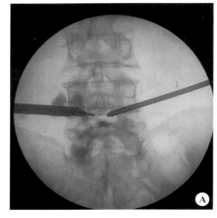 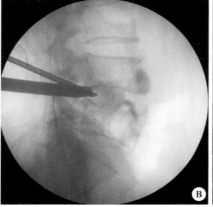 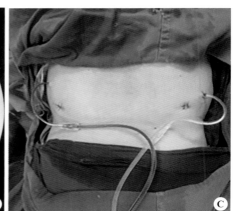

图 1-14 经椎间孔镜下病灶灌洗引流

A. 正位片；B. 侧位片；C. 行灌洗引流

在内镜辅助方面，1993 年 Mack 首先将胸腔镜技术应用于脊柱外科领域。随着技术的发展，胸腔镜脊柱前路手术已由过去的单纯前路椎间盘切除、病灶清除发展到镜下辅助脊柱前路小切口内固定矫形及重建。2015 年 Lu 等应用胸腔镜辅助小切口治疗胸椎结核，在一个胸腔镜观察孔基础上，另外在手术对应部位做两个小切口实施病灶清除、内固定矫形和植骨融合，因此认为，该手术方式操作便利，可实现彻底病灶清除和可靠内固定。1991 年 Obenchain 首次借助腹腔镜开展前路腰椎间盘切除术。腹腔镜技术应用于脊柱结核，早期仅限于病灶清除、脓肿引流等。随着手术器械及技术的不断改进，腹腔镜辅助小切口下可同时开展植骨融合及内固定手术。2014 年陈荣春等对腰椎结核伴椎旁脓肿患者行腹腔镜辅助下联合侧前方小切口腹膜后入路腰椎结核病灶清除、植骨融合及内固定治疗，疗效满意。

当前，微创手术在脊柱结核治疗中的应用还比较局限，只能作为脊柱结核治疗手段和方式的补充，尚不能完全取代传统的开放手术。但是手术切口和创伤的微小化、操作过程的便捷化、病灶处理的精准化、学习曲线短程化必将是未来脊柱结核外科治疗的发展方向。

（章 权 徐 侃）

参 考 文 献

方先之，陶甫，尚天裕，等，1957. 骨关节结核病灶清除疗法：941 例临床报告. 中华外科杂志，5: 90.

甘锋平，谭海涛，江建中，等，2015. 微创侧路病灶清除融合内固定治疗腰椎结核. 中国微创外科杂志，15(7)：624-627.

黄湘荣，陆普选，詹子睿，等，2010. 经皮穿刺置管灌注化疗治疗脊柱椎体结核脓肿. 当代医学，16(17)：327-331.

全国第五次结核病流行病学抽样调查技术指导组，2012. 2010 五次结核病流行病学抽样调查报告. 中国防痨杂志，34(8)：485-508.

石仕元，胡胜平，费骏，等，2017. 腰骶部结核改良倒 L 形切口腹膜外手术入路的临床应用. 中国骨伤，30(9)：799-804.

王自立，王骞，2010. 脊柱结核的手术策略. 中华骨科杂志，30(7)：717-723.

郑晨希，饶书成，1992. 椎体钉在胸腰椎结核手术治疗中的应用. 中华骨科杂志，12(6)：401-404.

郑琦，金阳辉，应小樟，等，2018. 经皮内镜下病灶清除灌洗引流术治疗单节段化脓性脊柱炎的早期效果. 中国骨伤，31(4)：361-367.

Albee FH，2007. Transplantation of a portion of the tibia into the spine for Pott's disease: a preliminary report 1911. Clin Orthop Relat Res, 460)：14-16.

Aziz MA, Wright A，2005. The World Health Organization/International Union against tuberculosis and lung disease global project on surveillance for anti-tuberculosis drug resistance: A model for other infectious diseases. Clin Infect Dis, 41(4)：258-262.

Dinq H, Amletoglu A, Baykal S, et al，2002. Image-guided percutaneous drainage of tuberculous iliopsoas and spondylodiskitic abscesses: midterm results. Radiology, 225(2)：353-358.

Hodgson AR, Stock FE，1960. Anterior spine fusion for the treatment of tuberculosis of the spine. The operative findings and results of treatment in the first one hundred cases. J Bone Joint Surg(Am)，42: 295-310.

Ito H, Tsuehiya J, Asami G，1934. A new radical operation for Pottzz's disease. Report of ten cases. J Bone Joint Surg, 16(3)：499-515.

Kandwal P, Garg B, Upendra B, et al，2012. Outcome of minimally invasive surgery in the management of tuberculous spondylitis. Indian J Orthop, 46(2)：159-164.

Moon MS, Woo YK, Lee KS, et al，1995. Posterior instrumentation and anterior interbody fusion for tuberculous kyphosis of dorsal and lumbar spines. Spine(Philo PA 1976)，20(17)：1910-1916.

Oga M, Arizono T, Takasim M, et al，1993. EvMuation of the risk of instrumentation as a foreign body in spinal tuberculosis. Clinical and biologic study. Spine(Phila PA 1976)，18(13)：1890-1894.

Shi S, Ying X, Zheng Q, et al，2018. Application of cortical bone trajectory screws in elderly patients with lumbar spinal tuberculosis. World Neuro Surg, 117: e82-e89.

World Health Organization，2017. Global tuberculosis report 2017. Geneva, World Health Organization: 1-81.

World Health Organization，2011. Tuberculosis MDR-TB and XDR-TB: 2011 progress report. Geneva: World Health Organization.

Zhao Y, Xu S, Wang L, et al，2012. National survey of drug-resistant tuberculosis in China. N Engl J Med, 366(23)：2161-2170.

Zheng Q, Ying X, Jin Y，2019. Treatment of single-segment suppurative spondylitis with the transforaminal endoscopic focal cleaning and drainage. J Spinal Cord Med, 9(10)：1-9.

第二章
脊柱结核的诊断与鉴别诊断

脊柱结核是骨关节结核中最常见的疾病，占70%以上。发病部位以腰椎较多见，胸椎次之，颈椎较少见，骶尾椎更少见。以往认为本病好发于儿童和青年人，但近年来，60岁以上老年人发生脊柱结核的比例明显上升。典型的脊柱结核不难诊断，早期和不典型脊柱结核的正确诊断仍较困难。

结核病的发生，除和感染结核杆菌的数量和毒力有关外，还与机体免疫状况有关。结核病是细胞免疫低下的疾病，人感染结核杆菌后只有5%～10%的人发生活动性肺结核，大多数转入带菌状态而不发病。因此，虽然各种检测方法都各有优势，但确诊较难。影像学目前是确定诊断的关键依据之一，诊断性抗结核治疗有时也不得不成为早期诊断的依据。

第一节　脊柱结核的诊断

一、临床表现

【全身症状】　脊柱结核患者大多起病缓慢，病程从数月至数年不等，可有慢性病容、倦怠、乏力、食欲缺乏、夜间盗汗，久之则呈现苍白、贫血、消瘦等全身中毒症状。部分患者午后有不同程度发热，严重者突然发热至38.5～39℃。有学者研究发现，患者发热与细胞因子如肿瘤坏死因子引起的免疫调节作用有关，而免疫抑制诱发的脊柱结核常呈急性发作，急性病情好转后又转为慢性过程。

【局部症状】　包括功能障碍、肿胀、窦道、疼痛和畸形，但早期出现的症状和体征均无特异性，多为轻微的持续性腰背部钝痛，劳累时加重，休息后可减轻，咳嗽、打喷嚏、弯腰活动或持重物时疼痛可加重，所以难以及时诊断和治疗。在病情恶化时形成椎体破坏，脓肿增大可扩展至新的肌肉间隙，累及滑膜组织、关节腔，或穿入胸腹腔或内脏。

1. 颈椎结核

早期有颈部活动受限，颈部轻微持续性钝痛，似落枕感，有时出现后伸加剧，劳累后加重，卧床休息可减轻，夜间痛不明显。若病变加重刺激或压迫神经根，疼痛可向肩部、上肢或枕后放射。颈部僵硬，各方向的运动都受限制，低头视物连同躯干一同转动，多由疼痛后病椎周围肌群的保护性痉挛所致。咽后脓肿是 C_1～C_2 结核最常见的并发症，较大的脓肿形成时，可出现咽部不适感，发音声调改变，睡眠时鼾声大作，重者可出现呼吸及吞咽困难。少数患者自口腔吐出脓液、死骨片和干酪样物质，系咽后脓肿或食管后脓肿破溃所致。

2. 胸椎结核

早期疼痛常局限在病椎棘突及其两旁，亦可刺激肋间神经引起相应部位的放射痛。疼痛多由偶尔的隐痛开始，逐渐加重并有根性痛和放射性疼痛。疼痛常可放散至下腹部或腰骶部，咳嗽或打喷嚏时可放散至会阴部。值得注意的是，当病变累及邻近的交感神经时，还可出现内脏器官功能失调的症状，如心悸、气促、胃痛、腹痛、腹胀等。当胸椎脓肿沿肋间或局部向体表流注，椎旁形成张力性脓肿，可破入胸腔出现高热、胸痛、憋气等急性胸膜炎症状，若穿入肺脏，甚至出现脓液或死骨经气管咳出。截瘫是胸椎结核最为严重的并发症之一。截瘫症状主要表现为感觉、运动、括约肌功能障碍和神经营养障碍，以及神经反射异常等几个方面，患者早期可有乏力、肢体行动笨拙、步态不稳，皮肤感觉迟钝或有疼痛，过分敏感和皮肤上有蚁爬感，肢体可有痉挛，甚至可发生排尿困难。

3. 胸腰段椎体结核

初期通常全身症状不甚严重，或仅有轻度低热、乏力、食欲缺乏等。局部症状主要表现为胸腰部肌肉痉挛、疼痛。早期出现肌肉痉挛，开始仅为肌肉反射性痉挛，即在胸腰部活动劳累时出现。较晚可有异常姿势畸形或脓肿及窦道的形成。

4. 腰椎结核

发病通常较缓慢，仅有轻度全身结核中毒症状。局部症状可有腰部不适，酸胀隐痛，疼痛部位不明确。久之可有腿部不适乏力，行走易疲乏，偶有腰腿部肌肉发酸不适。全身与局部症状逐渐加重，腰痛明显，且部位固定，疼痛由偶尔发生变为持续性，且可出现腰僵、弯腰活动明显受限，腿部肌肉萎缩和跛行等。急性期患者症状加重，脓肿明显增大，体温可明显上升至 38 ～ 39℃。

5. 腰骶段椎体结核

全身症状通常不明显。局部症状主要是腰骶椎肌肉痉挛、疼痛、活动受限及有脓肿和窦道出现。腰骶段椎体因活动度较小，结核病变进展通常较缓慢，因其部位较深，病变较隐匿，早期临床症状多不明显。疼痛与活动障碍出现较晚，患者多不能准确指出疼痛部位，只是在腰骶椎骨质已有显著破坏、脓肿较大时才被发现，有些患者甚至到窦道形成仍无明显症状。因此，腰骶段椎体结核常被误诊。

【体征】

1. 腰背僵

腰背僵是脊柱结核最基本、最早的阳性体征之一，为结核病变周围的肌肉紧张所致，是机体为减少局部活动的一种保护现象。

2. 压痛和叩击痛

多在病变椎体的棘突、棘间或脊柱两旁有压痛和叩击痛。这对确定病变部位，为进一步影像学检查建立依据。与化脓性炎症相比，压痛和叩击痛较轻。

3. 脊柱畸形

后期可出现脊柱后凸畸形，一般侧弯不严重。颈椎结核后凸畸形多不明显，多为生理曲度变平，也有些患者常有斜颈畸形。胸腰段椎体结核后凸畸形较腰椎结核明显，但比胸椎结核范围小。胸椎结核病变多在椎体并早期累及椎间盘，病变椎间盘的破坏消失，病变椎体塌陷呈楔形变，呈现明显的后凸畸形。在胸腰椎后凸畸形的同时，腰椎的生理前凸也相应加大。而腰骶椎结核通常不出现后凸畸形，只有在滑脱时可出现下腰部的某些畸形，甚至出现神经症状如间歇性跛行等。

4. 姿势异常

寰枢椎关节受累后头部旋转功能大部分消失。部分颈椎结核患者头前倾、颈短缩、喜用双手托住下颌部，以免在行动中加剧疼痛。在胸腰段，椎体结核常表现为站立时双手支撑腰部，行走时挺胸提臀的"傲慢步态"。腰椎结核常表现为腰部僵直，生理前凸消失，不愿做腰部旋转活动，需转身时，整个躯干一起转动，行走时患者扶墙行走或以手撑扶腿部行走；当需弯腰拾物时，常以手支撑腿部屈髋屈膝下蹲拾物，卧床休息时常呈下肢屈曲位，以避免牵拉髂腰肌引起肌肉疼痛和痉挛。腰骶部肌肉痉挛表现在行走时的一种特殊步态，即行走时，一只手支撑髋部，两膝微屈，身体略向前倾。

5. 脓肿及窦道形成

脊柱结核多为椎体结核，并以腰椎和胸椎多见，结核脓肿常从椎体前或后间隙向下流注，也可破坏椎间盘。若进入椎管内压迫脊髓引起相应脊髓压迫症状，硬膜外感染易引起神经功能持续障碍。骨结核脓肿形成后，脓肿继续膨胀扩大，压迫并破坏骨质而进入周围软组织。脓液里含干酪样坏死组织、坏死骨碎屑等物质，一并沿着阻力最小的筋膜间隙及周围血管神经间隙流向相应远隔部位，形成流注脓肿，若穿破皮肤则形成窦道。结核虽然是感染性疾病，但其脓肿部位的皮肤无红、肿、热等急性炎症现象，故称为寒性脓肿。脓肿较大时常有流注，脓液流注现象是脊柱结核的典型特征。各节段脊柱结核脓肿流注有一定的规律，总体来看年轻患者脓液较多，容易流注；老年患者脊柱结核脓肿相对较少，也较局限。根据临床观察，总结了脊柱结核脓肿好发部位和流注途径（图 2-1）。

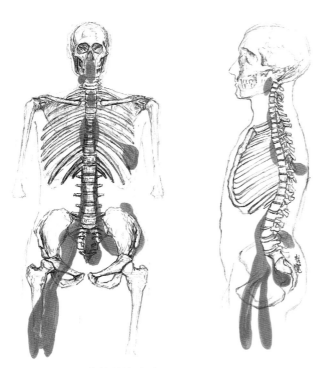

图 2-1 脊柱结核脓肿好发部位和流注途径

下面从颈椎、胸椎、腰椎、骶椎和尾椎五个节段分别介绍肿胀流注情况。

（1）颈椎结核：上位颈椎结核引起的脓肿多位于咽后壁，即咽后壁脓肿。脓肿扩大时多向颈部两侧流注至胸锁乳突肌的后方，形成胸锁乳突肌旁脓肿，向颈部体表突出可形成一侧颈部包块。向后破入椎管可致脊髓压迫症状。下位颈椎结核引起的脓肿可沿椎前筋膜间隙向下流注扩展至上胸椎，形成纵隔脓肿或食管后脓肿。

体检时可在咽后部和颈部两侧触及脓肿。颈后三角区的波动性肿块多提示寒性脓肿。咽后壁脓肿是颈椎结核最常见的并发症。较大的咽后壁脓肿可造成局部压迫症状，如睡眠时有鼾声或吞咽困难，甚至呼吸困难等。咽后壁脓肿可向前穿破咽部形成窦道，使死骨碎片、脓液及干酪样物质由口腔吐出或被咽下。当病变累及交感神经节时，可出现患侧瞳孔散大的体征；当枕神经受累时，疼痛向头顶及乳突部放射。

（2）胸椎结核：以形成椎旁脓肿多见。脓肿可将骨膜掀起，上下蔓延腐蚀多个椎体边缘；向后进入椎管可产生脊髓压迫症状；向前可以破入胸腔，形成脓胸；椎旁脓肿扩大可沿肋骨流注到远处，在后外侧出现肿块。

（3）腰椎结核：下位胸椎及腰椎结核所致椎旁脓肿穿破骨膜后，在腰大肌及其腱鞘内聚集，首先形成腰大肌脓肿；脓肿可穿破腰背筋膜进入腰三角，形成腰三角脓肿；可沿腰大肌下行形成髂窝脓肿及腹壁脓肿；沿髂腰肌下行至股骨小转子形成腹股沟深部脓肿；向后蔓延可形成臀部脓肿；还可绕过股骨上端后方至大腿外侧形成大腿外侧脓肿；经股鞘沿股深动脉走行可在大腿内侧形成大腿内侧脓肿；甚至可沿阔筋膜下行至膝关节部位形成脓肿。后期患者可在腰部或髂窝处形成窦道。窦道最常发生的部位是腰上三角处，因此处为解剖薄弱处。疼痛多为局部性疼痛，可向下肢放射，或呈坐骨神经痛或闭孔神经痛。体检时常可于下位胸椎、腰上三角区（Grynfeltt 三角）、腰三角区（Petit 三角）触及波动的脓肿。

（4）骶椎结核：结核累及下腰段和腰骶部区域时，脓肿可因重力作用进入盆腔，在骶骨前形成骶前脓肿；向后可沿梨状肌经坐骨大孔至臀部形成臀部脓肿；或经骶管流至骶骨后方形成脓肿，甚至可向下出盆腔到达会阴部形成会阴部脓肿。这些软组织脓肿也可到达大腿前表面皮肤形成窦道，或与空腔脏器如结肠、直肠、膀胱等粘连，并蚀穿这些空腔脏器而形成内瘘。

（5）尾椎结核：可形成肛周脓肿。

6. 神经功能障碍或截瘫

当病变向后方蔓延进入椎管时可造成脊髓压迫症，可并发神经功能障碍或截瘫。寰枢椎脱位或半脱位时，因颈髓受压造成四肢瘫或截瘫。当病变累及交感神经时，可出现瞳孔散大的体征。颈椎结核发生脊髓受压时，患者可出现痉挛性瘫痪。压迫较轻者可出现不完全截瘫，可有运动障碍，亦可合并有感觉障碍及括约肌功能障碍。压迫较重者可出现完全截瘫而有明显的感觉平面障碍。肢体的腱反射亢进，病理反射如巴宾斯基征多为阳性。胸椎结核病变发展阶段具有三大特征，即明显的后凸畸形、广泛的椎旁脓肿、脊髓受累并发截瘫。胸椎结核上述特征也与其部位和解剖结构紧密相关。临床体检发现，有些患者可于叩击患椎棘突或椎旁肌肉时出现因肌肉反射性痉挛所致的缰绳征，即以患椎为中心向上至两侧肩胛骨内缘，向下至两侧髂嵴后部隆起的"X"形肌肉痉挛性束条。

7. 脊髓圆锥损伤

脊髓圆锥损伤是比较特殊的一种类型。单纯圆锥损伤因患者早期仅表现为大小便失禁，而肢体及躯干无神经损伤的症状和体征，极易漏诊。脊髓圆锥部有膀胱中枢（$S_2 \sim S_4$）和肛门直肠中枢（S_3），故单纯脊髓圆锥的临床特点为膀胱过度膨胀与麻痹性失禁、大小便失禁、性功能障碍、会阴部感觉障碍。因为运动节段在圆锥以上，故未受到影响。对于双下肢感觉、运动正常而仅有尿潴留的患者，必须仔细检查，如肛门括约肌张力、肛门反射、膀胱残余尿测定（对不完全尿失禁者）、冰水试验、鞍区皮肤感觉有无障碍，男性患者的球海绵体反射情况。

8. 马尾神经损伤

第 2 腰椎以下的脓肿压迫可以引起马尾神经损伤。马尾神经损害大多是由于各种脓肿的压迫致腰椎管绝对或相对狭窄，压迫马尾神经而产生一系列神经功能障碍。马尾神经受损，肛门会阴部及下肢出现异感、烧灼样痛，重者可发生大小便障碍。马尾神经根损伤时，可以表现为 L_2 以下各种神经损伤症状。全马尾神经损伤时，感觉障碍分界清楚，上界前为腹股沟，后为髂骨上端的水平线，在此以下，臀部、会阴及下肢全部出现感觉障碍，伴有自发痛（电击痛）、会阴有异常感觉并向下肢放射，常有痛性感觉迟钝。

二、实验室检查

【一般实验室检查】

1. 血常规

血常规是指通过观察血细胞的数量变化及形态分布来判断血液状况及疾病的检查。

（1）血常规检查包括红细胞计数（RBC）、血红蛋白（Hb）、白细胞计数（WBC）、白细胞分类计数及血小板（PLT）等，通常可分为三大系统，即红细胞系统、白细胞系统和血小板系统。

（2）血常规中的许多项具体指标都是一些常用的敏感指标，对机体内许多病理改变都有敏感反应，其中又以白细胞计数、红细胞计数、血红蛋白和血小板最具有诊断参考价值，许多患者在病因不明时可以做血常规检查对其进行辅助诊断。此外，血常规检查还是观察治疗效果、用药或停药、继续治疗或停止治疗、疾病复发或痊愈

的常用指标。

（3）大多数病例白细胞计数无异常，10% 的病例白细胞计数可增高，混合感染者白细胞计数明显增加。患者多有轻度贫血，血红蛋白 < 100g/L；多发病灶或合并继发感染者，贫血加重。

2. 红细胞沉降率

红细胞沉降率（erythrocyte sedimentation rate，ESR）是指红细胞在一定条件下沉降的速度。将抗凝血放入血沉管中垂直静置，红细胞由于密度较大而下沉，通常以红细胞在第 1 小时末下沉的距离表示红细胞的沉降速度。

（1）ESR 速度的快慢与血浆黏度，尤其与红细胞间的聚集力有关。红细胞间的聚集力大，ESR 就快，反之就慢。因此，临床上常用 ESR 作为红细胞间聚集性的指标，可以反映身体内部的某些疾病。

（2）ESR 测定的方法有多种，如魏氏法（Westergren 法）、库氏法（Coulter 法）、温氏法（Wintobe-Landsbrey 法）、潘氏法等，其差别在于抗凝剂、用血量、血沉管、观察时间及记录结果方面的不同。

（3）在结核病变活动期一般 ESR 都加速，但也可正常，病变静止或治愈者 ESR 将逐渐趋于正常，这对随诊有意义。

3. C 反应蛋白

C 反应蛋白（C-reactive protein，CRP）是在机体受到感染或组织损伤时血浆中一些急剧上升的蛋白质（急性蛋白），其能激活补体和加强吞噬细胞的吞噬而起调理作用，清除入侵机体的病原微生物和损伤、坏死、凋亡的组织细胞。

（1）在机体的天然免疫过程中发挥重要的保护作用：关于 CRP 的研究已有 70 多年的历史，传统观点认为 CRP 是一种非特异的炎症标志物，但近十年的研究揭示 CRP 直接参与了炎症与动脉粥样硬化等心血管疾病，并且是心血管疾病最强有力的预示因子与危险因子。

（2）CRP 较为敏感：在发生感染、非感染性、炎性疾病及组织损伤时，几小时内可升高，24 ~ 72 小时内达到高峰。组织损伤消退或缓解后，CRP 又可迅速下降直至正常。结核活动期 CRP 多升高，对判断结核活动性有一定意义，但本项检查同样属非特异性。

在脊柱结核诊疗过程中，定期复查 ESR 或

CRP，有助于判断病情发展、好转或治愈。对于非特异性炎症或胶原组织疾病等，ESR 检查或 CRP 亦均可增高，因此仅实验室血常规和 ESR 检查无法鉴别结核性、化脓性感染及其他疾病。因此，本项检查属非特异性，其他炎症或恶性肿瘤也可使 ESR 加快。

4. 肝肾功能等检查

（1）肝功能检查的目的在于探测肝脏有无疾病、肝脏损害程度，以及查明肝病原因、判断预后和鉴别发生黄疸的病因等。目前，肝功能在临床开展的试验种类繁多，不下几十种，但是每一种肝功能试验只能探查肝脏的某一方面的某一种功能，到现在为止仍然没有一种试验能反映肝脏的全部功能。因此，为了获得比较客观的肝功能结论，应当选择多种肝功能试验组合，必要时要多次复查。同时在对肝功能试验的结果进行评价时，必须结合临床症状全面考虑肝功能，避免片面性及主观性。由于各医院的实验室条件、操作人员、检测方法的不同，不同医院提供的肝功能检验正常值参考范围一般也不相同。肝功能是多方面的，同时也是非常复杂的。由于肝脏代偿能力很强，加上目前尚无特异性强、敏感度高、包括范围广的肝功能检测方法，因而即使肝功能正常也不能排除肝脏病变。特别是在肝脏损害早期，许多患者肝功能试验结果正常，只有当肝脏损害达到一定的程度时，才会出现肝功能试验结果的异常。同时肝功能试验结果也会受实验技术、实验条件、试剂质量及操作人员等多种因素影响，因此，肝功能试验结果应当由临床医生结合临床症状等因素进行综合分析，然后再确定是否存在疾病，是否需要进行治疗和监测。

（2）肾功能是指肾脏排泄体内代谢废物，维持机体钠、钾、钙等电解质的稳定及酸碱平衡的功能。肾功能检查包括血肌酐、血尿素氮、血及尿 β_2- 微球蛋白、尿白蛋白、尿免疫球蛋白 G、尿分泌型免疫球蛋白 A 等。

（3）在药物使用过程中，因药物本身和（或）其代谢产物或由于特殊体质对药物的超敏感性或耐受性降低所导致的肝脏损伤称为药物性肝损伤，亦称为药物性肝病。临床上可表现为各种急、慢性肝病，轻者停药后可自行恢复，重者可能危及生命，须积极治疗、抢救。该病可发生在以往没有肝病史的健康者或原来就有严重疾病的患者身上；可发生在用药超量时，也可发生在正常用量的情况下。

（4）药物性肾损害是指由药物不良反应或药物不良事件所致的药源性肾脏疾病。不同药物所致的肾损害表现呈多样性，可表现为血尿、蛋白尿、尿量异常、肾小管功能障碍（如肾小管性酸中毒、肾性糖尿）、肾炎综合征、肾病综合征及急性肾损伤、慢性肾衰竭等。

（5）抗结核药物对肝肾功能多有损害，应定期检查。所以脊柱结核患者进行抗结核治疗之前和治疗过程中，应常规检查肝功能、血糖、乙型肝炎、丙型肝炎等项目。艾滋病和结核病常出现双重感染，占所有艾滋病患者的 20% ~ 50%，其中有 1/3 死于结核病。抗结核药物中人抑制素（INH）对胰岛素有拮抗作用，糖尿病和结核病相互影响，结核病情多严重，糖尿病患者服用抗结核药时血糖不易控制。有以上危险因素的脊柱结核患者在化疗时应更加注意检测有关检验项目，以免影响疗效。

【结核菌素皮内试验】

1. 定义

结核菌素皮内试验（intradermal terbuculin test, 也称为芒图试验）是一种诊断结核的方法。它是世界上两个主要结核菌素皮肤试验之一，在很大程度上取代了多种穿刺试验，如蒂内测试（Tine test）。该试验是基于Ⅳ型变态反应原理的一种皮肤试验，用来检测机体有无感染过结核杆菌。凡感染过结核杆菌的机体，会产生相应的致敏淋巴细胞，具有对结核杆菌的识别能力。当再次遇到少量的结核杆菌或结核菌素时，致敏 T 淋巴细胞受相同抗原再次刺激会释放出多种可溶性淋巴因子，导致血管通透性增加，巨噬细胞在局部集聚，导致浸润。在 48 ~ 72 小时局部出现红肿硬节的阳性反应。若受试者未感染过结核杆菌，则注射局部无变态反应发生。结核菌素是结核杆菌的菌体成分，分为两种，旧结核菌素（old tuberculin, OT）是罗伯特·科赫首先发明的；纯蛋白衍生物（purified protein derivative, PPD）则是由塞伯尔（Seibert）首先制备的。结核菌素试验方法很多，常用的是芒图（Mantoux）法，即将 OT 或 PPD 用无菌生理盐水稀释成不同浓度，取 0.1ml 注射于左前臂屈侧前 1/3 中央皮内，72 小时（48～96 小时）检查反应情况，应注意局部有无硬结，不可单独以红晕为标准。若注射部位有针眼大的红点或稍有红肿，硬结直径小于 0.5cm，则为阴性反应；若注射部位硬结直径超过 0.5cm，但在 1.5cm 以下，为阳性反应；若注射部位反应较强烈或硬结直径超过 1.5cm，为强阳性反应。阳性反应表明机体对结核杆菌有变态反应，过去曾感染过结核，但不表示其患有结核病，因接种过卡介苗的人也呈阳性反应。强阳性反应则表明可能有活动性感染，应行进一步检查以确认是否有结核病。阴性反应表明无结核菌感染，但应考虑以下情况，如受试者处于原发感染早期，尚未产生变态反应，或正患严重结核病，机体已丧失反应能力，或受试者正患其他传染病，在此类情况下，均可暂时出现阴性反应。结核菌素试验可为接种卡介苗及测定免疫效果提供依据。若结核菌素皮内试验阴性者应接种卡介苗，接种后若反应转为阳性，即表示接种已产生免疫效果。结核菌素皮内试验还可作为婴幼儿结核病诊断的参考，测定肿瘤患者的非特异性细胞免疫功能，以及在未接触过卡介苗的人群中调查结核病的流行情况。

2. 结果分类

测试结果的解释应慎重。一个阳性的结果反映了结核的接触史。

（1）5mm 或更小：呈阴性反应，最近曾接触过结核感染者、器官移植的患者和其他免疫抑制患者。

（2）10mm 或更大：近 5 年内曾经从结核高发病率国家返回，静脉吸毒，低收入人群，慢性病患者，硅肺病患者，高风险区（如监狱、养老院、医院、收容所等）的居民和雇员，分枝杆菌实验室人员，不到 4 岁的孩子，或暴露在成年人中的高风险的儿童和青少年。

（3）15mm 或更大：危险的结核杆菌接触者，结核菌素测试转换 [指在 2 年期间增加了 10mm 或以上（不论其年龄）]，卡介苗免疫接种后，结核菌素试验呈阳性，一般硬结大小为 5～15mm。

3. 判断方法

我国规定以 72 小时为观察反应时间，48～96 小时内皆可测量反应，记录方法是测得的硬结横径毫米数 × 纵径毫米数，如有水疱、硬结、坏死和淋巴结炎时，应做记录。阴性反应：无硬结或硬结平均直径＜ 5mm 者。阳性反应：硬结平均直径在 5mm 或 5mm 以上者为阳性，5～9mm 为一般阳性，10～19mm 为中度阳性，20mm 以上局部有水疱、出血、坏死及淋巴管炎者均为强阳性。

（1）阳性：结核菌素皮内试验阳性反应仅表示结核感染，并不一定患病。我国城市成年居民的结核感染率在 60% 以上，故用 5IU 结核菌素进行检查，其一般阳性结果意义不大。但如用高稀释度结核菌素（1IU）做皮试呈强阳性者，常提示体内有活动性结核灶。结核菌素皮内试验对婴幼儿的诊断价值比成年人大，因为年龄越小，自然感染率越低；3 岁以下强阳性反应者，应视为有新近感染的活动性结核病，需给予治疗。

（2）阴性：结核菌素皮内试验阴性反应除提示没有结核杆菌感染外，还见于以下情况：结核杆菌感染后需 4～8 周变态反应才能充分建立，在这种变态反应前期，结核菌素皮内试验可为阴性。在应用糖皮质激素等免疫抑制剂者，或营养不良及麻疹、百日咳等患者，阳性反应也可暂时消失。严重结核病和各种危重患者对结核菌素无反应，或仅为弱阳性，这都是由于人体免疫力连同变态反应暂时受到抑制的结果，待患者病情好转，试验结果又会转为阳性反应。其他如淋巴细胞免疫系统缺陷（如淋巴瘤、白血病、结节病、艾滋病等）患者和老年人的结核菌素反应也常为阴性。

【细菌学诊断】 脊柱结核细菌学检查主要包括抗酸杆菌涂片镜检法、结核杆菌培养法及药敏法。

1. 抗酸杆菌涂片镜检法

该法通过涂片染色可直接观察抗酸杆菌，是临床上诊断骨关节结核的重要依据和必不可少的检查项目。

（1）齐 - 内抗酸染色镜检法：是骨关节结核诊断最为经典的结核杆菌检测方法，可以对骨关节结核脓液标本中的抗酸杆菌进行快速检测，也是针对骨关节结核的在全世界应用最为普遍的技术。其具有简单、快速、价廉、无须特殊设备、送检当天就能出结果等优点，对骨关节结核的早期诊断起着重要作用。但该方法存在着一定的局限性：敏感性低，对于结核杆菌感染者其检出率只有 30% 左右，假阳性和假阴性较高，60% 以上的肺结核患者和 75% 的肺外结核患者都不能通过这种传统的方法检测出来；特异性差，它只能做到分枝杆菌的鉴定，而无法将结核杆菌和其他分枝杆菌区分出来，对 L 型和颗粒性结核杆菌也不能检测。涂片阳性只表明存在抗酸杆菌，包括约 85% 的结核杆菌和 15% 的非结核杆菌都可以抗酸染色阳性。该方法容易受到人为因素的影响，骨关节结核标本的采集不同于肺结核痰涂片采集那样方便、简单，骨关节结核的标本存在不易获取（需要进行穿刺或手术才能获取）、标本量少、标本含量少及结核杆菌分布不均等特点，因此，不同水平的医生所取的标本质量就会存在着极大的差别，加上镜检人员的技术水平和长时间看涂片所导致的视觉疲劳，都会对最后的检测结果造成较大的影响。

（2）荧光染色法：以金胺 O- 罗丹明荧光法（抗酸染色液）为代表。金胺 O 是一种荧光染料，利用结核杆菌的嗜酸性和对荧光染料亲和性的特点，该染料可以将结核杆菌染色。即使某些长期服用药物的患者结核杆菌的抗酸性被破坏，但其荧光性仍保留，使得抗酸染色为阴性，而在金胺 O 荧光染色中呈阳性，因此其敏感性相对于齐 - 内抗酸染色镜检法高，假阳性和假阴性也明显降低。荧光染色法镜检时结核杆菌在显微镜视野中呈亮黄色荧光，与蓝黑色背景反差极大，对比鲜明，具有容易辨认、长时间看涂片眼睛不易疲劳等优点，但其最大的优势是可以用低倍的物镜（通常 20×）观察，与普通光学的（通常 100×）观察相比，大大缩短了观察同样多视野所用的时间，从而使读片的时间大为缩短。因此，荧光染色适合于大批量的样本检测，并认为它优于抗酸染色。传统的荧光显微镜利用高压汞灯发出的紫外光作为激发光源，高压汞灯不仅灯泡寿命短（只有 200～300 小时），而且还必须在暗室或远离窗口的位置操作（避免可见光的干扰）。近年来，随着电子技术的不断发展，以发光二极管（LED）代替高压汞灯，不仅避免了紫外光对眼睛的伤害，而且不用担心可见光的干扰，在自然光环境中也能正常使用（不需要暗室），灯泡的寿命长（能使用 5000 小时以上，频繁地开关也不会影响灯泡的使用寿命），而且价格便宜，损坏后也不用担心有毒物质蒸汽

的污染。由于 LED 荧光显微镜的优越性，2011年 WHO 推荐结核病流行地区用 LED 荧光显微镜逐步替代传统光学显微镜。

临床研究表明，金胺 O- 罗丹明荧光法对结核杆菌具有相对较高的检出率，操作简便快捷，有利于批量检验；而且能够显著提高低含菌量标本的检出率，灵敏度较高，可在结核患者的早期诊断治疗中加以推广和应用。

2. 结核杆菌培养法

自 1882 年罗伯特·科赫发现结核杆菌以来，为促进结核杆菌生长，缩短培养时间，达到提前分离、鉴定的目的，人们对结核杆菌的营养、生理代谢及人工培养进行了一系列的研究。经过一个多世纪的不懈努力，已经对结核杆菌的生长规律有了比较深入的了解，并且形成了许多成熟的培养方法。尽管现代分子生物学技术在结核病研究中发挥着越来越重要的作用，但是结核杆菌的培养在结核病的诊断、流行病学指标、结核菌的分型鉴定、药敏试验、结核病药物的研究等方面依然有着不可替代的作用。结核杆菌培养是目前诊断脊柱结核的金标准，是鉴定是否为活菌的可靠方法，是目前活菌检测不可替代的方法。药敏检测结果对临床用药的指导及耐药性检测等方面具有重要作用。

（1）按培养基的性状分类：培养结核杆菌的培养基根据物理性状主要分为固体培养基、液体培养基、半流体培养基、固液双相培养基等类型，这些培养基各有特点。

1）固体培养基：如罗氏培养法（Lownstein-Jenson, L-J），是以酸性罗氏培养基和丙酮酸钠培养基为载体的固体培养基培养法。其他还有小川辰次（Tatsujiogawa）鸡蛋培养基和 Middlebrook 7H10、7H11 琼脂培养基等。本法在灵敏度和特异度方面较涂片法更高，并可以进行活菌和菌系的鉴定，同时还可以进一步进行药敏试验。在固体培养基中，由于可以直接观察菌落的形态并可做鉴别用，因此常用于临床标本的分离培养、鉴别、保存菌种及对抗结核药物的敏感性测定等方面。但由于结核杆菌缓慢生长的习性，通常阴性结果需要满 8 周，而阳性结果一般也要 3～4 周以上，如果再进一步进行药敏试验，则培养 + 药敏结果需 2～3 个月，并且阳性率也只有 30%～40%；

同时各种分枝杆菌均可生长，无法区分结核杆菌与不致病的非结核杆菌，只有结合结核杆菌菌种鉴定才可以做出判断。

2）液体培养基：常用的有苏通（Sauton）培养基和 Middlebrook 7H9 液体培养基。结核杆菌在液体培养基中能够更广泛地接触营养成分，因此在液体中生长相对较快，主要在液体表面生长，搅动时下沉至管底，可获得大量的结核杆菌。其主要缺点是在对临床标本的收集、采样、运输方面有不利的一面；不能用肉眼观察菌落形态；培养基污染机会多，影响结核杆菌的生长，污染时不易与结核杆菌鉴别，需涂片染色镜检判断结核杆菌是否生长。

3）半流体培养基：改良苏通半流体琼脂培养基是一种人工综合培养基，基质透明，呈半流体状态，生长的结核杆菌形成白色颗粒状菌落并悬浮于培养基中段，便于观察。

4）固液双向培养基：Septi-Check AFB 双相培养基是国外应用较早的一种培养基，采用 BD 专利式封闭式固液双相一体化培养基设计。液相为 Middlebrook 7H9 分枝杆菌专用增菌培养基，可迅速繁殖分枝杆菌，固相为 3 种固体培养基平面：Middlebrook 7H11 和改良的 L-J 培养基用于及时将增菌肉汤内分枝杆菌进行分离纯化以获得单个菌落，巧克力琼脂用于早期发现污染菌，避免时间浪费。由于有液相作为基础，因此结核杆菌生长较快，也是一种非常有效的培养基。国内有用平菇制备的平菇双相培养基，是利用平菇浸出液为基础，加小牛血清、琼脂等成分而配制的一种培养基，根据不同的琼脂量，制成液相、固相培养基。其在国内应用较少，主要特点是成本低、制备简单、适合于基层使用、有一定的研究价值。

（2）按成分分类：主要分为以鸡蛋和琼脂为基础的两种培养基。为了使结核杆菌达到快速生长的目的，可加上血液、椰汁、平菇液等不同营养成分，从而配制出各种不同的培养基。

1）以鸡蛋为基础的培养基：有 L-J 培养基、小川（Ogawa）培养基、丙酮酸钠培养基和丙酮酸钠细胞色素 c 培养基等。在鸡蛋为主的培养基中，鸡蛋液是关键成分，在制备培养基时，要充分考虑鸡蛋液的新鲜程度及营养成分是否受到破坏。

a. L-J 培养基：是一种经典的培养基，主要成分有天门冬素、KH_2PO_4、$MgSO_4 \cdot 7H_2O$、枸橼酸镁、甘油、鸡蛋液等，需要血清凝固器对培养基进行凝固，保证培养基中有一定的凝固水，以满足长时间培养的需要。根据成分种类及剂量的不同，L-J 培养基又可分为酸性 L-J 培养基和碱性 L-J 培养基。将 L-J 培养基中 KH_2PO_4 的量由 2.4g 增加为 14g，就是酸性 L-J 培养基，而将 KH_2PO_4 2.4g 改为 K_2HPO_4 3.6g，就是碱性 L-J 培养基。L-J 培养基制备简单，主要用于分枝杆菌初次分离培养、传代培养、菌落观察、保存菌种、药物敏感性测定及菌种鉴定等，而酸性 L-J 培养基和碱性 L-J 培养基用于分枝杆菌分离培养时，标本分别用碱和酸处理。结核杆菌在 L-J 培养基上生长时，培养时间较长，为 4～8 周，因此不利于临床快速检测的需求，但作为其他快速诊断的参照，以及作为结核杆菌诊断的标准有非常重要的意义。

b. Ogawa 培养基：成分较少，又少了天门冬素，因此是一种比 L-J 培养基更经济的培养基，主要成分有谷氨酸钠、KH_2PO_4、甘油、鸡蛋液等，还可以通过调整 KH_2PO_4 的量及谷氨酸钠的量制备成改良培养基（Modified Ogawa）。此培养基的用途与 L-J 培养基相同，且价格便宜，适于发展中国家。

c. 丙酮酸钠培养基：是在 L-J 培养基的基础上加入丙酮酸钠，除去甘油制备而成，主要用于从标本中分离牛分枝杆菌或作为本菌的传种及保存。

d. 丙酮酸钠细胞色素 c 培养基：是在 Ogawa 培养基基础上，杨乐荫等用 0.1% 丙酮酸钠代替甘油，并加入 2.5% 葡萄糖液和细胞色素 c 制成丙酮酸钠细胞色素 c 培养基。与丙酮酸钠培养基、Ogawa 培养基对临床标本的比较，该培养基培养的阳性率最高，显示了丙酮酸钠细胞色素 c 培养基的优越性。

2）以琼脂为基础培养基：包括苏通（Sauton）培养基 Middlebrook 7H9、Middlebrook 7H10、Middlebrook 7H11、Middlebrook 7H12、匡氏培养基，普罗斯考尔（Proskauer）培养基和贝克（Beck）琼脂培养基等。这些培养基主要由无机盐类及一系列的有机化合物等成分组成。琼脂的作用主要是赋形剂，通过调整琼脂的量，一方面可以制备成不同性状的培养基；另一方面，在液体培养基中的少量琼脂有利于结核杆菌在中段形成菌落，从而便于观察。Sauton 培养基主要成分有天门冬素、K_2HPO_4、柠檬酸、枸橼酸铁铵、甘油等，根据是否加入琼脂及琼脂的量，又形成了液体培养基和半固体培养基(也称为改良苏通半流体培养基)等。在培养基的制备上，也不需要特殊的设备，通过高压灭菌法即可处理培养基，因此操作简单，主要用于牛分枝杆菌的培养、卡介苗的生产和中草药对结核杆菌作用的研究中。Middlebrook 系列培养基是国外最常用于结核杆菌研究和诊断目的的培养基之一，从成分上看，最大的特点是成分多、配制复杂，但培养时间短，因此越来越受到国内外学者的关注，其中 Middlebrook 7H9、Middlebrook 7H12 为液体培养基，Middlebrook 7H10、Middlebrook 7H11 为固体培养基。通过在培养基中加入标记 ^{14}C 的棕榈酸，当有分枝杆菌生长时，就可利用培养基中的标志物而产生有放射性的 $^{14}CO_2$，然后由 BACTE TB 460 监测系统检测其含量，因此非常敏感。Middlebrook 系列培养基主要用于分枝杆菌培养和药物敏感性的测定。Proskauer 培养基和 Beck 琼脂培养基使用简便，但是菌落不典型，呈扁平状、露滴状，多为光滑型。

(3)按培养目的分类：在前述的培养基基础上，根据研究目的的不同，加入特定物质后可以制备成用于快速培养、鉴别、药敏等不同用途的培养基，以满足临床的需要。

1)快速培养：20世纪90年代以前，研究人员一直致力于如何加快结核杆菌的生长速度，从而缩短报告的时间，但收效甚微。因此，研究人员将重心转向了如何快速检出方面的研究，从而创立了分枝杆菌的快速液体培养法，主要有 Becton Diskinson(BD)公司研制的系列全自动培养系统和 Organon Teknika 公司研制开发的培养系统。其他还有 Difco 公司的 ESP 系统、生物梅里埃公司的 VITAL 系统等。由于与现代先进的仪器设备、技术结合，检测灵敏度高，时间短，但通常价位较高。

a. 全自动培养系统：20世纪70年代末，BD公司研制的培养系统主要有早期的 BACTEC 460TM TB，成为全球第一台专业的全自动分枝杆菌鉴定仪。该系统培养基以 Middlebrook 7H12 为基础，在培养基中加入标记 ^{14}C 的棕榈酸，因此也称为放射同位素液体培养法。由于其存在废弃物放射性环境污染及探针空刺开放性检测技术缺陷，公司又推出无放射性污染的 BACTEC 9000MB 及 BACTEC MGIT 960 全自动快速分枝杆菌培养鉴定药敏系统，真正实现了分枝杆菌快速、安全、无放射性检测。目前 BACTEC MGIT™960 和 BACT/ALERT 3D 快速培养仪系统是临床上广泛应用的液体培养基快速培养系统，可将结果报告的时间缩短为 10～14 天，比传统的 L-J 固态培养法更敏感、更快速，尤其是处理来自肺外的标本，如脑脊液、穿刺液、胸腔积液、尿等时有明显优势，同时可进行药敏试验，将结果解读为敏感或耐药。2010 年，WHO 推荐使用液体自动培养法作为二线药物药敏试验的金标准。BACTEC MGIT™ 960 培养基以 Middlebrook 7H9 为基础，配方优良的 BBL PANTA™ 抗菌剂和 OADC 营养剂。该系统采用一种荧光物质作为分枝杆菌生长指示剂，因此也称为分枝杆菌生长指示管法(mycobacteria growth indicator tube, MGIT)，是目前全球最快的分枝杆菌培养、鉴定、药敏系统。但其对血液标本无法进行培养，并且由于有手工操作，存在污染、假阳性，以及仪器设备和试剂价格昂贵、液体药敏不能检测非结核杆菌等问题。标本在首次分离中建议与传统培养法联合使用，以提高检出率。

b. MB/BACT 分枝杆菌培养系统：是由 Organon Teknika 公司开发的，将血液培养中判断细菌生长的 pH 指示剂用于结核杆菌的培养。结核杆菌代谢中产生的 CO_2 变化通过化学感受器监测，利用酸碱度的变化使 pH 指示剂颜色改变，最后通过发射光度计检测颜色变化。其平均检测时间比 L-J 早2周。该系统依然采用 Middlebrook 7H9 液体培养基，当有阳性信号时，须取培养液进行涂片及鉴定确认。

c. ESP 系统：由 Difco 公司研制开发，是一种全自动的血培养系统，可以连续监测细菌的生长。其具有无放射性的特点，与 BACTEC TB 460 相比，在检测时间上差异无显著性，可以替代使用。

2)用于选择：由于结核杆菌生长缓慢，且营养要求高，因此对于其他的微生物极易生长，通常在培养基中都加有抑菌物质。在罗氏培养基中，微量孔雀绿既可抑制杂菌的生长，又可对结核杆菌的生长有促进作用。Gynft 通过把孔雀绿的浓度提高，同时加入青霉素、萘啶酸制备成选择性的改良罗氏培养基。在 Middlebrook7H10、Middle-brook7H11 的基础上，通过加上多黏菌素 B、羧苄西林 C、两性霉素 B 和三甲氧氨嘧啶即可制备成结核菌素的选择培养基，其目的主要是为了减少污染率，提高阳性率。

3）用于鉴别：最主要的有 PNB（对硝基苯甲酸）和 TCH（噻吩 -2- 羧酸）鉴别培养基。在制备 L-J 培养基的同时，加入二甲基甲酰胺或丙二醇制成 PNB 培养基，加入噻吩 -2- 羧酸制成 TCH 培养基，用于结核杆菌、牛分枝杆菌和非结核杆菌的初步鉴定。

4）用于药敏：药敏试验是目前判断结核分枝杆菌是否耐药的主要手段。通常建立在培养阳性的基础上，对培养出的结核杆菌分别放入不同的抗结核药物，再通过观察结核杆菌的存亡情况来判断是否耐药：若死亡，则表示对这一药物敏感；若存活，则表示对这一药物耐药。但也存在一些缺点，一是耗时长，需要 4 周才能出结果；二是是否耐药与使用的抗结核药物浓度关系密切，不同的药物浓度导致的结果或许就不一样，为此 WHO 已经颁布药敏试验抗结核药物浓度标准。

匡氏培养基是由我国研制的一种在结核杆菌快速药敏试验中具有很高价值的培养基。虽然 BD 公司的产品能够快速地检测结核杆菌，并且在药敏方面也有一定的优势，但早期的培养系统存在放射性，新开发的培养系统又存在污染率较高的问题，在传统的含药罗氏培养基上存在抗结核药物受热失活和蛋白质吸附两个主要问题至今尚未解决，而匡氏培养基的优点在于不存在高蛋白组分对药物的吸附作用，又无加热凝固等造成药物失活问题，因此在药敏试验方面有着显著的优越性。其主要由无机盐、维生素、琼脂、甘油和小牛血清等成分组成。匡氏培养基药敏试验报告结果比罗氏培养基平均早 29 天，多数药敏结果可在 3 周内报告，对结核病的临床治疗有重要指导意义。BACTEC 系列培养系统、ESP 系统等都可用于药敏试验，一些液体培养基（苏通培养基和胆固醇液体培养）可用于中草药对结核杆菌的抑菌试验。

5）用于 L 型细菌的培养：结核杆菌 L 型的营养基本上与原菌相同，但一般需要加入一定量的渗透压稳定剂和血清，国外主要使用的培养基有

巯基醋酸盐培养基、PPLO 琼脂、VSY 肉汤和高桥的胰腺大豆蛋白陈琼脂培养基（TSA-I）等。

【免疫学诊断】 结核杆菌是一种细胞内寄生菌，侵入机体后可诱导机体产生一系列细胞免疫和体液免疫反应。传统观点认为这两种免疫方式在结核感染时会呈现分离现象，即细胞免疫随病情加重而减弱，体液免疫随病情加重而增强。因此，在分类上可将免疫学诊断分为体液免疫诊断和细胞免疫诊断。免疫学检查法是用结核杆菌的菌体成分制成抗原或抗体，检查患者血清中的结核抗体或抗原来鉴定是否患有结核或潜伏性结核，具有标本来源方便、检查速度快、操作简单、敏感性和特异性均较好等特点，是诊断骨与关节结核的重要辅助检查之一，对骨与关节结核的诊断有着较高的参考价值。

1. 体液免疫诊断

体液免疫诊断是通过检测体液免疫功能，从而对结核病进行诊断。其主要包括体液中的抗体、抗原和各种可溶性免疫分子的检测。

2. 抗结核抗体检测

人体的各种体液标本中都存在抗体，如血液、关节液、脑脊液等，加上血清是主要的检测样品，因此又称为血清学试验。目前常用的方法是酶联免疫吸附试验（ELISA）、斑点免疫渗滤试验（DIGFA）、斑点免疫层析试验（DICA）、免疫印迹试验（Western blot）和蛋白芯片技术，其原理均是试剂盒所包被的抗原与患者体内的特异性抗体相结合后通过一定的显色方法获得检测结果。

（1）酶联免疫吸附试验：始于 20 世纪 70 年代，检测患者血清中的结核特异性抗体，是目前研究最多、临床应用最广泛的血清学诊断方法。该方法快速、简便，敏感性和特异性也较高，对于肺外结核（如骨关节结核）、小儿结核病、菌阴肺结核的诊断与鉴别诊断具有重要的参考价值。

（2）斑点免疫渗滤试验：是基于 ELISA 发展而来的固相免疫标记测定技术，较 ELISA 更为简便、快速，无须精密仪器，15 分钟就可出结果，检测的敏感性和特异性与 ELISA 相当，并可以单人份测定。

（3）斑点免疫层析试验：是基于 DIGFA 发展起来一种新技术，其只需一种试剂、一个步骤即可完成检测的优点引起人们的极大关注。

（4）免疫印迹试验：具有很高的特异性和敏感性，但因操作烦琐而在临床上较少应用。

（5）蛋白芯片技术：通过将多种结核特异性抗原联合起来用于检测结核抗体，克服了由于患者对结核杆菌不同蛋白抗原反应的不同及对某一种抗原反应的阶段性差异所导致的单一抗原检测所存在的缺陷，极大地提高了检测的特异性和敏感性。

血清结核抗体检测法具有重复性好、简单快捷、费用低等优点，已成为结核病常用的辅助诊断手段之一，尤其是对骨与关节结核等肺外结核的诊断和鉴别诊断具有重要意义。

3. 细胞免疫诊断

细胞免疫诊断分为体内试验与体外试验。

（1）体内试验即结核菌素皮肤试验（TST）：结核菌素是由单耐药结核杆菌（mycobacterium tuberculosis, MTB）蛋白质制成的一种特异性反应原，包括旧结核菌素（OT）和纯蛋白衍化物（PDD）。

1）优点：TST 是基于Ⅳ型变态反应原理，通过将结核菌素注射于皮肤局部，引起局部皮肤炎症反应，在 48 ～ 72 小时观察注射部位是否出现变态反应来判断机体有无感染过结核杆菌。其简便的特性使其成为近一个世纪以来用于结核杆菌感染检测最为普遍的方法，通常用于对 MTB 的感染、筛选卡介苗（BCG）接种对象及流行病学调查等的辅助诊断。

2）缺点：观察结果耗时长，敏感性低，且无法区分是由于结核杆菌复合群感染引起的变态反应还是由于非结核杆菌或卡介苗的接种引起的致敏所导致的低特异性，因此并不能真正反映人群中结核杆菌感染的实际状况，尤其是像我国这种卡介苗普遍接种的国家，TST 的敏感性和特异性将会受到极大的限制。其次，接种 BCG 及非结核杆菌感染等会使 TST 的假阳性率增高，而假阴性的出现则常与感染有关，尤其是 HIV 感染，近期感染 MTB（2 周以内）、小儿结核、老年结核、免疫缺陷或免疫功能低下患者。

由此可见，影响 TST 的因素较多，对于结果的解释一定要慎之又慎。如果 TST 阳性仅只能作为一个辅助参考的指标，切记不可将其当作核心指标，诊断时还需要参考临床、影像等指标。

（2）体外试验即 γ 干扰素（IFN-γ）释放试验（IGRAS）：IGRAS 的原理是利用结核杆菌的特异或非特异抗原在体外刺激患者全血或外周血单个核细胞，使得效应 T 细胞分泌大量的 γ 干扰素，在通过 ELISA 或酶联免疫斑点法（ELISPOT）对 T 细胞 γ 干扰素释放反应的测定来判断是否受到结核杆菌的感染。IGRAS 所利用的是结核杆菌 RD1 和 RD16 区编码的蛋白，而这些蛋白是卡介苗所没有的，故 IGRAS 能区别 BCG 接种和结核杆菌感染。目前常用的 IGRAS 方法有两种：全血 γ 干扰素释放试验（Quanti FERON-TB Gold In-tube test，QFT-GIT）和 T 细胞斑点检测结核试验（T-SPOT）。其中 T-SPOT 于 2010 年在中国批准上市。

1）全血 γ 干扰素释放试验（QFT-GIT）：是美国 FDA 于 2007 年批准使用的第三代 IGRAS，由澳大利亚 Cellestis 公司开发使用，将肝素化的外周血分别置于阴性对照管、阳性对照管和混合抗原管（混合多肽 ESAT-6 和 CFP-10 及 TB7.7 的部分多肽）。培养 16 ～ 24 小时后分离血清，检测血清中 γ 干扰素的整体含量。如果混合抗原管与阴性对照管中 γ 干扰素水平之差 > 0.35IU/ml 即为阳性。由于增加为 3 种抗原，灵敏度相对地提高了，但特异度也降低了。而且由于检验标准的不统一，所以对于检查结果也很难进行评价。因此，人们希望能找到一种更加准确的检测方法，在这样的背景下，T-SPOT 应运而生。

2）T 细胞斑点检测结核试验：是由英国 Oxford Immunotec 公司开发的，对外周全血中单个反应细胞分泌的干扰素含量进行检测，利用酶联免疫斑点技术检测 ESAT-6 和 CFP10 两种抗原刺激分泌的 γ 干扰素的淋巴细胞数量，从而诊断结核感染，是目前检测抗原特异性 T 细胞最敏感的方法之一。唯一不足或许在于最后计数斑点的过程中存在一定的主观性。2008 年，美国 FDA 将其作为第四代 IGRAS 批准使用，并报道其具有非常高的灵敏度和特异度，分别为 97.1% 和 94.1%。在脊柱结核诊断方面，结核感染 T 细胞检查的灵敏度为 94.2%、特异度为 70.8%。其次，机体的免疫状态不会影响 T-SPOT 的敏感性，对 HIV 感染和免疫低下或免疫抑制人群亦可使用，并且在特异性上不会受到卡介苗和大多数非结核杆菌的影响。该方法检测的标本易于采集（血液检测），检测时间较短，24～48 小时就能出结果。对于检查结果，研究认为阴性结果理论上不能完全排除结核杆菌感染的可能，临床意义较大，但须注意排除检验过程中出现误差导致的结果不准确；阳性结果则提示存在结核感染，但是否为活动性结核病，须结合临床情况进行判定。

当然，T-SPOT 也存在着一些局限性：①该方法操作步骤较多且烦琐、检测费用高。②采集到的标本较易受到污染，且还需要进行后续处理。③需要尽早测试以避免细胞功能下降，从而影响结果的准确性。为了使检查结果更为准确，对于采血量及采集到的血液的处理有一些注意事项。

采血量要求：①2 岁以下儿童 2～3ml；②其他患者 4～6ml；③免疫力低下 / 受抑制患者 6～8ml。

血液处理注意事项：①样本采集后 2 小时内必须送到实验室，且运输过程中防止颠簸，避免样本溶血影响结果；②1 周内有输血史或做过 PET-CT 的患者会影响血液中淋巴细胞的分离，建议 2 周后再行检测；③采集的外周全血，最好空腹，须用肝素抗凝，不得使用 EDTA 抗凝。

【分子生物学诊断】 20 世纪 90 年代英国 Sanger 中心和法国 Pasteur 研究所合作完成了对结核杆菌 H37Rv 株的全基因测序工作，使得结核病的基础研究和实际应用有了新进展。结核分子生物学诊断是基于对结核杆菌基因进行检测的一种技术，可以直接对结核杆菌的种系进行分类鉴定和药敏的检测，具有简便、快速、试剂稳定、高敏感性和特异性等优点。从 1989 年 Hance 最早报道用 PCR 技术检测结核杆菌，开创了使用分子生物学技术基因诊断结核病的先河，到最近几年在国内外受到广泛关注的 Xpert MTB/RIF 技术的问世，结核的分子生物学诊断近年来获得了快速发展，促使结核病的诊断进入了一个革命性的阶段，而且将会继续取得突破，从而使骨关节结核的诊断变得更快速、更高效、更准确。

1. 荧光定量 PCR（FQ-PCR）

FQ-PCR 是美国 PE 公司在 20 世纪 90 年代开发的一种新的核酸定量技术，是在常规 PCR 的基础上，加入荧光标记探针，再融合核酸扩增、DNA 杂交及光谱技术，不仅解决了常规 PCR 存在的费时费力和污染的问题，而且还实现了定量检

测目标基因的目的。该技术的优势在于在封闭状态下检测，有效地解决了污染问题，避免了扩增产物污染所致的假阳性，从而使得对标本检测的阳性率明显高于涂片镜检和培养法；光谱技术提高了灵敏度；荧光探针 DNA 杂交进一步提高了特异度。并且相比于常规的 PCR 技术，不仅实现了从定性到定量的飞跃，而且特异性更强，重复性更好，自动化程度更高，尤其是对由结核杆菌 L 型引起的不典型结核病变，结核杆菌抗酸染色可呈假阴性，但是 FQ-PCR 检测结核杆菌则会呈阳性，而这也是 FQ-PCR 各种评价指标优于抗酸染色的原因之一。但在试验过程中由于提取时不慎导致目标基因的丢失、标本中结核杆菌 DNA 的含量不足、模板中存在抑制物等原因所造成的假阴性也应引起关注。

结核和非结核杆菌 DNA 测定不仅可检测分枝杆菌，还可区分结核和非结核杆菌。许多分枝杆菌序列是高度保守的，只在某些位置上存在少许核苷酸变化，这些核苷酸变化的分枝杆菌属或种已被普遍用于分枝杆菌菌种地鉴定。荧光探针法检测结核杆菌和非结核杆菌简便可行，仅需 1 天时间，检测灵敏度、特异性与抗酸染色和培养法相比，灵敏度大大提高。该试剂盒可同时检测和区分结核杆菌与非结核杆菌，在临床上可先行荧光探针法进行初筛，对确定为非结核杆菌感染者可再进一步行基因芯片杂交分析，可将分枝杆菌鉴定至种，既经济又实用，还缩短了检测时间，对指导临床治疗意义重大。

2. Xpert MTB/RIF 技术

该技术整合了基于定量 PCR 分子遗传检测所需的 3 个步骤（样品准备、扩增、检测），将待检样品放入到 Xpert MTB/RIF 反应盒中，系统就会自动按照相应的程序运行，实时监测 PCR 运行情况，一旦 PCR 完成，Xpert MTB/RIF 检测系统全自动化的软件就会判断出患者是否患有结核病，以及是否对利福平耐药。该技术简单，只需一个步骤即可自动化完成；快速，只需 90 分钟即可完成结核病的诊断和利福平耐药的检测，是目前分子生物学诊断技术中最快者之一；安全，全程在密闭的仪器中完成，无须生物安全需求。同时其具有高敏感性和特异性。李力韬等报道在培养阳性的脊柱结核临床标本中，Xpert MTB/

RIF 检测结核分枝杆菌的敏感性为 98.43%，在培养阳性、涂片阴性的标本中，结核分枝杆菌检测的敏感性为 97.67%。贾文辐等报道 Xpert MTB/RIF 利用脓液标本检测骨关节结核患者结核杆菌的敏感度为 93.87%，特异度为 96.87%，阳性预测值为 97.87%，阴性预测值为 91.17%，一致率为 95.06%。

这些优点使得 Xpert MTB/RIF 在结核病的诊断中被 WHO 誉为最具有革命性突破的诊断技术，也是近年来 WHO 向全球极力推荐的诊断技术。要说其不完美之处或许就在于其相对昂贵的检测费用和仅能对利福平的耐药进行检测。

3. 恒温扩增检测技术

恒温扩增检测技术分为 RNA 恒温扩增检测和环介导等温扩增法（LAMP）。

（1）RNA 恒温扩增检测：是基于 RNA 恒温扩增技术和实时荧光检测技术发展起来的一种新型核酸检测技术。其最大的优点在于直接以结核杆菌特异性 RNA 为扩增靶标，以扩增产物 RNA 为检测靶标，而 RNA 仅在活菌中存在，结核杆菌死亡则 RNA 降解，该方法可以作为区分死菌、活菌的依据及治疗效果的检测；SAT 可在 15～30 分钟将模板扩增 10 亿倍的高扩增效率也确保了检测的灵敏度，整个过程耗时 1.5 小时，展现了其检测周期短的优势；RNA 在自然环境中极易降解，SAT 不仅有效地解决了 PCR 技术在检测 TB 时导致的假阳性问题，而且大幅度提高检测结果的可靠性；同时 SAT 相对于其他的核酸扩增技术，其反应抑制物更少，更进一步地降低了假阴性结果的出现。

（2）环介导等温扩增法：是 Notomi 等于 2000 年发明的一种全新的核酸扩增方法，不仅具有 PCR 技术的全部优点，而且操作方法简单。LAMP 直接扩增临床标本中的 MTB DNA，不需要昂贵的核酸扩增仪和检测设备；检测速度快：等温扩增法的诊断效能几乎等同于罗氏培养法，但是其检出时间仅只需 1 小时左右，大大降低了诊断延误的时间和概率；鉴定简便：在恒温下进行扩增反应，产生大量的扩增产物即焦磷酸镁为白色沉淀，具有极高的特异性，通过肉眼观察或浊度仪检测沉淀度就能判断扩增与否。这些优点使得 LAMP 不仅可用于设备精良的大医院或实验室，而且也可

用于基层医疗卫生机构或现场的快速检测。

4. 快速耐药检测技术（HAIN）

HAIN 是由德国 Hain Lifescience 公司推出的一种基于多重 PCR 扩增的检测方法。将 PCR 扩增后的产物和预先固化在硝化纤维膜条上的特异基因杂交，通过显示反应来判断结果，包括 GenoType®MTBDRplus 及 GenoType®MTBDRsl。GenoType®MTBDRplus 通过检测利福平耐药基因 ropB 和 INH 的耐药基因 KatG、inhA 的最常见突变型来判断是否对利福平和异烟肼耐药。Chryssanthou 等研究显示 GenoType®MTBDRplus 对异烟肼耐药和利福平耐药与 MDR 的敏感度分别为 87.5%、100% 和 95.2%，特异度均为 100%。检测的周期从常规药敏的中位数 21 天减少至 7 天。因此，GenoType®MTBDRplus 是一种快速、有效、简便的 MDR-TB 分子检测工具。Lacoma 等研究显示 GenoType®MTBDRsl 快速检测临床样本对乙胺丁醇、氟喹诺酮类、卡那霉素 - 卷曲霉素的符合率分别是 56%、92.3%、86.5%，认为其用于检测氟喹诺酮类和乙胺丁醇耐药的敏感性较好。但是其局限性在于检出率低，敏感性需要进一步提高，对于含菌量少的脊柱结核标本大多数达不到检测灵敏阈值，并且与 960 液体快速药敏相比，该方法药敏结果具有假阴性可能。也就是说该方法对药物敏感样本有可能耐药，占 10% 左右。因此，对于耐多药结核诊断的"金标准"目前来说依旧是基于传统培养的表型药敏试验，基因型检测法仅只作为一种辅助方法。

5. 宏基因组分析和诊断技术

目前，核酸测序技术已被广泛应用于结核宏基因组学的研究，用于发现样本中的结核及其他细菌、病毒特性。宏基因组学简单地说就是检测存在于样本中的所有核酸信息，并且不依赖于传统的分离培养技术，也不需要提前知道序列信息。结核病病原学分子生物学诊断技术是以临床标本为检测对象，MTB 相关基因为诊断标志物，完成对标本中是否含有 MTB 核酸或耐药基因的一系列检测方法，弥补了因 MTB 生长缓慢对检测周期的影响，同时对实验室的生物安全要求低于多种传统的细菌学诊断方法。该类方法具有敏感性高、特异性好、人工影响较低等优点。

基于宏基因组新一代测序技术（metagenomics

next generation sequencing, mNGS）不依赖于传统的微生物培养，不需预先假设，直接提取感染标本中全部微生物的核酸进行高通量测序，通过微生物专用数据库比对和智能化算法分析，获得疑似致病微生物的种属信息，无偏性地检测细菌、真菌、病毒、寄生虫等多种病原体，可以对分枝杆菌进行种属水平上的精确鉴定，实现对结核杆菌的病原学诊断和鉴别诊断。随着测序技术的不断进步，测序成本也不断下降，宏基因组测序技术在临床应用越来越广泛，尤其对于疑难危重患者可显著提高检测的灵敏度，缩短检测时间，对罕见特殊病原体、培养阳性率较低或培养时间较长的病原体（如属于胞内菌的结核杆菌）的检出具有明显优势。当前的 mNGS 在结核中的应用主要还是用于菌株种属的鉴定，尚不能完全指导耐药菌抗感染药物的选择。目前使用 mNGS 进行药敏检测还存在一定的困难，一是目前报道的耐药基因型与耐药表型的关联程度还存在一些差距；二是现有检测方法因成本考虑导致耐药相关基因覆盖度较低，难以高灵敏度地检测出相关耐药基因，随着技术进步，耐药基因高覆盖度的 mNGS 检测技术将会形成。

对于脊柱结核的主要实验室检查项目包括血常规、红细胞沉降率、结核菌素试验、结核杆菌培养、病理检查、免疫学诊断等。脊柱结核患者经常有轻度贫血，若合并感染，白细胞计数会升高；在结核活动期红细胞沉降率一般都加快；脓液中结核杆菌培养的阳性率可为 70% 左右；对于一些早期和不易诊断的骨关节结核可取活体组织做病理检查，一般都可确诊；与传统的结核病检测方法（PPD 试验、血清抗结核抗体检测）相比，T-SPOT，Xpert MTB/RIF，结核和非结核杆菌 DNA 测定，宏基因组分析和诊断技术有较高的敏感性，可作为脊柱结核的辅助诊断方法。所以，实验室检查有助于诊断脊柱结核，是一套重要的辅助检查方法。但脊柱结核的诊断需要综合性判断，需要不同影像学检查之间、不同实验室检验之间，以及影像学检查和实验室检验之间进行相互印证，相互补充，这样才能尽可能提高脊柱结核诊断的准确率。

三、影像学检查

随着影像学技术的不断发展，X 线、CT 和 MRI 检查在脊柱结核诊断中发挥着重大作用。脊柱结核影像学特点主要包括椎体受累后塌陷、椎间隙破坏，严重者可见死骨、椎旁脓肿，甚至后凸畸形。

X 线可以大体上观察脊柱结核发生部位的整体形态，但对早期结核破坏的具体病变的显示能力不足，不能够非常清晰地显示椎旁软组织。对于早期脊柱结核，X 线片通常无明显异常，其分辨率对病变范围的确定及椎管内是否受累都有较大的局限性。此外，X 线片也无法辨别病变与相邻结构的空间关系。

B 超检查是脓肿最方便的检查方法，脓肿是骨关节结核重要的诊断与鉴别诊断依据之一。B 超检查可以确定脓肿的有无、位置、脓肿的范围与脓肿性质。脓肿在 B 超下的表现主要为液性暗区，根据坏死组织的多少，可以呈现为低回声区或中等回声区，脓肿内有死骨时则表现为强回声声斑后方伴有弱声影像。因此，对于合并局部脓肿的骨关节结核的诊断、手术方案的制订、治疗方案的评价等方面，具有重要的应用价值。

CT 对早期骨质破坏的细微变化有较好的敏感性，且其三维成像技术可对脊柱的破坏情况进行整体分析，较好地显示出结核病变侵犯位置、骨组织破坏的程度及椎管狭窄程度，但对软组织的观察欠佳。

MRI 是诊断脊柱结核最为有效的手段，尤其是对于早期病变有较高的诊断价值。因为 MRI 对组织内水和蛋白质含量的变化有非常高的敏感性，对于椎体破坏、椎间盘受累、椎旁脓肿、肉芽组织形成与干酪样物形成、椎管受累等脊柱结核的病理改变情况可以较清晰地显示。对于早期脊柱结核，即使 X 线或 CT 未见明显异常，MRI 也可显示出受累椎体及椎旁软组织的信号改变。MRI 多平面、多方位成像可以完整显示受累椎体的数量及病变范围，且可同时显示脊椎病变在硬膜内外的播散及椎体后方脓肿对脊椎的受压平面和程度。

X 线、B 超、CT 与 MRI 检查诊断脊柱结核各有优、缺点，临床可联合 CT 和 MRI 对脊柱结核患者进行检查，可进一步增加确诊率。

（一）X线检查

X线检查可以确定病变部位、程度、骨质变化、破坏程度及软组织内脓肿等（图2-2～图2-4）。但X线征象往往较临床症状迟，X线检查在疾病早期多为阴性，可未见改变或仅有轻度骨质疏松和关节间隙增宽或变窄，后期才出现骨纹理紊乱，骨质模糊不清，呈磨玻璃样，继而出现骨质破坏、缺损和死骨及周围软组织肿胀、脓肿及窦道形成。

脊柱结核在发病之初，仅有生理弯曲的改变和椎体间隙的狭窄，而椎弓根或椎管内的小结核病灶或结核性肉芽肿则难以发现，易被漏诊。

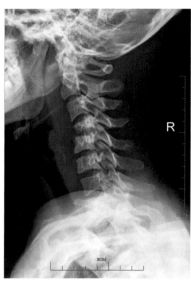
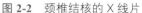

图2-2　颈椎结核的X线片

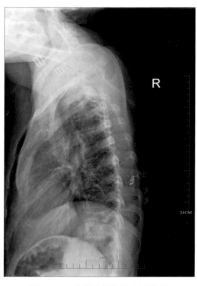

图2-3　胸椎结核的X线片

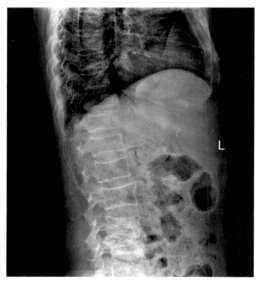

图2-4　腰椎结核的X线片

（1）脊柱生理弧度的改变：颈椎和腰椎变直，胸椎后突增加。严重时，颈椎和腰椎也可向前屈曲。但X线检查阴性或不典型不能作为否定骨、关节结核诊断的依据。

（2）椎体改变：早期改变轻微、局限，特别是边缘型，常仅见椎体某一边角局限性磨玻璃样改变或密度不均，很容易遗漏。当病变广泛，死骨形成时，X线表现典型，呈大片密度不均影，常是破坏和硬化并存，死骨因无血运，密度高，和周围边界清楚。椎体破坏压缩时，椎体变窄，边缘不齐。结核椎体空洞，多表现小而局限，边缘硬化，常有死骨。

（3）椎间隙改变：椎间隙变窄或消失，边缘不齐、模糊。如为中心型椎体结核，早期椎间隙也可无变化。

（4）椎体周围软组织改变：多以病变椎体为中心，颈椎可见椎前软组织阴影增大，气管被推向前方或偏于一侧。胸椎可见不同类型的椎旁脓肿阴影。腰椎可见腰大肌阴影增大、增深，说明脓液很多。如软组织阴影不是很大，但有明显钙化，说明病情已经稳定。

（5）X线诊断的局限性：X线摄片在疾病早期多为阴性，椎体骨质的50%受累时，常规X线摄片才能显示出。在脊柱结核的早期，可仅有软组织肿胀、钙化影。只能靠椎间隙变窄的程度来推断椎间盘的破坏程度，不能直观显示。该检查对脓液或结核性肉芽肿不能很好地显示，并难以进行椎管内受累及脊髓压迫程度的评估。对于多椎体结核，不能显示受累较轻的病变椎体。

（二）B超检查

B超具有简便、快速、安全等特点，在骨与关节结核的临床诊疗中，B超具有较大的应用价值。

1. B 超下骨关节结核的影像表现和诊断依据

（1）骨质破坏：骨质破坏的早期病变经 B 超检查难以显示。但是，当骨皮质连续性中断发生，局部出现缺损时，B 超检查的声像图可以表现为"V"形缺损，边缘毛糙。在特定情况下，如患者怀孕的情况下，B 超可作为一项筛查手段。

（2）脓肿：可呈现为液性暗区，B 超下可有低回声或中等回声影像。B 超可以确定脓肿的有无与位置，脓肿与周围血管的关系，脓肿的范围与性质。例如，腰大肌脓肿常沿腰大肌行走方向汇集于椎体一侧或双侧，B 超下可见腰大肌中的液性暗区，脓腔内可见点状或团块状回声，在适当切面可见到脓肿与病变椎体相连的回声。脓肿伴有窦道时可见低回声或无回声区自脓肿延伸至皮肤。

（3）死骨或钙化灶：脓肿内的死骨或钙化灶在 B 超下的表现多为强回声光点或光斑及光带。

（4）窦道：B 超下可见软组织内的低回声区或无回声区，从脓肿区域延伸至皮肤。

2. 手术方案的制订

（1）辅助指导是否行手术治疗。B 超追踪检查可以判断脓液是否减少或消失。结合实验室检查，抗结核治疗有效时可以继续行非手术治疗方案。

（2）指导是否行穿刺手术治疗。B 超检查示单纯脓肿患者，特别是脓肿较大的患者可经 B 超引导下穿刺置管。文献报道称，盆腔与腰大肌脓肿经 B 超引导下置管疗效显著。此外，B 超引导下的椎间孔镜治疗也有较好的临床应用。

（3）指导手术入路的制订。B 超影像下的脓肿位置、大小，对于制订病灶清除手术或是否需要增加切口进行病灶清除具有指导意义。

3. 预后的判断

（1）疗效的判断：对于非手术治疗或微创治疗的患者而言，B 超追踪检查所见的脓肿大小变化可以作为疗效判断指标之一。

（2）复发与否的判断：病灶彻底清除的患者，B 超追踪检查可以作为判断是否术后复发的指标之一。

（三）CT 检查

CT 检查的分辨率高，图像清晰，可用于结核病的早期诊断，并能提供较细致的信息，如椎体破坏呈碎片状，或散在椎旁低密度软组织中呈碎片型，椎体前缘破坏呈溶骨型，椎体前缘参差不齐的骨破坏，椎旁有环形或半环形钙化灶呈骨膜下型，或破坏区周围有硬化带呈局限性骨破坏型。

（1）CT 检查的优势：能早期发现细微的骨骼改变和脓肿的范围，还可以显示椎间盘、椎管的情况（图 2-5 ～图 2-7）。对常规 X 线检查不易获得满意影像的部位更有价值。椎体骨质破坏区直径 < 15mm 者，侧位摄片多不能显示，而破坏区直径在 8mm 左右时 CT 就能查出。

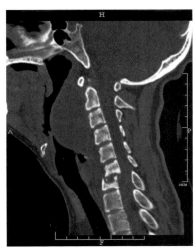
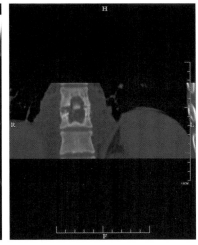
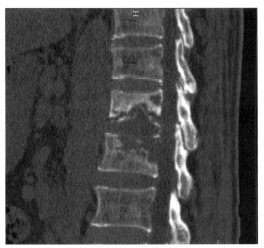
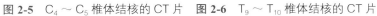

图 2-5 C_4 ～ C_5 椎体结核的 CT 片　　**图 2-6** T_9 ～ T_{10} 椎体结核的 CT 片　　**图 2-7** L_1 ～ L_2 椎体结核的 CT 片

（2）最基本的 CT 表现：为溶骨性或虫蚀状骨破坏，表现为斑片状、蜂窝状低密度灶，边界清楚。CT 能较早发现骨骼细微改变，如椎体内早期病灶或脓肿的形成；能明确骨质破坏范围、程度、死骨形成和骨质硬化情况，并可显示附件受累情况及椎管内碎骨片或软组织肿块影；椎间盘破坏可见椎间盘密度不均，边缘模糊，重建图像上显示椎间隙变窄。寒性脓肿，椎旁软组织肿块，腰大肌对称或不对称的肿胀影。

（3）CT 在显示死骨片、椎体骨质硬化及软组织钙化方面更清楚，但不能十分准确地显示椎管内肉芽组织或脓液的压迫情况。

（4）CT 检查不易了解病变范围，往往需结合 X 线片确定病变部位。

（四）MR 检查

典型的脊柱结核主要表现为相邻椎体骨质破坏、椎间隙变窄、椎间盘受累破坏和椎旁脓肿形成（图 2-8 ～图 2-10）。

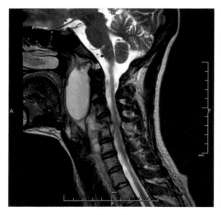
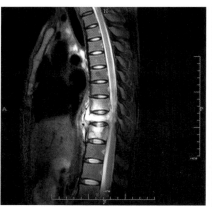
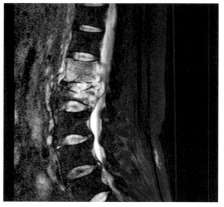

图 2-8　颈椎结核的 MR 片　　　图 2-9　胸椎结核的 MR 片　　　图 2-10　腰椎结核的 MR 片

MRI 对水与蛋白含量变化敏感性较高，因此有助于早期先于其他检查确定病变及其范围。多平面成像使脊柱及椎间盘微小病理变化与病变范围更易观察，矢状位尤其有助于发现椎管内病变，多参数成像可辅助脊柱病灶的鉴别诊断。

MRI 对脊柱结核的早期发现具有重要意义，受累椎体的 T_1 像可呈低信号，T_2 像为高信号。随着病变的进展，MRI 可表现为椎体炎症，椎体炎症并脓肿，椎间盘炎症、脓肿等不同类型。MRI 还可清楚显示截瘫患者脊髓、神经根受压范围、方向及脊髓变性情况，可区别椎管内脓液或肉芽组织，并确定病变延伸节段，帮助界定手术减压范围。

（1）椎体信号改变：椎体骨质破坏最常见的表现为病变累及 2 个或 2 个以上椎体，以靠近椎体上下缘为主，多呈溶骨性破坏，表现为"吻形"破坏。椎体骨质破坏明显时，大多同时伴有椎体塌陷、成角畸形，椎体塌陷成角与骨质破坏程度有关。明显的塌陷、成角畸形可压迫硬膜囊甚至脊髓引起腰痛、腿痛、腿麻等神经压迫症状。

大部分脊柱结核椎体于 T_1WI 上表现为均匀的低信号，小部分为混杂低信号，偶见等信号与高信号；在 T_2WI，由于病变椎体骨髓炎性水肿，椎体内含水成分增加，表现出高信号，信号往往不均匀。病变椎体增强扫描后多呈不均匀强化。合并脊髓压迫时可有脊髓水肿，小部分为均匀强化。图像显示有病变椎体除信号改变外，可见椎体破坏的轮廓、椎体塌陷后顺列改变和扩大的椎旁影像等。

（2）椎旁软组织影：MRI 椎旁软组织影的组织病理学基础是局部形成的脓肿或肉芽肿。椎旁软组织影于 T_1WI 上表现为低信号，小部分表现为等信号；于 T_2WI 上多见不均匀的混杂信号，部分呈现均匀高信号；椎旁软组织影增强扫描多见环状，而这是脓肿的典型表现，肉芽组织却无此表现。软组织影范围变化可蔓及椎体前后、两侧，或只为前方，或两侧与后方。冠状位扫描对椎旁脓肿与腰大肌脓肿的范围可显示明确，矢状位及横断位则可对椎体后区脓液与变形、破坏的椎体压迫硬膜囊、脊髓的情况进行显示。

（3）椎间盘改变：X 线摄片椎间隙变窄是脊柱结核的早期征象之一，可见椎间盘发生破坏、间隙消失或狭窄。病变椎间盘于 T_1WI 上以低信号多见，于 T_2WI 上显示不均匀混杂高信号，小部分均匀高信号，偶可见椎体破坏但椎间盘无显著改变。病变的椎间盘增强扫描为不均匀强化。正常的髓核内在 T_2WI 上有横行的细缝隙，当有炎症时该细缝隙消失，能早期发现椎间盘炎症改变。

（4）死骨、肉芽组织、干酪样物质的表现：死骨在 T_1WI 和 T_2WI 上均呈低信号；肉芽组织在 T_1WI 上呈中等或略高信号，在 T_2WI 上呈较高信号，但较脓液的信号低；脓液呈 T_1WI 低信号，T_2WI 高信号。

（5）脊髓受压：表现为脊髓缩窄，T_2WI 上脊髓信号增高，晚期导致脊髓软化灶，表现为受压部位脊髓的长 T_1 长 T_2 信号。MRI 具有软组织高分辨率的特点，对脊柱结核的早期诊断比其他任何影像学检查更为敏感；有利于观察脊柱和椎间盘细微的病理改变、病变范围；能确定椎管内侵犯的范围，压迫组织的性质，是脓液、肉芽组织还是死骨；能详细了解脓液流注的范围、脓腔内是否有分割及其与毗邻结构的关系。

（6）脊膜和脊髓结核：为临床较少见的椎管内结核，主要源于结核性脑膜炎播散途径，其次为椎体结核向椎管内的蔓延。MRI 上以长 T_1 长 T_2 信号为表现，加上 STIR 抑脂序列成像，抑制了脂肪干扰，使长 T_2 信号更为明显。脊膜增厚者呈现为等 T_1、稍高 T_2 信号，脊膜不增厚则异常信号不明显。脊髓结核 MRI 为髓内出现结节状或环状强化，平扫信号无明显改变。可有长 T_1 长 T_2 或等 T_1 稍短 T_2 信号表现。

（7）附件结核：单纯性的不多见。附件结核在 T_1WI 和 T_2WI 上因椎体后方脂肪不易显像，STIR 扫描则能清晰地对附件破坏结构显示为明显的高信号。

（8）不典型脊柱结核：因病菌侵入椎体途径、椎体血供方式、结核病程、患者年龄等所致的不典型表现，通常表现为单椎体结核、病灶只位于椎体后部的结核、多椎体破坏但椎间盘完好、多椎体跳跃式受累、棘突单独性病变等。

（9）增强 MRI 表现：MRI 对水含量、蛋白和脂肪等成分变化非常敏感，可以发现脊柱结核早期病灶，增强扫描对病变范围、病变成分显示更清晰，可清晰显示脊柱结核病变范围。

1）用于诊断：病变早期无干酪样坏死、钙化、死骨等改变时增强扫描多均匀强化，合并上述改变时强化往往不均匀。

椎旁寒性脓肿是本病的特征性改变，胸椎结核形成的椎旁脓肿多呈弧形，跨越相邻 2 个或多个椎体。腰椎结核的腰大肌脓肿多呈梭形或哑铃形，部分脓肿内可见多房分隔。MRI 多表现为 T_1WI 等低信号，T_2WI 不均匀高信号或高低混杂信号，边界较清楚，增强扫描多呈环状强化，囊内成分信号往往为均匀低信号，无明显强化。椎旁软组织受累表现为软组织水肿、炎症表现，多累及椎体周围，常沿韧带下及硬膜外扩散，MRI 表现为 T_2 信号增高、信号欠均匀，增强扫描病变边界显示更加清晰。脊柱结核病程长，病变成分变化复杂。MRI 对软组织显示优势明显，对结核病变成分显示亦有价值。

对结核肉芽肿的显示：结核肉芽肿中纤维肉芽组织增生，MRI 表现为 T_1WI 呈低信号，T_2WI 呈高信号，T_1WI 增强扫描后增生肉芽组织边缘呈不均匀强化。

2）用于鉴别：对干酪样坏死物质与寒性脓肿的显示与鉴别，干酪样坏死物质成分复杂，MRI 表现为 T_1WI 多呈低信号，T_2WI 呈不均匀高信号或高低混杂信号。因干酪样坏死物质富含脂质成分，在压脂序列上相应高信号会表现为低信号。寒性脓肿边界往往较清楚，脓肿壁信号较高，脓液信号为均匀低信号。寒性脓肿常由干酪样坏死物质液化形成，因此寒性脓肿可以认为是干酪样坏死物质进一步发展。MRI 对液性成分的变化非常敏感，T_2WI 呈明显高信号，因而寒性脓肿信号更高、更均匀。当然，同一患者干酪样坏死物质与寒性脓肿两种病理表现可同时存在。

对钙化、死骨的显示与鉴别：MRI 对钙化不敏感，T_1WI 及 T_2WI 均表现为低信号，增强扫描无强化。死骨在 MRI 上表现为 T_1WI 及 T_2WI 低信号，信号均匀，但是死骨周围 T_2WI 表现为不均匀较高信号，增强扫描死骨不强化，而周围组织多有强化。钙化、死骨在 MRI 表现上非常相似，两者常难以鉴别。CT 在钙化与死骨显示上有优势，两者均呈高密度，但是钙化密度往往更高，因而 MRI 平扫、增强扫描和 CT 三者结合起来可以加以区别。

结核病灶往往出现干酪样坏死物质、钙化、死骨、结核肉芽肿、脓肿多种病理成分同时存在，造成 MRI 信号表现多样、复杂。

MRI 增强扫描可用于结核病变活动期判断，评估脊柱结核活动期。治疗前后行 MRI 增强扫描检查，比较前后影像表现发现，椎体骨质破坏，脓肿强化程度、范围，周围组织炎性水肿与结核活动期临床表现及实验室检验检查存在一定关联。临床症状较重、红细胞沉降率增快者病变椎体数量多，骨质破坏更加明显，寒性脓肿往往更大。

3）用于对比前后疗效变化：抗结核化疗后 MRI 影像表现如下：

a. 病变椎体骨髓水肿、范围均有不同程度缩小；病变椎体骨质破坏边缘 T_2WI 较高信号减低；寒性脓肿壁 T_2WI 信号减低，脓肿内病变信号较治疗前表现趋于均匀；所有患者周围组织炎性水肿明显缩小，部分患者周围肌肉组织炎性水肿消失。

b. 增强扫描病变椎体骨髓水肿、范围缩小较平扫更明显（图 2-11）；病变椎体骨质破坏区强化程度均有不同程度降低；寒性脓肿壁强化边界更清晰，周围炎性反应减轻。患者临床表现、实验

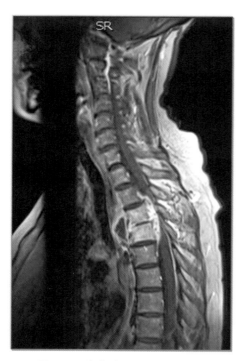

图 2-11 脊柱结核的增强 MR 片

室检查与影像学表现相符合。临床症状减轻、实验室检查、影像学表现好转往往提示患者已经不在结核活动期。增强扫描对脊柱结核病变受侵范围显示、结核病变成分显示与区别、病变活动期判断均有重要价值。同一患者多次行 MRI 椎体增强扫描检查前后对照比较对于结核病变活动期判断、结核化疗效果评估具有非常重要的价值。

四、脊柱结核的影像学分型

脊柱结核的外科治疗在结核药物治疗的基础上，先后经历了脓肿置管引流、单纯病灶清除、器械内固定、后路内固定、前路病灶清除、植骨融合、微创手术治疗等，手术治疗疗效确切，已经形成共识，但选择何种手术方式、方法，以及手术指征、病灶清除的范围、植骨的方法、内固定的选择、固定的范围等一直存在争论。对脊柱结核影像学表现的充分了解并予以有效的分型，有助于临床医生制订外科手术方案。

1993 年，Jain 等在脊柱结核 CT 影像表现的基础上提出了碎骨型（Ⅰ型）、溶骨型（Ⅱ型）、边缘型 / 骨膜下型（Ⅲ型）和局灶硬化型（Ⅳ型）4 种分型，对于 X 线难以发现的轻微骨质破坏或椎体中部前缘隐匿难以发现的骨质破坏有一定早期发现意义，在对椎体破坏类型的鉴别、有无死骨形成、椎旁有无脓肿、脊髓硬膜囊有无受压等方面具有一定的优势，但该分型未结合脊柱稳定性及累及椎体节段，缺少临床指导意义。Kush 对 27 例脊柱附件骨破坏提出附件结核 4 类分型，Mehta 研究了 47 例胸椎结核的 CT、MRI 表现，考虑了骨质破坏的范围、椎体压缩程度、与神经的关系，提出的胸椎结核 4 类分型，均有一定的局限性。

2007 年，土耳其学者 Oguz 等在研究 76 例脊柱结核 CT、MRI 基础上，结合临床表现提出 7 种指标（脓肿形成、椎间盘退变破坏、椎体破坏塌陷、脊柱稳定性、后凸畸形、矢状面指数和神经系统损害，分别用 a～g 表示），依据此 7 种标准再提出 GATA 分型：ⅠA 型（b）、ⅠB 型（≥2b）、Ⅱ型（a+b+c+d+e＜20 度伴或不伴 g）、Ⅲ型（a+b+c+d+e≥20 度伴或不伴 g）。Oguz 认为与其他分型相比，此分型更全面，临床实用性明显提高，其指导临床疗效明显。但 GATA 分型提出

时间尚短，其临床实用性还有待进一步考证。对GATA分型的一致性研究报道指出，GATA分型可信度平均为52.33%，可重复性平均为73%，体现该分型可信度和可重复性并不理想。分析不理想的原因可能是Ⅱ、Ⅲ型中包括范围较广，比较容易混淆；另外，部分早期脊柱结核仅椎体信号改变，无椎间盘退变，以及跳跃性（多节段）脊柱结核、陈旧性脊柱结核与附件结核未能明确纳入分型中。付忠泉等研究发现，按GATA分型的7项指标评判，有部分病例最后测出的数据按分型标准无法找到对应的分型。为避免GATA分型的可信度和可重复性不足，2011年我国张忠民等依据MRI成像的优越性，在分析了230例脊柱结核患者资料的基础上提出了SMU分型，即信号改变型（Ⅰ型）、脓肿形成型（Ⅱ型）、椎体破坏型（Ⅲ型）、椎管占位型（Ⅳ型）和后凸畸形型（Ⅴ型）共5个类型。张光铂等将脊柱结核分为中心型、边缘型、骨膜下型和附件型。此分型方法在传统分型上增

加了附件结核一类，较前者相对完善，简单易记。剧松立模仿Denis脊柱损伤三柱理论，将脊柱结核分为前柱、中柱、后柱结核3型。

近年来，石仕元等对1000余例脊柱结核患者进行回顾性研究分析，综合患者X线、CT、MRI等影像学表现，本着分型简单、便于记忆和临床实用原则提出脊柱结核新的分型系统，即Shi-STC（Shi-Spinal Tuberculosis Classification），分为椎间隙型、椎体中心型、韧带下型、全椎型、多节段型（跳跃型）、附件型和脊髓型7型。

1. 椎间隙型

椎间隙型占75%以上，多见于成年人，上下终板和椎间盘受累、破坏、变窄（图2-12～图2-14）。椎间盘型容易造成脊柱后凸畸形，后凸畸形>40°或侧凸畸形（胸椎>50°，胸腰段或腰椎>40°）需手术矫形；或坏死骨组织、椎间盘后突入椎管容易压迫脊髓和神经根，有神经压迫症状者须行外科手术治疗。

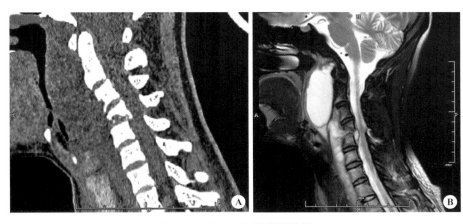

图 2-12　C_4～C_5 椎间型结核

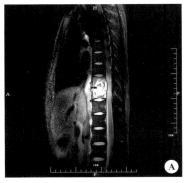
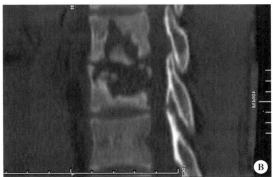

图 2-13　T_7～T_8 椎间型结核

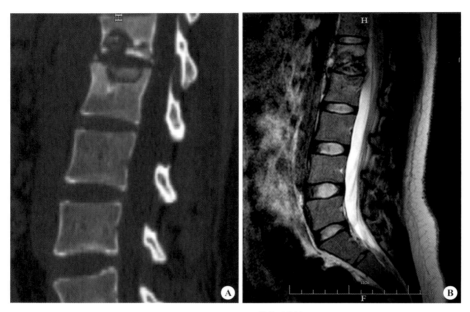

图 2-14　$L_1 \sim L_2$ 椎间结核

2. 椎体中心型

椎体中心型多见于儿童和青少年，较边缘型少。儿童期椎体血供来源于后脊椎动脉，此时椎体周围有较厚的软骨板，病灶一般在椎体中央偏前方开始（图 2-15、图 2-16）。椎体中心型一般不影响脊柱的稳定性，可以经椎弓根穿刺活检行细菌学检查及病理学诊断。如有椎体塌陷等脊柱不稳情况，可行矫形手术。

3. 韧带下型

韧带下型少见，主要累及前纵韧带与后纵韧带下和椎体之间隙，主要表现为韧带下脓肿，椎间盘、椎体前缘和后缘无破坏或破坏很少（图 2-17、图 2-18）。韧带下型患者主要是脓液占位压迫脊髓神经，通常无须行手术治疗，即使有轻度脊髓神经压迫症状，也可在抗结核治疗后恢复。

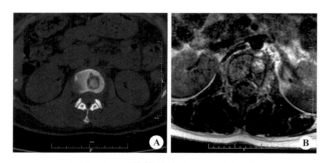

图 2-15　腰椎椎体中心型结核（1）

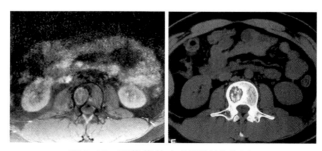

图 2-16　腰椎椎体中心型结核（2）

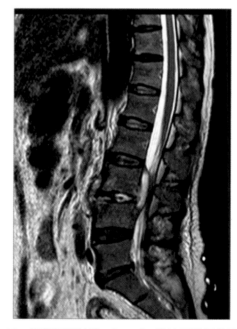

图 2-17　韧带下型结核：$L_3 \sim L_4$ 椎体后纵韧带下脓肿

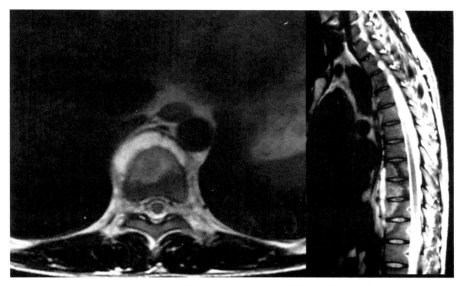

图 2-18 韧带下型结核：$T_6 \sim T_9$ 椎体前纵韧带下脓肿

4. 附件型

附件型很少见，椎弓根、上下关节突、椎板、棘突局部或多处骨质破坏及脓肿，椎体和椎间盘无受累（图 2-19 ～图 2-22）。附件型结核通常不影响脊柱的稳定性，病灶较大可以行单纯病灶清除；涉及椎弓根断裂、关节突破坏严重的后柱不稳，须行手术内固定。

5. 全椎型

全椎型病灶累及椎体和椎弓根、椎板等附件，通常好发于较年轻的患者（图 2-23）。全椎体破坏致脊柱前、中、后三柱不稳，须行外科手术如椎体间病灶清除、植骨融合和内固定手术。

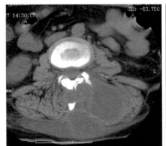
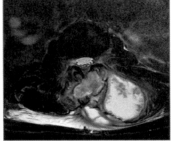

图 2-19 附件型结核：腰椎棘突结核并巨大脓肿

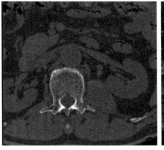

图 2-20 附件型结核：腰椎左侧椎弓根结核

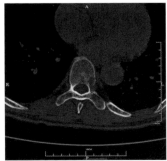
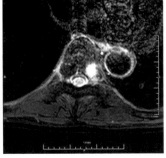

图 2-21 附件型结核：胸椎左侧椎弓根结核

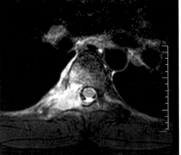
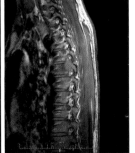

图 2-22 附件型结核：胸椎右侧椎弓根和横突结核

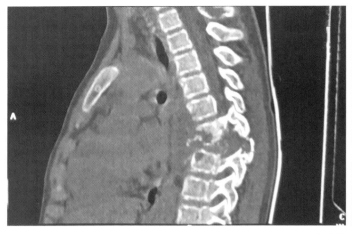
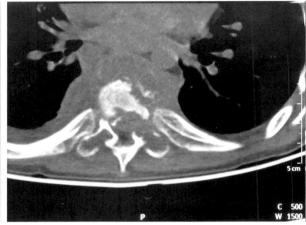

图 2-23 胸椎结核并椎弓根、椎板结核

6. 多节段型（跳跃型）

多节段型病灶连续累及 3 个椎体及以上，或呈跳跃式多段椎体感染结核杆菌（图 2-24～图 2-26）。多节段型（包括跳跃型）通常好发于年轻患者，椎旁脓肿较多，多有脊柱不稳，须行外科手术。连续多节段型的手术治疗，选择不稳的节段行病灶清除、植骨融合和内固定手术，其他节段予以脓肿清除、放置引流管。跳跃型手术选择有手术指征的节段即可。

7. 脊髓型

脊髓型结核仅限于脊髓，不累及椎体和附件，临床上不多见（图 2-27～图 2-29）。有脊髓压迫症状者先行抗结核治疗，神经症状未见缓解或持续加重者可行后路椎板减压、椎管内病灶清除。

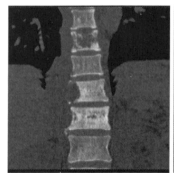
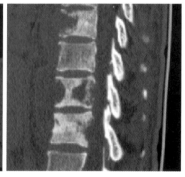
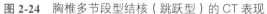

图 2-24 胸椎多节段型结核（跳跃型）的 CT 表现

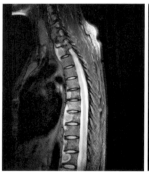
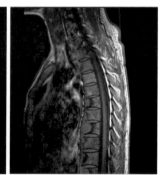

图 2-25 胸椎多节段型结核（跳跃型）的 MRI 表现

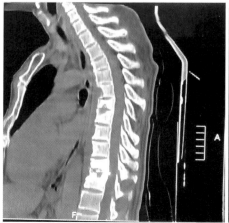
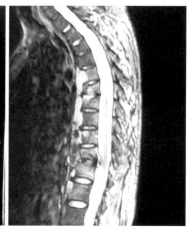

图 2-26 胸椎跳跃型多椎体结核

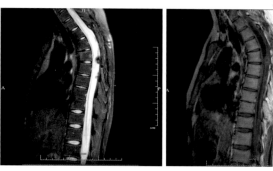

图 2-27　$T_4 \sim T_{10}$ 脊髓结核伴脊髓信号改变（1）

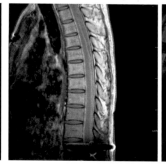
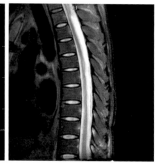

图 2-28　$T_4 \sim T_{10}$ 脊髓结核伴脊髓信号改变（2）

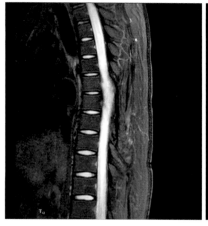
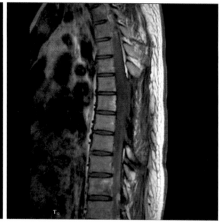

图 2-29　$T_6 \sim T_8$ 脊髓结核伴脊髓信号改变

五、组织病理学检查

结核病的致病菌是结核杆菌，它一般不直接侵犯骨与关节，因此绝大多数骨关节病变都是继发的。结核杆菌在机体内引起的病变为特殊性炎症，其病变除了产生一般炎症都具有的渗出、坏死和增生这三种基本变化外，还有其特异性。个人机体的反应性差异（免疫反应和变态反应）、菌量与菌毒力、组织特性的不同可使机体表现出病变类型的不同。脊柱结核的基本病理变化可分为三期：渗出期、增殖期和干酪样变性期。但是上述这三个病变期在骨关节结核的整个过程中又是不能完全区分的，有时三种病理变化可同时发生于同一病灶中，只是因结核杆菌与机体状态发生的相互作用不同，但是就整个病变性质来说可以一种病理变化为主。

（一）基本病理变化

1. 以渗出性为主的病变

骨关节渗出性病变出现在结核性炎症早期，

或患者免疫力低下，结核杆菌数量大、毒性强，或在病灶区发生变态反应较强，病理表现为浆液性或浆液纤维素性炎症为主。早期在病变组织中可见到各种淋巴细胞、中性粒细胞、巨噬细胞和多核巨细胞（图 2-30），在部分患者的渗出液内、巨噬细胞及多核巨细胞内可以找到结核杆菌。观察发现结核杆菌多出现于渗出液与巨噬细胞内。

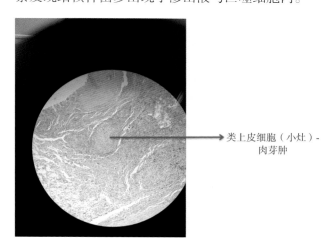

类上皮细胞（小灶）-肉芽肿

图 2-30　脊柱结核渗出期病理改变

HE 染色，低倍 4×10 倍光镜下的肉芽肿和内皮细胞

此种类型多发部位为肺、浆膜、滑膜与脑膜等，提示组织结构特性可能和病变存在某种联系。渗出物可被机体完全吸收，不留痕迹，也可转变成以增生为主或坏死为主的病变。当机体抵抗力强或结核杆菌毒性降低时，渗出性病变可逐渐被吸收，转化为增生性病变。若结核杆菌毒性增强，机体抵抗力低下亦可发展为以坏死为主的病变，使病变加重、恶化。

2. 以增生为主的病变

病灶内发生以增生为主的变化，形成结核性肉芽肿。这种结核结节中央常见干酪样坏死，是在细胞免疫基础上形成的。若感染的菌量不多或菌毒力较弱，而人体免疫反应较强，发生的病理变化则以增生为主，形成结核性肉芽肿，为具备诊断特征的结核结节。通常单个结核结节肉眼不易观察，当三四个结节融合成较大的结节时可见。观察发现结节呈现清晰边界的灰白色半透明状，

约粟粒大小，伴干酪样坏死时则略显黄色，能稍微隆起于器官表面。

结核结节（tubercle）是以细胞免疫为基础，构成含有类上皮细胞（epithelioid cell）、朗汉斯巨细胞、外围局部聚集的淋巴细胞、部分反应性增生的成纤维细胞。当机体产生的变态反应较强时，结核结节中会表现出干酪样坏死。巨噬细胞的体积增大，并逐渐向类上皮细胞转化而表现为梭形、多角形，含有丰富的胞质，染色淡伊红色，边界不清晰。核为圆形或卵圆形，染色质较少，偶尔可呈空泡状，核内有 1～2 个核仁。多数类上皮细胞互相融合至形成多核巨细胞即朗汉斯巨细胞（图 2-31），体积大，直径可达 30μm，含丰富的细胞质，核与类上皮细胞核的形态相似，数目为十几至几十个，也有超过百个者。细胞核呈花环状、马蹄状排列于胞质的周围或于胞体的一端聚集。

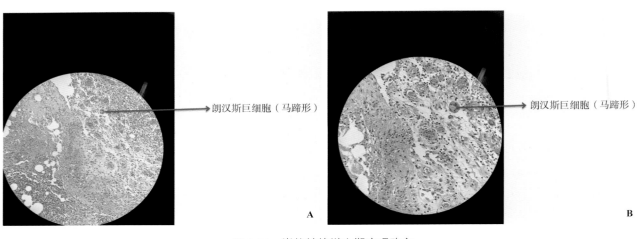

图 2-31 脊柱结核增生期病理改变
A、B、均可见朗汉斯巨细胞；A. HE 染色，中倍 10×10 倍光镜；B. HE 染色，高倍 20×10 倍光镜

3. 以坏死为主的病变

病变初始期呈现干酪样坏死比较罕见。当感染的结核杆菌数量过多、结核杆菌毒力强，而机体抵抗力低，或变态反应表现强烈时，以上所述的渗出性及增生性病变都有可能继发产生干酪样坏死。

干酪样坏死组织内含脂质较多（来自被破坏的结核杆菌及发生脂肪变性的单核细胞），观察发现其呈现淡黄色，均匀细腻，质地较实，形似奶酪，故称为干酪样坏死，在一定条件下可发生软化和液化，表现为半流体样。液化的发生与结核杆菌大量繁殖互为促进，虽然液化有助于排出干酪样坏死物，但也可促进结核杆菌在体内蔓延

扩散，使结核病发生恶化。镜下观察可见坏死物为红染无结构的均质颗粒状、干酪样坏死特征，它的形态特点对帮助诊断结核具有一定意义。

干酪样坏死组织内一般都含有一定量的结核杆菌，在坏死不完全的周边常较中心区更易查到结核杆菌（图 2-32、图 2-33），这与坏死中心区在缺氧条件下不利于细菌繁殖，同时坏死物中释放出的脂酸、乳酸等能抑制和杀灭细菌等因素有关。由于干酪样坏死灶内存在大量的抑制酶活性的朗汉斯巨细胞和淋巴细胞等，结节中央即为干酪样坏死，周围聚集有类上皮细胞等物质，导致坏死物不易发生自溶、排出或被吸收。

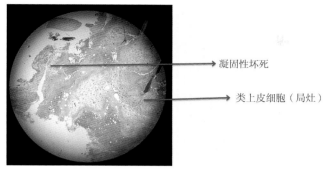

图 2-32　脊柱结核坏死期病理改变（1）
HE 染色，低倍 4×10 倍光镜下的肉芽肿及凝固性坏死组织

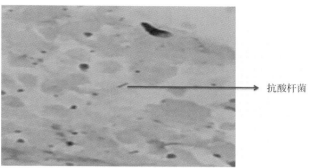

图 2-33　脊柱结核坏死期病理改变（2）
HE 染色，高倍 40×10 倍光镜下可找到抗酸杆菌

上述渗出、增生和坏死三种基本病变常同时存在，并以某一种变化为主，而且可相互转化。转化的条件取决于治疗和机体免疫力的情况。渗出性病变经过正规治疗或机体免疫力增强时可转化为增生性病变；反之，未经正规治疗或机体免疫力低下或处于较强的变态反应状态时，增生性病变亦可转化为渗出或坏死性病变，或原来的渗出性病变转化为坏死性病变。因此，在结核病的发展和治疗过程中，结核的病理变化是复杂多变的。

（二）病理转归

1. 脊柱结核病理变化特点

脊椎结核为骨结核中最常见的类型。病变起始于椎体，以干酪样坏死多发，病变进展过程可产生椎间盘及邻近椎体的破坏。病变椎体无法继续负重，遂产生塌陷而呈楔形，脊柱随之出现后凸畸形（驼背）。如病变蚀破骨皮质，可累及周围软组织，干酪样坏死物液化，局部生成结核性脓肿，或沿筋膜间隙下行蔓延，于远隔部位引起"脓肿"，若突破皮肤，则可以形成经久不愈的窦道。而脊椎后凸与椎旁结核性肉芽组织或"脓肿"又可能产生脊髓压迫而致截瘫。

骨、关节结核病常见播散途径为血行，骨结核以侵犯脊椎骨多见，也可累及指骨和长骨骨骺（股骨下端与胫骨上端）等部位。关节结核多见髋关节、膝关节、踝关节、腕关节等部位。外伤可成为结核发病的诱因。

骨结核病变多始于骨松质内小型结核病灶，随后病变可进展为两型。较常见者为干酪样坏死型，以显著干酪样坏死为主要表现，破坏骨质后形成死骨。病变多蔓延至骨周围的软组织，导致干酪样坏

死与结核性肉芽组织的生成。另一种较少见的为增生型，表现为结核性肉芽组织形成，病灶中的骨小梁逐渐被侵蚀、吸收与消失，明显干酪样坏死与死骨则少见。病灶最后可被结缔组织包裹，病变转向静止。

2. 脊柱结核病灶的结局

根据患者抵抗力与治疗情况，脊柱结核病灶可有 3 种结局。

（1）吸收消散：为渗出性病变的主要转归方式，渗出物通过淋巴系统吸收，病灶可缩小或完全吸收。一些小的死骨可通过肉芽组织的侵蚀或脓液的消化而被吸收；较大的死骨可通过肉芽组织和脓液的侵蚀或消化变为小的死骨，然后随脓液排出。脓肿及死骨被吸收，干酪样物质完全被纤维组织所代替，病灶纤维化、钙化或骨化，病变愈合。临床上表现为骨病灶愈合。

（2）纤维化、纤维包裹或钙化：增生性结核和较小的干酪样坏死灶（1～2mm）可通过纤维化的方式达到愈合，大的干酪样坏死病灶通过纤维包裹、钙化的方式达到愈合。病灶只是为纤维组织所包围，干酪样物质仍然部分存留，病变暂时处于静止状态，一旦抵抗力降低仍有可能复发。

（3）液化、播散：表现为干酪样物质液化，形成脓肿，病变继续发展。当机体抵抗力低下或未经规范化治疗时，原有的结核病变可发展扩大，在病灶周围出现渗出性炎症，并继而发生干酪样坏死。干酪样坏死灶也可发生液化，甚至引起播散。溶解液化的干酪样坏死物可通过人体内的管道（支气管、输尿管等）排出，使局部空洞形成，其中液化的坏死物包含大量的结核杆菌，又能经其他管道进一步播散到远处，导致新病灶的产生。例如，肺部的结核空洞一般经由支气管播散到达同侧或

对侧的肺内，从而引起多个新的以渗出、坏死为主的新病灶。除此之外，结核杆菌还能经由淋巴管道蔓延至各处淋巴结或经血液循环播散到全身脏器，形成多个新的结核病灶。

六、经皮椎体穿刺活检术

脊柱结核导致椎体破坏，脓肿形成，但大多数病灶部位较深，获取坏死组织及脓肿比较困难。采用 C 形臂引导下经皮穿刺活检，穿刺部位涉及脊柱各个部位，获得病灶内坏死组织、脓液。坏死组织进行病理检查，脓液送培养、药敏试验，以及相关基因学检测。采用穿刺活检针穿刺直达病变部位，用空心针取包括病变周围骨组织的病灶组织。用注射器抽取脓液及干酪样坏死组织，如果组织取出困难可先用骨穿针刺破病灶骨皮质外壳，再插入活检钳进行取材。选择穿刺路径的总原则为安全、简便。

（一）C 形臂引导下经椎弓根穿刺（适用于胸椎、腰椎）

1. 体位

患者取俯卧位，使脊柱处于水平位，

2. 定位

在 C 形臂引导下用专用定位尺（图 2-34）确定病椎位置，找到椎弓根影，并做好标记（图 2-35）。透视时要注意拍出病椎的标准的正侧位片，正位上下终板呈"一线影"，椎弓根分列于棘突两侧；左右对称，侧位上下终板呈"一线影"，左右椎弓根重叠。

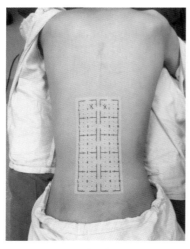

图 2-34 腰椎穿刺体位和定位尺

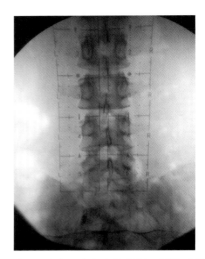

图 2-35 在 C 形臂下确定病椎位置，再拟定进针部位

3. 穿刺途径

穿刺途径包括椎弓根穿刺、椎弓根外穿刺和椎体侧方穿刺，其中椎弓根穿刺最常用。使用专用经皮穿刺套针及活检钳进行穿刺活检（图 2-36），首先用穿刺针穿刺定位。经椎弓根穿刺时穿刺针须从椎弓根的外上象限进入，当透视见针尖已过椎体后缘，正位透视见针尖未超过椎弓根内缘（图 2-37）。

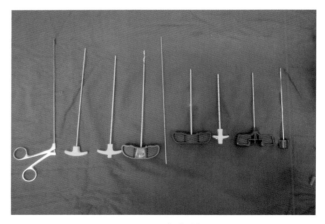

图 2-36 经皮穿刺工具

穿刺成功后，拔出穿刺针内芯，插入引导针，并探查穿刺椎体前缘的完整性。然后退出穿刺针，引导针留在穿刺通道内。在引导针的导向下置入工作套筒至病椎。

4. 取病灶内坏死组织和脓液

用活检钳在病灶区取坏死组织及死骨（图 2-38～图 2-40）送病理检查，取椎体外部分的组织时一定要确定该区域无重要组织，同时抽取病灶区内的脓液送检（图 2-41）。

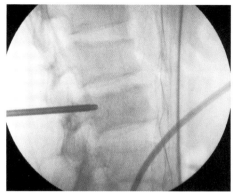

图 2-37 完成穿刺定位

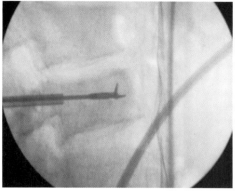

图 2-38 用活检钳取病灶组织

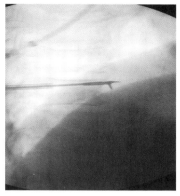

图 2-39 用活检钳置入取病椎周围病灶组织

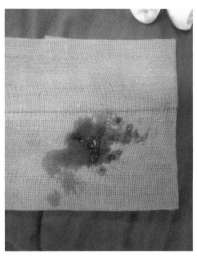

图 2-40 用活检钳取出的病灶组织

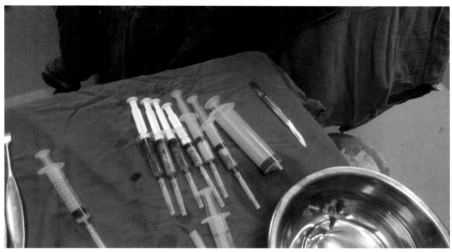

图 2-41 取出病灶组织送化验

（二）经椎间孔穿刺活检术（适用于腰椎）

1. 体位

患者取俯卧位。

2. 定位

在 C 形臂透视下拍侧位的 X 线片确定椎间孔的大小和髂嵴的高度。如果结核病灶在 L_2～L_3 和 L_3～L_4 水平，选择在旁开中线 10cm 进入。如果结核病灶在 L_4～L_5 和 L_5～S_1 水平，选择在旁开中线 12～14cm 进入。实际的旁开距离还需要依患者的身高和肥胖程度做出适当调整。肥胖、椎间孔狭小、小关节面假性关节病的患者旁开的距离要大一些。首先沿着棘突标记正中线，然后标记髂嵴。当 C 形臂放在侧位时，用一个长的器械，如抓钳，帮助确定进针路线。当达到结核病灶区时，画一条进针路线。然后在水平距离线上再画交叉点。此点即为进针点。局部麻醉进针点，插入一个 18G 的针到安全三角区，到达病灶的后外侧。插入导丝，沿着导丝退出 18G 的针，导丝保留在原位。用尖头手术刀在进针点皮肤切开一个长约 2mm 的切口。沿着导丝向上关节突外侧插入导杆。逐级扩张并置入工作套管（图 2-42），用 C 形臂透视确定工作套管放置的位置（图 2-43）。

3. 夹取病灶组织

用活检钳在病灶区取坏死组织及死骨，送病理检查，抽取病灶区内的脓液送检（图 2-44，图 2-45）。

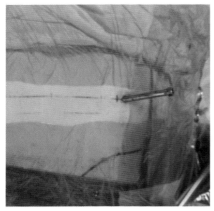
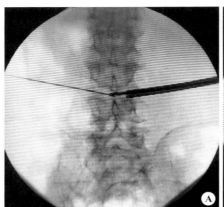
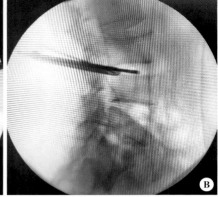

图 2-42　在确定导针位置满意后，置工
作套筒

图 2-43　透视确定到达椎间隙病灶区

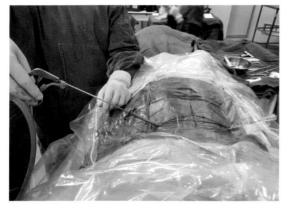
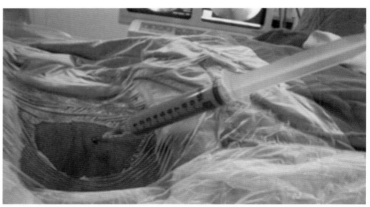

图 2-44　使用活检钳在病灶区取坏死组织及死骨，
送病理检查

图 2-45　抽取病灶区内的脓液

（三）颈椎前方穿刺活检术（适用于颈椎）

1. 体位

患者取仰卧位，使脊柱处于水平位。

2. 定位

在 C 形臂透视下用专用定位尺确定病椎位置，由于颈动脉鞘与食管、气管存在潜在间隙，该间隙内无重要血管、神经等结构，穿刺时分别向内外推移气管、颈动脉，可使该间隙增大。向深部颈椎椎体挤压皮肤，可使部分走行于该间隙的血管、神经等被推移离开。用穿刺针穿入椎体，透视确定穿刺进入病灶部位。穿刺成功后，拔出穿刺针内芯，插入引导针，并探查穿刺椎体后缘的完整性。然后退出穿刺针，引导针留在穿刺通道内。在引导针的导向下置入工作套筒至病椎。

3. 获取病灶组织及脓液

用活检钳在病灶区取病灶组织，抽取病灶区内的脓液送检。

第二节　脊柱结核的鉴别诊断

一、与脊柱转移瘤鉴别

脊柱转移性肿瘤是脊柱最常见的肿瘤。脊柱是多种恶性肿瘤的好发转移部位，占骨转移瘤发生率的 90% 以上，仅次于肺转移与肝转移，占肿瘤转移的第 3 位。脊柱转移瘤好发于胸椎，其次为腰椎。由于脊柱的特殊供血结构，导致脊柱比其他部位的骨骼更容易发生转移。人体各部位恶性肿瘤可通过动脉、椎静脉、淋巴、蛛网膜下腔播散及邻近病灶直接侵犯而转移至脊柱，脊柱转移瘤以脊柱静脉转移为主，使肿瘤细胞不经过脏器直接由静脉转移至脊柱。

脊柱转移性肿瘤可引起一组综合征，包括疼痛、活动性或自主性功能障碍、感觉障碍，这些主要取决于肿瘤生长速度、骨质受累和破坏程度、神经受压程度和系统性疾病的程度。肿瘤生长迅速可导致症状快速进展。溶骨性肿瘤由于骨质破坏，可导致病理性骨折或畸形。转移瘤也可导致神经根受累和脊髓受压，相应引起神经根病和脊髓病。另外，还会表现出系统性疾病的体征，包括消瘦、食欲缺乏或器官衰竭。对于体积较大的骶骨转移瘤病例，体格检查中可发现明显的椎旁甚至直肠团块。

（一）临床表现

1. 疼痛

疼痛是有症状的脊柱转移性肿瘤患者中最常见的主诉，83% ～ 95% 的患者均可发生，较其他神经症状早发数周或数月。它最早出现的症状是病变平面的胸背痛或腰背痛，一般较轻微，呈间歇性，常不引起注意，给予对症治疗，逐渐变为持续性剧痛。10% 的脊柱恶性肿瘤患者首发症状即为脊柱转移性肿瘤相关性疼痛。

脊柱转移性肿瘤患者有三种典型的疼痛类型，包括局部疼痛、机械性疼痛和神经根性疼痛。患者经受的疼痛可能是其中一种类型，也可能是多种类型的联合影响。区分个别患者疼痛的类型是诊断评估过程的关键部分。

（1）局部疼痛：是由于肿瘤生长引起骨膜拉伸和炎症，被描述为深部"咬噬性"或"酸痛性"疼痛，常发生在夜间，活动后缓解，应用抗炎药或皮质激素类药物可迅速缓解。对此型疼痛患者进行棘突叩诊或触诊可引起叩痛和压痛。

（2）机械性疼痛：不同于局部疼痛，机械性背痛应用抗炎药和止痛药通常无效，随姿势和活动而变化。此种类型的疼痛归咎于将要形成或已经形成的不稳。肿瘤引起的畸形或受累椎体压缩常导致脊柱不稳，增加了脊柱支撑和稳定结构的张力，这些结构包括肌肉、肌腱、韧带和关节囊。这种张力引起脊柱运动或轴向负荷的特征性疼痛，这种疼痛可在俯卧位或仰卧位诱发，但是侧卧位时通常可缓解。佩戴支具或行手术固定可以稳定脊柱，从而较好地缓解机械性疼痛。

（3）神经根性疼痛：当肿瘤压迫脊柱神经根出口处的神经根时，或者由于压缩性骨折闭塞了神经根管，侵犯神经根时，可发生脊柱转移性肿瘤神经根性疼痛，类似于椎间盘突出相关的根性疼痛，常被描述为剧烈、穿透样刺痛。位于颈椎者，如压迫上部颈神经根，可引起枕区疼痛；压迫 C_4 神经根可引起颈系带样疼痛；压迫下部颈神经可引起臂痛和指痛，咳嗽及用力时疼痛加重。髓外 - 硬膜内转移瘤可引起刺激或侵犯神经根，引起钝性或神经根性痛。与典型的神经根痛不同，此种疼痛被描述为剧烈的烧灼感。

2. 神经功能障碍

脊柱转移性肿瘤患者另一个最常见症状是运动功能障碍。60% ～ 85% 的转移性脊髓硬膜外压迫症患者存在一组或多组肌群肌无力。这种肌无力可能和脊髓病、神经根病有关，可以由肿瘤直接压迫神经结构，或病理性骨折导致骨折块突入椎管或神经根管所致。

转移性脊髓硬膜外压迫症患者可能有不同程度的自主性功能障碍表现，如肠、膀胱或性功能异常，除非医生直接问诊，否则这些表现常不被发现。这类患者最常见的症状为膀胱功能障碍（通常为尿潴留），这与运动功能障碍程度明显相关。运动功能障碍患者如不治疗，可发展为完全瘫痪。感觉障碍包括麻痹、感觉过敏，感觉异常通常与运动功能障碍和与皮区相应的疼痛同步发生，胸段脊髓压迫患者可能存在胸腹部带状分布的感觉异常。患者可能描述一种胸部不适感，类似于衬衫或胸衣过紧的感觉，本质上与胸髓横惯性脊髓炎患者描述的感觉不适类似。当脊髓压迫诊断明确时，患者神经功能与其预后密切相关。大多数患者在神经功能障碍发生前即可有疼痛的症状，但由于背痛在普通人群中非常普遍，诊断延误常发生在最初主诉为新发背痛或颈痛的脊柱转移性肿瘤患者中。

因此，临床医生应对背痛且有肿瘤倾向的患者保持高度警觉。另外，胸椎与颈椎、腰椎相比，非肿瘤引起的疼痛不常见，因此这个区域出现疼痛也应考虑到肿瘤。

（二）影像学检查

1. X 线平片

X 线平片长期以来作为出现与脊柱相关的新发症状患者的初级评估手段，由于其技术简易、价格低而被广泛应用。X 线确诊脊柱转移性肿瘤取决于骨质破坏程度，骨破坏达 50% 以上时才能发现，因此早期极易漏诊。大多数脊柱转移性肿瘤属于溶骨性的，在超过半个椎体受累前，X 线片不能显示相关变化。由于这种相对不敏感性，明确诊断常需要结合其他影像学技术。

2. CT

CT 对骨密度具有较高的分辨率，且有强大的数据后处理功能，可清楚显示 X 线能力范围之外的椎体内部及附件的细微骨质破坏、软组织肿块范围、碎骨片移位及椎管受累情况，并且可以显示多个方位的病灶大小及范围，对手术及治疗方案的制订有决定性作用。

最新一代多排 CT 扫描设备提供了脊柱骨解剖结构和肿瘤侵犯程度的高度详细图像，矢状位和冠状位数字重建进一步提高了 CT 影像的详细程度。当脊髓造影术与 CT 影像结合时，能够获得神经元所占据间隙的高精度表现以识别受压结构，有助于明确脊髓受压的原因和了解是肿瘤侵入椎管还是病理性骨折的骨折块向后突入椎管。由于 CT 对区域性解剖结构识别彻底，可协助指导手术入路、手术方式和确定内固定范围，CT 检查在制订外科干预计划时具有重要价值。除了对脊柱受累部分行 CT 扫描外，对于怀疑脊柱转移性肿瘤而无法确定原发灶的患者，应对其主要体腔进行 CT 扫描及其他检查以确定肿瘤原发灶。此外，CT 血管造影术可对脊柱转移性肿瘤的血供和回流进行评估。

3. MRI

MRI 具有三维成像、高软组织分辨率和高敏感性等特点，可同时对多个椎体进行观察，对早期的肿瘤信号极为敏感，并能准确判断其部位及病变程度，且对脊柱软组织的早期改变分辨率较高，同时能够明确判定转移瘤类型，对于椎管、椎旁软组织及脊髓成分改变均可有效识别。

在检测脊柱病变方面，MRI 影像、X 线片、CT、核素扫描敏感性更高。这种敏感性很大程度上是由于 MRI 图像对脊柱软组织结构优良的分辨率，包括椎间盘、脊髓、神经根、脊膜及脊柱肌群和韧带。MRI 图像能够显示骨与软组织界限，提供肿瘤侵袭或骨、神经、椎旁结构受压的解剖学详情。一组 MRI 影像包括应用造影剂之后 3 个标准轴线（轴位、矢状位和冠状位）T_1、T_2 加权图像。另外，由于 T_1 加权像中骨髓内脂肪为高强度信号，脂肪抑制研究可进一步解释脊柱骨组织中病灶信号增强的原理。弥散加权成像，尽管非常规应用，但可区分病理性和非病理性压缩

骨折。

MRI 检查在临床诊断敏感性、病变查出率方面均优于 CT 及 X 线检查。X 线检查虽操作简便、价格低，但仅能粗略地显示中晚期的骨质病变，对早期脊柱转移性肿瘤的诊断仍有限制；CT 检查对骨密度的分辨率较高，但对早期的骨髓浸润不能诊断，且辐射量较大，不宜进行大范围椎体检查。MRI 作为一种新的影像技术，能够对骨髓早期变化做出诊断，且对软组织的分辨率较高，被部分学者认为是诊断脊柱转移性肿瘤的"金标准"。但 MRI 检查价格昂贵，检查时间较长，检查时易受体内金属器具的干扰，部分患者对检查时的黑暗幽闭环境不能适应等问题也不容忽视。

4. 核素扫描（骨扫描）

核素扫描是鉴别骨骼系统代谢活动增加区域的敏感方法。在椎体 30% ～ 50% 部分受累前，与肿瘤相关的变化不能被 X 线片所显示，而骨扫描能够较早地发现转移瘤，其分辨率可达到 2mm。有报道称，核素骨扫描检测脊柱转移性肿瘤的敏感度为 62% ～ 89%。然而，由于核素扫描检测的是增强的代谢活动，而炎症或感染也可增强代谢活动，因此对转移病灶不具特异性。图像低分辨率妨碍了闪烁成像的效果，应结合 CT 或 MRI 影像排除良性表现，必要时行手术探查。

单光子发射计算机断层成像（SPECT）是核素骨扫描更先进的方式，能提供可疑脊柱转移性肿瘤的 3D 影像。这种技术在检测病灶方面比平面扫描具有更加详细的影像，且增加了敏感性和特异性。不同于其他检查技术，SPECT 影像还可区分转移性病变和良性病变。在检测脊柱转移性肿瘤方面，当平面扫描无法确诊时，SPECT 是有效和相对廉价的检测工具。

应用氟脱氧葡萄糖（FDG）作为示踪剂的正电子发射断层扫描（PET）也是常规应用于检测转移性病变和肿瘤分期的整体检测工具。PET 设备已被证实在发现脊柱转移性肿瘤方面优于平面闪烁扫描术，由于其直接测定肿瘤的代谢活动，而不是骨转化这一转移瘤的间接标志，故能够实现肿瘤的早期检测。PET 扫描也被用于辨别肿瘤的囊变区和坏死区，这些信息可增加活检采样的诊断率并有助于制订外科干预计划。然而，PET 的分辨率是有限的，必须结合 CT 或 MRI 影像。另外，

PET 扫描费时且价格高。

5. 常规数字减影血管造影术

常规数字减影血管造影术是评估脊柱转移性肿瘤的重要工具。对于原发肿瘤血供丰富（肾细胞肿瘤、甲状腺肿瘤、血管肉瘤、平滑肌肉瘤、肝细胞肿瘤和神经内分泌瘤）的转移瘤患者，如考虑手术，了解转移瘤的血供意义重大。通过血管造影术还可进行转移瘤术前栓塞，对于无法手术的患者，这是一种有效的治疗手段。栓塞后可减少术中失血量，有助于病灶的完整切除。另外，控制术中出血，减少转移瘤血供能够潜在缩短手术时间，防止术后血肿致切口裂开和神经组织变性。

（三）经皮活组织检查

影像技术的进步使得对恶性肿瘤病灶的检测得到了改善，但是确诊通常还需要自脊柱病灶取材活检。超过 10%～20% 的脊柱转移性肿瘤组织来源不明确，如果手术切除活检不能立即获得结果，即需要经皮活检，因为大多数治疗决策是以肿瘤组织学检查发现所决定的。活检技术的进步使确诊准确率接近 90%，现在许多活检在门诊即可进行。当考虑可能为原发性肿瘤时，外科医生应该对计划进行的活检程序进行相关咨询，因为一些原发肿瘤能够通过活检针播散和局部复发，如脊索瘤。

病例 2-1（图 2-46）

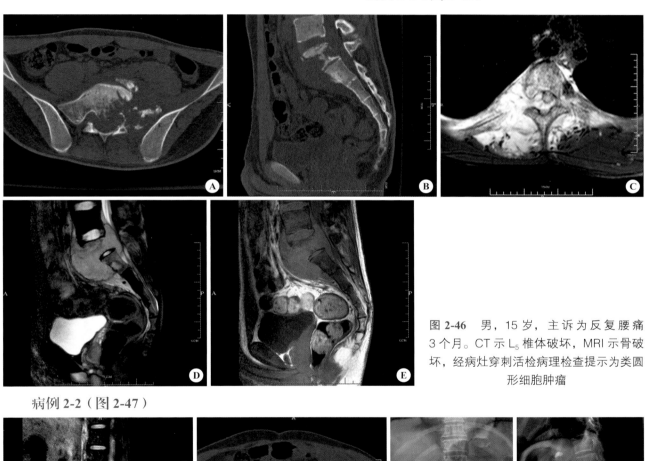

图 2-46　男，15 岁，主诉为反复腰痛 3 个月。CT 示 L_5 椎体破坏，MRI 示骨破坏，经病灶穿刺活检病理检查提示为类圆形细胞肿瘤

病例 2-2（图 2-47）

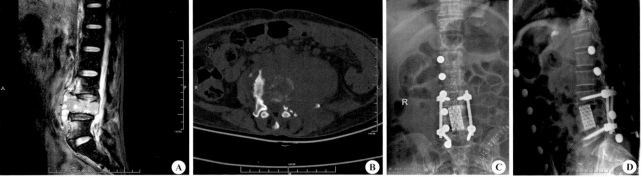

图 2-47　女，50 岁，主诉为腰痛 1 年，加重伴左侧下肢麻木半年。患者于 1 年前无明显诱因下出现腰痛、活动受限，半年前无明显诱因下出现症状加重，伴左侧下肢麻木疼痛。术中冰冻切片病理检查考虑为脊柱恶性肿瘤，行椎体全切＋钛网骨水泥融合术

二、与椎体压缩性骨折鉴别

胸腰椎压缩性骨折多为创伤所致，老年骨质疏松性骨折多为压缩性骨折。后者遭遇暴力一般较轻，也可表现为应力骨折，即反复轻型暴力积累所致。病理骨折通常指骨质疏松性压缩性骨折、骨肿瘤侵犯椎骨以致轻微暴力或无外伤造成的骨折。近年来，随着椎体骨水泥成形手术的不断普及，临床上经常发现椎体成形术后脊柱结核病例，需要临床医生术前做好鉴别诊断，仔细询问外伤史、结核病史，做好 CT、MRI 的影像学检查，完善红细胞沉降率、C 反应蛋白等炎性指标的检验。

（一）临床表现

（1）好发部位：胸腰椎压缩性骨折多发于下胸段和上腰段。应仔细了解损伤史，患者主诉背痛，不敢活动，可妨碍站立行走。如果压缩程度较重，后柱的棘突或韧带有损伤，产生局部后凸畸形或出现肿胀、瘀斑。

（2）压痛、叩击痛常见，胸腰椎活动受限。

（3）胸腰椎压缩性骨折大部分为稳定骨折，少有脊髓损伤瘫痪者。

（二）影像学检查

X 线检查是最常用的检查手段，但发现椎体压缩、楔形变不一定说明就是骨折或新鲜骨折，脊椎发育畸形可以有椎体楔形改变，陈旧骨折亦然。须注意椎骨轮廓和骨小梁结构，CT 对观察骨小梁骨折、骨皮质断裂有帮助；MRI 对于新鲜压缩骨折 T_1WI 呈弥漫性低信号，T_2WI 呈等信号或高信号，而在抑脂像上呈高信号，且可显示椎弓根损伤、软组织损伤，通常不会有椎旁信号改变。

病例 2-3（图 2-48）

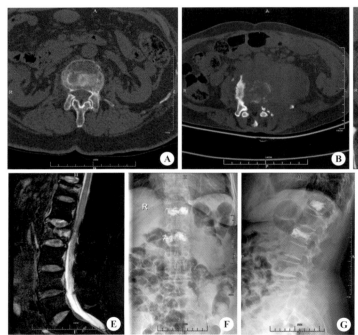
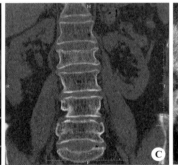
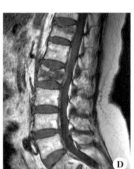

图 2-48 女，79 岁，主诉为跌倒致腰背部疼痛 3 天。CT 示 T_{12}、L_2 椎体骨折，MR 示 T_{12}、L_2 椎体骨折，行 T_{12}、L_2 椎体骨折椎体成形术

三、与急性化脓性脊椎炎鉴别

化脓性脊椎炎是特殊部位骨髓炎中的一种，临床少见，占所有骨髓炎的 2%～4%，多见于腰椎椎体，分为椎体化脓性骨髓炎和椎间隙感染。化脓性骨髓炎依病程可分为急性与慢性。急性化脓性骨髓炎若治疗不彻底，引流不畅，在骨内遗留感染灶、死骨时，即转为慢性骨髓炎。若骨髓内病灶处于相对稳定状态，则患者临床症状不明显。若机体抵抗力下降，病变继续发展，可致化脓性炎症反复发作。急性发病者占 50% 左右，半数患者为亚急性或慢性过程。患者以 20～40 岁青壮年为多见。男性约为女性的 4 倍。其主要为血源性感染，因脊椎静脉系统有位于硬膜及脊椎周围无瓣膜的静脉丛，属腔静脉、门静脉、奇静脉外的独立系统，但又与上、下腔静脉有许多交通支直接相连。脊椎静脉系统内血流缓慢，可以停滞，甚至逆流。因此，任一静脉系统内有细菌

栓子均可到达脊椎内。

Baston 通过阴茎背静脉造影发现阴茎背静脉和前列腺静脉丛与脊椎静脉相通，所以泌尿系统感染可合并脊椎感染。近几年逐渐发现胸、腹腔放置血管支架的介入手术后引起脊柱感染不同的细菌，具体原因不明。脊椎感染的细菌到达椎体中心或边缘再向椎弓根扩展，也可先有椎弓根感染再向前扩展到椎管和椎体。到椎管内可产生神经根和脊髓受压症状，造成根性神经痛和截瘫；也可穿破硬脊膜产生脑膜炎。椎体感染形成脓肿，像脊椎结核一样向周围软组织扩散，在颈椎可产生咽后壁脓肿、颈部脓肿和上纵隔脓肿；在腰椎可产生腰大肌脓肿；在骶椎可产生盆腔、肛旁和坐骨直肠窝脓肿。少数可播散至内脏如心包炎、肺脓肿和脓胸等。

（一）临床表现

急性发作的典型症状包括畏寒、高热、神志不清、昏迷、呕吐、腹胀等急性全身中毒症状或亚急性表现和脊柱活动障碍等，也可以出现神经根刺激征象如节段性放射痛、肌痉挛、肢体瘫痪等。亚急性发病者可有发热、中等程度疼痛和轻微的不适。许多患者以上症状均不明显。

（二）实验室检查

早期白细胞计数升高，但亦有不升高者，有明显核左移现象，红细胞沉降率增快、C 反应蛋白敏感性较高，一般升高明显，血培养可能为阳性。在 C 形臂引导下行局部穿刺及活检，抽出脓液做涂片及细菌培养，取出的组织做病理检查，可直接做出诊断。

（三）影像学检查

1. X 线片

急性期发病 2 周内普通 X 线片可无异常发现；严重时表现为病变骨部位周围软组织肿胀，密度增高，脂肪间隙模糊或消失，向外膨隆，边界显示不清晰。X 线片示病变椎体上、下缘欠光整，稍毛糙状改变，局部骨密度稍减低，相邻椎间隙稍变窄。双侧腰大肌线模糊、消失。慢性骨髓炎 X 线片表现为病变骨骨皮质显著增厚，不均匀，骨髓腔变窄，骨小梁纹理走向紊乱，周围软组织内可见多发片状与条状高密度钙化影；周围软组织稍肿胀，脂肪间隙消失不清。

2. CT

急性期可清晰显示示病变部位具体情况，表现为骨密度增高，病变椎体上、下缘骨质破坏、毛糙，可见多个囊状低密度区、局部骨质硬化的征象。慢性期 CT 示病变椎体内骨密度不均匀，椎体上、下缘骨质破坏、毛糙，可见多个囊状低密度区、骨质硬化征象。增强扫描示病变椎体未见显著强化病灶，周围软组织不均匀、不规则强化。有时可见有局限性骨质吸收或斑点状骨质破坏。随着病变的进展，软骨板可出现破坏，椎体边缘模糊呈毛刷状，继而椎旁软组织肿胀、椎间隙变窄、骨密度增加、骨质硬化、骨桥形成等，当早期影像学不能做出明确诊断时，应及时在 CT 引导下做诊断性穿刺。

3. MRI

T_2 高信号（不像结核常呈混杂高信号），椎体和椎间盘分界较清楚，一般椎体无变形，脓肿无流注。

4. 放射性核素扫描

急性化脓性脊椎炎早期，可出现病椎放射性核素浓聚现象。放射性核素扫描虽为非特异性检查，但对寻找病灶、确定病变部位有一定帮助。

病例 2-4（图 2-49）

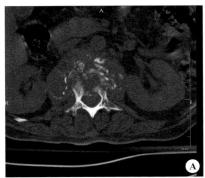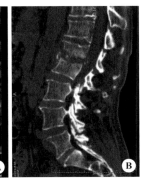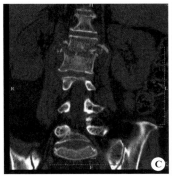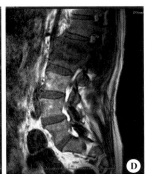

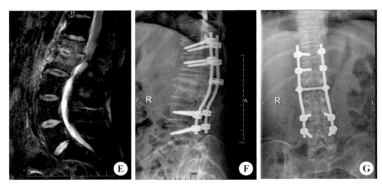

图 2-49　女，55 岁，主诉为腰痛 1 个月。穿刺培养结果为金黄色葡萄球菌感染。行抗感染治疗 3 周后，给予后路椎弓根螺钉内固定

病例 2-5（图 2-50）

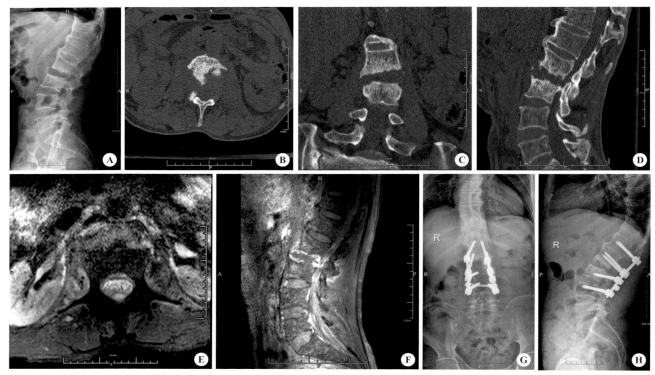

图 2-50　男，61 岁，主诉为腰背痛半年，加重 2 周余。穿刺活检示 Xpert 阴性，结核和非结核杆菌 DNA 测定阴性，HR 耐药基因阴性，960 液体细菌培养阴性，一般细菌培养 2 次金黄色葡萄球菌感染。术后运用利奈唑胺抗感染治疗有效，行腰椎后路椎弓根螺钉内固定 + 前路病灶清除 + 植骨融合术

病例 2-6（图 2-51）

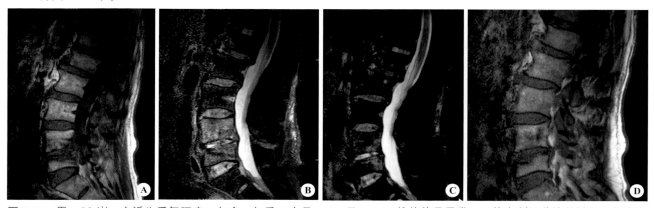

图 2-51　男，60 岁，主诉为反复腰痛 1 年余，加重 2 个月。MR 示 L₄、L₅ 椎体信号异常。腰椎穿刺细菌培养结果为缓症链球菌感染。给予抗感染治疗，6 个月后患者腰痛缓解，复查 MRI 病灶逐渐吸收

病例 2-7（图 2-52）

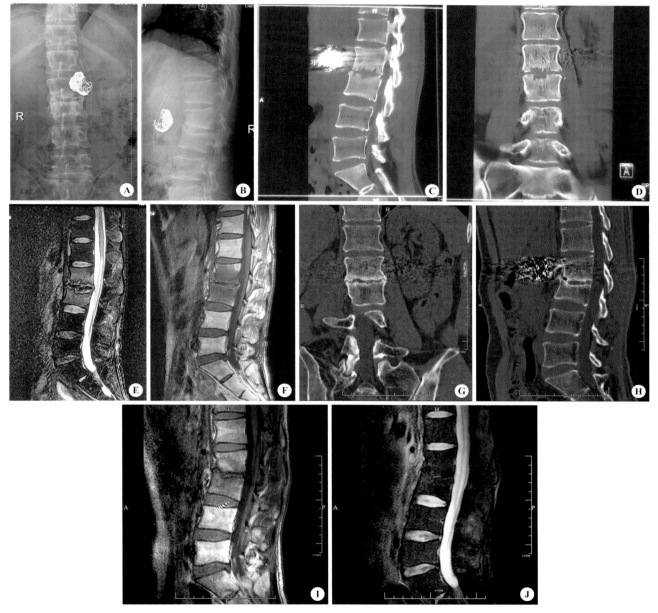

图 2-52　男，58 岁，主诉为血管支架置入术后腰痛 2 年余，加重 2 个月。病椎穿刺培养示曲霉菌感染。给予抗真菌治疗，病椎间隙置管冲洗，6 个月后好转

四、与脊柱布鲁氏菌性脊柱炎鉴别

布鲁氏菌病（brucellosis）是由布鲁氏菌引起的人畜共患传染的变态反应性疾病。此病常侵袭脊柱引起脊柱炎，后者在临床和常规 X 线检查方面与脊椎结核有许多相似的表现，很容易引起误诊、误治。布鲁氏菌病是地方病，较少见，多发生在我国东北和西北牧区，以牛型、羊型和猪型布鲁氏菌通过直接接触破溃皮肤、黏膜或摄入被污染的食物传播给人。其主要感染 3 类人群，即在农牧区有病畜接触史人员、饮用过未经消毒灭菌乳品人群、与含菌培养标本接触的实验室工作人员。上述人群占感染者绝大多数。近年来城市人群的发病率有所升高，也有因接触、食用生牛

肉和生羊肉引起感染的病例。

【临床表现】　布鲁氏菌性脊柱炎在布鲁氏菌病中占 7.5%，可侵及脊柱多个部位，其中以腰椎最为多见。其主要表现为椎体及椎间盘炎，病变累及骨与关节周围。布鲁氏菌脊柱炎大多侵犯单个椎间隙及相应椎体，很少累及多个椎间隙。其临床表现包括全身中毒症状和感染性脊柱炎的症状与体征，主要为间断性波浪热，体温一般不超过 38.5℃，发生在午后至午夜前，应用解热镇痛药可缓解，也可持续 1～3 小时后自行缓解，热退后伴全身大汗、乏力、盗汗、食欲缺乏、贫血，可伴有肝、脾、淋巴结肿大，也可伴有多发性、游走性全身肌肉和大关节痛局部症状。局部症状表现为持续性腰痛及下背痛、局部压痛与叩击痛伴肌肉痉挛、脊柱活动受限。患者常处于固定姿势，可出现腰大肌脓肿，甚至可出现硬膜外脓肿而致截瘫。病变在脊柱不同部位表现出相应神经根放射痛或脊髓受压症状，易误诊为脊柱结核。

【影像学检查】

1. X 线检查

边缘型骨质破坏在 X 线片中最常见。椎体中心也可被侵犯，死骨少见，无椎体压缩征象，椎间小关节间隙变窄甚至消失；下腰椎前后纵韧带钙化；椎间隙狭窄。上、下椎体面及椎体缘不规则，常有骨质增生硬化表现。

2. CT

CT 表现为骨小梁粗大紊乱，结构不清，破坏灶边缘有程度不等的硬化，增生的骨赘向椎体边缘突出，以慢性期为主。骨破坏灶多为 2～5mm 直径的多发、类圆形低密度灶，周边有明显的增生硬化带。其可分布在椎体边缘，多见于椎体中，椎小关节亦见类似改变。新生骨中见新破坏灶，邻近椎体密度普遍升高，无死骨及椎弓根破坏。椎旁和前纵韧带钙化，严重时有骨桥形成，这种椎体破坏伴有明显的增生性反应，为布鲁氏菌性脊柱炎的特征，椎体破坏均伴有相邻的椎间隙狭窄，椎间盘破坏，CT 表现为等密度影，骨关节面增生硬化。椎旁软组织影与椎体破坏区相连，形态不规则，界线清楚。极少发生寒性脓肿。椎体

骨膜肥厚，由中间向两侧膨出，使椎体呈斑驳状不均匀密度增高，梭状变形，椎体边缘骨膜增生、肥厚、钙化，形成"唇状"骨赘，新生骨赘加上其间的破坏灶构成"花边椎"的特征性表现，但钙化的骨膜和椎体间仍清晰可辨。相邻椎体骨赘连接形成椎体侧方融合。有时横突的骨膜表现为横突顶部帽状增厚。

3. MRI

早期发现骨和周围累及的软组织有信号异常，椎体呈不均匀信号。国外学者 Pina 认为硬膜外脓肿发生率仅为（1～2）/10 000，其特征是没有明显的"局部组织反应"，脊柱旁可见薄而不规则增强的脓肿壁和界线不清的软组织异常信号，T_1WI 呈低信号，T_2WI 呈高信号，至骨破坏明显时，T_2WI 呈高信号，在压脂像上椎体、椎间盘、附件及椎管内呈不均匀高信号，可以发现椎管内硬膜外脓肿、破坏的椎间盘或炎性肉芽组织突入椎管或后纵韧带钙化，使相应平面脊髓受压。依上述 MRI 表现可以与脊柱结核相鉴别。

【实验室检查】　白细胞计数正常或偏低，淋巴细胞相对或绝对升高，红细胞沉降率增快，C 反应蛋白升高。血清凝集试验应用广，病程 2 周后呈阳性。血清凝集试验可以帮助确诊及鉴别诊断，但阴性不能排除布鲁氏菌病可能。血培养阳性率较低。血清学诊断对布鲁氏菌病多采用血清学试验，主要检测血清的抗布鲁氏菌抗体。血清学检测方法包括常规的凝集试验、补体结合反应及高灵敏度的 ELISA、PCR 技术等。目前的诊断方法有 16 种之多。但每一种诊断方法均存在特异性、敏感性或操作方法方面的不足。有学者报道应用试管凝集试验（SAT）、二巯基乙醇试管凝集试验、虎红平板凝集试验（RBPT）、致敏红细胞凝集试验 4 种常用方法检测 32 份牛布鲁氏菌病血清抗体，比较 4 种疗法的检出率、符合率及优缺点，认为虎红平板凝集试验检出率最高，其余 3 种方法基本相似，4 种检测方法的阳性、阴性符合率仅为 50%。PCR 技术应用于布鲁氏菌的检测结果证明具有良好的特异性和敏感性。

病例 2-8（图 2-53）

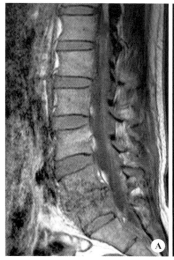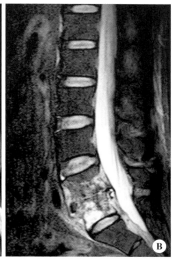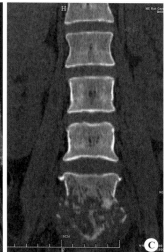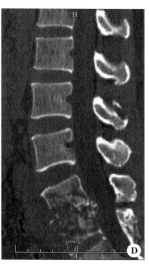

图 2-53　女，53 岁，主诉腰痛 2 个月，发热 1 个月。于 2 个月前无明显诱因下出现腰痛，1 个月前出现发热，最高 39℃，给予抗感染治疗后，热度渐退，但腰痛始终存在。CT 和 MRI 示 L_4 ~ L_5 椎体骨质破坏伴脓肿形成。患者诉邻居有养羊史。布鲁氏菌病凝集试验（+），T-SPOT（-），Xpert（-），普通细菌培养未见细菌生长，诊断为布鲁氏菌病感染

五、与椎体真菌感染鉴别

椎体真菌感染是一种少见的疾病。当患者出现亚急性或慢性腰背部疼痛但没有发热症状，同时又有静脉置管、免疫抑制或静脉毒品注射等真菌感染的高危因素时，需要怀疑椎体真菌感染的可能性。

真菌感染由于症状不典型，其诊断往往被延误。同时，当脊柱破坏在影像学上清晰表现时，患者已处在脊柱畸形不稳甚至脊髓压迫的危险之中。脊柱真菌感染常见的病原菌为白假丝酵母菌、曲霉菌，此外少见的粗球霉菌、皮炎芽生菌感染也有报道。目前文献报道的真菌感染相关因素包括长期使用抗生素、中心静脉置管、注射毒品、

滥用激素和其他免疫抑制剂、恶性肿瘤、糖尿病、酗酒、手术及导尿管的置入。脊柱真菌感染的诊断往往缺乏特异性指标，容易与其他脊柱疾病混淆，导致误诊和漏诊。

影像学检查只能作为临床医生诊断真菌感染的参考，CT 和 MRI 都不存在特异性表现。通常原发性脊柱真菌感染需要与其他细菌、结核杆菌感染及恶性肿瘤等相鉴别。病灶取活检和组织培养是明确诊断的主要手段，在多次 CT 引导下细针穿刺活检仍没有明确的病原学结果之后，目前还可以选择基于基因新一代测序技术帮助诊断，最后才考虑行开放手术活检。培养结果也有假阳性可能，应根据病情发展、治疗经过、炎性指标的检验、影像学表现、病理检查、组织培养及基因检测等进行综合判断。

病例 2-9（图 2-54）

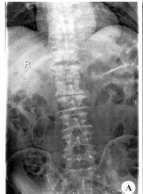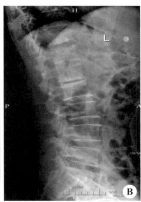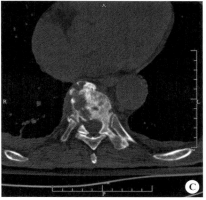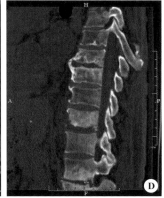

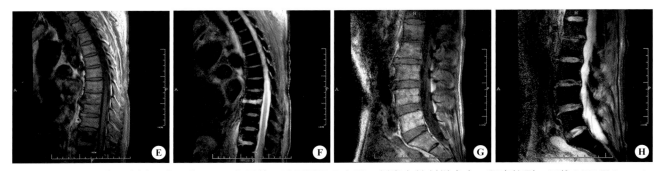

图 2-54　男，67 岁，主诉腰痛 8 个月。8 个月前无明显诱因下出现双侧脊旁针刺样疼痛，程度较剧。腰椎 MRI 示 $L_1 \sim L_2$ 左侧可疑病变并邻近左侧腰大肌肿胀，结核？ PET-CT 示 $T_8 \sim T_{11}$、L_1 椎体糖代谢增高，部分骨质破坏伴周围软组织密度包绕，提示骨结核考虑。 予以诊断性抗结核治疗。半年来腰痛无改善。经椎间孔镜行 $T_{11} \sim T_{12}$ 椎间病灶清除 + 椎间孔扩大成形术 + 置管引流术。脓液培养为真菌阳性，给予抗真菌药物治疗后治愈

病例 2-10（图 2-55）

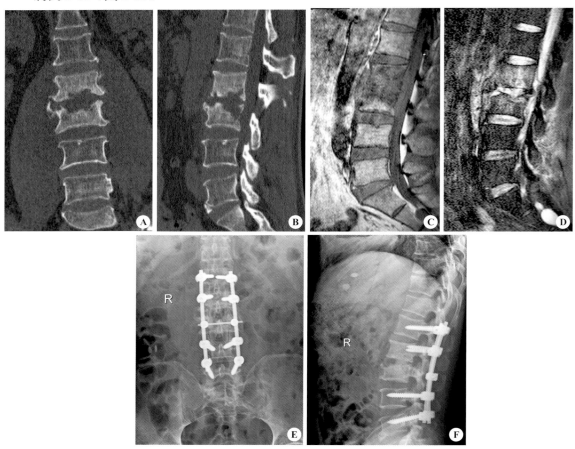

图 2-55　男，44 岁，主诉腰部疼痛进行性加重 2 个月余，伴下肢乏力 10 天。行后路椎弓根内固定 + 前路病灶清除植骨融合术。脓液培养为白假丝酵母菌，予以伊曲康唑抗真菌治疗后治愈

六、与脊柱嗜酸性肉芽肿鉴别

嗜酸性肉芽肿（eosinophilic granuloma, EG）是以组织细胞增生和嗜酸性细胞浸润为特征的良性病变，是朗格汉斯细胞组织细胞增生症（Langerhans cell histiocytosis, LCH）的一种亚型，占 LCH 的 $60\% \sim 80\%$，一般认为其与莱特勒 – 西韦病（Letterer-Siwe disease, LS 病）、汉 – 许 – 克病（Hand-Schüller-Christian disease, HSC 病）是一种疾病在不同年龄、不同系统的不同表现。骨 EG 以骨损害为主，病因不明，它与 LS 病和黄色瘤病（汉 – 许 – 克病）均属于网状内皮系统增生症，且具有相同的病理基

础。由于常伴有大量嗜酸性粒细胞浸润，故命名为嗜酸性肉芽肿，病因不明确，可能与细胞克隆增殖异常、细胞因子介导、病毒感染、免疫调节紊乱等有关。骨 EG 发病率较低，约占骨肿瘤的 1%，发生于脊柱的 EG 更少见，占脊柱良性肿瘤的 7%。骨嗜酸性肉芽肿因发病年龄、部位及病程的不同，其影像学表现也具有多样性、易变性、易误诊。

【临床表现】 EG 发病率较低，80% 的患者为儿童和青少年，男性多于女性，男女比约为 2.5∶1。其好发于颅骨、颌面骨、肋骨、脊柱、盆骨、肩胛骨和长骨。脊柱 EG 缺乏典型的临床表现，主要表现为局部疼痛、肿胀，可有压痛、叩击痛、发热等。颈部主要表现为活动障碍或斜颈，胸腰椎主要表现为局部疼痛和神经症状。病情发展严重者出现病理性骨折、脊柱畸形，压迫脊髓时出现神经症状，如下肢肌力减退、大小便失禁甚至截瘫。

【影像学检查】

1. X 线检查

脊柱 EG 检查首选 X 线检查，大多数病例均可得到较明确的提示，对于确立诊断具有重要参考价值。典型 X 线表现为早期椎体溶骨性破坏，晚期呈楔形或盘形，盘形者又称为扁平椎，椎体密度升高，其前后径及左右径通常增大，超越相邻椎体边缘。脊柱 EG 通常不累及椎间盘，X 线表现为相邻椎间隙正常或轻度增宽，但由于椎体前后或左右破坏程度不同，也可出现椎间隙轻度变窄或宽窄不均，椎间隙变窄且脊柱后凸畸形。椎旁常伴有软组织肿块，由于 X 线软组织分辨率不高，因而往往不易显示。当患者年龄较小，椎体楔形改变，椎旁可见软组织肿块且多超过受累的椎体范围时，往往可考虑嗜酸性肉芽肿。当 X 线检查发现椎体病变怀疑 EG 时，应进一步检查全身骨骼，至少包括颅骨和骨盆，当发现一个或多个其他位置病变，通常可以确诊。当病变只侵犯单一椎体，应进一步行 CT 或 MRI 检查。

2. CT

CT 能更好地显示病变椎体内的结构及邻近软组织情况，主要表现为椎体骨质不规则溶骨性破坏，边界不清楚，其内可见残留的斑片或斑点状死骨。CT 对于脊柱 EG 病灶的细节显示更为可靠，在骨质破坏方面较 X 线有优势，可清楚显示骨质

破坏的范围与特点、软组织肿块及病变与邻近结构的关系。早期 CT 显示病椎呈溶骨性改变，表现为分叶状或蜂窝状，骨皮质完整或不完整，病变可以突破骨皮质于椎旁形成软组织肿块。中期病灶边界多清晰不规则，椎体常压缩变扁或呈楔形改变，脊柱畸形。晚期破坏区逐渐减小，病变椎体密度增高，病变周围骨质密度升高，周围可见硬化缘和新生骨，相邻椎间盘一般不受累。很少出现椎弓根、椎板等附件受累。

3. MRI

椎体 EG 的主要 MRI 表现为椎体形态和信号改变，椎旁软组织肿块形态变化、病变强化方式，以及邻近椎间隙、椎间盘改变和硬膜囊受压情况。脊柱嗜酸性肉芽肿 MRI 主要表现为病变椎体形态结构及信号异常改变，椎体呈斑片状溶骨性骨质破坏。随着病情发展，椎体压缩变扁或呈盘形，称为"扁平椎"或"钱币椎"，椎间隙正常。病变在 T_1WI 上呈低信号或等信号，T_2WI 和短时反转恢复序列上呈高信号，病变信号可均匀或呈混杂信号。但 EG 的信号变化并不具有特异性。EG 周围软组织肿块在 T_1WI 上呈低信号，在 T_2WI 上呈高信号，增强扫描呈均匀强化。脊柱嗜酸性肉芽肿通常不累及椎间盘，椎旁常伴有软组织肿块，增强亦有明显强化，冠状面示软组织肿块呈"套袖状"，紧邻椎体周围。椎体结核通常累及 2 个或数个椎体，椎间盘破坏，椎间隙变窄，椎旁伴有寒性脓肿，脊柱后凸畸形；MRI 可见椎间盘信号改变，CT 或 MRI 增强扫描椎体及椎旁寒性脓肿均呈明显不规则分隔强化。由于脊柱 EG 通常不累及椎间盘，故椎间盘信号通常正常，此特征有利于与脊柱结核相鉴别。

【组织病理学检查】 可最终明确脊柱 EG 诊断。其病理过程可分为炎症渗出期、肉芽肿期和纤维化期 3 个阶段。渗出期：嗜酸性粒细胞出现、大量朗格汉斯细胞；肉芽肿期：出现富有血管的肉芽，同时伴大量的嗜酸性粒细胞和单核/巨噬细胞；纤维化期：肉芽组织逐渐被结缔组织所取代，嗜酸性粒细胞减少，而多核巨噬细胞、非特异性炎症细胞增多，有纤维化现象和新骨形成。病理分期与影像学检查结果有一定的对应关系，临床症状与影像学及病理分期是否有对应关系有待于进一步的研究。一般活动期肉芽肿影像表现为椎

体溶骨性破坏，骨皮质受侵变薄，甚至形成椎旁软组织肿块，而后期以纤维化、骨化为主，病变缩小，周边硬化，甚至广泛硬化掩盖了病变椎体本身。

病例2-11（图2-56）

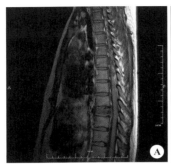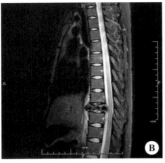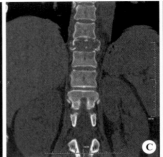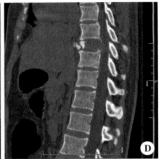

图2-56 女，25岁，主诉胸背隐痛半年，跌倒致疼痛加重1天。MRI 示 T_9 椎体破坏，T_9 椎体穿刺病理学检测结果为嗜酸性肉芽肿

七、与脊柱多发性骨髓瘤鉴别

多发性骨髓瘤（multiple myeloma, MM）是血液系统肿瘤，其特点是单克隆性浆细胞异常增生，脊柱是常见的受累部位。

【临床表现】 MM 异质性较大，全身症状多不典型。因此，早期往往无典型贫血、肾功能不全等临床表现，脊柱多发性骨髓瘤患者往往因骨痛或自发性骨折而就诊骨科。骨髓瘤细胞导致破骨细胞激活，造成骨质疏松及骨质破坏。病变累及脊柱时常因溶骨性破坏导致脊柱不稳、骨折、畸形，或因瘤体压迫脊髓或神经根引起相应症状，但大多数临床表现并无特异性。

【影像学检查】

1. X 线平片

因其费用低、快速简便等优势，对 MM 累及骨骼病变时临床应用较为广泛。但 X 线片特异性差，对于引起的骨质疏松及脊柱压缩的多种病因无法鉴别，而且 X 线敏感性较低。X 线检查可表现为正常，约占 10%。其主要表现为广泛骨质疏松和多发性骨质破坏。可见广泛性骨质密度减低，骨小梁变细变稀，骨皮质变薄。局限性骨质破坏，可表现为卵圆形或不规则形骨质缺损，少数亦可呈皂泡样膨胀或硬化性改变。肿瘤一般不侵入椎间盘，故椎间隙正常。因为该肿瘤可见于枕骨大孔处，所以凡神经学检查提示受累节段较高者应行 MRI 检查。

2. CT/PET-CT

传统 CT 对骨小梁及骨皮质具有良好的解剖分辨率，同 X 线片一样，只有骨破坏达到一定程度后才能够诊断，因此对早期 MM 患者敏感性不强。但其对脊柱侵犯时评估脊柱稳定性及骨折风险时与 X 线相比具有优势。PET-CT 对 MM 患者能够早期检出病灶，且能对疾病分期具有较高的准确性，并且能够通过标准值的变化反映 MM 的治疗效果，评价预后。

3. MRI

因其具有良好的空间和组织分辨率，在骨皮质没有任何破坏之前即可明确早期的髓内病灶。与 X 线检查相比，MRI 对溶骨性病变具有较高的敏感性。

【实验室检查】 一般有进行性贫血，红细胞沉降率明显增快，部分患者血清钙增高，常伴有继发甲状旁腺功能亢进。血清总蛋白量增高。球蛋白增多，白蛋白减少或正常。血清蛋白电泳大部分有异常免疫球蛋白峰。尿蛋白常呈阳性，但本周蛋白阳性率不高，为 30% ~ 60%。同时尿中草酸钙结晶与碱性磷酸盐增多。

实验室检查可发现以下数种变化：

（1）约 50% 的病例血清球蛋白增高。

（2）约 50% 的病例血清钙增高，有高至 4.5mmol/L（18mg/dl）者；此种病例的甲状旁腺有继发性增生。

（3）进行性贫血系因造血机构被肿瘤破坏所致。

（4）少数晚期病例周围血液中可能发生假性浆细胞白血病现象。

（5）75% 病例尿中有凝溶蛋白。

（6）约有 70% 病例在晚期发生肾病。

（7）血清蛋白电泳呈现特异的电泳图形，大多在 γ 球蛋白区（个别在 β 球蛋白区）出现一个尖峰，称为 M 蛋白。

（8）免疫电泳时增高的 M 球蛋白经免疫电泳分析，大多为 IgG（50%～60%）、IgA（20%～25%），其他为 IgD、轻链，极少数为 IgE。

（9）尿本周蛋白：60%～70% 的病例可阳性。

【组织病理学检查】 骨组织标本一般可经皮穿刺活检或术中获得。经皮穿刺活检易于操作，因 MM 病变侵及脊柱时椎体等病变处骨皮质较薄，且 MM 为溶骨性病变，易于吸取病变组织，阳性率高，操作相关并发症较少。肿瘤血运丰富呈暗红色或深红色，较脆软。骨髓穿刺找到大量异常浆细胞可确诊。血清蛋白增高，A/G 倒置，蛋白电泳异常，显示 β 和 γ 球蛋白升高。并可出现白血病血象。40% 以上的患者尿中本周蛋白阳性。另外有血钙增高、尿蛋白电泳异常等表现。

镜下可见瘤体主要由大量密集的瘤细胞组成，间质极少。瘤细胞多呈圆形或卵圆形，但具有不同程度的幼稚性。按分化程度的差异，其可分为高分化型（小细胞型）和低分化型（大细胞型）两种。前者分化较成熟，体积小，具有圆形而偏心性的核，染色质呈车轮状，又称为浆细胞型骨髓瘤；后者分化差，体积大，有时有双核，核仁明显，核分裂较多见，又称为网状细胞型骨髓瘤。骨髓涂片呈现增生性骨髓象，浆细胞数目至少占有核细胞的 8%。

骨髓象：骨髓瘤细胞占有核细胞的 10% 以上。因骨髓内病灶分布不均，故一次阴性不能排除本病。

目前诊断大多采用国际骨髓瘤工作小组（International Myeloma Working Group, IMWG）推荐的诊断标准：①骨髓象单克隆浆细胞比例 > 10% 或组织活检证实为浆细胞瘤；②血或尿标本中可检测到 M 蛋白；③任何骨髓瘤相关终末器官或组织损伤（myeloma-related organ or tissue impairment, ROTI），包括高钙血症、肾功能不全、贫血和溶骨性骨质破坏。

病例 2-12（图 2-57）

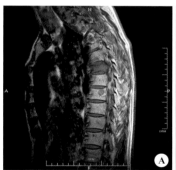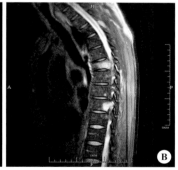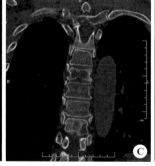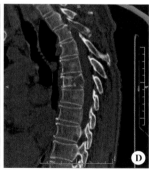

图 2-57 男，66 岁，主诉胸背隐痛半年，加重伴左后背皮肤麻木半个月。MRI 示胸椎多发骨质破坏，T$_6$ 椎体骨质破坏伴椎管、椎旁脓肿形成。行骨髓穿刺结果为小幼浆细胞占 8%，诊断为骨髓瘤

八、与非结核杆菌脊柱炎鉴别

非结核杆菌（NTM）是指除结核杆菌复合群和麻风分枝杆菌以外的一大类分枝杆菌的总称，菌种繁多，但对人体致病的种类仅为其中一小部分。对人体有致病性的种别包括缓慢生长的分枝杆菌和快速生长的分枝杆菌。由于非结核杆菌在自然界分布广泛，可引起人类的各种感染，其中以肺部最常见，肺外病变包括淋巴结、皮肤、软组织、骨骼等。非结核杆菌脊柱炎的临床症状和影像学表现类似脊柱结核，故未经实验室分离培养及菌种鉴定者常误诊为脊柱结核。

【非结核杆菌的分型和传播途径】 非结核杆菌群根据不同的分类标准分型，根据生长速度分为快速生长型和缓慢生长型；根据该类菌群在试管中的生长温度、速度、菌落形态及色素产生与光反应的关系，分为缓慢生长光产色菌群、缓慢生长暗产色菌群、缓慢生长非产色菌群和快速生

长分枝杆菌菌群 4 组。以上非结核杆菌均可广泛存在于水、土壤和灰尘等自然环境中，有些甚至对消毒剂和重金属耐受。

（1）缓慢生长光产色菌群：常见者有堪萨斯分枝杆菌、海分枝杆菌和猿分枝杆菌等，形成的菌落于暗处培养呈灰白色，但转移到光线下培养 24 小时后，菌落呈橘黄色。

（2）缓慢生长暗产色菌群：常见者有瘰疬分枝杆菌和戈登分枝杆菌等，偶尔可引起人类感染。

（3）缓慢生长非产色菌群：常见者有鸟分枝杆菌、胞内分枝杆菌和蟾蜍分枝杆菌等。

（4）快速生长分枝杆菌菌群：常见者有偶发分枝杆菌、脓肿分枝杆菌和龟分枝杆菌等，对人类通常引起皮肤、软组织感染，包括外科伤口或创伤后的局部皮肤感染病变。

非结核杆菌以潮热地带多见，人和动物均可感染，水和土壤是重要的传播途径。不同地区感染的非结核杆菌类型和受累器官存在明显差异。在我国，以龟分枝杆菌、戈尔登分枝杆菌和脓肿分枝杆菌致病较为常见。近年来，患病率增加的原因不明，可能与实验室技术与方法的改进、对疾病认识的提高、人口老龄化、免疫抑制人群增多及环境暴露的增加有关。

非结核杆菌侵入人体的常见途径有呼吸道、胃肠道和皮肤等。感染早期中性粒细胞捕杀大部分非结核杆菌，发病机制与结核病极为相似。对于肺部存在基础疾病的患者，其患非结核杆菌的风险更高。骨骼系统病变以堪萨斯分枝杆菌、鸟-胞内分枝杆菌、土地分枝杆菌和海分枝杆菌多见，常由伤口接触土壤、水而感染。其可引起骨骼、关节、腱鞘、滑囊和骨髓感染。非结核杆菌容易通过一些开放性创伤、外科手术、介入血管支架放置或骨折等引发二次非结核杆菌感染。

非结核杆菌和结核杆菌有共同的抗原成分，因而结核菌素皮肤试验呈交叉反应。与结核杆菌相比，非结核杆菌毒力弱，不易对实验动物尤其是豚鼠致病，对常用大部分抗结核药有耐药性。

【临床表现】　非结核杆菌脊柱炎患者的临床症状和体征与脊柱结核极为相似，大多患者起病缓慢，病程数月至数年不等，可有慢性病容、倦怠、乏力、食欲缺乏、夜间盗汗，久之则呈现苍白、贫血、消瘦等全身中毒症状。局部症状包括功能障碍、肿胀、窦道、疼痛和畸形，但早期出现的症状和体征均无特异性。多为轻微的持续性颈、腰、背部钝痛，劳累时加重，休息后可减轻，咳嗽、打喷嚏、弯腰活动或持重物时疼痛可加重，所以难以及时诊断和治疗。在病情恶化时形成椎体破坏，脓肿增大可扩展至新的肌肉间隙，累及滑膜组织、关节腔，或穿入胸腹腔或内脏。非结核杆菌脊柱炎与脊柱结核相似，其脓肿部位的皮肤无红、肿、热等急性炎症现象，为寒性脓肿。但非结核杆菌的毒力较结核杆菌弱，其干酪样坏死较少，机体组织反应较弱，故很少出现巨大的脓肿和脓肿流注现象。

【实验室检查】

1. 标本涂片和抗酸染色

各种临床标本涂片和抗酸染色非常重要，对于非结核杆菌的龟分枝杆菌、偶发分枝杆菌和脓肿分枝杆菌常引起人类皮肤组织感染和伤口感染，其脓液的涂片和抗酸染色对感染的诊断与治疗具有非常重要的指导作用。还有缓慢生长的分枝杆菌，如溃疡分枝杆菌、海分枝杆菌等，也可引起人类的皮肤和皮下软组织感染，而且感染的伤口如治疗不当，伤口会逐渐扩大。因此，这些感染的标本涂片和抗酸染色对其感染的诊断和治疗有重要意义。

2. 分离培养和菌种鉴定

为促进分枝杆菌生长，缩短培养时间，达到提前分离、鉴定的目的，人们对结核杆菌和非结核杆菌的营养、生理代谢及人工培养进行了一系列的研究，经过一个多世纪的不懈努力，已经对非结核杆菌的生长规律有了比较深入的了解，并形成了许多成熟的培养方法。典型的结核杆菌在 L-J（Lownstein-Jensen）培养基上为表面粗糙的淡黄色菌落，但有时与非结核杆菌不易区别，须依靠生长试验进行鉴定。尽管现代分子生物学技术在结核病研究中发挥着越来越重要的作用，但非结核杆菌的培养在结核病的诊断、流行病学指标、结核菌的分型鉴定、药敏试验、结核病药物的研究等方面依然有着不可替代的作用。非结核杆菌培养是目前诊断非结核杆菌脊柱炎的金标准之一。非结核杆菌耐药的生理基础是由于非结核杆菌细胞表面的高疏水性及细胞壁通透屏障，多数非结核杆菌细胞壁是药物进入细胞的屏障。药敏检测结果在临床用药指导和耐药性检测等方面具有重要作用。

3. 结核杆菌和非结核杆菌 DNA 测定

该检测方法不仅可检测分枝杆菌，并可区分结核杆菌和常见的非结核杆菌。荧光探针法检测结核杆菌和非结核杆菌简便可行，仅需 1 天，检测灵敏度、特异度与抗酸染色和细菌培养法相比，灵敏度大大提高。该试剂盒可同时检测和区分结核杆菌与非结核杆菌，在临床上可先行荧光探针法进行初筛，对确定为非结核杆菌感染的再进一步行基因芯片杂交分析，可将分枝杆菌鉴定至种，既经济又实用，还缩短了检测时间，对指导临床治疗意义重大。

4. 宏基因组分析和诊断技术

基于宏基因组新一代测序技术不依赖于传统的微生物培养，无须预先假设，直接提取感染标本中全部微生物的核酸进行高通量测序，通过微生物专用数据库比对和智能化算法分析，获得疑似致病微生物的种属信息，无偏性地检测细菌、真菌、病毒、寄生虫等多种病原体，可以对非结核杆菌进行种属水平上的精确鉴定，实现对非结核杆菌的病原学诊断和鉴别诊断。随着测序技术的不断进步，测序成本也不断下降，宏基因组测序技术在临床应用越来越广泛，尤其在疑难危重患者可显著提高检测的灵敏度，缩短检测时间，对罕见特殊病原体、培养阳性率较低或培养时间较长的病原体等的检出具有明显优势。目前，宏基因测序在非结核杆菌中主要用于菌株种属的鉴定，尚不能完全指导耐药菌抗感染药物的选择。

【影像学检查】 非结核杆菌脊柱炎和脊柱结核影像学特点相似，主要包括椎体受累后塌陷、椎间隙破坏，严重者可见死骨、椎旁脓肿，甚至后凸畸形，与脊柱结核相比其干酪样坏死较少，很少出现巨大的脓肿和脓肿流注现象。

1. X 线

在 X 线片上可以大体观察非结核杆菌脊柱炎发生部位的整体形态，对早期结核破坏的具体病变的显示能力不足，不能够非常清晰地显示椎旁软组织。严重的病变可见椎体塌陷后凸畸形、椎间隙破坏。

2. CT

CT 平扫可以发现有骨质破坏，其表现和脊柱结核相似，为虫蚀状骨破坏，骨硬化较明显，可显示附件受累情况及椎管内碎骨片或软组织肿块影。椎间盘破坏，可见椎间盘密度不均，边缘模糊，重建图像上显示椎间隙变窄。

3. MRI

MRI 表现为相邻椎体骨质破坏、椎间隙变窄、椎间盘受累破坏及椎旁脓肿形成。对于早期非结核杆菌脊柱炎即使 X 线或 CT 未见明显异常，MRI 也可显示出受累椎体及椎旁软组织的信号改变。MRI 多平面、多方位、多序列成像可以完整显示受累椎体的数量及病变范围，且可同时显示脊椎病变在硬膜内外的播散和椎体后方脓肿对脊椎的受压平面及程度。与脊柱结核相比，机体组织反应较弱，其干酪样坏死较少，椎旁脓肿不大。

【组织病理学检查】 病理改变类似于结核杆菌，肉芽肿结节是其典型病理改变。组织标本一般可经皮穿刺活检或术中获得。经皮穿刺活检易于操作，因非结核杆菌侵及脊柱时常导致骨质破坏、脓肿形成，经皮穿刺容易取得脓肿和坏死组织。镜下可见弥漫性肉芽肿，由特征性纹状组织细胞组成，仅少数为典型肉芽肿。

非结核杆菌脊柱炎的诊断应通过临床表现、影像学表现、细菌学和病理检查结果进行综合判断。经长期抗结核治疗无效或有反复发作的，而影像学表现和脊柱结核相似者应考虑为非结核杆菌脊柱炎的可能。建议尽早做经皮穿刺，进行非结核杆菌培养、结核和非结核杆菌 DNA 测定、宏基因组测序分析以求确诊。但诊断依然存在困难，考虑非结核杆菌感染患者在以上方法均不能确诊的情况下，医生可选择能抗非结核杆菌的广谱抗菌药物作为诊断性的治疗手段。

病例 2-13（图 2-58）

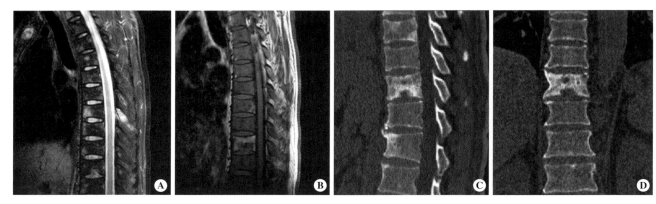

图 2-58　男，50岁，主诉为反复低热3年余，胸背疼痛2个月余。A、B. MRI 示胸椎多发骨质破坏；C、D. CT 示胸椎多椎体骨质硬化伴破坏，T_{10} 破坏最明显；T-SPOT 检测阴性；结核和非结核杆菌 DNA 测定提示非结核杆菌 DNA 阳性；经皮 T_{10} 椎体穿刺活检取出坏死组织做非结核杆菌培养为胞内分枝杆菌；予以利福布汀、莫西沙星、克拉霉素进行抗感染治疗，胸腰椎支具固定

病例 2-14（图 2-59）

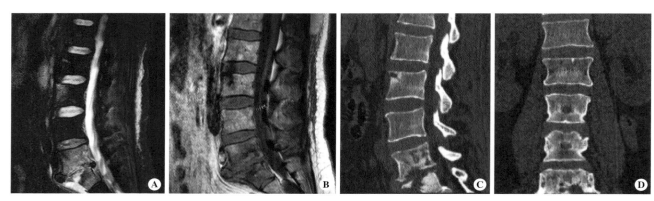

图 2-59　女，47岁，主诉为左侧腰骶部疼痛伴行走不利1年余。A、B. MRI 示 L_3、L_5、S_1 骨质破坏，$L_5 \sim S_1$ 椎旁脓肿形成；C、D. CT 示 L_3、L_5、S_1 骨质破坏，L_5、S_1 椎体骨质破坏明显，伴硬化、死骨、椎旁脓肿形成；T-SPOT 检测阴性；结核和非结核杆菌 DNA 测定提示非结核杆菌 DNA 阳性；经皮 $L_5 \sim S_1$ 椎间隙穿刺活检取出坏死组织做非结核杆菌培养为鸟分枝杆菌，予以利奈唑胺、莫西沙星、头孢西丁进行抗感染治疗

九、椎体成形术围术期与脊柱结核的鉴别诊断

经皮穿刺椎体成形术（percutaneous vertebroplasty, PVP）是指在椎体里注入骨水泥（聚丙烯酸甲酯）或人工骨对椎体进行强化的微创手术。1994年美国医生首次报道将 PVP 应用于骨质疏松性椎体骨折的治疗。20 世纪 90 年代末出现了球囊扩张椎体成形术（percutaneous kyphoplasty, PKP），椎体用球囊扩张后再分次注入骨水泥，有利于对椎体压缩性骨折复位，减少了骨水泥的渗漏。两种方法从外科角度看，这些操作技术非常

简单，如果按照操作流程进行，手术是相对安全的。对于急性骨质疏松性椎体压缩性骨折患者来说，经皮骨水泥加固术可以缓解 90% 以上的疼痛，而且能够防止椎体塌陷，即使是陈旧性骨折，椎体成形术仍然有效，可以缓解 80% 的疼痛症状。经骨水泥加固后，相邻椎体的骨折风险增加了，但也要考虑骨质疏松性椎体压缩性骨折的自然病史，新发骨折的风险随着骨折数量的增加呈指数上升。如果有新的疼痛症状产生，应该引起患者和医生的重视，建议及时行 MRI 检查。

随着人口老龄化的来临，椎体骨质疏松性骨折的患者也随之增加，而 MRI 检查的普及使新鲜

骨折能被及时发现。目前椎体成形术已在各医院普遍开展，在大量椎体成形术后的患者中，不难发现术后 2 周至 3 年有脊柱结核发生的患者。目前椎体成形术后感染的发生率尚无大样本的随访研究，结核感染的发生率也没有统计学结果，结核感染的原因文献报道也较少，大多数椎体成形术后脊柱结核感染的原因是术前脊柱结核误诊为压缩性骨折，也有患者术前没有误诊，术后发生脊柱结核感染。据文献报道，行椎体成形术后的椎体可能激活休眠结核杆菌，同时对于既往感染或免疫缺陷患者，该术式可能增加陈旧性结核再发可能；椎体成形术后并发椎体结核的原因仍不明确，但在血源性感染患者中，椎体成形术后骨水泥异物的存在易导致脊柱感染发生，可能是诱发感染的导火索；MRI 在部分压缩性骨折与椎体感染结核鉴别诊断上的困难也是导致脊柱结核感染被误诊的原因。笔者认为，椎体结核引起的病理性骨折也很难从影像学上诊断；椎体成形术后，肺结核菌感染可能通过血液播散到成形椎体或相邻椎体引起新发脊柱结核。

临床上要重视椎体成形术后脊柱结核的问题，减少给患者带来不必要的损害。其应对措施有：①详尽采集病史，有外伤史的要评估外伤的强度，认真做好体格检查。②手术前须予以炎性指标如红细胞沉降率、C 反应蛋白等检查，通常骨质疏松性骨折患者不会出现炎性指标的明显升高，有异常情况须更加重视并行进一步检查，明确升高的原因。③应常规予以 CT、MRI 检查。笔者发现临床上许多医生单凭 CT 或 MRI 就予以椎体成形术，容易造成术前误诊。④部分患者可在椎体成形术中通过成形术中的通道取标本行细菌培养、病理检查、分子生物学检测。⑤对于有免疫缺陷、结核病史的患者，术前应更加仔细完善相关检查。术后如有疼痛加重，及时行炎性指标、MRI 检查，明确是否有感染迹象，如能及时发现，在治疗上将更加有利，预后一般情况下也是良好的。⑥一旦发现术后脊柱感染，以脊柱结核最为常见，予以病灶穿刺获取病原学的诊断依据，诊断明确的患者予以抗结核药物治疗，大多预后良好。其治疗原则按照结核的治疗措施，常规疗程为 1.5 年。如果有脊柱不稳、神经压迫症状，可行手术治疗。手术治疗的原则同一般脊柱结核一样，病灶包括骨水泥清除、植骨、内固定。⑦穿刺病原学检查阳性率相对较低，病理学诊断也不能明确具体感染哪类细菌，结核和非结核杆菌 DNA 检测、Gene-Xpert、二代基因测序技术等分子生物学检测阳性率较高，有助于早期诊断。如果没有获得病原学的依据，普通抗生素抗感染无效，而在影像学上诊断为结核感染，可以诊断性地使用抗结核药物。

笔者所在科室在近 3 年内收治胸腰椎椎体成形术后结核相关感染病例 18 例，其中 4 例患者通过单纯抗结核药物治疗 18 个月，停药后最长随访 36 个月，全部患者均获得良好疗效；14 例患者行椎弓根螺钉重建脊柱稳定性的同时，行椎体内骨水泥取出联合结核病灶清除、植骨融合术，抗结核治疗时间 18～24 个月，平均抗结核治疗（18±4.9）个月，全部患者脊柱功能均获得良好的恢复，停药后最长随访时间 36 个月，全部患者未见结核复发。

病例 2-15

病史：女，79 岁，因"胸椎成形术后反复腰背痛不适 4 个多月"入院；患者 4 个多月前摔伤后出现腰背部疼痛不适，活动不利，当时至当地医院就诊，初次 MRI 检查报告提示压缩性骨折，骨折节段椎体周围未见明显脓肿（图 2-60）。诊断为 T_{12} 椎体压缩性骨折。完善相关检查后行椎体成形术，术后腰背部疼痛短暂缓解。1 个月后症状加重，MRI 检查示 T_{12} 椎体周围有脓肿形成（图 2-61）。4 个多月来感腰背部疼痛进行性加重，术后近 1 个月，患者出现低热，最高体温 38.2℃，当时医院就诊考虑为"急性支气管炎"，予以"左氧氟沙星联合哌拉西林他唑巴坦"抗感染后未见明显改善，予以肺部 CT 检查示两肺弥漫性粟粒状密度影，查 T-SPOT 阳性，考虑肺结核。脊柱 MRI、CT 检查示 T_{12} 及上、下椎体感染可能（图 2-62）。

入院后进行相关实验室检查：T-SPOT 阳性；结核抗体为阴性；血常规示白细胞计数 $4.5×10^9$/L，中性粒细胞 75%；红细胞沉降率为 36mm/h；C 反应蛋白为 10.64mg/L。

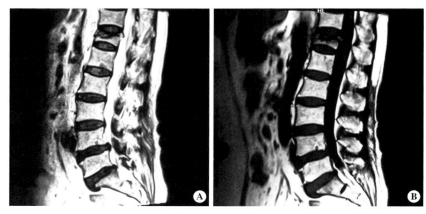

图 2-60 外伤后 MRI 检查

A.MRI T$_2$ 像；B.MRI T$_1$ 像

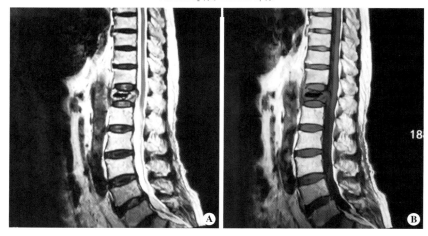

图 2-61 椎体成形术后 1 个月 MRI 检查

A. MRI T$_2$ 像；B.MRI T$_1$ 像

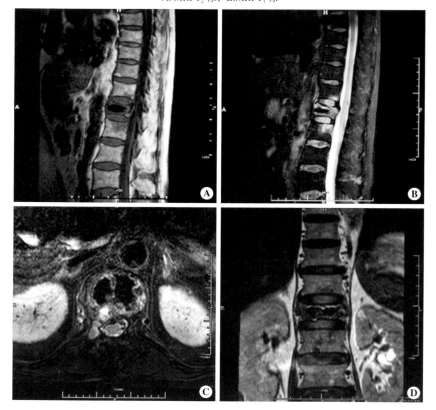

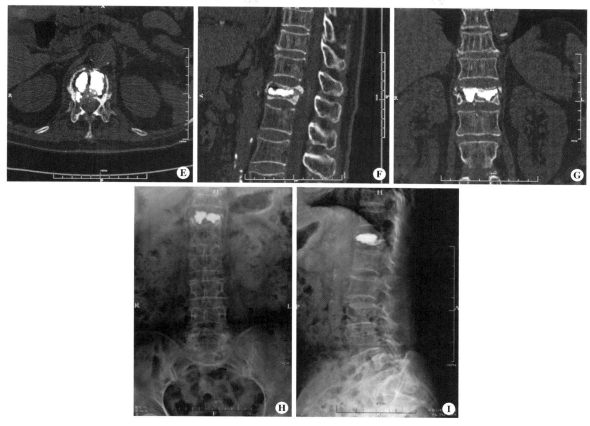

图 2-62 椎体成形术后 4 个月行 MRI、CT 和 X 线检查
A ～ D. MRI 示 T_{12} 椎体周围脓肿形成，对照前片脓肿有增大趋势，同时伴有邻椎信号改变；E ～ G. CT 示有骨破坏存在；H、I. X 线正侧位片

病变椎体穿刺组织病理学检查提示为结核性炎（图 2-63）。

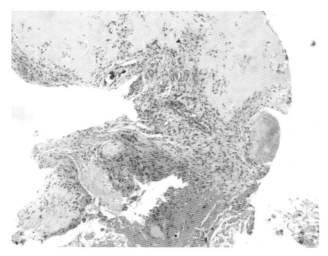

图 2-63 穿刺组织病理学检查提示碎骨组织、退变软骨组织伴炎性纤维肉芽组织，小灶呈不典型肉芽肿性坏死，考虑为结核性炎，抗酸染色（ - ）

分子生物学检查：Gene-Xpert 检测示结核杆菌阳性，利福平敏感；结核 DNA 检测呈阳性；耐药基因检测示利福平、异烟肼敏感；结核 RNA 检测呈阳性；结核杆菌 960 液体培养 + 药敏示结核杆菌生长，链霉素、异烟肼、利福平、乙胺丁醇、吡嗪酰胺敏感。

诊断：T_{12} 椎体结核；T_{12} 椎体成形术后；肺结核；腹主动脉支架植入术后。

处理方案：利福平 0.45g，静脉滴注，每日 1 次；异烟肼 0.3g，口服，每日 1 次；乙胺丁醇 0.75g，口服，每日 1 次；左氧氟沙星 0.5g，静脉滴注，每日 1 次。抗结核 7 周后，行后路椎弓根螺钉内固定术 + 肋横突入路 T_{12} 椎体骨水泥取出、结核病灶清除 + 自体肋骨植骨术（图 2-64）。

病例 2-16

病史：男，70 岁，因"胸背部反复疼痛 8 个多月"入院；患者 8 个多月前因抬重物后出现双侧胸廓疼痛，休息后疼痛未见明显缓解，于 2 个月后至当地医院就诊，CT 检查示 T_9、T_{10} 压缩性骨折，T_{10} 椎体有骨破坏（图 2-65）。诊断考虑 T_{10} 椎体

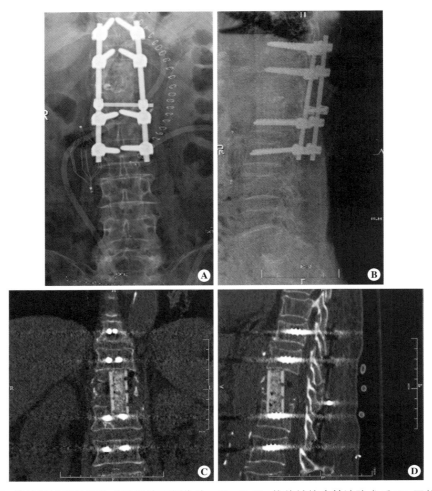

图 2-64   A、B. T_{12} 椎体结核病灶清除术后 X 线正侧位片；C、D. T_{12} 椎体结核病灶清除术后 CT 冠状位片和矢状位片

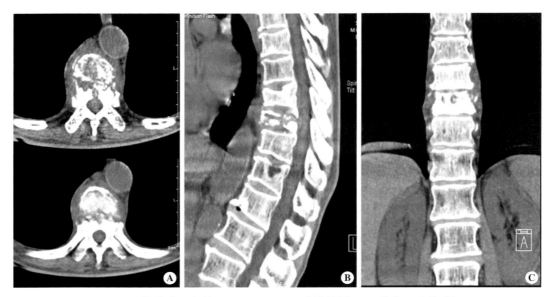

图 2-65   椎体成形术前 CT 示 T_9、T_{10} 压缩性骨折，T_{10} 椎体可见骨破坏

骨折，行 "$T_8 \sim T_9$，$T_{11} \sim T_{12}$ 后路椎弓根钉棒内固定 +T_{10} 椎体成形术"。术后仍觉胸背部疼痛未见明显缓解。1 周前在当地医院就诊，胸部 CT 示两肺弥漫性粟粒影，伴左上肺斑片影。考虑为血行播散型肺结核。入院后 CT 检查示 T_{10} 椎体成形术后骨破坏（图 2-66）。

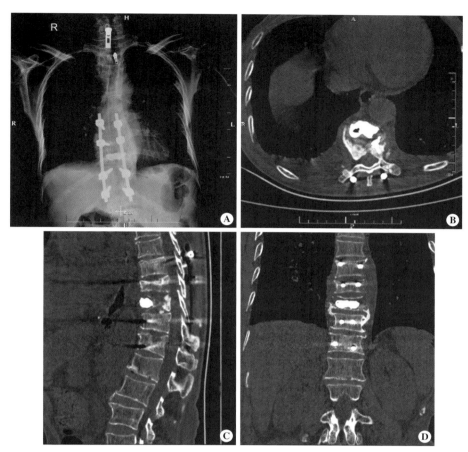

图 2-66 A. T_{10} 椎体成形术 +T_8 ~ T_{12} 椎体椎弓根螺钉内固定术后 5 个月的 X 线片；B ~ D. 术后 5 个月 CT 横断位片、矢状位片和冠状位片

入院后完善相关实验室检查：T-SOPT 试验阳性，抗原 A 孔 50、B 孔 80；结核抗体呈阳性；血常规示白细胞计数 7.8×10^9/L，中性粒细胞 78.1%；红细胞沉降率为 62mm/h；C 反应蛋白为 51.07mg/L。

诊断：T_9 ~ T_{10} 椎体结核；胸椎内固定、椎体成形术后；肺结核；骨质疏松症。

处理方案：利福平 0.6g，静脉滴注，每日 1 次；异烟肼 0.3g，口服，每日 1 次；乙胺丁醇 0.75g，口服，每日 1 次；吡嗪酰胺 0.5g，口服，每日 3 次。抗结核治疗 7 周后，行胸椎结核肋横突入路 T_{10} 椎体骨水泥取出、结核病灶清除 + 植骨融合术（图 2-67）。

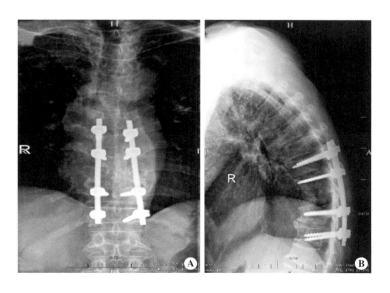

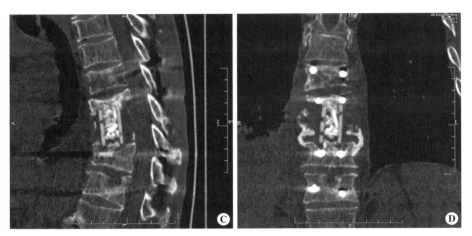

图 2-67　A、B. T$_9$～T$_{10}$椎体结核肋横突入路骨水泥取出、结核病灶清除 + 自体肋骨植骨术术后 X 线正侧位片；C、D. 术后 CT 矢状位和冠状位片

术中取组织和脓液行病理学检查提示为结核性炎（图 2-68）。

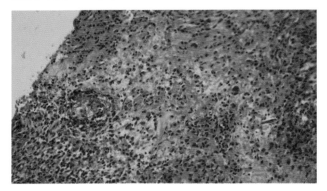

图 2-68　术后病理学检查提示为结核性炎

分子生物学检查：Gene-Xpert 检测示结核分枝杆菌阳性，利福平耐药；结核 DNA 检测呈阴性；结核 RNA 检测呈阴性；结核杆菌 960 液体培养 + 药敏示结核杆菌生长，对链霉素、异烟肼、利福平、乙胺丁醇均耐药。

手术 8 周后患者药敏结果提示对链霉素、异烟肼、利福平、乙胺丁醇均耐药。更改抗结核方案为环丝氨酸 0.25g，口服，每日 2 次；阿米卡星 0.4g，肌内注射，每日 1 次；莫西沙星 400mg，口服，每日 1 次。术后 3 个月 MRI 检查示病灶及周围组织信号基本正常（图 2-69）。

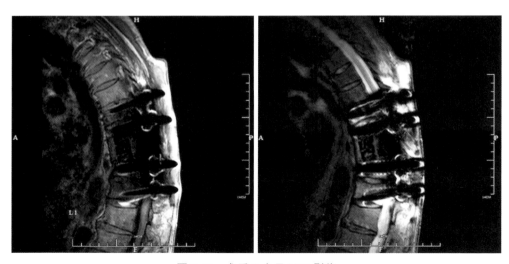

图 2-69　术后 3 个月 MRI 影像

病例 2-17

病史：男，46 岁，因"胸椎术后 1 年半余，疼痛加重 1 个多月"入院。

患者 1 年半前在当地医院体检行 MRI 检查时发现 T$_9$～T$_{10}$椎体破坏（图 2-70），同时实验室检查示红细胞沉降率为 24mm/h，C 反应蛋白为

28.04mg/L，当时予以 T_9 ~ T_{10} 椎体活检+椎体成形术，术后病理学提示破碎骨组织及骨髓组织。半年前体检时查肺部 CT 提示肺结核，痰找抗酸杆菌（+），当地医院行"HRZE"四联抗结核治疗，患者 1 个多月前无明显诱因下出现胸背部疼痛，进行性加重，X 线、CT、MRI 检查提示 T_8、T_9、T_{10} 椎体破坏，椎旁脓肿（图 2-71）。

入院后完善相关实验室检查：T-SPOT 试验阳性，抗原 A 孔 60、抗原 B 孔 15；结核抗体呈阳性；血常规示白细胞计数 4.8×10^9/L，中性粒细胞 49.2%；红细胞沉降率为 62mm/h；C 反应蛋白为 51.25mg/L。

病椎穿刺病理提示为结核性炎（图 2-72）。

分子生物学检查：Gene-Xpert 检测示结核杆菌阳性，利福平敏感；结核 DNA 检测呈阳性；耐药基因检测示对利福平和异烟肼均敏感；结核 RNA 检测呈阳性；结核杆菌 960 液体培养+药敏示结核杆菌生长，对链霉素、异烟肼、利福平、乙胺丁醇、吡嗪酰胺均敏感。

诊断：T_8 ~ T_{10} 椎体结核；T_9 ~ T_{10} 椎体成形术后；肺结核；慢性淋巴细胞性白血病化疗后。

处理方案：利福平 0.45g，静脉滴注，每日 1 次；异烟肼 0.3g，口服，每日 1 次；乙胺丁醇 0.75g，口服，每日 1 次；吡嗪酰胺 0.5g，口服，每日 3 次。抗结核治疗 4 周后，行胸椎后路椎弓根螺钉内固定+侧方肋横突入路 T_8 ~ T_{10} 椎体结核病灶清除、骨水泥取出+植骨融合术（图 2-73）。

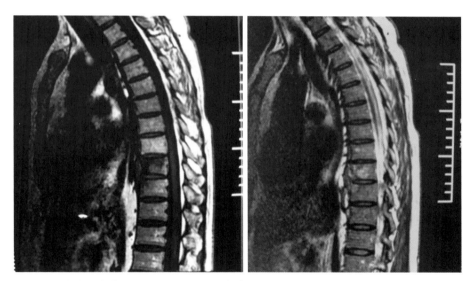

图 2-70 椎体成形术前 MRI 示 T_9 ~ T_{10} 椎体破坏，可见 T_9 椎体前方高信号，可疑脓肿形成

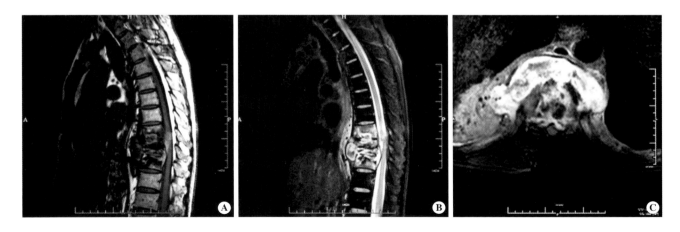

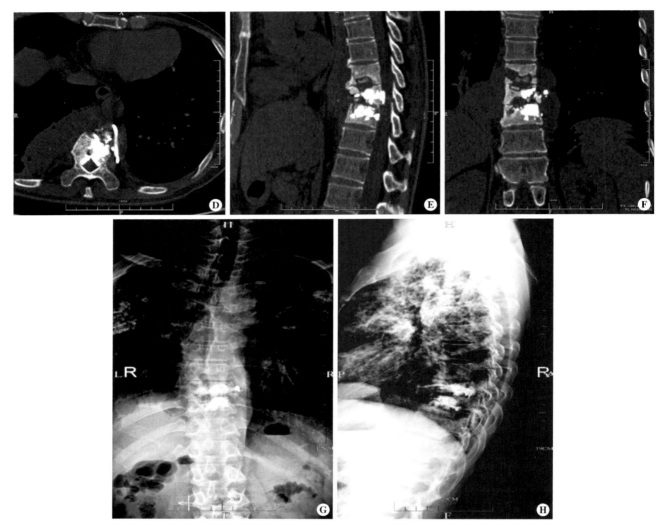

图 2-71　A ～ C. T₉ ～ T₁₀ 椎体成形术后 18 个月 MRI 可见 T₈ ～ T₁₀ 椎体信号改变，椎体周围脓肿形成，相应节段脊髓受压明显，胸椎结核伴寒性脓肿考虑；D ～ F. 胸椎 CT 可见 T₈ ～ T₁₀ 椎体破坏、死骨形成、骨水泥松动；G、H. X 线正、侧位片

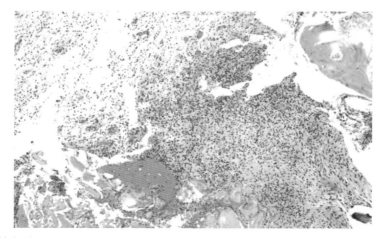

图 2-72　术前 T₉ 椎体病灶穿刺组织病理学检查提示碎骨组织见炎性纤维肉芽组织增生，中性粒细胞浸润，灶区单核组织细胞增生伴坏死趋势，肉芽肿不典型，不除外结核继发性感染可能

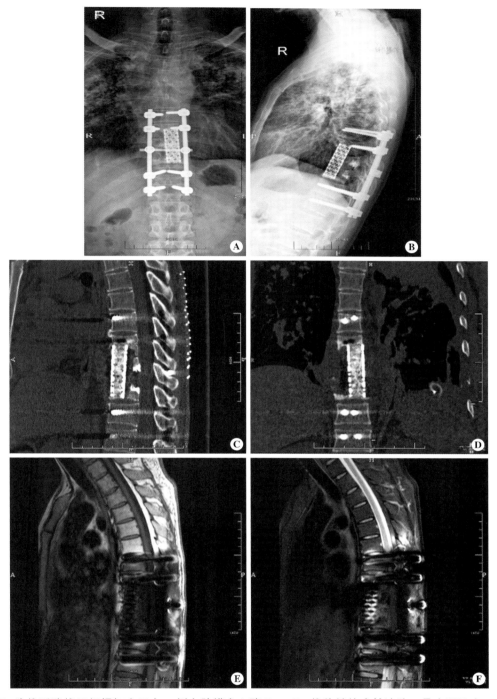

图 2-73 A、B. 胸椎后路椎弓根螺钉内固定 + 侧方肋横突入路 T$_8$ ～ T$_{10}$ 椎体结核病灶清除、骨水泥取出 + 植骨融合术后 X 线正、侧位片；C、D. 术后 CT 矢状位片和冠状位片；E、F. 术后 MRI T$_1$、T$_2$ 像

病例 2-18

病史：女，68 岁，因"腰背部疼痛进行性加重 8 个月余"入院。

患者于 8 个月前无明诱因下出现腰背部疼痛不适，在当地医院就诊，MRI 检查提示 L$_1$ 压缩性骨折，未行 CT 检查，X 线片示 L$_1$ 压缩性骨折改变，诊断考虑 L$_1$ 椎体压缩性骨折（图 2-74），行

L$_1$ 椎体成形术，术后患者疼痛部分缓解。术后 5 个月腰椎 MRI 检查示 L$_1$ 椎体成形术后改变，T$_{12}$ 椎体骨髓水肿（图 2-75）。患者再去另一家医院就诊，行"胸腰椎后路植骨内固定术"（图 2-76），术后患者局部疼痛略有缓解。近期腰背部局部疼痛再次加重，出现午后低热，为进一步治疗入院。

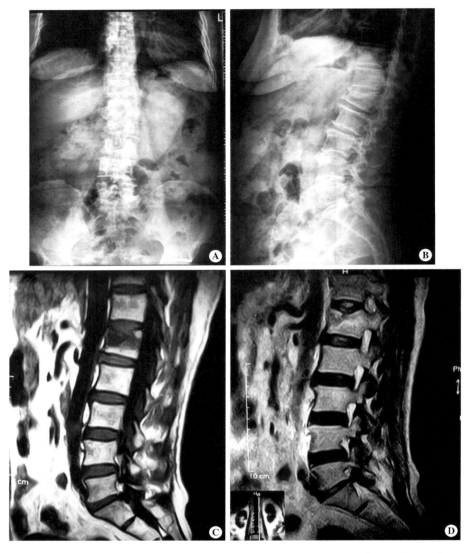

图 2-74　A、B. 椎体成形术前腰椎 X 线正、侧位片；C、D. 术前腰椎 MRI T_1、T_2 像：病变椎体周围未见明显脓肿，椎间隙未见破坏，当时考虑 L_1 椎体压缩性骨折

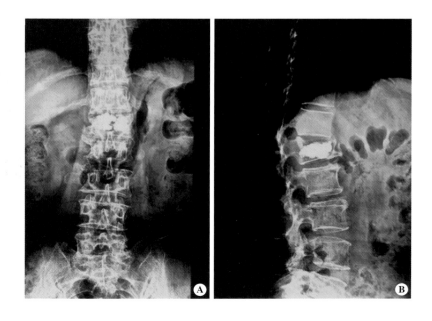

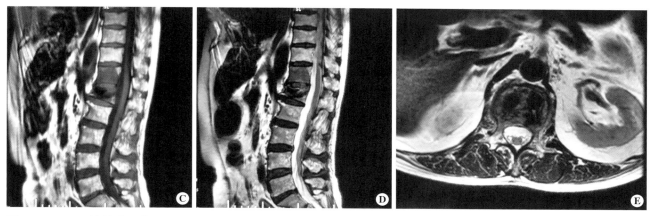

图 2-75　A、B. 椎体成形术后 5 个月腰椎 X 线正、侧片；C ～ E. 术后腰椎 MRI T$_1$、T$_2$ 像：病变椎体周围未见明显脓肿，T$_{12}$ ～ L$_1$ 椎间隙信号改变，T$_{12}$ 椎体骨髓水肿

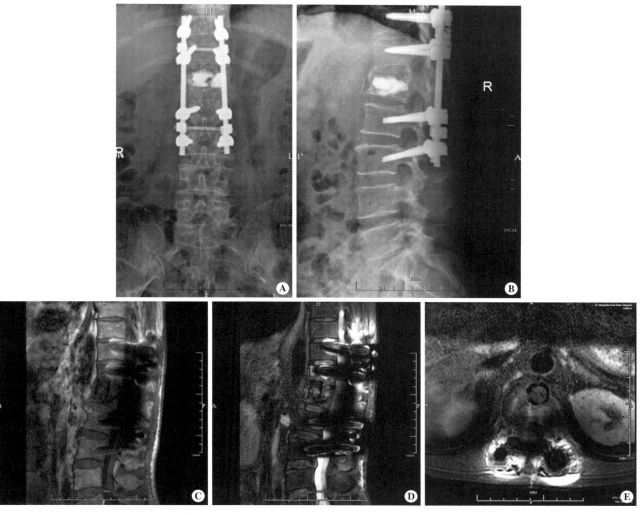

图 2-76　A、B. 第二次手术行椎弓根螺钉固定后 X 线正、侧位片；C ～ E. 腰椎 MRI T$_1$、T$_2$ 像

入院后完善相关实验室检查：T-SPOT 试验阳性，抗原 A 孔 80、抗原 B 孔 11；结核抗体呈阳性；血常规示白细胞计数 $3.8×10^9$/L，中性粒细胞 37.1%；红细胞沉降率为 44mm/h；C 反应蛋白为 15.03mg/L。

病椎穿刺组织病理学检查提示考虑为结核性炎（图 2-77）。

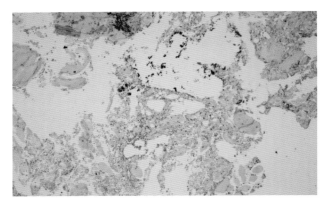

图 2-77 T$_{12}$ 椎体病灶穿刺组织病理学检查提示破碎骨组织、少量纤维组织伴挤压，未见典型肉芽肿性炎及凝固性坏死；抗酸染色（－）

分子生物学检查：Gene-Xpert 检测示结核杆菌阳性，利福平敏感；结核 DNA 检测呈阳性；耐药基因检测示利福平和异烟肼均敏感；结核 RNA 检测呈阳性；结核杆菌 960 液体培养＋药敏示结核杆菌生长，对链霉素、异烟肼、利福平、乙胺丁醇、吡嗪酰胺均敏感。

诊断：T$_{12}$～L$_1$ 椎体结核；胸腰椎内固定术后、L$_1$ 椎体成形术后；骨质疏松症；2 型糖尿病。

处理方案：利福平 0.6g，静脉滴注，每日 1 次；异烟肼 0.3g，口服，每日 1 次；乙胺丁醇 0.75g，口服，每日 1 次；吡嗪酰胺 0.5g，口服，每日 3 次。抗结核 4 周后，行 T$_{12}$～L$_1$ 椎体结核肋横突入路骨水泥取出、结核病灶清除＋植骨融合术（图 2-78）。

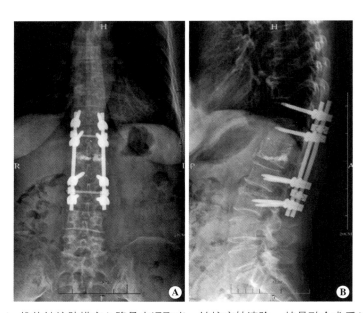

图 2-78 T$_{12}$～L$_1$ 椎体结核肋横突入路骨水泥取出、结核病灶清除＋植骨融合术后 X 线正、侧位片

病例 2-19

病史：女，65 岁，因"胸背部疼痛 7 个月"入院。

患者 7 个月前提重物后出现胸背部疼痛，疼痛固定，弯腰翻身活动不利，当地医院行 MRI 检查提示 T$_7$ 椎体压缩性改变，T$_2$ 呈高信号，骨折可疑（图 2-79）。在该医院住院行"椎体成形术"，术后患者仍感疼痛未缓解，感椎旁肋间疼痛不适，出院休息也未见缓解。3 个月前曾复查 MRI 提示 T$_7$ 椎体骨水泥成形术后，T$_6$ 椎体骨质信号改变（图 2-80）。

入院后进行相关实验室检查：T-SOPT 试验阳性，抗原 A 孔 26、抗原 B 孔 80；结核抗体呈阳性；血常规示白细胞计数 3.6×10^9/L，中性粒细胞 71.20%；红细胞沉降率为 86mm/h；超敏 C 反应蛋白为 8.48mg/L；布鲁氏凝集试验呈阴性；PPD 试验呈弱阳性。

病椎穿刺组织病理学检查提示考虑为结核性炎（图 2-81）。

影像学检查：CT 提示 T$_6$、T$_7$ 骨质破坏，有骨硬化；MRI 提示 T$_6$、T$_7$ 椎体水肿、破坏，椎管内有脓肿压迫脊髓（图 2-82）。

分子生物学检查：Gene-Xpert 检测示结核杆菌阳性，利福平敏感；结核 DNA 检测呈弱阳性；耐药基因检测示对利福平和异烟肼均敏感；结核

RNA 检测呈阴性；结核杆菌 960 液体培养 + 药敏 示结核杆菌生长，对链霉素、异烟肼、利福平、

乙胺丁醇、吡嗪酰胺均敏感。

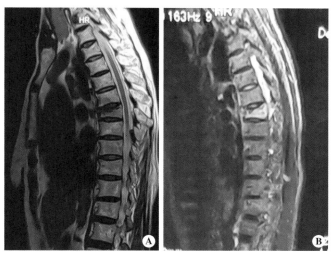

图 2-79 椎体成形术前 MRI 影像

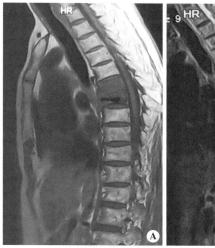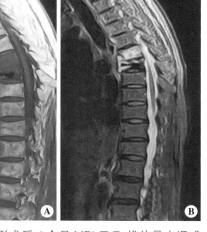

图 2-80 T₇ 椎体成形术后 4 个月 MRI 示 T₇ 椎体骨水泥成形术后，T₆～T₇ 椎体骨质破坏，T₆～T₇ 水平椎管未见明显脓肿压迫

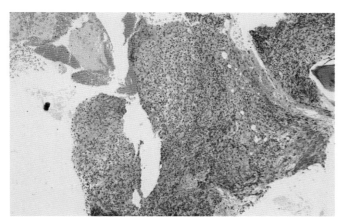

图 2-81 穿刺组织病理学检查提示 T₆ 椎体病灶组织凝固性坏死，考虑结核

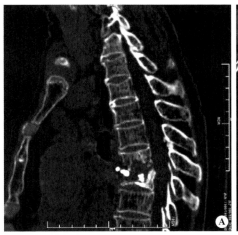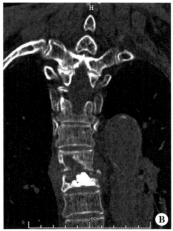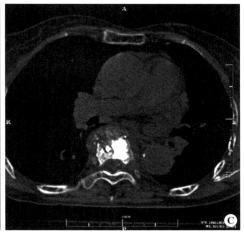

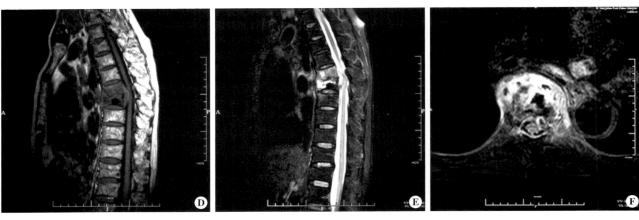

图 2-82　A ～ C. T₇ 椎体成形术后 7 个月 CT 示 T₆ ～ T₇ 椎体骨质破坏；D ～ F. MRI 示 T₆ ～ T₇ 椎体骨质破坏，T₆ ～ T₇ 水平椎管脓肿压迫脊髓

诊断：T₆ ～ T₇ 椎体结核；T₇ 椎体成形术后；骨质疏松症。

处理方案：利福平 0.6g，静脉滴注，每日 1 次；异烟肼 0.3g，口服，每日 1 次；乙胺丁醇 0.75g，口服，每日 1 次；吡嗪酰胺 0.5g，口服，每日 3 次。抗结核治疗 3 周后建议行手术固定 + 病灶清

除 + 植骨融合术，患者惧怕手术，选择非手术治疗。继续抗结核药物治疗 10 周后，患者出现自脐平面以下皮肤感觉减退，双股四头肌肌力 3 级。再次入院行胸椎后路椎弓根螺钉内固定 + 肋横突入路 T₆、T₇ 椎体结核病灶清除、骨水泥取出 + 自体肋骨植骨术（图 2-83）。

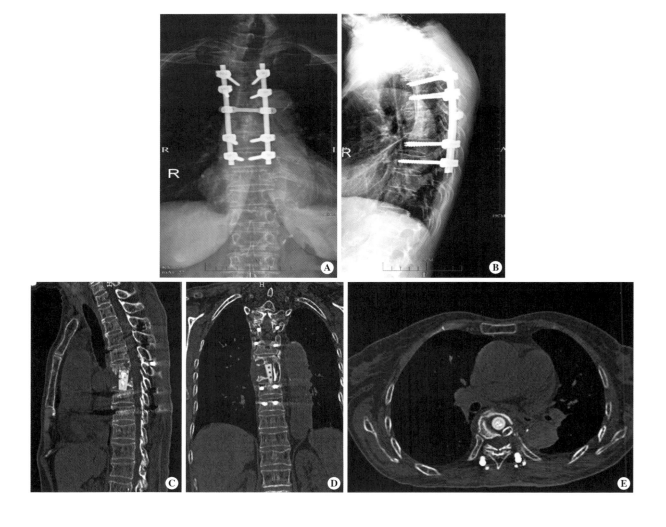

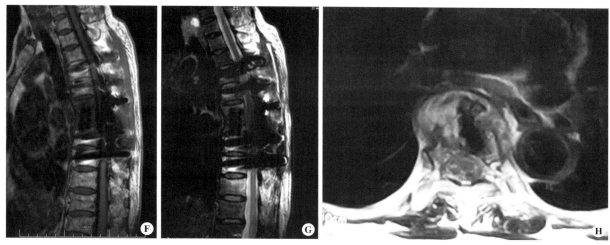

图 2-83 A、B.T₆ ～ T₇ 椎体结核术后 1 个月 X 线正、侧位片；C ～ E.CT 示植骨块位置良好、稳定，螺钉无松动，椎管内无占位；F ～ H.MRI 示椎体信号好转，椎管内无脓肿

（赖　震　胡惠娟　马鹏飞　胡胜平）

参 考 文 献

陈建华，康五根，盛亮，2007.成人脊柱嗜酸性肉芽肿的 CT、MRI 诊断.中国临床医学影像杂志，18（2）：148.

刁根泽，马庆军，刘忠军，等，2009.脊柱浆细胞瘤的诊断与治疗.中华骨科杂志，29（6）：558-562.

金阳辉，石仕元，郑琦，等，2017.Xpert MTB/RIF 在脊柱结核诊断及利福平耐药检测中的应用价值.中国骨伤，30（9）：787-791.

赖震，石仕元，费骏，等，2018.术前经皮置管引流治疗腰椎结核合并腰大肌脓肿的可行性研究.中国骨伤，31（11）：998-1004.

黎秋菊，钟利，2015.结核病实验室诊断技术的研究进展.西南军医，（3）：218-221.

李洪敏，王治伟，张霞，等，2008.探讨荧光定量 PCR 在结核菌检测中的应用.临床肺科杂志，（11）：1436-1438.

李力韬，李洪敏，马远征，等，2014.应用 Xpert MTB/RIF 对脊柱结核临床标本行结核分枝杆菌与利福平耐药性检测的验证性研究.中华骨科杂志，34（2）：211-215.

陆通，何花，张琴，等，2017.脊柱结核磁共振成像增强扫描的意义.磁共振成像，8（6）：436-440.

吕兴隆，杨解宇，李淑华，2008.布氏杆菌感染致脊柱炎的 MR 表现.内蒙古医学杂志，40（3）：306.

马思蕊，霍晓颖，李云萍，等，2008.TB DNA 扩增对结核菌 L 型感染临床和病理学对照研究.陕西医学杂志，37（9）：1229-1330.

马玙，朱莉贞，潘毓萱，2006.结核病.北京：人民卫生出版社，100-105.

夏强，范玉美，吴蓓蓓，等，2014.RNA 实时荧光恒温扩增检测技术在结核病诊断中的临床应用.中国卫生检验杂志，（11）：3267-3269.

袁慧书，刘晓光，庞超楠，等，2008.CT 监视下穿刺活检在脊柱病变鉴别诊断中的应用.中国脊柱脊髓杂志，18（2）：85-89.

章权，石仕元，韩贵和，等，2019.金黄色葡萄球菌感染化脓性脊柱炎 MRI 分期征象分析.浙江中西医结合杂志，29（7）：577-579.

中国防痨协会临床专业委员会，2013.结核病临床诊治进展年度报告（2012 年）.中国防痨杂志，35（7）：488-510.

Berlemann U, Ferguson SJ, Nolte LP, et al, 2002. Adjacent vertebral failure after vertebroplasty, a biomechanical investigation. J Bone Joint Surg Br, 84:748-752.

Bertram C, Madert J, Eggers C, 2002. Eosinophilic granuloma of the cervical spine. Spine, 27（13）: 1408-1413.

Brown DB, Gilula LA, Sehgal M, et al, 2004. Treatment of chronic symptomatic vertebral compression fracture with percutaneous vertebroplasty. AJR Am J Roentgenol, 182:319-322.

Chryssanthou E, Angeby K, 2012. The Geno Type® MTBDRlus assay for detection of drug resistance in mycobacterium tuberculosis in Sweden. APMIS, 120（5）: 405-409.

Ge CY, He LM, Zheng YH, et al, 2016. Tuberculous spondylitis following kyphoplasty:A case report and review of the literature. Medicine（Baltimore）, 95（11）:e2940.

Heini DF, Walchli B, Berlemann U, 2000. Percutaneous transpedicular vertebroplasty with PMMA:operative technique and early results. A prospective study for the treatment of osteoporotic compression fractures. Eur spine J, 9:445-450.

Heini PF, Orler R, 2004. Kyphoplasty for treatment of osteoporotic vertebral fractures. Eur Spine J, 13:184-192.

Sun J J, Sun Z Y, Qian Z L, et al, 2018. Tuberculous spondylitis after vertebral augmentation: a case report with a literature review. J Int Med Res, 46（2）: 916-924.

Kang JH, Kim HS, Kim SW, et al, 2013. Tuberculous spondylitis after percutaneous vertebroplasty:misdiagnosis or complication?Korean J Spine, 10:97-100.

Kim HJ, Shin DA, Cho KG, et al, 2012. Late onset tuberculous spondylitis following kyphoplasty:a case report and review of the literature. Korean J Spine, 9:28-31.

Lvo R, Sobottke R, Seifert H, et al, 2010. Tuberculous spondylitis and paravertebral abscess formation after kyphoplasty:a case report. Spine, 35:E559-562.

Moulopoulos LA, Gika D, Anagnostopoulos A, et al, 2005. Prognostic significance of magnetic resonance imaging of bone marrow in previously untreated patients with multiple myeloma. Ann Oncol, 16(11): 1824-1828.

Pina MA, Iodrngo PJ, Uro JJ, 2001. Brucellar spinal epidural abscess of cervical location: report of four cases. Eur Neuro, 45(4): 249-253.

Varma-Basil M, El-Hajj H, Colangeli R, et al, 2004. Rapid detection of rifampin resistance in mycobacterium tuberculosis isolates from India and Mexico by a molecular beacon assay. J Clin Microbiol, 42(12): 5512-5516.

Zou MX, Wang XB, Li J, et al, 2015. Spinal tuberculosis of the lumbar spine after percutaneous vertebral augmentation(vertebroplasty or kyphoplasty). Spine, 15:e1-6.

第三章
脊柱结核的中医药与非药物治疗

第一节　中医药在脊柱结核中的应用

脊柱结核在祖国医学中属于"骨痨"范畴，在早期中医药文献中就有记载。《黄帝内经》中对于本病的描述混合于"疽"症之中。隋朝医家巢元方编著的《诸病源候论》在论骨疽候中说：骨疽者，或寒热之气搏经脉所成，或虫蛆之气因饮食入人腑脏所生。以其脓溃，侵食于骨，故名骨疽兼也。初肿后乃破，破而还合，边傍更生。如是或六七度，中有脓血，至日西痛发，如有针刺。这是最早的详细描述本病形成过程的记载，并指出了本病的特征。明清之后，经一些医家总结汇总，中医对骨痨有了比较全面和深刻的认识，才逐渐地将骨痨从"阴疽""骨疽"等之中区别开来，并开始使用"痰"来重新命名。至清代《疡科心得集》后，一般称为"骨痨"或"流痰"。

一、病因病机

祖国医学对于本病的病因症治同样做了详尽的论述。《素问·玉机真藏论》云："大骨枯槁，大肉陷下，胸中气满，喘息不便，内痛引肩项，身热脱肉破䐃。"对痨病的临床特点已有所论述。《古今医统·痨瘵门》云："凡人平素保养元气，爱惜精血，瘵不可得而传，惟夫纵欲多淫，苦不自觉，精血内耗，邪气外乘。"并提出气虚血痿，最不可入痨瘵之门，皆能乘虚而染触。清代医家赵濂编撰的《医门补要·腰通久而成龟背痰》一书中同样有对于该病的描述：脾肾已亏，加之过度劳力，而恢复不能，筋骨肌肉损伤，而致腰胯逐渐隐痛，并有恶寒发热，纳眠差而形瘦，骨脊背中肿胀，起初不在意，逐渐重而背脊伛、项成缩，

是肾依然衰，遂成为骨萎，脾损而肌肉削，骨节错，然龟背之痰早成顽疾，痊愈者极少矣，纵然命保得，已成为废人。清代晚期医家余景和编著的《外证医案汇编》中提到：龟背痰先天肾乃亏，寒风入于脊，或有痰饮攻注，或有闪挫折外伤……此病发作之时，脊骨不可以屈曲，如似骨折……经脉气血瘀滞，腰脊僵硬如门板，逐渐至背如驼，遂名称为龟背驼。

中医学认为，痨虫是引起脊柱结核的主要病因，正虚是发病的内在关键，同现代医学结核杆菌是致病菌，免疫力下降是发病的关键因素相印证。该病的整个病因、病机是虚、实、寒、热错综夹杂。起初为寒性，日久而化热。除了有局部病灶的痰浊聚集，筋脉、骨骼腐蚀之实，此外也有全身的先天、后天的不足，气血、筋脉的不和，肾亏、脾虚、髓空之虚损。综上所述，其病因病机不外乎四个方面：一是寒邪客于经络之中，日久毒气内陷，附着于骨；二是七情郁结，内蕴脏腑，肾脏亏虚，骨骼柔嫩脆弱；三是负担重物，跌仆损伤，致使气血失和，再复感风寒痰浊凝聚，留于骨骼；四是饮食不节，气滞痰凝。

二、中医辨证治疗

中医认为脊柱结核的治疗原则必须整体与局部并重，祛邪与扶正兼顾。治法以温肾壮阳、益气健脾、滋阴养血、扶正祛邪、抗痨杀虫为主。

1. 初期（阳虚寒凝证）

病变缓慢，症状不明显。仅有患处轻微酸痛，继而出现少气乏力，全身倦怠，夜间休息痛，脊柱活动时疼痛加剧，舌质红，苔薄白，脉沉细。此期辨证以肝肾不足、阳虚寒凝为主，治疗宜养肝肾，补血气，温经通络，散寒化瘀。方用阳和

汤加减。

阳和汤方剂组成：熟地黄 30g，麻黄 3g，鹿角胶 10g，白芥子（炒，研）6g，肉桂 5g，生甘草 3g，炮姜炭 3g。

方药分析：方中重用熟地黄，滋补阴血，填精益髓；配以血肉有情之鹿角胶，补肾助阳，益精养血，两者合用，温阳养血，以治其本，共为君药。炮姜炭温中，破阴通阳；肉桂入营，温通血脉，共为臣药，少佐麻黄，辛温达卫，宣通经络，引阳气，开塞结；白芥子祛寒痰湿滞，可达皮里膜外，两味合用，既能使血气宣通，又可令熟地黄、鹿角胶补而不滞。甘草生用为使药，解毒而调诸药。纵观全方，补血与温阳并用，化痰与通络相伍，益精气，扶阳气，化寒凝，通经络，温阳补血以治本，化痰通络以治标。

服用方法：常规水煎服，每日一剂，早、晚分服。

2. 中期（阴虚内热证）

随着病情的进展，正气愈加受损，痨邪进一步发展，骨质破坏，蕴积化脓，形成寒性脓肿，出现低热和各种不同的虚实夹杂症状，如患部肿胀疼痛、疼痛明显、痛有定处、夜间盗汗、咽干口燥、全身无力、舌质红、少苔或无苔、脉沉而细数等。此期辨证以虚实夹杂，阴虚内热为主，治法宜扶正托毒、补益气血、活血化瘀、消肿止痛。方用托里透脓散等随症加减。

托里透脓散加减方剂组成：人参 6g，白术（土炒）6g，白芷 6g，升麻 4g，甘草 4g，当归 12g，生黄芪 18g，皂角刺 10g，青皮（炒）4g。

方药分析：方中用黄芪、人参、白术、甘草益气，黄芪偏于固表，人参偏于大补，白术偏于燥湿，甘草偏于解毒；皂角刺通络溃脓愈疡、溃坚；升麻、白芷辛散透达，升麻偏于解毒，白芷偏于开窍；当归补血活血；青皮破气消滞。方药相互为用，以益气补血、托里透脓为主。

服用方法：常规水煎服，每日一剂，早、晚分服。

3. 后期（肝肾亏虚证）

久病之后，气血两亏、形体消瘦、面色苍白、畏寒心悸、自汗盗汗、肢冷泄泻、男子阳痿、女子闭经、舌尖红少津，或舌淡伴有齿印、脉微细而散或虚大无力。皮肤破溃，窦道形成。脓液稀薄、时有干酪样物或细小死骨排出，周围肤色紫暗，窦道口皮肤凹陷。窦道口时而自闭，闭后复溃，经久不愈。大肉削脱，心悸失眠，自汗盗汗，舌质淡，苔少，脉虚大，属元气虚肉，气血亏虚；若午后潮热、口燥咽干、纳食不馨、舌红少苔、脉细数者为阴虚火旺证。此期辨证为阴阳俱虚、气血大伤、筋骨破坏、肝肾亏虚之证。治宜补益气血、滋补肝肾、阴阳双补。方用人参养荣汤或八珍汤加减。

人参养荣汤方剂组成：黄芪 12g，当归 9g，桂心 3g，橘皮 6g，白术 6g，人参 6g，白芍 18g，熟地黄 9g，五味子 4g，茯苓 4g，远志 6g，甘草（炙）3g。

方药分析：方中人参、白术、黄芪、茯苓、炙甘草健脾补气；桂心温补阳气，鼓舞气血生长；当归、熟地黄、白芍滋补心肝；五味子酸温，既可敛肺滋肾，又可宁心安神；橘皮理气健脾，调中快膈；远志安神定志；姜、枣助参、术入气分以调和脾胃。本方由八珍汤加减而成，全方于脾、肺、心三脏并补，气、血、神三者均调，既有益气生血之功，又有宁心安神之力。

服用方法：用水一盏半，加生姜三片，大枣两枚，水煎，每日一剂，早、晚空腹分服。

三、中医外治

脊柱结核性窦道是一种顽固性疾病，属中医"漏管"的范畴。《灵枢·痈疽》中曰："寒邪客于经络之中，则血泣，血泣则不通，不通则卫气归之，不得复反，故痈肿。寒气化为热，热胜则腐肉，肉腐则为脓，脓不泻则烂筋，筋烂则伤骨，骨伤则髓消，不当骨空，不得泄泻，血枯空虚，则筋骨肌肉不相荣，经脉败漏……"脊柱结核性窦道继发于脊柱结核，侵入周围组织，导致病灶处积聚大量脓液、死骨、干酪样坏死组织和结核性肉芽组织，后期脓肿破溃后流清稀脓水或败絮样物，溃破口难以愈合或形成结核性窦道。此病多由禀体素虚，痨虫乘虚入侵，气血瘀滞、邪瘀互结化热，蕴蒸肌肉筋骨成脓，毒邪流窜旁处可见局部硬肿、脓溃肉腐、穿透成漏，因此虚、毒、腐、瘀为窦道局部之病因病机。故以解毒、去腐、化瘀、引流为结核性窦道的临床外治法则。

1. 膏药外敷

中医学认为，窦道的发生与湿热余毒未清，加之病久伤正、气血不足，无力托毒外出，难以生肌敛疮有关。治疗上多采用早期祛腐、后期生肌敛疮的疗法。早期多运用祛腐的丹药如八二丹、九一丹等拔毒祛腐，后期主要采用生肌类药促进疮面愈合。黄子慧等采用提脓祛腐液（新鲜戟叶草洗净切段，煎煮2～3遍，榨汁去渣，沉淀浓缩，加入大黄、白及等，同时搅拌，煮沸浓缩，得棕色液体即成）外用治疗结核性窦道。王萍等采用祛腐生肌散（黄柏10g，乳香6g，没药6g，血竭6g，枯矾6g，冰片3g，研成细粉）外用治疗结核性窦道。杜发强等对30例久不愈合的脊柱结核窦道患者采用外科清创去腐，窦道外敷麝香，纱布条填塞引流排脓，内服抗结核药物等治疗；郎雅珍等以如意金黄散外敷治疗寒性脓肿50例，有一定的临床疗效。

2. 引流挂线及滴灌、冲洗疗法

引流挂线是通过在瘘管或脓腔中挂线而不紧线，仅起引流作用，通过缓慢地引流，从而使脊柱结核性窦道愈合。同时根据患者的病程，早期可局部给予祛腐拔毒药，脓腐脱尽给予生肌类药物外治。引流挂线是一种简易的引流方法，适用于一些肌肉组织内的窦道，窦道分支较多或窦道较长不耐受开放手术的患者。

滴灌、冲洗疗法是将一次性输液器去除过滤器，剪去输液针头，一端与装有药液的注射器相接，另一端缓缓插入窦道底部，在不同阶段分别将祛腐或生肌的中药药液缓慢注入管腔，每天1次。该法适用于管道狭长或走向弯曲，或外端狭小或内端膨大成腔的窦道，药线无法引流到位，又不宜做扩创者。

尽管中医治疗窦瘘简便易行，有一定的临床疗效，但脊柱结核性窦道往往来源于脊柱结核，其内部解剖结构复杂使其变得难愈。随着脊柱外科技术的不断发展，手术方法的不断改进，手术治疗效果也更为确切。

3. 针灸在脊髓损伤中的应用

截瘫是脊柱结核的常见并发症，危害大，恢复慢，也有脊髓损伤部分恢复和不恢复的可能，需要在临床上给予积极有效的治疗，包括康复理疗。早期进行针灸治疗有利于脊髓神经损伤的康复。

针灸是祖国医学的精髓之一，能促进患病肌肉的血液循环，改善肌肉营养，减少肌肉组织中蛋白质的消耗；防止病变肌肉发生大量失水和出现电解质、酶系统及收缩物质的破坏；抑制肌肉纤维化，防止肌肉结缔组织变厚、变粗或硬化，延缓肌肉的萎缩。有文献报道称，脊髓横断后电针刺激可以使神经纤维易于穿过损伤平面，电流通过损伤点向远端传导，神经纤维会沿着电流力线的方向生长；对夹脊穴的刺激，可以改变脊髓节段机制，通过改善突触的前抑制，从而抑制肌肉痉挛。

中医学认为，脊髓损伤属外伤瘀血所致"腰痛""痿证""癃闭"等范畴，由外界之力损伤督脉，引起气血逆乱、瘀血阻滞经络，气血停滞，不能濡养经络、筋脉所致。脊髓损伤尤其是截瘫患者，病机主要是督脉损伤，肾阳不足，这一证候贯穿脊髓损伤病机的全过程，故以温肾阳、通督脉为主要治疗原则，取穴上多取督脉经穴或华佗夹脊穴，尤其以损伤局部周围的穴位为重点，配以诸阳经穴位。《素问·痿证》认为："治痿独取阳明何也？岐伯曰：阳明者，五脏六腑之海，主润宗筋。"因此，足阳明胃经当是选穴的重点。下肢膝关节以上部位，较之三条阴经，更应该重视足阳明胃经、足太阳膀胱经、足少阳胆经；膝关节以下部位，三条阴经、三条阳经均应重视。小便失禁者以夹脊穴为主，加取关元、气海、中极等穴位；痉挛性瘫痪者以夹脊穴为主，加与之对抗痉挛的肌群上的穴位进行治疗，效果较好。如需要治疗上肢，则可选择肩髃、臂臑、曲池、外关、手三里、合谷等穴位，具有疏通上肢脉络、消肿止痛、活血化瘀之功效。

四、中草药在抗结核治疗中的应用

祖国医学早就认识了"痨病"，并使用中草药治疗结核由来已久，取得了良好的效果。通过对大量中草药的临床和药理研究，发现了一些具有抗结核作用的药物，值得深入发掘、研究和在临床中应用。

1. 猫爪草

猫爪草又称为猫爪儿草、三散草，药用部分是毛茛科植物小毛茛的干燥块根。其味甘、辛，性温，归肝、肺经，具有清热解毒、消肿散结的功能。多糖为猫爪草的主要免疫活性成分，在猫爪草中的含量较高。它的抗结核作用主要为有机酸部位。现代药理学研究证实，猫爪草能增强机体免疫功能，激活 T 淋巴细胞，对 Th1/Th2 细胞应答平衡具有一定的调整作用，增强了机体的免疫应答反应，有利于结核病的治疗。

2. 蒲公英

蒲公英又称为婆婆丁、黄花地丁等，为菊科多年生草本植物。其味苦、甘，性寒，归肝、胃经，具有清热解毒、消肿散结的功效。其全草皆可入药。它对结核杆菌、金黄色葡萄球菌、铜绿假单胞菌、溶血性链球菌等有良好的抗菌作用。药理研究证实，蒲公英提取液（1 ∶ 400）在试管内能抑制结核杆菌，可能与其含有较高的锌含量，从而刺激机体免疫器官，促进免疫细胞反应和免疫应答的产生，提高白细胞杀菌能力有关。

3. 金银花

金银花又称为忍冬、双花，为忍冬属忍冬科多年生半常绿缠绕及葡萄茎的灌木。其性寒，味甘，归肺、心、胃经，具有清热解毒、凉血化瘀的功效。近年来的研究显示，金银花中的绿原酸、异绿原酸、白果酸、咖啡酸、木樨草素等均有较强的抗菌作用，其中绿原酸是体外抗分枝杆菌活性的物质基础。金银花提取物与异烟肼配伍使用时可显著降低异烟肼对分枝杆菌的最小杀菌及抑菌浓度，提示使用异烟肼时联合应用中药金银花，其抑菌和杀菌效果增强，而且绿原酸有利胆保肝作用，在一定程度上可减少异烟肼的副作用。

4. 狼毒

狼毒又称为续毒、断肠草、猫儿眼根草，是瑞香科狼毒属多年生草本植物。其味辛、苦，性平，有毒，具有散结、杀虫、逐水、止痛的功效，主要有效成分为狼毒乙素和新狼毒素。药理学研究表明，狼毒对耐药型和非耐药型结核杆菌具有明显抑制作用。其中，狼毒乙素的作用最显著，其醋酸乙酯提取物作用最好，且抑菌效果具有一定的量效关系，高浓度作用强于低浓度。

5. 黄芩

黄芩又称为山茶根、土金茶根，是双子叶植物唇形科黄芩属多年生草本植物。其味苦，性平，归心、肺、胆、大肠经，具有清热燥湿解毒的功效。

从黄芩的根中提取分离出来的黄芩苷是一种黄酮类化合物，具有多种药理作用，如抗菌、消炎、降压、保肝、利胆等。它对结核杆菌、痢疾杆菌、伤寒杆菌、铜绿假单胞菌、葡萄球菌等均有明显的抑制作用，抗菌范围较广。有学者对黄芩的作用机制进行了研究发现，其作用部位在细胞壁，通过对细菌细胞壁的破坏而导致细菌菌体的裂解死亡，从而达到抑菌杀菌作用，且这种作用与药物浓度的增加呈正相关。

6. 黄连

黄连又称为味连、川连、鸡爪连，属毛茛科黄连属多年生草本植物，药用为根部。其性味苦、寒，归心、脾、胃、大肠经，具有清热燥湿、泻火解毒的功效。它有抑菌、抗炎的作用，同时可以提高机体的免疫力，主要成分为小檗碱（黄连素）。小檗碱对 H37Rv（人结核杆菌菌种）浓度为 100μg/ml 时有杀菌作用，60μg/ml 时有抑菌作用。黄连总生物碱对结核杆菌 PhoPR 双组份系统基因转录水平产生影响。其能降低结核耐药性，并与利福平产生协同作用，提高疗效。

7. 黄柏

黄柏又称为黄檗、元柏、檗木、檗皮等，是芸香科黄檗属落叶乔木，树皮内层经炮制后入药。其性味苦寒，归肾、膀胱、大肠经，具有清热解毒、泻火燥湿的功效。黄柏主要含小檗碱、药根碱、木兰花碱、黄柏碱等生物碱。现代药理研究证明，黄柏药理作用有明显的抗菌作用。体外试验对金黄色葡萄球菌、肺炎球菌、白喉杆菌、草绿色链球菌、痢疾杆菌（宋氏志贺菌除外）等均有效；对大肠杆菌、伤寒杆菌几乎无效；对 H37Rv、鸟分枝杆菌无直接抑制作用，但可使菌数减少，或高浓度（1/100）时呈现抑菌作用，但也有报道获得良好结果的；对接种牛分枝杆菌的豚鼠肌内注射从黄柏提取的盐酸结晶物，有一定疗效。据报道，黄柏优于黄连，对结核病患者的临床症状及肺部 X 线片表现好转有帮助。

8. 苦参

苦参又称为苦骨、地槐、禄白等，为豆科槐属草本或亚灌木植物，药用根部。其性味苦、寒，归心、肝、胃、大肠、膀胱经，具有清热燥湿、杀虫、利尿的功效。它的主要化学成分苦参碱，具有提高免疫力、抗结核、抗病毒、抗炎、抗肿瘤、保护肝脏功能等方面的药性活性，在体外实验中被证实有抑制结核杆菌的作用，且与浓度呈正相关。其抗结核作用可能与其抑制 TNF 和 IL-6 的产生有关。

9. 夏枯草

夏枯草又称为麦穗夏枯草、麦夏枯、铁线夏枯等，是唇形科夏枯草属多年生草本植物。其性味辛、苦、寒，归肝、胆经，具有清热泻火、消肿散结的功效。它的主要化学成分为三萜类化合物、甾醇类化合物、黄酮类化合物、香豆素类化合物、苯丙素类化合物、有机酸、挥发油、游离的单糖、双糖、多糖，以及维生素 A、维生素 B、维生素 C、维生素 K、水溶性无机盐（主要为 KCl）、苦味质、生物碱、树脂、脂肪油等。有大量研究表明，夏枯草的水煎剂提取物能够起到体外抗结核杆菌的作用，且夏枯草的乙醇提取物较水提取物的抑制结核杆菌的活性更为明显。夏枯草提取物在基因转录水平上可上调 IFN-γ、IL-12、GLS mRNA 的表达，下调 IL-4、IL-10 mRNA 的表达，对 Th1/Th2 细胞应答平衡均具有一定的调整作用。

10. 百部

百部又称为闹虱草、药虱草、百条根等，为百部科百部属植物，以根入药。其性味甘、苦、微温，归肺经，有小毒，具有润肺下气、止咳、杀虫的功效。它的主要化学成分为生物碱。百部生物碱被证实有良好的抗结核作用。体外试验表明，百部醇浸剂在 1：1600～1：100 浓度时对 H37Rv 有抑制作用，在 1：80 浓度 10 分钟内可将其杀死。而且，在体外抗结核试验研究中显示，百部提取物在 1～4 周内其抑菌作用无明显变化，说明它们的抑菌作用比较稳定、持久。

11. 白及

白及又称为甘根、羊角七、连及草等，为兰科植物白及的干燥块茎。其性味苦、甘、涩、微寒，归肺、肝、胃经，具有收敛止血、消肿生肌等功效。白及的主要化学成分为多糖、联苄类和菲类衍生物、胶质。药理研究证实，白及含大量黏液质，其中有多种聚糖，具有抗氧化、抗肿瘤、抗菌及抗衰老等药效。它的乙酸乙酯部位为主要抗结核作用部分，其中含有的 militarine 化学物单体可能为主要成分。

第二节 中医药在防治抗结核化学药物副作用中的应用

化学药物治疗是脊柱结核治疗的基石，贯穿整个治疗过程。多药联合应用和长期服药是脊柱结核治疗的关键，因此化学药物治疗过程中出现副作用亦为常见，其发生率约为32.7%，主要包括肝功能损害、听神经损害、血液系统异常、胃肠反应、药物热皮疹、关节肿痛、精神症状、视神经损害、类赫反应、末梢神经炎、乳腺增生等。其中，以肝功能损害、血液系统异常常见。

一、药物性肝功能损害

目前，关于抗结核药物后肝损害的中医病因病机与治法方药的系统研究较少。多数研究认为，本病的病机特点主要包括湿、热、毒、瘀、虚等方面。如弓显凤等认为，抗结核药物后肝损害属中医学"胁痛""黄疸""积聚"等病症范畴。哈锦明等认为，药物性肝炎（包括抗结核药物后肝损伤）属中医"药物毒"范畴。肝属风木，内寄相火，主藏血、疏泄，性喜条达，禀赋不耐（特异体质），外中药毒，气火失调，相火妄动，横逆脾土，湿浊内生，火湿相济，湿热熏蒸肝胆，胆汁外溢发为黄疸。其病机特点是风、火、湿毒，内窜外扰。治当疏肝利胆、泻火解毒，故选用贯蚕解毒汤清解毒邪，使其排出体外。此外，张俊明根据中医学"五行生克"及"见肝之病，知肝传脾，当先实脾"的理论，对抗结核药物后肝损伤患者应用中医培土生金法，一则可以补其虚，以复其真元；二则能够实其脾，以复其肝功能。现代医学研究表明，无论单味药还是中药复方均具有明显的保肝护肝作用。从目前研究来看，清热解毒、活血化瘀的单味中药多含有多糖、苷类、黄酮、生物碱等活性成分，能保护、修复肝组织。中药复方相对单味中药在护肝方面更具优势，其作用机制具有多靶点、多途径。

（一）单味中药的药理作用

1. 大黄

大黄的主要有效单体是大黄素，具有抑菌、抗炎、抗氧化及清除氧自由基的作用。研究表明，大黄素能抑制 IL-1、IL-6、TNF-α 的表达。TNF-α 可诱导氧自由基的产生及脂质过氧化引起的肝损伤，具有直接肝毒性作用。

2. 当归

当归的水溶性成分含有阿魏酸、当归多糖等。研究表明，大剂量的阿魏酸钠能显著逆转血清谷丙转氨酶和谷草转氨酶升高。阿魏酸钠可通过抑制脂质过氧化作用增加肝脏谷胱甘肽（GSH）结合功能，保护线粒体膜结构达到保护肝脏作用。

3. 金银花

金银花主要含有异绿原酸、绿原酸等有机酸类和木樨草素、槲皮素皮素等多种黄酮类化合物。金银花具有提高清除氧自由基、降低肝脏脂质过氧化和减轻肝脏脂肪堆积的能力，从而对肝脏起到保护作用。

4. 苦参

苦参主要含有苦参碱、氧化苦参碱等生物碱成分及苦参啶等黄酮类成分。苦参碱的抗免疫性肝损伤作用机制主要表现在保护膜结构、抑制间质细胞增生和调节代谢方面。

5. 蓝靛果

蓝靛果能阻止脂类过氧化以保护肝细胞的膜性结构不受破坏，阻止了内质网的损伤，促进蛋白质合成及分解作用，继而减轻线粒体损伤和脂肪变性，减少了细胞损伤，并有促进肝细胞再生、恢复肝功能的作用。

6. 秦艽

秦艽根中一种主要的苦味裂环烯醚萜苷可以降低各种肝损伤模型的谷丙转氨酶、谷草转氨酶水平；苦味裂环烯醚萜苷有抗氧化和细胞保护作用，可以保护肝细胞膜，使细胞的离子环境不被破坏，从而防止肝细胞坏死。

7. 三七

三七的主要有效成分为三七皂苷，具有清除自由基、降低氧化应激水平以保护肝脏的作用。

8. 柴胡

柴胡的主要化学成分有柴胡皂苷、槲皮素、异鼠李素、挥发油等，具有解热、镇痛、镇静、抗感染、免疫调节、保肝利胆、抗肿瘤等作用。其能降低四氯化碳所致急性肝损伤的血清谷丙转氨酶、谷草转氨酶水平，增加血清白蛋白含量，改善肝功能。

（二）中药复方的应用

1. 柴胡疏肝散

功能主治：疏肝理气，活血止痛。

药物组成：陈皮（醋炒）6g，柴胡 6g，川芎 6g，香附 6g，枳壳（麸炒）6g，芍药 9g，甘草（炙）3g。

服用方法：常规水煎服，每日一剂，早、晚分服。

方药分析：柴胡善疏肝解郁，用以为君。香附理气疏肝而止痛，川芎活血行气以止痛，二药相合，助柴胡以解肝经之郁滞，并增行气活血止痛之效，共为臣药。陈皮、枳壳理气行滞，芍药、甘草养血柔肝，缓急止痛，均为佐药。甘草调和诸药，为使药。诸药相合，共奏疏肝行气、活血止痛之功。

现代药理：显著降低四氯化碳（CCl_4）所致急性肝损伤大鼠血清中谷丙转氨酶、谷草转氨酶含量，升高超氧化物歧化酶（SOD）水平，并可显著降低该模型大鼠血清及肝组织中丙二醛（MDA）的含量，而升高 GSH 水平；能明显降低血清胆红素和 γ- 球蛋白，从而促进肝功能恢复；并能降低血清透明质酸和 IV 型胶原，具有抗肝纤维化的作用；可以纠正肝气郁结证模型大鼠 T 淋巴细胞免疫功能的紊乱状态；可通过下调肝郁患者 Th 细胞分化信号蛋白——蛋白激酶 C（PKC）和肝郁大鼠 Th 细胞 PKC 表达水平而调节机体免疫力。

2. 加味一贯煎

功能主治：滋阴柔肝，养血理气。

药物组成：生地黄 15g，麦冬 10g，北沙参 10g，当归 10g，枸杞子 10g，川楝子 5g，白芍 10g，丹参 10g，山楂 10g。

服用方法：常规水煎服，每日一剂，早、晚分服。

方药分析：北沙参、麦冬滋养肺胃之阴，助脾胃生化之源，养肺阴以清金制木，养胃阴以培土荣木；生地黄滋养肝肾之阴，清血热，涵养肝木；当归补血养肝，且补中有行；枸杞子补血养肝；川楝子疏肝泄热，理气止痛，顺气条达。本方又在原方基础上加入白芍养血敛阴，柔肝止痛；丹参活血化瘀；山楂行气活血化瘀，健胃消食，使得全方行气而无伤阴之弊，滋阴亦无气滞之害，活血化瘀也无伤正之害，达到阴血得补，肝气得舒的效果。

现代药理：加味一贯煎可抑制肝细胞内的脂质过氧化反应，保护肝细胞，减轻抗结核药对肝细胞的损伤，抑制肝组织内炎症反应，从而达到防治抗结核药物对肝细胞损伤的作用。

3. 逍遥散

功能主治：疏肝解郁，健脾和营。

药物组成：柴胡 12g，当归 12g，茯苓 12g，白术 12g，白芍 15g，薄荷 6g，生姜 6g，黄芪 20g，金钱草 15g，郁金 12g，虎杖 12g，生甘草 20g。

服用方法：常规水煎服，每日一剂，早、晚分服。

方药分析：柴胡疏肝解郁；当归、白芍养血柔肝；白术、生甘草、茯苓健脾养心；薄荷助柴胡以散肝郁；煨生姜温胃和中。诸药合用可收肝脾并治，气血兼顾的效果。加虎杖、金钱草以助清热解毒、利胆退黄之力；郁金意在增强方中疏肝解郁之功；重用黄芪以期健脾益气、扶正祛邪；重用生甘草取解毒之意。

现代药理：当归、白芍对肝细胞受损具有良好的修复和保护作用；柴胡具有调节人体免疫功能的作用；茯苓、甘草能增强机体免疫力，稳定细胞膜，保护肝细胞。

4. 龙胆泻肝汤

功能主治：泻肝胆实火，清下焦湿热。

药物组成：龙胆草 10g，黄芩 10g，栀子 10g，当归 20g，生地黄 20g，柴胡 10g，甘草 10g，瓜蒌 30g，大黄 5g，泽泻 20g，车前子 10g。

服用方法：常规水煎服，每日一剂，早、晚分服。

方药分析：龙胆草苦寒，能上清肝胆实热，下泻肝胆湿热，泻火除湿，两擅其功，切中病情，故为君药；黄芩、栀子两药苦寒，归经肝、胆、三焦，泻火解毒，燥湿清热，用之为臣，以加强君药清热除湿之功；湿热壅滞下焦，故用渗湿泻热之车前子、泽泻以导湿热下行，从水道而去，使邪有出路，则湿热无留，用以为佐。然肝为藏血之脏，肝经实火，易伤阴血，所用诸药又属苦燥渗利伤阴之品，故用生地黄养阴，当归补血，使祛邪而不伤正；肝体阴用阳，性喜疏泄条达而恶抑郁。火邪内郁，肝气不舒，用大剂苦寒降泄之品，恐肝胆之气被抑，故用柴胡舒畅肝胆，并能引诸药

归于肝胆之经，且柴胡与黄芩相合，既解肝胆之热，又增清上之力。瓜蒌与大黄配伍，瓜蒌宣肺理气、通腑降逆，大黄通达腑气，气机升降有常，则热、毒、瘀自上、中、下三焦而解，使该方更具有宣上、畅中、泻下的作用。以上几味皆为佐药。甘草为使，一可缓苦寒之品防其伤胃，二可调和诸药。纵观全方，泻中有补，降中寓升，祛邪而不伤正，泻火而不伐胃，配伍严谨，诚为泻肝补肝之良方；使火降热清，湿浊得消，循经所发诸症，皆可相应而愈。

现代药理：龙胆草有保肝、降低谷丙转氨酶及利胆的作用，黄芩具有利胆保肝的作用。栀子煎剂及醇提取液有利胆作用，能促进胆汁分泌，并能降低血中胆红素，可促进血液中胆红素迅速排泄。当归对小鼠四氯化碳引起的肝损伤有保护作用，并有促进肝细胞再生和恢复某些肝功能的作用。生地黄煎剂还有保护肝脏、防止肝糖原减少的作用。柴胡及其有效成分柴胡皂苷有抗感染作用，柴胡皂苷又有降低血浆胆固醇的作用，柴胡有较好的抗脂肪肝、抗肝损伤、利胆、降氨基转移酶的作用。甘草有抗感染、抗过敏作用，甘草浸膏和甘草酸对某些毒物有类似葡萄糖醛酸的解毒作用。

5. 柴胡栀子汤

功能主治：疏肝解郁，健脾化湿。

药物组成：柴胡 15g，栀子 12g，当归 10g，生地黄 12g，白芍 12g，白术 10g，茯苓 12g，陈皮 10g，炙甘草 6g。

服用方法：常规水煎服，每日一剂，早、晚分服。

方药分析：柴胡疏肝解郁，栀子清热利湿，两者合用升降气机，增强解郁、祛湿之功；当归、生地黄配白芍养血滋阴柔肝，白术、茯苓配陈皮理气健脾祛湿；炙甘草益气补中，缓肝之急。

现代药理：柴胡有保肝利胆，降低氨基转移酶的作用；栀子能促进胆汁分泌，降低血中胆红素；生地黄可明显提高外周淋巴细胞的合成，增强细胞免疫功能。

（三）中成药的应用

1. 葵花护肝片

功能主治：疏肝理气，健脾消食。其具有降

低氨基转移酶的作用，用于脂肪肝、酒精肝、药物性肝损伤、慢性肝炎及早期肝硬化等。其具有解酒、降脂、解毒、抗感染等效果。

药物组成：柴胡、茵陈、板蓝根、五味子、猪胆粉、绿豆。

方药分析：五味子所含成分五味子乙素可降低血清氨基转移酶，增加肝细胞内蛋白质合成，并对肝药酶活性有诱导作用，促进肝细胞修复和再生；柴胡有疏肝解郁、保肝利胆作用；茵陈清湿热、降低氨基转移酶活性；板蓝根可增强机体免疫力；猪胆汁粉有助消化等作用。诸药合用，具有疏肝解郁、清热养肝、利湿解毒、健脾消食等功效。

用法用量：口服，每次 4 片，每日 3 次。

2. 护肝宁片

功能主治：清热利湿，益肝化瘀，疏肝止痛；退黄，降低谷丙转氨酶。其用于温热中阻、瘀血阻络所致的脘胁胀痛、口苦、黄疸、胸闷、纳呆；急、慢性肝炎见上述证候者。

药物组成：垂盆草、虎杖、丹参、灵芝。

方药分析：垂盆草苷对肝细胞代谢具有促进作用，可提高肝脏的解毒能力；虎杖能降低肝脏内类脂化合物和血清中游离脂肪酸及谷丙转氨酶、谷草转氨酶等；虎杖和丹参能明显抑制肝细胞脂质过氧化反应，改善微循环及肝纤维化；灵芝有促进肝细胞再生能力。护肝宁片中各个药配伍能共同发挥清热利湿、益肝化瘀、舒肝止痛的功效，不但能启动肝脏自愈转系统，促使机体发挥正常免疫功能，阻断自身免疫反应，增强体质及抗病能力，也能改善肝功能，恢复肝脏正常解毒功能，使人体气血运行正常。

用法用量：口服，每次 4 ～ 5 片，每日 3 次。

3. 肝康宁

功能主治：清热解毒，活血疏肝，健脾祛湿。其用于急、慢性肝炎，湿热疫毒蕴结、肝郁脾虚证候所见胁痛腹胀、口苦纳呆、恶心、厌油、黄疸日久不退或反复出现，小便发黄、大便偏干或黏滞不爽、神疲乏力等症。

药物组成：白花蛇舌草、虎杖、垂盆草、柴胡、人参、白术、丹参、三七、郁金、土木香、五味子、甘草。

方药分析：白花蛇舌草清热解毒，消痈散结，利尿除湿。垂盆草清利湿热，有降低谷丙转氨酶作用。虎杖祛风利湿。五味子对肝炎恢复期氨基转移酶升高者有降低作用。柴胡抗菌、抗病毒。人参有保护肝脏，增强免疫力作用。白术健脾益气，燥湿利水。丹参保肝，改善肝微循环。郁金行气化瘀，清心解郁，利胆退黄。三七保护肝脏。土木香健脾和胃，调气解郁。甘草保护肝脏。

用法用量：口服，每次 3 ～ 5 片，每日 3 次或遵医嘱。

4. 五脂片

功能主治：慢性、迁延性肝炎谷丙转氨酶升高者。

药物组成：南五味子醇浸膏。

方药分析：南五味子能够有效拮抗肝细胞毒性，阻断多种毒物损害肝细胞，抑制有毒产物生成，诱导肝微粒体细胞色素 P450 氧化酶的活性，拮抗活性氧自由基作用，抑制肝细胞膜脂质过氧化，促进生成肝糖原，利于肝细胞的恢复，从而降低谷丙转氨酶及谷草转氨酶水平。

用法用量：口服，每次 3 片，每日 3 次。

5. 天晴甘平（甘草酸二铵肠溶胶囊）

功能主治：伴有谷丙转氨酶升高的急、慢性肝炎的治疗。

药物组成：甘草酸二铵。

方药分析：甘草酸二铵是中药甘草有效成分的第三代提取物，具有较强的抗感染、保护肝细胞膜及改善肝功能的作用。该药在化学结构上与醛固酮的类固醇环相似，可阻碍可的松与醛固酮的灭活，从而发挥类固醇样作用，但无皮质激素的不良反应。

用法用量：每次 150mg（每次 3 粒），每日 3 次。

二、白细胞减少症

抗结核药物引起的白细胞计数减少，根据临床表现归为中医"虚劳"或"血虚"等范畴。其病以虚为主，为邪毒、药毒所伤，致使脏腑功能受损，损伤机体的气、血、津液，从而使人体的阴阳气血失衡，病在骨髓，涉及五脏，主要为脾、肾。

（一）单味中药的应用情况

李红等对 2001 年 1 月至 2012 年 12 月，以"白细胞减少"为检索词分别进行题名和主题词检索，纳入文献共计 132 篇，涉及处方 132 首，共计 118 味中药、1417 频次，平均每个处方使用中药 11 味。治疗白细胞减少症使用频率最高的前 11 味中药分别为黄芪、当归、鸡血藤、白术、熟地黄、甘草、女贞子、枸杞子、党参、补骨脂和茯苓，累计使用 758 频次，占使用药物总频次的 53.49%（表 3-1）。

表 3-1　132 篇白细胞减少症临床研究文献常用药物使用情况

药名	频次	占方频率（%）	占药频率（%）	累计频次	累计频率（%）
黄芪	111	84.09	7.83	111	7.83
当归	96	72.73	6.77	207	14.61
鸡血藤	77	58.33	5.43	284	20.04
白术	75	56.82	5.29	359	25.34
熟地黄	70	53.03	4.94	429	30.28
甘草	64	48.48	4.52	493	34.79
女贞子	59	44.70	4.16	552	38.96
枸杞子	59	44.70	4.16	611	43.12
党参	58	43.94	4.09	669	47.21
补骨脂	45	34.09	3.18	714	50.39
茯苓	44	33.33	3.11	758	53.49

占方频率 = 频次 / 处方总数；占药频率 = 频次 / 全部中药总频次

在药物类别统计结果中，补虚药的频率（71.19%）远高于其他类别，超过总频率的 2/3，是整个方药的集中药类，可视为君药。按补虚药的具体类别进行统计，补气药所占比例最大，如黄芪、白术、甘草、党参等；其次为补血药，如当归、熟地黄、何首乌、白芍等。气属阳，主动，主煦之；血属阴，主静，主濡之。两者都主要源于脾胃化生的水谷精微，在生成、输布等方面关系密切。有形之血生于无形之气，气虚生化无力，可致血虚；血为气之宅，血虚则气无所依，亦可导致气虚，故补气药常与补血药同用，以发挥更大的补益气血功效。活血化瘀药（8.73%）和利水渗湿药（4.54%）因所占比例相对较大，可共同视为臣药。利水渗湿药共计 7 味 64 频次，其中仅茯苓一味药就占 44 频次。茯苓性味甘、淡、平，有利水消肿、渗湿、健脾、宁心的作用，在治疗本病时多与党参、白术、甘草同用，取其味甘、善入脾经、能健脾补中之功，而辅以利水渗湿之用。由此可见，某些药物的所属类别与治疗本病的功效之间存在着一定的差别，须细辨之。而除此以外的 13 类药累计频率

仅为 15.54%，可共同视为佐、使之药，在临床上酌情加减（表 3-2）。

表 3-2　132 篇白细胞减少症临床研究文献治疗药物类别使用情况

类别	味数	频次	频率（%）	类别	味数	频次	频率（%）
补虚	40	1003	71.19	化湿	4	15	1.06
活血化瘀	7	123	8.73	止血	4	15	1.06
利水渗湿	7	64	4.54	温里	4	14	0.99
清热	15	38	2.70	安神	3	11	0.78
收涩	5	38	2.70	化痰止咳平喘	2	6	0.43
理气	5	36	2.56	祛风湿	3	3	0.21
消食	5	23	1.63	泻下	1	1	0.07
解表	6	18	1.28	平肝息风	1	1	0.07

（二）中药复方的应用

1. 健脾益肾生白汤

功能主治：健脾益肾，补气生血。

药物组成：黄芪 30g，党参 15g，白术 10g，鸡血藤 10g，女贞子 10g，覆盆子 10g，补骨脂 10g。

服用方法：常规水煎服，每日一剂，早、晚分服。

方药分析：方中黄芪、白术、党参、鸡血藤健脾益气，则气血生化有源；补骨脂、覆盆子、女贞子益肾填精补髓。诸药合用，健脾益肾，补气生血。

现代药理：黄芪可使细胞生理代谢旺盛，促进各细胞生长发育和成熟，促进骨髓造血功能，能促进 RNA 及蛋白质的合成。白术、党参可升高白细胞计数，其中党参可保护人体造血系统，改善骨髓微循环，还能促进造血细胞核糖核酸合成和多能干细胞增殖分化，具有显著增高白细胞计数的功能；补骨脂对粒细胞生长有促进作用。诸药合用可提高机体免疫力，能使白细胞计数升高。

2. 加味四物汤

功能主治：气血双补，平调阴阳。

药物组成：当归 12g，白芍 15g，熟地黄 20g，川芎 9g，淫羊藿 12g，枸杞子 12g，西洋参 30g，黄芪 15g。

服用方法：常规水煎服，每日一剂，早、晚分服。

方药分析：熟地黄、枸杞子养血滋阴，有补肾填精之效；当归补血活血，补阴中之阳；西洋参、黄芪补中益气；川芎行气活血、理血中之气；白芍滋阴养血；淫羊藿补肾壮阳。拟健脾补肾、气血双补、平调阴阳。

现代药理：西洋参、黄芪、枸杞子、白芍能增加 SOD 活力，降低 MDA 含量，抑制了氧自由基的产生。本方具有增强体质，提高免疫力的功能，对化疗引起的白细胞减少症具有协同治疗作用。

3. 鹿精龙芪汤

功能主治：益气养血，补肾填精。

药物组成：鹿角霜 10g，黄精 20g，龙眼肉 20g，黄芪 20g，羊蹄根 10g，人参 5g，天冬 8g，熟地黄 20g，女贞子 15g，丹参 8g，淫羊藿 15g，阿胶 15g。

服用方法：常规水煎服，每日一剂，早、晚分服。

方药分析：人参大补元气，天冬滋阴生津，熟地黄补血滋阴，以天冬、熟地黄、人参三味补气滋阴养血；并以黄芪补气升阳健脾，补气之力还可以生血，以女贞子补肾滋阴，淫羊藿补肾助阳，三味合用，补肾之阴阳。丹参凉血养血，活血祛瘀；阿胶补血止血，鹿角霜温补肝肾，黄精补脾润肺；龙眼肉具有补益气血的作用；羊蹄根凉血止血。诸药合用，益气养血，补肾填精。

现代药理：黄芪能促进中性粒细胞趋化，抗感染及增强机体免疫力。鹿角霜、阿胶、人参、女贞子等具有升高白细胞计数的作用，能促进健康人淋巴母细胞转化，升高外周白细胞计数，增强网织内皮系统的吞噬功能，同时还有增强体液及细胞免疫的作用。

4. 八珍汤

功能主治：益气补血。

药物组成：人参 30g，白术 30g，白茯苓 30g，当归 30g，川芎 30g，白芍 30g，熟地黄 30g，炙甘草 30g。

服用方法：加生姜 3 片，大枣 5 枚，水煎服，每日一剂，早、晚分服。

方药分析：人参与熟地黄相配，补气养血，健脾益肾共为君药。白术、白茯苓健脾渗湿，助人参益气补脾；当归、白芍养血和营，助熟地黄滋养心肝，均为臣药。川芎为佐，活血行气，使地、归、芍补而不滞。炙甘草为使，益气和中，调和诸药。

现代药理：人参、熟地黄、白术、当归、白茯苓等中药内的多糖成分能促进骨髓造血细胞的增殖、分化及促使外周血白细胞计数升高。除此之外，白术多糖和茯苓多糖还具有增强免疫调节、抗感染、抗氧化等多种功能。

（三）中成药的应用

1. 芪胶升白胶囊

功能主治：补益气血。用于气血亏损证所引起的头晕目眩、气短乏力、自汗、盗汗，以及白细胞减少症见上述证候者。

药物组成：大枣、阿胶、血人参、淫羊藿、苦参、黄芪、当归。

方药分析：大枣补中益气、养血安神；当归补血活血；阿胶补血止血、滋阴润燥；淫羊藿补肾阳、祛风湿、强筋骨；苦参清热燥湿、杀虫止痒；血人参活血、利湿、化痰、解表。黄芪补气固表。本品既能补气、补血、提高人体免疫能力，又能迅速增加体内白细胞计数，达到标本同治之功效。

用法用量：口服，每次 4 粒，每日 3 次。

2. 驴胶补血颗粒

功能主治：滋阴补血，健脾益气。主治气血双亏引起的一系列病症。

药物组成：阿胶、黄芪、党参、熟地黄、白术、当归。

方药分析：方中阿胶、熟地黄补血而滋阴，当归补血活血，党参、黄芪、白术健脾益气，补血滋阴药中佐以活血益气之药，补血而不滋腻，健脾益气药中佐以滋阴养血之品，益气而不温燥。诸药合用，共奏补脾益气、滋阴养血之功效。

用法用量：开水冲服，每次 20g，每日 2 次。

第三节　脊柱结核的非药物治疗

脊柱结核的非药物治疗主要包括心理护理、局部制动、膳食营养及功能锻炼。心理护理、膳食营养及功能锻炼详见本书第二十二章。本节主要介绍支具和支架外固定在脊柱结核治疗中的应用。

（一）支具外固定

脊柱支具外固定作为一种辅助的固定方法，

在临床中应用较为普通。支具固定可以增加脊柱的稳定性，减少椎体破坏而造成的脊柱脊髓损伤；在脊柱手术内固定强度不够的情况下，也可以作为一种外固定的选择。同时也能减少术后的疼痛，以利于早期康复护理。古代医疗也通过使用皮具、板木、竹子、树皮、绳索等材料制成相应器具对肢体进行保护。清代吴谦《医宗金鉴》的器具总论中有"披肩、通木、腰柱、杉篱"等外用器具的记载，详细介绍了各种器具的制作方法和适应证。例如，按人体脊柱弧度"以形制器"制成的通木和腰柱，与现在的胸椎、腰椎固定支具有相同的原理和临床应用价值。随着材料和制作工艺的进步，目前脊柱支具性能日趋完善。

1. 颈围领

颈围领有软硬之分。软式颈围领采用橡胶海绵或泡沫塑料等材料，外包一棉纱套，尼龙搭扣束紧，是最简单的颈部固定措施（图3-1），但固定强度弱，可在夜间睡眠时用，以减少夜间用硬式颈围领的不适。硬式颈围领由薄塑料板制成，前面有下颌托，通过尼龙搭扣连接，并可调节大小。该支具可以限制颈前屈和后伸，对侧屈和旋转也有一定的限制作用。在使用过程中，应保持松紧适度，型号大小适中，与皮肤紧密接触的位置应垫一软的纯棉制品或垫纯棉的毛巾，以利于汗液吸收，增加舒适感和保持皮肤干燥，防止压疮；也可防止化纤制品直接与皮肤摩擦而产生的不良反应。

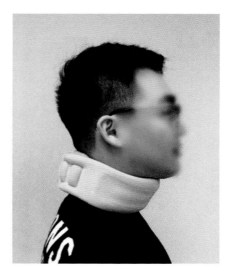

图 3-1 颈围领

2. 颈支具

颈支具与硬式颈围领很相似，但其前半片上有下颌托，下有胸骨托，后半片上有颈枕托，下有肩托，其控制颈部活动的作用比颈围领更加可靠（图3-2）。在使用过程中，应注意枕骨、下颌骨、胸骨、双侧肩胛骨等处皮肤的变化，要保持皮肤干燥、干净，每天用温水擦洗；骨突出部位应垫一软枕，每天可按摩骨突出部位，以防造成软组织压伤。

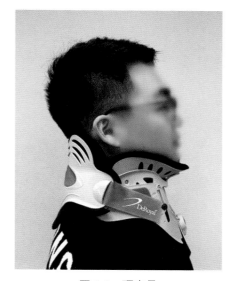

图 3-2 颈支具

3. 头颈胸支具

头颈胸支具由聚乙烯材料合成的前后两片半环型组成，前片与患者的额头、颈、下颌、前胸相吻合，后片与患者的头、颈、胸后部相吻合（图3-3）。

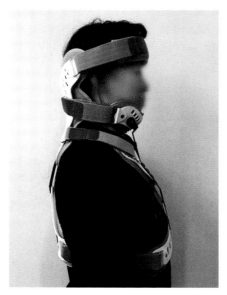

图 3-3 头颈胸支具

（1）头颈胸支具的适应证：①无颈髓损伤和不全颈髓损伤的颈椎结核行植骨内固定术后；②颈椎结核引起颈椎不稳定的术前临时固定；③全身情况差，不能耐受手术。

（2）头颈胸支具的固定方法：可根据患者体型情况评估后，量身定做支具。先松开颌枕、肩、胸三对搭扣，将矫形器分成前后两片，把后片戴好，支具上部顶着枕部，下部贴在肩背；再将前片戴好，支具上部托着下颌，下部贴在前胸。将后片两侧颌枕搭扣带穿过前片颌枕两边扣环，向后拉至适度松紧粘住固定。再把后片两侧肩、胸部扣带分别穿过前片肩部和胸部的扣环，拉至适度松紧固定。最后，旋转前侧螺旋撑拉器调节杆，将头颈调至适当对线位置。

（3）头颈胸支具的优点：①可早期下床活动行功能康复训练，也减少了卧床并发症的发生；②支具可辅助内固定器材，内外结合固定，增加了固定强度，减少了对植骨块融合不利的剪应力，增加能促进骨折愈合的应压力，促进植骨块的愈合；③支具外固定在脊柱损伤节段达到了生物性融合前可减少内固定器材的松动、断裂的发生率。

4. 胸腰骶椎固定式脊柱支具（矫形器）

胸腰骶椎固定式脊柱支具（图3-4）的外部有硬性支持，常用铝合金或热塑性塑料板材制成。该类矫形器普遍采用三点力学原理和感觉反馈作用，有较好的限制脊柱运动和通过增加腹内压以减少病变椎体负担的作用。根据病变范围，其可分为胸腰骶矫形器和腰骶椎矫形器两大类。经常使用的是一种带有衬里的塑料大背心，上至肩胛部，下至髂嵴，上有肩带，前胸有尼龙粘扣连接。塑料质的较硬，透气性能差，应垫以纯棉浴巾，预防压疮，每天打开粘扣清洗、擦拭，按摩骨突出部位。

（1）佩带方法：患者先取侧卧位，将支具后半部置于躯干后面；再取平卧位，将支具前半部置于胸腹部。使支具前后边缘在腋中线重叠，用固定带系紧。

（2）取下方法：患者先取平卧位，按与佩戴相反的顺序取下。

（3）胸腰骶支具的优点：对脊柱病椎间融合术后患者的脊柱稳定性起到了积极的治疗作用，

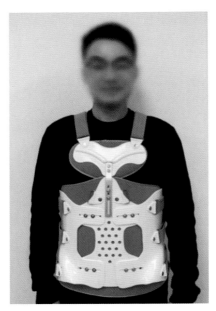

图3-4　胸腰骶椎固定式脊柱支具

可提供身体支撑，控制胸腰椎的伸屈、旋转和侧屈运动，减少身体重量对椎体的压力，可防止植骨愈合不良或内固定物松动、断裂，同时可减轻疼痛，预防畸形。胸腰骶支具强度大、轻便、透气性能好，不受温、湿度影响，不易折断变形，无毒无味，具有一定弹性，可随人体增胖或减瘦调整松紧度，以达到最佳固定效果；克服了石膏固定给患者带来的痛苦，可早期下床活动，进行功能锻炼，缩短卧床时间，减少术后并发症。

（4）佩戴支具的注意事项：①支具必须在床上佩戴，将支具松紧度调节好后方可下床活动，上床后再将支具除去。②除去支具后仰卧于床上，腰下垫薄枕（高3～4cm）维持腰部的生理前突，也可侧卧，在季肋部垫枕（高3～6cm）维持脊柱的正直，防止加大椎体的侧方压缩。③佩戴支具位置要准确，松紧要适度，与躯体紧密接触，过紧易出现压伤，过松则达不到制动目的。④衬衫需平整，不宜过紧，拆去扣子及其他附在衣物上的硬物，以免皮肤受压而发生破损。⑤避免支具衬垫与皮肤直接接触，尽管支具已设置了许多通气孔，透气性能较好，但吸汗性能仍欠佳。⑥炎热季节患者可躺在淋浴车上去除支具淋浴，也可取平卧位先去除前面支具淋浴，然后将支具佩戴好，再取俯卧位去除后面支具淋浴。注意：搬动患者时一定要佩戴好支具；淋浴后更换内衣，将支具晾干再用。

（二）Halo-Vest 支架（头颈胸外固定架）

自 Perry 和 Nickel 在 1959 年首次将 Halo-Vest 支架应用于颈椎外科以来，Halo-Vest 支架作为一种有效的脊柱外固定器械，以其良好的外固定效果和独特的治疗特性而受到骨科医生的青睐。全套装置包括头环 1 个、颅钉 4 枚、支杆 6 根、前后背心 2 块、连接杆及固定扳手各 1 套，共有大、中、小 3 种型号（图 3-5）。

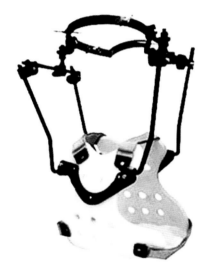

图 3-5　Halo-Vest 支架

（1）Halo-Vest 支架的主要适应证：颈椎结核引起颈椎不稳定的术前临时固定；全身情况差，不能耐受手术的非手术治疗；手术内固定强度不够，需要外固定增加固定强度。

（2）Halo-Vest 支架的安装方法：术前患者剃除全部头发，测量头围、胸围，高压消毒颅钉、头环。根据头围选择合适的头环，头环距头皮的距离为 1～2cm，再根据胸围选择合适的固定背心，并预先安装好连接件。背心内侧面接触皮肤区域覆盖平整柔软的透气织物，以防皮肤压疮形成。患者平卧于手术床上，双目自然闭合，头部位于床沿外，由助手扶持。先确定 4 枚螺钉的位置，前 2 枚取眉弓上 1cm、外 1/3 处，后 2 枚取耳尖上 1cm、后 2～3cm 处（按时钟定位一般为 4 点、8 点位），后方 2 枚螺钉进针点与前方 2 枚成对角线，用亚甲蓝在患者头皮上做标记。常规术野消毒，用 1% 利多卡因在进针点行局部浸润麻醉，将头环维持在头颅最大径线下方，选择头环上与进钉点最近的钉孔进钉，呈对角加压形式将 4 枚螺钉逐对拧

入，至患者自觉头颅有明显的"紧箍感"，可停止进钉。助手手持头环给予持续牵引，患者躯干抬起 30°，置入后背心，然后放平，再安装前背心，尼龙带固定好后，安装支杆使头环与背心连接，复位满意后维持颈椎生理曲度，加压锁定支杆。术中 C 形臂 X 线透视下，调整连接件方向和支杆长度，直至骨折及脱位复位满意。术后钉孔处皮肤用酒精纱布湿敷，术后 3 天内每天检查螺钉松紧度及连接件、背心固定情况，并及时给予调整。

（3）Halo-Vest 支架的优点：①具有坚固、可靠的三维固定作用，使颈椎在纵轴、横轴、矢状轴得到固定，并可根据需要调整固定位置，控制颈椎旋转位移的能力远高于颈椎支具。②根据需要调整颈椎的屈伸、侧屈和纵向牵引，克服了颅骨牵引中的牵引方向不正确、过度牵引等现象。③简易方便，无须做皮肤切口及颅骨钻孔。④有利于减少手术和麻醉的危险，手术前后的制动可防止二次损伤及植骨块移位。⑤拆、卸方便，尤其是前面 2 根支杆能向后翻折，便于术中操作，而不影响架子的稳定性，术后恢复原位固定。⑥质量轻、带架活动方便，可早期下床活动。瘫痪患者可随意翻身、搬运，避免了长期卧床造成的下肢静脉血栓、肺部感染、骨质疏松及肌肉萎缩等并发症。⑦克服了以往的头、颈、胸石膏造成皮肤刺激、皮疹、压疮、出汗散热困难、不能调节及不能牵引等缺点。⑧可方便翻身，明显减轻护理工作量。⑨有利于摄片观察。

（4）Halo-Vest 支架安装后的注意事项：安装后可能有螺钉松动、钉道感染、钉孔处疼痛、背部压疮等发生，应经常检查针眼，确认有无渗出和感染现象，必要时给予换药；注意螺钉有无滑脱和松动；严密观察有无神经系统并发症（眶上神经、展神经、舌咽神经、舌下神经或臂丛神经等并发症）；如果需要牵引，头颅环安装 72 小时后，待针眼疼痛消失，再做牵引。

（金阳辉　朱　博　刘列华）

参 考 文 献

陈锦英，何建民，何庆，等，1994. 中草药对致肾盂肾炎大肠杆菌黏附特性的抑制作用. 天津医药，22（10）：579-581.

陈奇，2000. 中药药理研究方法学. 北京：人民卫生出版社，251-275.

陈治安，向恩，2010. 护肝片预防抗结核药物所致肝损害的临床观察.

中国现代药物应用，(09)：171-172.

褚春薇，陈继婷，2012. 加味一贯煎对抗结核药所致的大鼠肝损伤的防治作用. 中国实验方剂学杂志，18(15)：201-204.

杜发强，2019. 麝香外敷治疗脊柱结核性窦道的临床观察. 中国民间疗法，27(3)：36-37.

郭存炳，李辉，郑淑兰，2018. 参芪十一味颗粒治疗抗结核药物所致白细胞减少症的疗效. 中国防痨杂志，40(3)：274-279.

黄子慧，2009. 提脓祛腐液外用治疗结核性窦道 32 例临床观察. 天津中医药大学学报，28(1)：14-15.

金卫东，王自立，马小民，等，2009. 156 例脊柱结核患者抗结核药物副作用临床分析. 第三军医大学学报，20：1932-1935.

郎雅珍，翁丽萍，沈炎琴，2019. 如意金黄散外敷治疗寒性脓疡疗效观察. 浙江中西医结合杂志，29(11)：932-933.

李虹，张蓉蓉，2015. 中药复方治疗白细胞减少症用药规律分析. 中医杂志，56(4)：338-341.

禄保平，彭勃，2005. 关于中医药防治抗结核药物后肝损伤的分析与思考. 中医药通报，02：49-52.

戚其华，2007. 脊髓损伤康复期患者的针灸治疗方法探讨. 中国针灸，7(27)：533-535.

乔为平，王和生，夏铭，等，2006. 加味四物汤对白细胞减少症大鼠超氧化物歧化物活力及脂质过氧化物含量的影响. 中国实验方剂学杂志，12(12)：51-53.

邱葵，刘宇红，孔繁翠，等，2009. 金银花体外抗结核活性研究. 世界科学技术：中医药现代化，11(6)：876-879.

石燕，周日花，林立华，等，2019. 中药穴位贴敷治疗抗结核药物所致白细胞减少临床观察. 浙江中西医结合杂志，29(2)：157-159.

孙丽霞，周玲玲，袁冬平，等，2012. 柴胡疏肝散对大鼠免疫性肝损伤的防治作用. 中国生化药物杂志，33(5)：628-630.

覃佳强，张德文，王忠良，等，2004. 儿童脊柱畸形的支具治疗. 中国矫形外科杂志，23(1/2)：25-27.

田梦曦，刘文兰，2015. 肝损伤中药治疗研究进展. 辽宁中医药大学学报，17(04)：125-129.

田正良，阴智敏，2006. 健脾益肾升白汤治疗白细胞减少症 42 例. 陕西中医，27(5)：541-542.

王爱华，张志，2012. 柴胡栀子汤治疗抗痨药物所致肝损害 52 例. 光明中医，27(10)：2033-2034.

王萍，宋言峥，2006. 祛腐生肌散外用治疗结核性窦道 50 例. 中原医刊，33(18)：64.

王学教，2009. 逍遥散加味治疗抗痨药物性肝损害疗效观察. 湖北中医杂志，31(7)：29-30.

王永杰，2017. 中药复方益肺通络颗粒有效成分的质量与活性研究. 济南：山东中医药大学.

王永灵，黄纲，阙华发，等，2011. 中医外治疗法治疗体表窦道及瘘管. 中医外治杂志，20(6)：41-43.

魏晓冬，刘铁军，于洪涛，等，2008. 龙胆泻肝汤加减治疗药物性肝炎肝胆湿热证 30 例临床观察. 吉林中医药，28(1)：28-29.

吴玲焕，张祎然，2016. 鹿精龙芪汤对抗结核药致白细胞减少的治疗效果分析. 中国中西医结合急救杂志，23(4)：435-436.

徐辉，郑淑梅，蒋明德，等，2009. 护肝宁片治疗药物性肝损伤疗效观察. 中国中西医结合消化杂志，(1)：34-36.

颜磊，徐向平，黄胜，等，2019. 驴胶补血颗粒升高白细胞作用及机制研究进展. 中草药，50(3)：761-766.

赵奎君，徐国钧，金蓉鸾，1995. 狼毒类中药对结核杆菌抗菌作用的比较. 国药科大学学报，26(2)：122-124.

赵文良，周国昌，苑之明，等，1996. 创伤性脊柱脊髓损伤急性期合并症 107 例临床分析. 中国脊柱脊髓杂志，6：250-253.

Peng Q, Li M, Xue F, et al, 2014. Structure and immunobiological activity of a new polysaccharide from Bletilla striata. Carbohyd Polym, 107(8)：119-123.

Yang T, Liu LY, Ma YY, et al, 2014. Notch signaling-mediated neural lineage selection facilotates intrastriatal transplantation therapy for ischemic stroke by promoting endogenous regeneration in the hippocampus. Cell Transplant, 23(2)：221-238.

Zhang Y, Lv T, Li M, et al, 2015. Anti-aging effect of polysaccharide from Bletilla striata on nematode Caenorhabditis elegans. Pharmacogn, Mag, 11(43)：449-454.

结核病是全身性疾病，脊柱结核是结核杆菌全身感染的局部表现。多个系统性综述研究表明，脊柱结核患者中应用手术治疗联合化疗与单独应用化疗相比，预后无显著性差异，提示抗结核药物化学治疗是脊柱结核治疗的基石和根本。抗结核药物化学治疗主要作用为迅速杀死病灶中大量繁殖的结核杆菌，减少组织破坏，防止耐药菌产生，彻底杀灭病灶中半静止或代谢缓慢的结核杆菌，减少治疗后复发。20世纪70年代，我国就提出了结核病化疗的"早期、联合、适量、规律、全程"的原则，脊柱结核的治疗也应遵循以上原则。

第一节　抗结核化学药物概述

目前国际上通用的有效抗结核药物有十余种，WHO将抗结核药物按作用效果与副作用大小分为两类：一线和二线抗结核药物。异烟肼、利福平、吡嗪酰胺、乙胺丁醇、链霉素、利福布汀和利福喷汀等因其疗效好、副作用小归为一线抗结核药物，其余则归为二线抗结核药物。以下将对主要抗结核药物的作用机制、药代动力学特点、用法用量、不良反应、在脊柱结核中的应用特点、注意事项等进行介绍。

一、一线抗结核药物

（一）异烟肼

1. 作用机制

异烟肼（isoniazid, INH, H）的作用机制尚未完全阐明，可能是抑制敏感细菌分枝菌酸的合成而使细胞壁破裂。异烟肼是目前应用的主要抗结核药物，对结核杆菌有高度选择性抗菌活性，对生长旺盛的结核杆菌呈杀菌作用，而对静止期结核杆菌仅有抑菌作用。异烟肼易渗入吞噬细胞，对细胞内外的结核杆菌均有杀菌作用，故称为"全效杀菌药"。对结核杆菌的最低抑菌浓度（MIC）为0.02～0.05mg/L。单药应用易产生耐药性，与其他抗结核药物联用可延缓耐药现象出现。

2. 药代动力学特点

异烟肼分子量小，血浆蛋白结合率仅0～10%，口服后吸收快，1～2小时达到高峰浓度，分布于全身组织和体液中，可透过血脑屏障，脑膜炎时脑脊液浓度与血浆浓度近似，非脑膜炎时只有血浆浓度的20%，并可进入胸膜腔、腹膜腔、心包腔、关节腔、寒性脓肿、干酪病灶、淋巴结中。其可穿过胎盘进入胎儿血液循环。主要在肝脏经乙酰化代谢成无活性代谢产物，其中有的代谢产物具有肝毒性。口服4～6小时后血药浓度因患者的乙酰化快慢而异，乙酰化的速率由遗传所决定。慢乙酰化者常有肝脏N-乙酰转移酶缺乏，未乙酰化的异烟肼可被部分结合。异烟肼的半衰期在快乙酰化者中为0.5～1.6小时，在慢乙酰化者中为2.0～4.2小时，肝、肾功能损害者可能延长。

本品约70%经肾在24小时内排出，大部分为无活性代谢物。快乙酰化者93%以乙酰化型在尿液中排出，慢乙酰化者为63%；快乙酰化者尿液中7%的异烟肼呈游离型或结合型，而慢乙酰化者则为37%。本品亦可从乳汁排出。相当量的异烟肼可经血液透析与腹膜透析清除。

3. 用法、用量

成年人0.3g/d；儿童10～15mg/（kg·d），不宜超过0.3g/d。每日量一次顿服。一般采用口服法，可静脉滴注。血行播散型肺结核和结核性脑膜炎时可适当增加剂量，每日0.4～0.6g。

4. 不良反应

使用常规剂量时，不良反应少见。慢乙酰化者较易出现肝功能不全、神经炎等不良反应。异烟肼对肝的损害，一般认为与药品过敏或药品中毒相关。大多数药物性肝损伤于用药 2 个月内出现，并随年龄的增长而增加。单用异烟肼预防性治疗的患者，10%～20% 出现过一过性氨基转移酶升高，严重药物性肝损伤者少见。但与利福平并用时肝毒性增加。

其他不良反应包括过敏反应、内分泌障碍（如性欲减退、痛经、男子乳房发育、甲状腺功能障碍等）；血液系统可有粒细胞减少、嗜酸性粒细胞增多、高铁血红蛋白血症；神经系统可有末梢神经炎、中枢神经系统障碍（欣快感、记忆力减退、兴奋、抑郁、头痛、失眠甚至精神失常），有癫痫或精神病史者可诱发其发作。

5. 注意事项

（1）应用常规剂量的异烟肼时一般无须加服维生素 B_6。老年人、产妇、接受哺乳的婴儿、合并以下疾病（HIV 感染、慢性肝病、糖尿病、尿毒症）、癫痫、酒精滥用、营养不良、外周神经病或大剂量应用异烟肼时，可加用维生素 B_6。但鉴于维生素 B_6 具有在试管内能降低异烟肼的抗菌作用，应与异烟肼分开服用。

（2）异烟肼可抑制双香豆素类抗凝血药、苯妥英类、茶碱类药物代谢，导致这些药物血药浓度升高，作用增强，合用时需注意。皮质激素可降低异烟肼的药效。

（3）肝功能异常者慎用，有精神病和癫痫病史者禁用。

（4）多脂肪饮食、抗酸药尤其是氢氧化铝可抑制异烟肼吸收，不宜同服，空腹服药的吸收效果较好。

（二）利福平

1. 作用机制

利福平（rifampicin, RFP, R）是广谱抗生素，通过与细菌的 RNA 多聚酶 β 亚单位牢固结合，抑制细菌 mRNA 的合成，最终抑制细菌蛋白质合成，导致细菌死亡。本品为脂溶性，易进入细胞内杀灭其中的敏感细菌，对革兰氏阳性菌、革兰氏阴性菌和结核杆菌均有抗菌活性。对结核杆菌

和其他分枝杆菌的最小抑菌浓度为 0.39～1.56mg/L。单独应用于治疗结核病时可迅速产生耐药性，故必须与其他抗结核药物合用。

2. 药代动力学特点

利福平口服吸收良好，进食或高脂肪饮食后服药可减少吸收，导致血药浓度降低。血浆蛋白结合率为 80%～91%，2 小时达到高峰血浓度，吸收后可分布至全身大部分组织和体液中，脑脊液中较少，脑膜炎时渗入增加。可通过胎盘进入胎儿血液循环。利福平在肝脏中可被自身诱导的微粒体氧化酶的作用而迅速去乙酰化，成为具有抗菌活性的代谢物——25-O- 去乙酰利福平。

利福平的 30%～60% 经胆汁从肠道排泄，有肠 - 肝循环，但去乙酰化利福平则无肠 - 肝循环。60%～65% 的给药量经粪便排出，6%～15% 的药物以原型、15% 为活性代谢物经尿液排出，7% 以无活性的 3- 甲酰衍生物排出。肝胆功能障碍时，尤其在胆道阻塞时血药浓度升高。在肾功能减退患者中本品无蓄积。由于自身诱导肝微粒体氧化酶的作用，在服用利福平 6～10 天后消除增加。用高剂量后由于经胆素排泄达到饱和，本品的排泄可能延缓。利福平不能经血液透析或腹膜透析清除。

3. 用法、用量

成年人体重 < 50kg，0.45g/d；体重 ≥ 50kg，0.6g/d。儿童 10～20mg/（kg·d）。成年人和儿童用量均不宜超过 0.6g/d。每日量一次顿服，空腹。可口服或静脉滴注。

4. 不良反应

（1）肝毒性：表现为氨基转移酶升高、肝大、黄疸等，胆道梗阻者更易发生。与异烟肼联用时促使异烟肼加速代谢为单乙酰肼而增加肝毒性。老年人、孕妇、营养不良者、长期嗜酒者、慢性肝病者较易发生肝损害。

（2）胃肠道反应：常见上腹不适、厌食、恶心、呕吐、腹痛、腹泻或便秘等。

（3）过敏反应：如药物热、皮疹、皮肤瘙痒，严重者可导致剥脱性皮炎。

（4）在血液系统表现为嗜酸性粒细胞增多、血小板数减少、粒细胞数减少、溶血、紫癜、蛋白尿、血尿甚至急性肾衰竭等。

（5）类流感样综合征：表现为寒战、高热、

头痛、呼吸困难、全身酸痛、关节痛等。

（6）类赫氏反应（Herxheimer-like reaction）：多发生在用利福平治疗 2～3 个月的初治肺结核患者，治疗中出现渗出型胸膜炎或纵隔淋巴结肿大等"暂时性恶化"现象，但患者痰菌阴转，结核中毒症状消失，继续原方案治疗可获得病变吸收、好转或痊愈。其主要原因为利福平导致结核杆菌短期内大量死亡而释放的菌体成分引起病灶周围变态反应。

（7）尿液、泪液等体液呈橘红色，但无害。

5. 注意事项

（1）必须空腹服用，用药 2 小时后进餐较宜。

（2）严重肝病患者、胆道梗阻者和妊娠 3 个月以内者禁用利福平，慢性肝病、肝功能不全者和妊娠 3 个月以上的孕妇也须慎用，并定期检查肝肾功能。

（3）利福平为肝微粒体酶诱导剂，可加速双香豆素类抗凝血药、降糖药、降压药、降血脂药、避孕药、洋地黄类、咪唑类抗真菌药、抗病毒药的药物代谢，使以上药物作用降低，合用时须调整剂量。

（三）吡嗪酰胺

1. 作用机制

吡嗪酰胺（pyrazinamide，PZA，Z）渗透入巨噬细胞后进入结核杆菌菌体内，菌体内的酰胺酶使其脱去酰胺基，转化为吡嗪酸而发挥抗菌作用。本品为烟酰胺的衍生物，因其在化学结构上与烟酰胺相似，通过取代烟酰胺而干扰脱氢酶，阻止呼吸链脱氢作用，妨碍结核杆菌对氧的利用，从而影响其正常代谢。吡嗪酰胺对静止期的结核杆菌有杀菌作用，但机制不明。在酸性环境中有较强的杀菌作用，在 pH 5.5 时杀菌作用最强。体内抑菌浓度为 12.5μg/ml。本品主要在细胞内抗菌，在细胞内的杀菌活性可因氟喹诺酮类药物的应用而得到加强。

2. 药代动力学特点

吡嗪酰胺口服后吸收快而完全，广泛分布于全身组织和体液中，包括肺、脑脊液、胆汁、肝、肾，其中脑脊液内药物浓度可达到同期血药浓度的 87%～105%。血浆蛋白结合率为 10%～20%，口服 2 小时达到高峰浓度。其主要在肝内代谢，水解生成活性代谢产物吡嗪酸，继而羟化成无活性的代谢物。经肾小球滤过排泄，24 小时内用药量的 70% 主要以代谢物从尿中排出（其中吡嗪酸约为 33%），3% 以原形排出。半衰期为 9～10 小时，肝、肾功能减退时可能延长。血液透析 4 小时可减低吡嗪酰胺血药浓度的 55%，血中吡嗪酸减低 50%～60%。

3. 用法、用量

成年人体重＜50kg，1.5g/d；体重≥50kg，1.75g/d。儿童 30～40mg/（kg·d）。不宜超过 2g/d。每日量一次顿服或分次口服。肾功能不全患者 25～35mg/kg，每周 3 次用药。

4. 不良反应

（1）肝脏损害：吡嗪酰胺可引起肝损害，程度与剂量和疗程有关。长期大剂量应用时可发生中毒性肝炎，造成严重肝细胞坏死、黄疸、血浆蛋白减少等。老年人、酗酒和营养不良者肝损害的发生率增加。

（2）痛风样关节炎：吡嗪酰胺的代谢产物吡嗪酸能抑制肾小管对尿酸的排泄，从而引起高尿酸血症，导致痛风样关节炎。

（3）胃肠道反应：可有食欲缺乏，恶心、呕吐。

（4）过敏反应：偶见发热和皮疹，个别患者可发生光敏反应，皮肤暴露部位呈红棕色。

5. 注意事项

（1）糖尿病、高尿酸血症、慢性肝病、肾功能不全患者慎用，孕妇和痛风患者、对本品过敏者禁用。定期检测肝肾功能及血尿酸水平。

（2）必须与异烟肼、利福平等药物联合应用，单用易产生耐药性。

（四）乙胺丁醇

1. 作用机制

乙胺丁醇（ethambutol，EMB，E）可渗入分枝杆菌体内干扰核糖核酸的合成，从而抑制细菌繁殖。仅对生长繁殖期的结核杆菌有作用，因其对细胞壁有破壁作用，有效地促进了其他药物进入细菌体内的速度，与其他一线抗结核药有协同作用，且可延缓其他药品耐药性的产生，MIC 为 5μg/ml。对静止期细菌无作用。

2. 药代动力学特点

乙胺丁醇口服生物利用度为 75%～80%，

血浆蛋白结合率为 20% ～ 30%。吸收后广泛分布于全身各组织和体液中，肾、肺、唾液和尿液内的药物浓度都很高；但胸腔积液和腹水中的浓度则很低，不能渗入正常脑膜，但结核性脑膜炎患者脑脊液中可有微量渗入；可通过胎盘进入胎儿血液循环；可从乳汁分泌，乳汁中的药物浓度约相当于母体血药浓度。本品主要经肝脏代谢，约 15% 的给药量代谢成为无活性代谢物。给药后约 80% 在 24 小时内经肾小球滤过和肾小管分泌排出，其中至少 50% 以原形排泄，约 15% 为无活性代谢物。在粪便中以原形排出约 20%。肾功能障碍使乙胺丁醇排泄减少导致蓄积。相当量的乙胺丁醇可经血液透析和腹膜透析从体内清除。

3. 用法、用量

成年人体重 < 50kg，0.75g/d；体重 ≥ 50kg，1.0g/d。儿童 15 ～ 25mg/（kg·d）。每日量一次顿服或分 2 次口服。肾功能不全患者 15 ～ 25mg/kg，每周 3 次。

4. 不良反应

（1）视神经损害：早期表现为视物模糊，眼球胀满感、异物感，流泪，畏光等。严重者可出现视力减退、视野缩小、辨色力减弱，也可引起失明，视神经毒性与剂量呈正相关，与异烟肼联用可加重对视神经的损害。糖尿病和酗酒患者发生率较其他患者增加。

（2）其他不良反应：有发热、瘙痒、皮疹等过敏反应，有四肢麻木、关节酸软等末梢神经炎症状，偶见高尿酸血症、精神障碍、粒细胞减少、癫痫发作等。

5. 注意事项

（1）因不能准确表达症状，不宜用于小儿，婴幼儿禁用。

（2）糖尿病眼底病变者禁用，痛风、视神经炎、酗酒者、肾功能不全者、孕妇、老年人、糖尿病患者慎用。定期行视力、视野、眼底、色觉检查。

（3）肾功能减退时排泄减少，可引发蓄积中毒，故肾功能减退者慎用。

（五）链霉素

1. 作用机制

链霉素（streptomycin，Sm，S）属氨基糖苷类抗生素，半效杀菌药，对多种革兰氏阴性杆菌和葡萄球菌的某些菌株有效，对结核杆菌的作用最为突出，呈强抑菌作用，高浓度有杀菌作用。其主要作用于结核杆菌的核糖体，抑制 mRNA 转录，从而抑制蛋白质合成导致细菌死亡。单用链霉素迅速发生耐药，耐药菌的毒力不减，也不可再转敏感，而且可产生链霉素依赖菌。因此，耐药后一般不考虑再用。

2. 药代动力学特点

链霉素肌内注射后吸收良好，血浆蛋白结合率为 20% ～ 30%。其主要分布于细胞外液，并可分布于除脑以外的所有器官、组织。到达脑脊液和支气管分泌液中的量很少，脑膜炎时脑脊液内可达到有效浓度；还可到达胆汁、胸腔积液、腹水、结核性脓肿和干酪样组织。在尿液中浓度高，可穿过胎盘屏障。本品在体内不代谢，主要经肾小球过滤排出，80% ～ 98% 在 24 小时内排出，约 1% 从胆汁排出。本品有相当量可经血液透析清除。

3. 用法、用量

本品为肌内注射，成年人 0.75g/d；儿童 20 ～ 40mg/（kg·d）；不宜超过 1.0g/d；> 59 岁 10mg/（kg·d），不宜超过 750mg/d，或每次 15mg/kg，每周 3 次。肾功能不全患者每次 12 ～ 15mg/kg，每周 2 ～ 3 次，不可每日使用。

4. 不良反应

（1）神经肌肉阻滞：阻滞乙酰胆碱和络合钙离子作用，引起口唇、四肢麻木。

（2）听神经损害：主要引起前庭功能障碍，如眩晕、恶心、呕吐、共济失调、步履蹒跚；其次是耳蜗损害，可出现耳鸣、耳聋，此毒性常为永久性损伤。出现此类症状应立即停药。

（3）肾毒性：损害近端肾小管，导致管型尿和蛋白尿，停药后可恢复。严重时发生肾衰竭。

（4）变态反应：可出现皮疹、发热等过敏反应。过敏性休克大多于注射后 1 ～ 2 分钟或 10 分钟之内出现，表现为突然发作的呼吸困难、面色先苍白后青紫、昏迷、抽搐、口吐白沫、大小便失禁等，严重者可致死。过敏性休克比青霉素发生率低，一旦发生则死亡率高。

5. 注意事项

（1）本品与阿米卡星和卷曲霉素具有单向交叉耐药性，对阿米卡星或卷曲霉素耐药时使用链霉素无效。

（2）老年人应减量。儿童慎用，孕妇禁用。病情特别需要时，可采用间歇应用，每周 2～3 次。用药时严密观察头晕、耳鸣、听力减退等反应。

（3）用药前必须做链霉素皮试，有链霉素过敏者禁用。

（4）不可与其他氨基糖苷类药同时使用。

（5）利尿剂与氨基糖苷类药合用时，药物的耳毒性风险增加。

（六）利福喷汀和利福布汀

1. 作用机制

利福喷汀（rifapentine, Rpt）和利福布汀（rifabutin, Rfb）的作用机制与利福平相似，主要是抑制细菌 DNA 依赖性 RNA 多聚酶。两药均是半合成广谱杀菌药，最低抑菌浓度为 0.12～0.25mg/L，适用于与其他抗结核药联合治疗结核杆菌所致的各型结核病。利福喷汀对结核杆菌作用比利福平强 2～10 倍，亦可用于非结核杆菌感染的治疗，如堪萨斯分枝杆菌、蟾蜍分枝杆菌感染，但鸟分枝杆菌对本品耐药。利福布汀对结核杆菌作用比利福平强 2～4 倍，也可用于非结核杆菌感染的治疗，还适用于晚期 HIV 感染患者预防鸟-胞内分枝杆菌复合群（mycobacterium avium-intracellulare complex, MAC）的播散。

2. 药代动力学特点

利福喷汀口服吸收缓慢，在胃肠道中吸收不完全，半衰期长，为 219.9 小时。体内抗结核实验表明，以相同剂量利福喷汀每周 1 次用药，可获得利福平每周 6 次用药相似的疗效。血浆蛋白结合率＞98%。本品吸收后在体内分布广，尤其在肝组织中分布最多，其次为肾，其他组织中亦有较高浓度，但不易透过血脑屏障。利福喷汀主要在肝内去乙酰化，但比利福平慢，生成活性代谢产物 25-去乙酰利福喷汀，有肝-肠循环，由胆汁排入肠道的原药部分可被再吸收。利福喷汀和 25-去乙酰利福喷汀主要经胆汁随粪便排出，仅部分由尿中排出。

利福布汀具有高亲脂性，高脂肪餐使吸收减慢但并不影响吸收总量，半衰期约（45±17）小时。血浆蛋白结合率约为 85%。吸收后分布广泛，易进入组织、细胞内。利福布汀在肺组织中的浓度可达血清中的 10～20 倍。53% 的口服用药通过尿液排出，30% 从粪便中排出。研究表明，轻、中度肾功能不全患者（肌酐清除率 30～61ml/min），药物浓度曲线下面积（AUC）增加 41%，严重肾功能不全患者（肌酐清除率＜30ml/min）AUC 增加了 71%。建议对肌酐清除率＜30ml/min 的患者应减少使用利福布汀的剂量。

3. 用法、用量

（1）利福喷汀：成年人体重＜50kg，每次 0.45g；体重≥50kg，每次 0.6g，每周 1～2 次；每次不宜超过 0.6g，空腹顿服。儿童每次 10mg/kg，每周 1 次。≥12 岁：体重＜45kg，每次 450mg，每周 1 次；体重≥45kg，每次 600mg，每周 1 次。

（2）利福布汀：成年人体重＜50kg，0.15～0.3g/d；体重≥50kg，0.3g/d。儿童：剂量尚未确定。每日一次顿服。

4. 不良反应

本品的不良反应同利福平，但肝功能损害发生率较低。

5. 注意事项

（1）老年人、合并严重肾功能损害者应用利福布汀时须注意调整剂量，但利福喷汀无须调整剂量。

（2）利福布汀和利福平存在高度交叉耐药，利福布汀对耐利福平菌株的敏感性不足 20%。利福喷汀与利福平存在 100% 的交叉耐药。

（3）基于和抗病毒药间的相互影响，在结核病合并艾滋病的情况下，宜选用利福布汀，不宜选用利福喷汀或利福平。

（4）对利福霉素类药过敏者禁忌使用。

二、二线抗结核药物

（一）氟喹诺酮类

常用于结核病治疗的氟喹诺酮类药主要包括左氧氟沙星（levofloxacin, Lfx）、莫西沙星（moxifloxacin, Mfx）和加替沙星（gatifloxacin, Gfx）。加替沙星和莫西沙星对结核杆菌 MIC 为 0.25mg/L，优于左氧氟沙星的 0.5mg/L 和氧氟沙星的 1.0mg/L，抗结核作用由强至弱依次为莫西沙星≈加替沙星＞左氧氟沙星＞氧氟沙星。氧氟沙星被认为抗结核活性较其他氟喹诺酮类药弱而不推荐用于耐药结核病。加替沙星具有严重的副作用，如低血糖、高血糖和新发糖尿病，应酌情使用。莫西沙星或左氧氟沙星是治疗耐药尤其是耐多药结核病的首选。

1. 作用机制

通过对细菌的拓扑异构酶Ⅱ（DNA 旋转酶）和拓扑异构酶Ⅳ的抑制作用阻断细菌 DNA 复制而起抗菌作用。左氧氟沙星及莫西沙星可用于敏感菌所致的感染，主要用于耐药结核病的治疗。

2. 药代动力学特点

（1）左氧氟沙星：口服吸收好，生物利用度约为 99%，血浆蛋白结合率为 30%～40%。组织渗透性较好，在胆汁、气管、肺、肾、前列腺、皮肤中具有相对聚集作用，组织浓度可达血药浓度的 2～3 倍。其中肺组织中药物浓度可达同期血药浓度的 2～5 倍，脑脊液浓度较低，为血浓度的 16%～20%。在体内代谢甚少，主要通过肾脏排泄，半衰期为 4～6 小时，肾功能减退时，该药半衰期延长，清除缓慢，须调整剂量。本品不被血液透析和腹膜透析清除。

（2）莫西沙星：口服后吸收良好，生物利用度约为 90%，血浆蛋白结合率约为 50%。高脂肪餐不影响本品的吸收，但同服抗酸药可减少吸收。口服吸收后在体内广泛分布，在肺泡巨噬细胞、肺泡上皮衬液、上颌窦黏膜、支气管黏膜、鼻息肉中的药物浓度与同期血药浓度之比为 1.7～2.12。可通过血脑屏障，渗透性良好。莫西沙星主要通过肝脏代谢，经尿排出只占 22%，血浆半衰期为 11～15 小时。在肝内通过与葡萄糖苷酸和硫酸酯结合而代谢，不经细胞色素 P450 系统。该药的代谢物硫酸酯结合物（M1）占给药量的 38%，主要由粪排出；口服或静脉给药量的 14% 转化为葡萄糖苷酸结合物（M2），主要由尿排出。老年健康志愿者口服和静脉给药后，药物在体内的峰浓度（C_{max}）、AUC 和半衰期与年轻者相比无明显差别，提示老年人应用时无须调整剂量。在轻、中、重度肾功能减退者中，该药的药动学参数均无明显改变，提示肾功能减退患者无须调整剂量。轻度和中度肝功能减退患者均无须调整剂量。严重肝功能减退者（Child-Pugh C 级）的药动学研究资料尚缺乏。

3. 用法、用量

（1）左氧氟沙星：口服或静脉滴注。成年人体重＜50kg，0.4g/d；体重≥50kg，0.5g/d；WHO 推荐成年人剂量 0.75g/d，最大剂量可达到

1.0g/d。每日量一次或分次使用。儿童≤5 岁，15～20mg/（kg·d），早晚两次服用；＞5 岁，10～15 mg/（kg·d），每日 1 次。肾衰竭 / 透析：当肌酐清除率＜30ml/min，每次 750～1000mg，每周 3 次，不可每日服用。

（2）莫西沙星：口服或静脉滴注。成人每日 0.4g/d。每日量一次或分次服用，以一次顿服为佳。

4. 不良反应

（1）中枢神经系统损害：表现为头痛、眩晕、失眠。重者出现幻觉、抑郁、精神异常及精神错乱，甚至引发癫痫发作。有精神病史和癫痫病史者禁用。

（2）胃肠道反应：腹部不适、腹泻、恶心或呕吐。

（3）肝肾损伤：1%～3% 的患者使用氟喹诺酮类药后出现轻度药物相关的血清氨基转移酶轻度升高，而且是可逆的，通常情况下不需要停药。不同品种的氟喹诺酮类药对肝肾影响程度不一，如氧氟沙星和左氧氟沙星偏重于对肾脏的影响，莫西沙星则偏重于对肝脏的影响。

（4）血液系统损害：可引起白细胞计数减少、血小板计数减少、贫血等。

（5）肌腱炎：肌腱疼痛、肿胀，肌腱断裂等肌腱障碍。

（6）QTc 间期延长：氟喹诺酮类药的使用与 QTc 间期延长相关，能导致尖端扭转性室性心动过速，从而危及生命。不同品种的氟喹诺酮类药对 QTc 间期延长作用有差异，莫西沙星对 QTc 间期延长的作用更强。

（7）糖代谢异常：氟喹诺酮类药可影响糖尿病患者的血糖控制水平。不同品种的氟喹诺酮类药的影响程度不一，莫西沙星出现高血糖症的比例为 6‰，发生低血糖的比例为 10‰，左氧氟沙星出现高血糖症的比例为 3.9‰，发生低血糖的比例为 9.3‰。

5. 注意事项

（1）氟喹诺酮类药属于浓度依赖型，以一次顿服为佳。

（2）本品影响关节软骨发育，18 岁以下青少年，尤其儿童不宜应用。

（3）有精神病史者、癫痫病史者慎用或禁用。

（4）与抗结核药品联合应用时，须注意中枢神经系统、造血系统、肌肉骨骼、肝肾功能的损害，

以及出现过敏反应和光敏反应。

（5）氟喹诺酮类药可引起过敏性休克、喉头水肿等严重过敏反应，因此本品禁用于对任何氟喹诺酮药品过敏者。

（6）肾功能障碍者和老年人左氧氟沙星须慎用，肾功能受损包括透析患者应用莫西沙星无须减量。哺乳期妇女应用此药时须暂停授乳。

（7）应用本品可引起血糖波动，须注意调节降糖药用量。

（8）碱性药品（碳酸氢钠、氢氧化铝、胃得乐、西咪替丁、碳酸钙）和抗胆碱药（阿托品、东莨菪碱、颠茄）可减少氟喹诺酮类药的吸收，避免长期并用。

（9）禁止非甾体抗炎镇痛药（阿司匹林、丁苯羟酸、双氯芬酸）与氟喹诺酮类药并用，防止加剧中枢神经系统毒性反应和诱发癫痫发作。

（10）同时应用茶碱、咖啡因等药时，氟喹诺酮类药可干扰细胞色素 P450 系统而减少茶碱在体内的消除，因此须注意调整剂量或做血药浓度监测，预防茶碱中毒。

（二）二线注射剂（阿米卡星和卷曲霉素）

1. 作用机制

阿米卡星（amikacin, Amk, Am）为氨基糖苷类广谱抗生素，通过干扰蛋白质的合成阻止细菌生长。对结核杆菌有杀菌作用，能治疗各类型结核病，且对链霉素耐药菌株仍然敏感，主要用于链霉素耐药者。本品与卡那霉素具有完全交叉耐药性，与卷曲霉素有部分双向交叉耐药性。

卷曲霉素（capreomycin, Cm）属多肽类药，作用机制尚不明确。对结核杆菌具有杀菌作用，适用于耐药结核病的治疗。本品对链霉素耐药菌株仍然敏感，对卡那霉素或阿米卡星耐药菌株部分敏感。

2. 药代动力学特点

阿米卡星肌内注射后与血浆蛋白的结合率低。其主要分布于细胞外液，当脑膜有炎症时，则可达同期血药浓度的 50%，但在心脏心耳组织、心包液、肌肉、脂肪和间质液内的浓度很低，可在肾脏皮质细胞和内耳液中积蓄，关节滑膜液中可达治疗浓度。支气管分泌物、胆汁及房水中浓度低，腹水中浓度很难检测。卷曲霉素不能进入脑脊液。

两药均可穿过胎盘，尿中药物浓度高，在体内不代谢，主要经肾小球滤过排出，肾功能损害可导致药物蓄积，均可经血液透析清除。

3. 用法、用量

（1）阿米卡星：成年人每次 15mg/kg（0.75～1g/d，不超过 1g/d），中国因产地不同，成年人常规用量 0.4～0.6g/d，一般不超过 0.8g/d。儿童每次 15～30mg/kg（不超过 1g/d）。深部肌内注射或静脉滴注，肌内注射时注意变换注射部位，以避免引起局部不适。

（2）卷曲霉素：成年人 15～20mg/（kg·d），不超过 1.0g/d。体重＜50kg，0.75g/d；体重≥50kg，1.0g/d。儿童 15～30mg/（kg·d），不超过 1.0g/d。老年人剂量酌减。年龄＞59 岁，每次 10mg/kg，5～7 次/周；或每次 15mg/kg，每周 3 次；每次最大剂量 0.75g。肾衰竭/透析：每次 12～15mg/kg，每周 2～3 次，不可每日使用。一般深部肌内注射或静脉滴注。

4. 不良反应

（1）注射部位疼痛。

（2）肾毒性（蛋白尿）。

（3）耳毒性（听力丧失），前庭毒性（眩晕、共济失调、头晕），老年人、长期使用都可增加耳毒性。应用卷曲霉素者发生听神经损害较阿米卡星少。

（4）血清电解质异常（包括低钾和低镁）。

（5）外周神经炎和皮疹。

5. 注意事项

（1）与抗真菌药、万古霉素、杆菌肽、抗癌药并用，可增加肾毒性和耳毒性。

（2）与阿片类镇痛药并用，有抑制呼吸的作用。

（3）慎用或禁用于脱水、使用强利尿剂者，特别是老年患者。禁止应用于有听力障碍或肾功能障碍、重症肌无力、帕金森病患者。禁用于妊娠和哺乳期妇女及对本品过敏者。

（4）严重肝病可能快速发展为肝肾综合征者慎用。

（5）两药均禁止静脉注射。

（6）用药期间严密观察头晕、耳鸣、听力减退等反应，注意监测肾功能、电解质。

（三）丙硫异烟胺

1. 作用机制

丙硫异烟胺（protionamid, Pto）是异烟肼衍生物，其作用机制尚不清楚，主要阻碍结核杆菌细胞壁分枝菌酸的合成。对结核杆菌的 MIC 为 0.6mg/L。本品适用于耐药结核病和非结核杆菌病的治疗。

2. 药代动力学特点

本品口服后吸收快，迅速而广泛地分布于各种组织和体液中，组织浓度与血浓度相近，并可通过血脑屏障进入脑脊液，也可进入胸膜腔和干酪样病灶中。本品能抑制异烟肼在肝内的乙酰化，增加异烟肼的抗结核作用。

3. 用法、用量

成年人体重＜ 50kg，0.5 ～ 0.6g/d；体重≥ 50kg，0.75 ～ 0.8g/d；不宜超过 1g/d。每日量分 2 ～ 3 次服用，也可一次顿服，睡前或与食物同服。儿童：按千克体重计算每日用量，12 ～ 15mg/（kg·d），不宜超过 1g/d。

4. 不良反应

（1）发生率较多者有精神忧郁（中枢神经系统毒性），同时服用环丝氨酸可能加大神经系统毒性；胃肠道不适和食欲缺乏，可以通过进食和卧床休息减轻；金属味觉；肝毒性。

（2）发生率较少者有步态不稳或麻木、针刺感、烧灼感、手足疼痛（周围神经炎）、精神错乱或其他精神改变（中枢神经系统毒性）、巩膜或皮肤黄染（黄疸、肝炎）。

（3）发生率极少者有视物模糊或视力减退、合并或不合并眼痛（视神经炎）、月经失调或畏寒、性欲减退及乳腺发育（男子）、脱发、皮肤干而粗糙、可逆性甲状腺功能减退（可给予甲状腺素替代治疗）、关节疼痛、僵直肿胀。

（4）如持续发生以下情况者应注意：腹泻、唾液增多、流口水、食欲缺乏、口中金属味、恶心、口痛、胃痛、胃部不适、呕吐（胃肠道紊乱、中枢神经系统毒性）、眩晕（包括从卧位或坐位起身时）、嗜睡、软弱（中枢神经系统毒性）。

5. 注意事项

（1）慢性肝病患者、精神病患者、孕妇禁用。

（2）因胃肠反应不能接受者可酌情减量，或从小剂量开始，逐步递增用量。同时采用抗酸药、解痉药等可减轻胃肠反应。

（3）本品亦引起烟酰胺的代谢紊乱，部分患者宜适当补充 B 族维生素，尤其补充维生素 B_6、维生素 B_2。

（4）须定期检测肝功能，营养不良者、糖尿病患者和酗酒者须适当缩短检测周期。

（5）长期服药者不宜长时间在阳光下暴晒，避免发生光敏反应。

（四）环丝氨酸

1. 作用机制

环丝氨酸（cycloserine, Cs）属 D- 丙氨酸类药物，通过竞争性抑制 L- 丙氨酸消旋酶和 D- 丙氨酸 -D- 丙氨酸合成酶抑制细菌细胞壁的合成。对结核杆菌和其他分枝杆菌具有抗菌活性，对结核杆菌的 MIC 为 5 ～ 20mg/L。本品主要用于耐药尤其是耐多药和广泛耐多药结核病治疗。本品与其他抗结核药没有交叉耐药，和其他抗结核药品联合应用时可延缓其耐药性的产生。

2. 药代动力学特点

环丝氨酸口服后吸收快而完全（70% ～ 90%），其广泛分布于机体的组织和液体中，如肺、胆汁、腹腔液、胸膜腔液、滑膜液、淋巴液和痰液。本品有非常好的脑脊液渗透性，脑脊液中的浓度可达到血清浓度的 80% ～ 100%，脑膜炎时浓度更高；还能通过胎盘进入胎儿血液循环；也可经乳汁分泌。本品的 60% ～ 70% 通过肾小球过滤，以原形经尿排出，少量随粪便排泄，少量通过代谢清除。肾功能减退者本品可蓄积，可通过血液透析清除。

3. 用法、用量

本品为口服，成年人体重＜ 50kg，0.5g/d；体重≥ 50kg，0.75g/d。每日量分 2 ～ 3 次服用，如 0.75g/d 分 2 次使用时，推荐上午 0.25g，晚上 0.5g。儿童：按千克体重计算每日用量，为 10mg/（kg·d），不宜超过 1g/d。

4. 不良反应

（1）常见神经精神症状包括头痛、易怒、睡眠障碍、有进攻性，以及震颤、齿龈炎、皮肤苍白、抑郁、意识模糊、眩晕、不安、焦虑、噩梦、严重的头痛和嗜睡。

（2）偶见：视觉改变，皮疹，麻木，手脚刺痛或烧灼感，黄疸，眼睛疼痛。

（3）罕见：Stevens-Johnson 综合征，惊厥，自杀意念。

5. 注意事项

（1）最初 2 周每 12 小时口服本品 250mg，然后根据情况小心加量，最大加至每6～8小时口服250mg，并监测血药浓度。

（2）进食：会轻度减少药的吸收（最好空腹服药），70%～90%可被吸收；抗酸剂和橙汁对吸收无显著影响。

（3）妊娠/哺乳：安全等级C。哺乳时同时补充婴儿维生素B_6。

（4）肾脏疾病：严重肾损害患者要减少环丝氨酸的用量，甚至不用。当肌酐清除率低于30ml/min，建议剂量250mg/d；或每次500mg，每周3次；但上述剂量是否合适尚未确定。透析患者使用剂量可调整为250～500mg/d，每周3次。

（5）仔细监测神经毒性的症状；如有可能，测量血药浓度，调整用药方案。

（6）严重焦虑、精神抑郁或精神病者禁用，有癫痫发作史者禁用，酗酒者禁用。

（7）与异烟肼或丙硫异烟胺联合应用时，两药均可促进其血药浓度升高，加重中枢神经系统毒性作用，如嗜睡、眩晕、步态不稳。

（8）与苯妥英钠联合应用，使后者代谢减慢、毒性作用增强。

（9）成年人剂量1g/d时，建议同时服用维生素B_6，每服用250mg的环丝氨酸可给予50mg维生素B_6。

（五）对氨基水杨酸

1. 作用机制

对氨基水杨酸（P-aminosalicylic acid, PAS）通过对结核杆菌叶酸合成的竞争性抑制作用而抑制结核杆菌的生长繁殖，对非结核杆菌无效。本品必须与其他抗结核药品配伍应用。与异烟肼、链霉素联合应用可加强两者的抗结核作用。其适用于复治、耐药结核病。

2. 药代动力学特点

本品口服吸收良好，吸收后迅速分布至肾、肺、肝等组织和各种体液中，在干酪样组织中可达较高浓度，在胸腔积液中也可达到较高浓度，但在脑脊液中的浓度很低（脑膜炎时有增加）。血浆蛋白结合率低（15%），半衰期为45～60分钟，肾功能损害者可达23小时。在肝中代谢，50%以上经乙酰化成为无活性代谢物。给药量的85%在7～10小时经肾小球滤过和经肾小管分泌迅速排出，14%～33%为原形，50%为代谢物，也可经乳汁分泌。

3. 用法、用量

一般不适宜间歇用药。成年人：片剂，体重<50kg为8g/d，体重≥50kg为10g/d；颗粒剂，8g/d；针剂（对氨基水杨酸钠，PAS-Na），用量参照片剂。不宜超过12g/d；儿童200～300mg/（kg·d）。每日量一次顿服或分2～3次服用。

4. 不良反应

（1）胃肠道症状：食欲缺乏、恶心、呕吐、胃烧灼感、腹上区疼痛、腹胀及腹泻，甚至可致溃疡和出血，饭后服药可减轻反应。

（2）肝脏损害：氨基转移酶升高、胆汁淤滞、出现黄疸等。

（3）过敏反应：皮肤瘙痒、皮疹、剥脱性皮炎、药物热、嗜酸性粒细胞升高等，应立即停药。

（4）肾脏刺激症状：如结晶尿、蛋白尿、管型尿、血尿等。

（5）甲状腺功能低下：合用乙硫异烟胺时会增加甲状腺功能低下的风险。

（6）罕见不良反应：大剂量能抑制凝血酶原生成，使凝血时间延长。

5. 注意事项

（1）须与其他抗结核药品配伍应用。

（2）使用本品须定期做肝、肾功能和甲状腺功能检查，本品偶可引起低血钾、低血钙、白细胞和粒细胞数减少，须定期做血常规和电解质检查。

（3）静脉滴注本品时，其药液须新鲜配制并避光保存，变色后不能使用，以避免分解成间位氨基酸引起溶血。

（4）本品可干扰利福平的吸收，与之联用时两者给药时间宜相隔6～8小时；本药可降低强心苷的吸收，与之并用时需注意调整后者的剂量。

（5）可促使抗凝血药、苯妥英钠作用增强，并用时注意观察有无出血征象。

（6）与阿司匹林并用，加重肠道刺激，严重时可产生溃疡。

（7）不宜长期与丙磺舒、氯化铵、维生素C联合应用。丙磺舒可减慢对氨基水杨酸的排泄，长期服用可提高对氨基水杨酸血浓度，并易引起肝功能损害。氯化铵、维生素C可酸化尿液，长期联用易造成对氨基水杨酸结晶，引起肾损害。

（8）肝、肾功能减退者慎用。

（9）发生过敏反应，应立即停药并进行抗过敏治疗。

（10）使用颗粒剂时，建议和酸性饮料一起服用。

（六）利奈唑胺

1. 作用机制

利奈唑胺（linezolid, Lzd）为噁唑烷酮类抗生素，与细菌核糖体 50S 亚单位结合，抑制 mRNA 与核糖体连接，阻止 70S 起始复合物的形成，从而抑制细菌蛋白质的合成。对耐甲氧西林金葡球菌（MRSA）、耐万古霉素肠球菌（VRE）等微生物有良好的抗菌作用，利奈唑胺对支原体属和衣原体属、结核杆菌、鸟分枝杆菌亦有一定抑制作用，对结核杆菌的 MIC 为 0.125 ～ 1mg/L。在耐多药 / 广泛耐药结核病和重症结核性脑膜炎治疗上取得了较好的临床效果。

2. 药代动力学特点

口服吸收快速且完全，生物利用度 100%。在体内广泛分布于血液灌注良好的组织，峰值血浆浓度为 10.3 ～ 14.7μg/ml。本品具有良好的肺渗透性，肺泡上皮表面衬液、肺泡巨噬细胞和支气管黏膜中的浓度分别为 25.1mg/L、8.1mg/L、10.7mg/L。脑脊液浓度为血药浓度的 1/3（已用于治疗结核性脑膜炎）。血浆蛋白结合率为 31%。70% 在血浆和组织内通过吗啉环氧化，通过尿、粪便途径代谢，30% 的药物以原形经肾脏排泄。对肝、肾功能无明显影响。

3. 用法、用量

（1）成年人利福平耐药 / 耐多药 / 广泛耐药结核病

降阶梯疗法：初始剂量 600mg，每 12 小时 1 次，4 ～ 6 周后减量至 600mg，每天 1 次。口服或静脉滴注。患者出现严重不良反应后减量至 300mg/d，同服维生素 B_6，疗程为 9 ～ 24 个月。

中剂量疗法：600mg/d，口服或静脉滴注。患者出现严重不良反应后减量至 300mg/d，同服维生素 B_6，疗程为 9 ～ 24 个月。

（2）儿童利福平耐药 / 耐多药 / 广泛耐药结核病

12 岁以上儿童：建议每次剂量为 10mg/kg，每 8 小时 1 次，不宜超过 900mg/d。

10 ～ 12 岁儿童：建议每次剂量为 10mg/kg，每 12 小时 1 次，不宜超过 600mg/d；总疗程为 9 ～ 24 个月。

（3）重症及难治性结核性脑膜炎：成年人、12 岁及以上儿童患者建议予以利奈唑胺 600mg，每 12 小时 1 次，静脉滴注或口服；小于 12 岁儿童建议按每次 10mg/kg，每 8 小时 1 次静脉滴注或口服，不宜超过 600mg。总疗程不超过 2 个月。

4. 不良反应

（1）胃肠道反应：恶心、呕吐、腹泻。

（2）骨髓抑制：血小板计数减少、贫血、白细胞计数减少，减少剂量或停药后可逆。

（3）周围神经炎和视神经炎：减少剂量或停药后恢复慢。

（4）少见不良反应：口腔念珠菌、阴道念珠菌感染，乳酸性酸中毒，前庭功能毒性等。

5. 注意事项

（1）对本品过敏者禁用；孕妇与哺乳期妇女慎用。

（2）口服用药时如有胃部不适，与食物一起服用。

（3）本品可引起血小板减少症，对于易出血者、有血小板减少症、与减少血小板药同服或使用本品超过 2 周的患者，均应监测血小板计数。

（4）本品可引起假膜性结肠炎。

（5）本品具有单胺氧化酶抑制剂的作用，如与肾上腺素能药物同服，可引起可逆性血压增高；如与 5- 羟色胺神经药联合应用，应注意发生 5- 羟色胺综合征。但本品与华法林、苯妥英钠、氨曲南、庆大霉素、右美沙芬无相互作用。

（七）氯法齐明

1. 作用机制

氯法齐明（clofazimine, Cfz）通过影响细胞内氧化还原循环和介导膜的不稳定性产生抗结核作用。本品对结核杆菌的 MIC 为 0.12 ～ 0.24mg/L。本品用于耐药结核病和部分非结核杆菌病治疗。

2. 药代动力学特点

本品的口服吸收率为 45% ～ 62%，个体差异大，与食物同服可增加其吸收。本品具有高亲脂性，主要沉积于脂肪组织和单核 - 吞噬细胞系统内，被全身的巨噬细胞摄取，其组织浓度高于血浆浓度。组织半衰期约 70 天。大多数药物经粪便、胆汁排泄，少量由尿液、痰液、皮脂、汗液排泄，乳汁中也含有药物。

3. 用法、用量

成年人：最初 2 个月 200mg/d，口服，以后 100mg/d。儿童：资料有限。每日量一次或分次服用。

4. 不良反应

（1）光敏反应和皮肤黏膜着色为其主要不良反应。服药 2 周后即可出现皮肤和黏膜红染，呈粉红色、棕色，甚至黑色。着色程度与剂量、疗程成正比。停药 2 个月后色素逐渐减退，1 ～ 2 年才能退完。本品可使尿液、汗液、乳汁、精液和唾液呈淡红色，且可通过胎盘使胎儿着色，但未有致畸报道。应注意个别患者因皮肤着色反应而导致抑郁症，曾有报道称，个别患者继皮肤色素减退后，因精神抑郁而自杀。

（2）70% ～ 80% 用本品治疗的患者有皮肤鱼鳞病样改变，尤以四肢和冬季为主。停药后 2 ～ 3 个月可好转。

（3）本品可致食欲缺乏、恶心、呕吐、腹痛、腹泻等胃肠道反应。

（4）个别患者可产生眩晕、嗜睡、肝炎、上消化道出血、皮肤瘙痒等。

（5）个别患者可产生皮肤色素减退、阿 – 斯综合征。

5. 注意事项

（1）对本品过敏者禁用，有胃肠疾病史或肝功能损害及对本品不能耐受者慎用。

（2）应与食物或牛奶同时服用。

（3）每日剂量超过 100mg 时应严密观察，疗程应尽可能短。

（4）对诊断的干扰：可致红细胞沉降率加快，血糖、白蛋白、血清氨基转移酶和胆红素含量升高，血钾降低。

（5）用药期间，患者出现腹部绞痛、恶心、呕吐、腹泻时应减量，延长给药间期或停药。偶有服药期间发生脾梗死、肠梗阻或消化道出血而须进行剖腹探查者。因此，应高度注意服药期间出现急腹症症状者。

（6）本品可透过胎盘并进入乳汁，使新生儿和哺乳儿皮肤染色。孕妇避免应用本品，哺乳期妇女不宜应用本品。

（八）贝达喹啉

1. 作用机制

贝达喹啉（bedaquiline, Bdq）是一种二芳基喹啉类抗分枝杆菌药，可抑制分枝杆菌 5′- 三磷酸腺苷（ATP）合成酶。该酶是结核杆菌能量生成所必需的。通过抑制该合成酶质子泵的活性影响结核杆菌的 ATP 合成，发挥抗菌和杀菌作用。本品针对结核杆菌的 MIC 为 0.03 ～ 0.12mg/L，其适用于治疗成年人耐多药结核病（MDR-TB）。

2. 药代动力学特点

贝达喹啉口服与食物同服可增加其吸收。血浆蛋白结合率 > 99.9%。肝脏中细胞色素 P450（CYP）3A4 酶可将贝达喹啉在肝脏中氧化降解为 N- 单去甲基代谢物（M2）。M2 抗结核杆菌活性也为母药的 $\frac{1}{4}$ ～ $\frac{1}{2}$。

3. 用法、用量

（1）成年人前 2 周 400mg/d，每天 1 次；后 22 周每次 200mg，每周 3 次，两次用药至少间隔 48 小时，每周总剂量 600mg；餐时服用，总疗程为 24 周。儿童剂量暂未确定。

（2）如果前 2 周中服药有遗漏，不需要弥补，而只需完成余下的服药疗程。从第 3 周开始，若有漏服应尽快补服，然后恢复每周 3 次的方案。

4. 不良反应

（1）常见不良反应有胃肠道反应（恶心、呕吐、腹痛、食欲缺乏），关节疼痛，头痛（相对于安慰剂组，使用贝达喹啉组咯血和胸痛更为常见）。

（2）少见不良反应有 QT 间期延长，高尿酸血症，磷脂在身体组织中的积累，氨基转移酶增高，胰腺炎。

5. 注意事项

（1）贝达喹啉通过 CYP3A4 进行代谢，因此在与 CYP3A4 诱导剂联用期间，其全身暴露量及治疗作用可能减弱。因此，在本品治疗期间，应避免与全身用药的利福霉素类药（如利福平、利福喷汀和利福布汀）或其他强效 CYP3A4 诱导药联用。

将本品与强效 CYP3A4 抑制药联用时可增加贝达喹啉的全身暴露量，从而可能增加发生不良反应的风险。因此，除非药物联用的治疗获益超过风险，应避免将本品与全身用药的强效 CYP3A4

抑制药连续联用超过 14 天。

（2）QT 间期延长：QT 间期＞ 500 毫秒、室性心律失常患者禁用。治疗开始之前及本品治疗开始之后至少 2 周、12 周和 24 周时应行心电图检查。基线时应检测血清钾、钙和镁，并在异常时进行纠正。若出现 QT 间期延长，应进行电解质监测。

患者接受本品治疗时，下列情况可增加 QT 间期延长的风险，因此应密切监测心电图：①尖端扭转型室性心动过速病史；②先天性长 Q-T 综合征病史；③甲状腺功能减退和缓慢性心律失常病史；④失代偿性心力衰竭病史；⑤血清钙、镁或钾水平低于正常值下限。

（3）当贝达喹啉与延长 QT 间期其他药共用时，有相加或协同作用（如氯法齐明、氟喹诺酮类药、德拉马尼、唑类抗真菌药等）。

（4）一旦发生晕厥应立即进行临床评估和心电图检查。

（5）肝功能损害：本品用于轻度或中度肝损害患者时不需要进行剂量调整。尚未获得在重度肝损害患者中的药代动力学研究数据，但建议严重肝脏疾病患者禁用。

（6）肾功能损害：肾脏排泄贝达喹啉原形的量很少（＜ 0.001%）。轻度或中度肾损害的患者用药时不需要进行剂量调整，重度肾损害或肾病终末期需要血液透析或腹膜透析的患者应谨慎使用。

（7）贝达喹啉和氯法齐明存在交叉耐药。

三、抗结核药物在脊柱结核病灶中浓度研究进展

脊柱结核的病理表现以骨破坏为主，合并寒性脓肿，但多篇文献报道脊柱结核的病椎破坏灶周围有硬化骨包壳，影响化疗药物进入病灶。局部病椎组织的药物浓度将影响杀灭结核杆菌的效果，因此国内外多名学者对脊柱结核病灶中的抗结核药物浓度进行了研究。

戈朝晖等将脊柱结核患者按有无病椎骨硬化分为硬化组和非硬化组。用高效液相色谱法测定硬化组病椎硬化壁、硬化壁外"亚正常骨"、硬化壁内结核病变组织与非硬化组的病椎结核病变组织，病变组织外"亚正常骨"及两组患者的血浆、

髂骨等部位药物浓度。结果显示，两组病椎"亚正常骨"中，异烟肼、利福平、吡嗪酰胺的药物浓度均与髂骨浓度相近，同时均高于各药物针对结核杆菌的 MIC 值可达到有效治疗浓度。但在硬化组的硬化壁中，以上 3 种药物浓度远低于硬化壁外"亚正常骨"，仅达到 MIC 水平，同时硬化壁内结核病变组织未检测到药物。而非硬化组中，病椎结核病变组织内 3 种药物浓度也远低于病变组织外"亚正常骨"，其中利福平、吡嗪酰胺相当于 MIC 水平，仅异烟肼可高于 MIC 值 5 倍左右。提示硬化骨存在成为抗结核药物难于在椎体病灶内渗透的主要屏障。刘鹏等的研究也表明，异烟肼和乙酰异烟肼在非硬化骨及病变椎体中能达到有效治疗浓度。而寒性脓肿是脊柱结核病灶的重要组成部分，也是结核杆菌菌量最多的部分，其中的药物浓度也决定了对结核杆菌的杀菌作用。吴启秋等通过测定脊柱结核患者静脉血及寒性脓肿中异烟肼、利福平和氧氟沙星的药物浓度发现，寒性脓肿中 3 种药物峰浓度均较血药峰浓度明显下降，异烟肼和氧氟沙星分别下降约 75% 和 50%，提示氧氟沙星较易渗透到脓液中，两者脓液中浓度也均超过了 MIC 值。但利福平脓液中峰浓度仅为血中的 1/20，仅接近其 MIC 值。而应用利福喷汀后脓液中峰浓度较血液下降 90%，可超出其 MIC 值，提示利福喷汀较利福平易渗透入脓液中。

其他药物在脊柱结核病灶中浓度的研究比较有限。Landersdorfer 等通过药代动力学研究发现莫西沙星在骨皮质和骨松质中的浓度可在用药 2 ～ 5 小时迅速达到稳态，针对结核杆菌 MIC 为 0.25mg/L，骨皮质和骨松质内莫西沙星 AUC/MIC 均可达到 55，可有效杀灭结核杆菌。利奈唑胺在骨组织中浓度也较高，Stolle 等研究发现利奈唑胺在血浆中可在半小时达到峰浓度（C_{max}）28.1mg/L，骨髓中 C_{max} 达到 23.6mg/L，在骨松质中 C_{max} 为 12.3mg/L，远高于结核杆菌 0.125 ～ 1mg/L 等 MIC 水平。而 Traunmüller 等以 MIC 为 2mg/L 分析，得出骨骼中利奈唑胺 AUC/MIC 可达到 105，远高于莫西沙星，提示利奈唑胺较易进入骨骼，针对结核杆菌可有较强的抗菌作用。Tuli 分析了 79 例关节或脊柱结核患者关节液及寒性脓肿中链霉素和乙胺丁醇的浓度，发现两药均可自由进入关节液，而寒性脓

第四章 | 脊柱结核的药物治疗 **101**

肿中两药浓度仅为血浆浓度的 1/3 ～ 1/2，但仍高于结核杆菌的 MIC 值。氯法齐明、贝达喹啉、环丝氨酸、丙硫异烟胺等目前暂无人体骨关节中药物浓度数据。

第二节　脊柱结核化疗方案

脊柱结核属肺外结核病，是结核杆菌全身感染的局部表现，全身抗结核药物治疗是脊柱结核治愈的根本，应贯穿整个治疗过程。自 1944 年链霉素问世以来，经过 70 余年的临床实践，伴随异烟肼、利福平、吡嗪酰胺等抗结核药物相继面世，抗结核治疗方案也日趋成熟。2010 年 WHO 发布第四版《结核病治疗指南》指出，结核病治疗方案应包括"初治治疗方案"：包含 6 个月利福平的治疗方案 [2HRZE/4HR（E）]、一线药物复治方案（2HRZES/1HRZE/5HRE）和耐多药治疗方案。初治的肺外结核应与肺结核采用相同的治疗方案，但因骨关节结核评估治疗反应比较困难，推荐疗程为 9 个月。

随着 Gene-Xpert RIF/MTB、线性探针、基因芯片等结核杆菌耐药基因检测技术在临床的广泛应用，快速获得结核病患者药敏结果成为可能。2017 年 WHO 对第四版结核病治疗指南进行了更新，要求对复治患者必须进行快速耐药基因检测或表型药敏检测，如患者为敏感结核病，按照 2HRZE/4HR（E）治疗；如患者为耐药结核病，按照相应耐药方案治疗。至此，一线药物复治方案退出历史舞台，WHO 将结核病治疗方案改为"敏感结核病治疗方案"和"耐药结核病治疗方案"，取消了对复治患者经验性应用"一线药物复治方案"。其原因是一线药物复治方案中含有链霉素，对于敏感结核病患者应用该方案会增加不必要的耳毒性和肾毒性风险，而对于一线抗结核药物耐药的耐药结核病患者，该方案无法达到有效的治疗效果，同时可诱导部分敏感药物形成耐药。因此，WHO 在该指南中取消了对 2HRZES/1HRZE/5HRE 的"一线药物复治方案"的推荐，认为对于所有复治患者，应在获得分子或表型药敏结果后，根据药敏结果进行抗结核治疗。同时由于间歇用药在治疗失败、结核复发方面有更高的比例，推荐抗结核药物治疗的任何阶段都应每日用药，不应使用间歇用药方案。基于 WHO 对结核病治疗指南的更改，本章节中将脊柱结核的化疗方案分为敏感和耐药方案以进行阐述，不再纳入复治脊柱结核方案，同时不再对间歇用药方案进行叙述。

一、抗结核治疗原则

脊柱结核是结核杆菌全身感染的局部表现，结核病的"早期、联合、适量、规律、全程"药物治疗原则依然适用于脊柱结核治疗。此外，根据药敏结果选择有效的药物治疗是杀灭结核杆菌，治愈脊柱结核的根本措施。

1. 早期

对所有检出和确诊的脊柱结核患者均在送检分枝杆菌培养及药敏检测的同时应立即给予化学治疗。早期的结核病灶内以炎性渗出为主，血液供应好，药物较易进入病灶，同时病灶存在大量繁殖旺盛、代谢活跃的结核杆菌，对抗结核药物敏感性较静止期细菌好，容易被抗结核药物杀灭，更易促使病变吸收和减少传染性。

2. 规律

严格遵照执行方案所规定的给药次数和间隔，不漏服、不中断服药，以保证体内相对稳定的血药浓度，达到杀灭结核杆菌的作用。而不规律服药则导致血药浓度无法达到杀菌或抑菌作用，会诱导细菌耐药性。

3. 全程

保证完成规定的疗程是提高脊柱结核治愈率和减少复发率的重要措施。在化疗开始 1 个月后，大部分敏感结核杆菌被杀灭，但部分非敏感菌或细胞内结核杆菌及持留菌依然存活，只有坚持用药方能尽量杀死以上细菌，从而达到减少复发的目的。

4. 适量

严格遵照适当的药物剂量用药，药物剂量不足不能达到有效的血浓度，影响疗效和易诱导耐药性，剂量过大易发生药物不良反应。

5. 联合

联合是指同时采用多种抗结核药物治疗。在结核杆菌菌群中，存在不同代谢菌群和部分自然耐药菌，联合不同机制的抗结核药物可杀灭不同代谢状态的结核杆菌，提高疗效，同时通过交叉杀菌作用减少或防止耐药性的产生。

6. 根据药敏结果选择有效治疗方案

我国是耐药结核病高负担国家，根据 Wang、贾晨光、李力涛等的研究，临床分枝杆菌培养阳性的脊柱结核样本检测利福平耐药率分别达到 19.6%、20%、46.8%，提示脊柱结核耐药比例较高。因此，早期对脊柱结核临床样本进行分子与表型药敏检测，根据药敏结果实施合理的治疗方案是治疗成功的关键。

二、药物敏感脊柱结核的化疗方案

初治的脊柱结核患者是指：①从未接受过结核病治疗；②既往服用过抗结核药物，但不足 1 个月；③已开始规律治疗但未满疗程者，病情改善，不需要改变化疗方案者。复治的脊柱结核患者是指：①初治失败患者，经过规律治疗 6 个月，病情未得到控制，病灶明显恶化，须改变化疗方案者；②规律用药结束后复发患者；③既往曾不规律化疗超过 1 个月。既往缺乏分子药敏技术手段，传统表型药敏技术获得药敏结果需 2 ～ 3 个月。因此，对于患者进行初治和复治的分类，有助于迅速区分耐药风险，经验性应用相应的初治或复治治疗方案有助于提高结核病治愈率。但我国是耐药结核病高发国家，根据中国疾病预防控制中心数据，我国初治结核病患者中利福平和（或）异烟肼的耐药率达 16.4%，复治结核病患者中达 41.1%，而我国的脊柱结核也有 19.6% ～ 46.8% 的利福平耐药率。因此，无论初治或复治的脊柱结核患者，均须尽量采得临床样本（脓液或组织），尽早送检分子与表型药敏检测。分子药敏技术已在我国广泛普及，结果一般 2 小时至 1 天可获得，根据分子药敏结果可早期制订针对性治疗方案，方能有效控制脊柱结核。如患者因各种原因无法取得临床样本，或者检测结果阴性，建议按照敏感结核病治疗方案进行治疗，密切观察临床治疗反应。对于治疗反应欠佳的患者，根据实际情况及时采集临床样本反复送检，提高检测阳性率，获得药敏结果以指导下一步治疗方案更改。

药物敏感脊柱结核是指所采临床样本（脓液、组织）经分子药敏和（或）表型药敏技术确认对于一线抗结核药物异烟肼、利福平、乙胺丁醇、链霉素均敏感的脊柱结核。目前国内外对于药物敏感脊柱结核的治疗方案略有不同。WHO 在第四

版《结核病治疗指南》中推荐对初治脊柱结核采用 2HRZE（S）/7HRE 治疗方案，2017 年对指南的更新中指出，对于复治结核病患者取消标准复治方案，建议完善分子与表型药敏，根据药敏结果选择敏感结核病治疗方案或耐药结核病治疗方案。国外相关文献报道也采用 WHO 推荐的 9 个月治疗方案。

我国目前对于初治脊柱结核的治疗方案如下：

（1）标准化疗方案：异烟肼（INH）+ 利福平（RFP）+ 乙胺丁醇（EMB）+ 链霉素（SM）联合应用。强化治疗 3 个月后停用 SM，继续用 INH+RFP+EMB 6 ～ 15 个月（即 3 个月 SHRE/6 ～ 15 个月 HRE），总疗程为 9 ～ 18 个月。具体用药剂量和方法：异烟肼 300 ～ 400mg（5 ～ 8mg/kg）、利福平 450 ～ 600mg（8 ～ 10mg/kg）、乙胺丁醇 750 ～ 1000mg（15mg/kg），每日用药（均晨起空腹顿服），链霉素 750 ～ 1000mg（15 ～ 20mg/kg），肌内注射，每日 1 次（疗程的前 3 个月应用）。

（2）改良化疗方案：异烟肼（INH）+ 利福平（RFP）+ 乙胺丁醇（EMB）+ 吡嗪酰胺（PZA）联合应用。强化治疗 2 个月后停用 PZA，继续用 INH+RFP+EMB 4 个月，再停用 EMB，继续用 INH+RFP 12 ～ 18 个月，即将整个化疗周期延长，适当减少四药联合和三药联合的强化治疗期，同时延长 HR 两药联合的巩固治疗期，以期减少药物副反应并加强对结核杆菌的抑制。

（3）个体化化疗方案：术后至药敏结果出示前采用标准或经验性化疗方案。若药敏试验提示为 MDR-TB，则根据药敏结果及既往抗结核化疗史调整化疗方案：①使用所有分离株敏感的一线药物；②使用 1 种分离株敏感的注射剂（氨基糖苷类或卷曲霉素）；③使用 1 种喹诺酮类药物；④如果需要，尽可能多地加用二线抑菌剂，以组成五联化疗方案；⑤加用其他药物，如阿莫西林等。化疗时间为 18 ～ 24 个月。

（4）短程化疗方案：1979 年 Hannachi 首先提出短程化疗，在强化阶段至少联合两种以上全效杀菌药物如利福平和异烟肼等，巩固阶段至少使用一种杀菌药物。20 世纪 70 年代，英国医学研究理事会（MRC）在东非对当时的标准长程化疗方案和 4 种不同药物组合的短程化疗方案进行了对照研究，证明长程化疗方案 HS 中加入利福平可将原 18 ～ 24 个月的化疗期限缩短为 6 ～ 9 个月，

从而开创了化疗的新时代。1984 年，在阿根廷举行的第 25 届国际防痨会议上，对短程化疗给予充分肯定。MRC 报告了 265 例脊柱结核单纯药物化疗门诊治疗结果，发现 6 个月、9 个月、18 个月化疗结果相同，随访 3 年，77% 的患者取得了令人满意的结果。Parthasarathy 等通过 10 年随访病例的临床研究表明，彻底的前路病灶切除后植骨融合并采用 6HR 方案化疗的 90% 患者、单纯 6HR 方案化疗的 94% 患者、单纯 9HR 方案化疗的 99% 患者均获得满意疗效。目前短程化疗方案主要分为连续组和间歇组。

a. 连续组：疗程为 9 个月（4SHRE/5HRE）。异烟肼（INH）300mg、利福平（RFP）450mg、乙胺丁醇（EMB）750mg，每日用药（均晨起空腹顿服），共 9 个月。链霉素（SM）750mg，肌内注射，每日 1 次（前 4 个月使用）。

b. 间歇组：疗程为 9 个月（4SHRE/5H3R3E3）。前 4 个月为强化阶段，异烟肼（INH）300mg、利福平（RFP）450mg、乙胺丁醇（EMB）750mg，每日用药（均晨起空腹顿服），链霉素（SM）750mg，肌内注射，每日 1 次。后 5 个月间歇用药，每周 3 次，每次异烟肼（INH）500mg、利福平（RFP）6000mg、乙胺丁醇（EMB）1000mg，均晨起空腹顿服。

（5）超短程化疗：采用以 2SHRZ/4HR 为基础的 2SHRZ/XHR，平均 4.7 个月的超短程化疗方案。目前关于超短程化疗在脊柱结核中的应用仍处于起步阶段。王自立等研究表明，脊柱结核彻底病灶清除术后 4.5 个月超短程化疗方案取得了优良结果，其效果与短程化疗、标准化疗方案无差异。目前对于超短程化疗方案推荐为 2SHRZ/2.5H2R2Z2，强化期 2 个月，链霉素 20mg/（kg·d）（最大剂量 1.0g），肌内注射，每天 1 次；异烟肼 5mg/（kg·d）（最大剂量 300mg），顿服；利福平 10mg/（kg·d）（最大剂量 600mg），顿服；吡嗪酰胺 25mg/（kg·d）（最大剂量 2.0g），空腹一次顿服。疗程为 4.5 个月，2 个月强化期包括术前用药时间，强化期后的巩固阶段为 2.5 个月，用药剂量同强化期，但改为每周用药 2 次。

有关脊柱结核的化疗，由于缺乏大规模随机对照临床研究，建议临床上应根据患者实际情况，如脊柱损伤程度、术中病灶清除情况、全身营养状态、肝肾功能、患者对药物的反应、是否合并肺结核和其他肺外结核、年龄、药敏情况等综合分析确定方案，不能一味追求短疗程。李源大等曾总结化疗时程对脊柱结核复发的影响：疗程不足 6 个月复发率高达 17.8%，12 个月为 1.5%，18 个月为 0.6%。因此，目前关于短程、超短程化疗方案并未被广泛接受，国内 12 ～ 18 个月的治疗方案仍被广泛应用。

三、耐药脊柱结核的化疗方案

我国 2015 年发布的《耐药结核病化学治疗指南》为了方便耐药结核病化学治疗药的选择和方案的设计，根据药物的杀菌活性、临床疗效和安全性，在一线和二线抗结核药分类的基础上，将抗结核药进一步划分为 5 组（表 4-1）。各种抗结核药物的成年人治疗剂量见表 4-2。耐药结核病化学治疗的部分药物存在着超说明书或超适应证使用情况。因此，在选用药物纳入治疗方案时，必须仔细评估药物的获益与风险，与患者及其家庭成员进行坦诚沟通，签署知情同意书后方可实施。以下推荐方案中药物因耐药或患者不能耐受而不足以组成有效方案时，建议根据方案制订的基本原则采取个体化治疗。该指南的指导意见同样适用于包括脊柱结核在内的耐药肺外结核。

表 4-1 抗结核药的 5 组分类

分组	组别	药名（缩写）	
1	一线口服类抗结核药	异烟肼（H）	利福平（R）
		乙胺丁醇（E）	吡嗪酰胺（Z）
		利福布汀（Rfb）	利福喷汀（Rpt）
2	注射类抗结核药	链霉素（S）	卡那霉素（Km）
		阿米卡星（Am）	卷曲霉素（Cm）
3	氟喹诺酮类药	左氧氟沙星（Lfx）	莫西沙星（Mfx）
		加替沙星（Gfx）	
4	二线口服类抗结核药	乙硫异烟胺（Eto）	丙硫异烟胺（Pto）
		环丝氨酸（Cs）	特立齐酮（Trd）
		对氨基水杨酸（PAS）	
		对氨基水杨酸异烟肼（Pa）	
5	其他种类抗结核药	贝达喹啉（Bdq）	德拉马尼（Dlm）
		利奈唑胺（Lzd）	氯法齐明（Cfz）
		阿莫西林 / 克拉维酸（Amx/Clv）	
		亚胺培南 / 西司他丁（Ipm/Cln）	
		美罗培南（Mpm）	氨硫脲（Thz）
		克拉霉素（Clr）	

表 4-2 成年人结核病化学治疗药常用剂量和用法[1]

药名	每日剂量（mg）		每日最大剂量（mg）	使用频率（次/天）
	体重＜50kg	体重≥50kg		
异烟肼	300	300	300[2]	1
利福平	450	600	600	1
利福布汀	150～300		—	1
利福喷汀	450	600	600	1～2[3]
吡嗪酰胺	1500	1750	2000	1～3
乙胺丁醇	750	1000	1500	1～2
链霉素	750	750	1000	1
卡那霉素	500	750	1000	1
阿米卡星[4]	400	400～600	800	1
卷曲霉素	750	1000	1000	1
氧氟沙星	400	600	800	1～2
左氧氟沙星[5]	400	500	600	1
莫西沙星	400	400	400	1
加替沙星	400	400	400	1
乙硫异烟胺	600	800	1000	2～3
丙硫异烟胺	600	800	1000	2～3
环丝氨酸	500	750	1000	2～3
特立齐酮	600	600～900	900	2～3
对氨基水杨酸	8000	10 000	12 000	1
贝达喹啉[6]	前2周400mg/d，每天1次；后22周每次200mg，每周3次			
德拉马尼[6]	200		200	2
利奈唑胺	300～600		600	1
氯法齐明	最初2个月200～300mg/d，以后100mg/d			1～2
阿莫西林/克拉维酸[7]	2600～3000			2
亚胺培南/西司他丁[8]	2000/2000			2
美罗培南	3000～4000			2～3
氨硫脲	100	150	150	2～3
克拉霉素	500～750	750～1000	1000	2～3

1. 儿童、老年人和其他特殊人群的用药剂量和用法请参考本各组抗结核药的介绍和药品说明书；

2. 使用高剂量异烟肼时，可按16～20mg/（kg·d）计算；

3. 每周使用次数；

4. WHO推荐的常规用量高于本表，见"注射类抗结核药"；

5. WHO推荐的常规用量高于本表，见"氟喹诺酮类药"；

6. 缺乏继续服用＞24周的经验；

7. 按WHO推荐的7∶1和8∶1比例计算每日剂量；

8. WHO推荐每日剂量为2000mg亚胺培南/2000mg西司他丁

（一）耐药脊柱结核的分类

耐药脊柱结核遵照耐药结核分类方法，按照耐受的药物和数量分为以下几种。

（1）单耐药结核病（mono-resistant tuberculosis, MR-TB）：结核病患者感染的结核杆菌经体外药敏试验证实对1种一线抗结核药物耐药。

（2）多耐药结核病（poly-resistant tuberculosis, PDR-TB）：结核病患者感染的结核杆菌经体外药敏试验证实对1种以上一线抗结核药物耐药（但不包括同时对异烟肼和利福平耐药）。

（3）耐多药结核病（multidrug-resistant tuberculosis, MDR-TB）：结核病患者感染的结核杆菌经体外药敏试验证实至少同时对异烟肼和利福平耐药。

（4）广泛耐药结核病（extensively drug-resistant tuberculosis, XDR-TB）：结核病患者感染的结核杆菌经体外药敏试验证实在耐多药的基础上至少同时对一种氟喹诺酮类和一种二线注射类抗结核药物（CM、KM、AM）耐药。

（5）利福平耐药结核病（rifampicin-resistant tuberculosis, RR-TB）：结核病患者感染的结核杆菌经体外药敏试验证实对利福平耐药，包括对利福平耐药的上述任何耐药结核病类型。

（二）耐多药脊柱结核的治疗

我国耐多药脊柱结核较常见。Wang等在一项脊柱结核的多中心研究中发现，102例培养阳性的脊柱结核患者菌株中检测发现18例耐多药脊柱结核，比例约为17.6%，且治疗难度较单耐药或多耐药困难。

1. 耐多药脊柱结核化疗方案制订的基本原则

（1）强化期应包括至少4种有效的二线抗结核药（含一种注射类抗结核药）及吡嗪酰胺，继续期至少含有3种有效的二线抗结核药，推荐吡嗪酰胺全疗程使用。基于第4、5组二线抗结核药体外药敏结果的可靠性较差，制订方案时应根据有效药物评价参考标准对入选药物加以综合分析，严格把关。

（2）首选二线注射类和氟喹诺酮类药。二线注射类药首推卷曲霉素；阿米卡星和卡那霉素同时敏感时，基于两者的药效和不良反应，推荐直接使用阿米卡星。氟喹诺酮类药推荐使用高代产品，有条件者可直接选用最高代氟喹诺酮类药如莫西沙星；如果要使用贝达喹啉，则尽可能避免使用莫西沙星。

（3）口服二线抗结核药的选用顺序推荐丙硫异烟胺、环丝氨酸和对氨基水杨酸，根据需要也可选择其中的2个或3个，至少保证方案中有2种口服二线抗结核药。由于乙硫异烟胺/丙硫异烟胺和对氨基水杨酸的组合通常会导致较高发生率的胃肠道副作用和甲状腺功能减退症，联合应用时须加以关注和及时处理。

（4）如果未能在2～4组药中选择有效的4种二线抗结核药，可从第5组药中选择至少2种其他种类药，但不推荐同时选用贝达喹啉和德拉马尼。

（5）总疗程一般为24个月。耐多药结核病应用注射类抗结核药的时间为强化期，常规使用6个月。强化期6个月末痰菌仍阳性者或病变范围广泛的复治患者强化期注射用药可延长至8个月。目前没有证据说明超出8个月的强化期有助于提高耐多药结核病的疗效。但是，如果第8个月末痰菌培养仍未转阴提示治疗可能失败。

2. 耐多药脊柱结核化疗方案

推荐方案：6Cm（Am）-Lfx（Mfx）-Pto（PAS，E）-Cs（PAS，E）-Z/18Lfx（Mfx）-Pto（PAS，E）-Cs（PAS，E）-Z。

方案注解：总疗程为24个月。强化期为6个月，每日使用卷曲霉素、左氧氟沙星、丙硫异烟胺、环丝氨酸和吡嗪酰胺；对于病变范围广泛的复治患者及强化期结束时痰菌未转阴者，强化期可延长至8个月，此时继续期的时间相应缩短。继续期18个月，每日使用左氧氟沙星、丙硫异烟胺、环丝氨酸和吡嗪酰胺。耐卷曲霉素或不能耐受卷曲霉素者用敏感的阿米卡星替代，耐左氧氟沙星可用敏感的莫西沙星，不能耐受环丝氨酸或不能耐受丙硫异烟胺者可选用有效或可能有效的对氨基水杨酸或乙胺丁醇。

（三）单耐药脊柱结核的治疗

根据2010年中国结核流行病学抽样调查结果显示，单耐药结核病按高低排序依次为异烟肼9.3%、链霉素5.7%、利福平1.4%和乙胺丁醇0.4%，

总体上一线抗结核药单耐药发生率复治结核病高于初治结核病。上述一线抗结核药单耐药发生率的特点是指导临床上单耐药结核病化学治疗的重要参数。

1. 单耐药结核病化疗方案制订的基本原则

（1）强化期至少选择4种、继续期至少选择3种有效的一线抗结核药，只有在无足够数量的有效的一线抗结核药组成方案时，方考虑从二线抗结核药中选择用药。

（2）原则上不推荐选用第4组二线口服抗结核药和第5组其他种类抗结核药。

（3）单耐异烟肼或单耐利福平者，推荐从氟喹诺酮类药中选择左氧氟沙星，同时推荐吡嗪酰胺全疗程使用。不推荐选择其他利福类药用于耐利福平的单耐药结核病，如利福布汀或利福喷汀。

（4）单耐链霉素者或不能耐受链霉素者，在无一线有效的药物可选用时，也可选择1种二线注射类药物。

（5）使用注射类药物时，推荐注射用药周期为3个月。

（6）疗程一般为9～12个月，单耐利福平者可据情延长至18个月。

2. 单耐异烟肼结核病化疗方案

（1）推荐方案1：3S-R-Z-E/6R-Z-E。

方案注解：总疗程为9个月。强化期为3个月，每日使用链霉素、利福平、吡嗪酰胺和乙胺丁醇。继续期为6个月，每日使用利福平、吡嗪酰胺和乙胺丁醇。适用对象为病变范围不广泛的初治单耐异烟肼结核病患者。

（2）推荐方案2：9R-Lfx-Z-E。

方案注解：总疗程为9个月，每日使用利福平、左氧氟沙星、吡嗪酰胺和乙胺丁醇。适用对象：①复治单耐异烟肼结核病患者；②病变范围广泛的初治单耐异烟肼结核病患者；③不能耐受链霉素的单耐异烟肼结核病患者。

3. 单耐利福平结核病化疗方案

（1）推荐方案1：3S-H-Lfx-Z-E/9H-Lfx-Z-E。

方案注解：总疗程为12个月。强化期为3个月，每日使用链霉素、异烟肼、左氧氟沙星、吡嗪酰胺和乙胺丁醇。继续期为9个月，每日使用异烟肼、左氧氟沙星、吡嗪酰胺和乙胺丁醇。适用对象为病变范围不广泛的初治单耐利福平结核病患者。

（2）推荐方案 2：3S-H-Lfx-Z-E/15H-Lfx-Z-E。

方案注解：总疗程为 18 个月。强化期为 3 个月，每日使用链霉素、异烟肼、左氧氟沙星、吡嗪酰胺和乙胺丁醇。继续期为 15 个月，每日使用异烟肼、左氧氟沙星、吡嗪酰胺和乙胺丁醇。适用对象：①复治单耐利福平结核病患者；②病变范围广泛的初治单耐利福平结核病患者。

4. 其他单耐药结核病化疗方案

目前其他一线抗结核药体外药敏试验的准确性较异烟肼和利福平低，其结果须结合流行病学资料和临床情况加以综合分析后再酌情制订化疗方案，确保方案中含有 4 个有效的抗结核药即可。

（四）多耐药脊柱结核的治疗

根据 2010 年中国结核流行病学抽样调查结果显示，多耐药结核病按高低排序依次为异烟肼 + 链霉素 13.2%、异烟肼 + 乙胺丁醇 6.4%、利福平 + 链霉素 4.3%、乙胺丁醇 + 链霉素 3.2%、异烟肼 + 乙胺丁醇 + 链霉素 3.2%、利福平 + 乙胺丁醇 2.5% 和利福平 + 乙胺丁醇 + 链霉素 2.1%，复治高于初治。

1. 多耐药结核病化疗方案制订的基本原则

（1）强化期至少选择 4 种、继续期至少选择 3 种有效的一线和二线抗结核药。当耐 2 种以上一线抗结核药时，吡嗪酰胺耐药的可能性明显增大，除非有可靠证据说明吡嗪酰胺有效，否则不应将其作为核心药物对待，方案中药物书写排序时应置于最后。

（2）原则上不推荐选用第 5 组其他种类抗结核药。

（3）含耐异烟肼或耐利福平的多耐药结核病，推荐从氟喹诺酮类药中选择左氧氟沙星。不推荐选择其他利福类药用于耐利福平的多耐药结核病，如利福布汀或利福喷汀。

（4）含耐链霉素者或不能耐受链霉素的多耐药结核病，应选择 1 种二线注射类药。

（5）注射用药周期一般为 3 个月，含耐利福平的多耐药结核病的注射用药应延长至 6 个月。

（6）疗程一般为 12 ～ 18 个月，含耐利福平的多耐药结核病的总疗程以 20 个月为宜。

2. 多耐药结核病化疗方案

（1）耐异烟肼等 2 种一线抗结核药

推荐方案：3S-R-Lfx-Z-E/9R-Lfx-Z-E。

方案注解：总疗程为 12 个月。强化期为 3 个月，每日使用链霉素、利福平、左氧氟沙星、吡嗪酰胺和乙胺丁醇。继续期为 9 个月，每日使用利福平、左氧氟沙星、吡嗪酰胺和乙胺丁醇。

（2）耐利福平等 2 种一线抗结核药

推荐方案：6S-H-Lfx-Z-E/12H-Lfx-Z-E。

方案注解：总疗程为 18 个月。强化期为 6 个月，每日使用链霉素、异烟肼、左氧氟沙星、吡嗪酰胺和乙胺丁醇。继续期为 12 个月，每日使用异烟肼、左氧氟沙星、吡嗪酰胺和乙胺丁醇。

（3）耐异烟肼等 3 ～ 4 种一线抗结核药

推荐方案：3S-R-Lfx-Pto-Z/15R-Lfx-Pto-Z。

方案注解：总疗程为 18 个月。强化期为 3 个月，每日使用链霉素、利福平、左氧氟沙星、丙硫异烟胺和吡嗪酰胺。继续期为 15 个月，每日使用利福平、左氧氟沙星、丙硫异烟胺和吡嗪酰胺。

（4）耐利福平等 3 ～ 4 种一线抗结核药

推荐方案：6S-H-Lfx-Pto-Z/14H-Lfx-Pto-Z。

方案注解：总疗程为 20 个月。强化期为 6 个月，每日使用链霉素、异烟肼、左氧氟沙星、丙硫异烟胺和吡嗪酰胺。继续期为 14 个月，每日使用异烟肼、左氧氟沙星、丙硫异烟胺和吡嗪酰胺。

（五）广泛耐药脊柱结核的治疗

1. 广泛耐药结核病化疗方案制订的基本原则

（1）强化期至少 6 种、继续期至少 4 种有效或可能有效或未曾应用过的药组成化疗方案。

（2）选择一种敏感的注射类抗结核药。如果体外药敏试验显示所有注射类抗结核药耐药，建议从中选择患者既往未曾应用过的注射剂。

（3）氟喹诺酮类药中首选莫西沙星或加替沙星。

（4）选择有效的或患者既往未曾使用过的二线口服药。

（5）使用吡嗪酰胺及其他可能有效的第 1 组药；如果异烟肼低浓度耐药，可使用高剂量异烟肼（16 ～ 20mg/kg）。

（6）第 5 组药在广泛耐药结核病的化疗中选择用药的空间较其他类型耐药结核病更广，可从中选择 2 ～ 3 种可能有效或未曾应用过的药物。利奈唑胺是第 5 组药中最有效且广泛耐药结核病化疗方案中的关键药之一,其次为氯法齐明。价格高和严重不良反应妨碍了这两种药的使用。以下推荐方案中的克拉霉素和阿莫西林/克拉维酸价格低、不良反应小。如果条件许可,仍可酌情选用利奈唑胺和氯法齐明。

(7)疗程一般为30个月。注射用药时间一般为12个月,可据情适当延长,必要时可全疗程使用。

(8)缺乏足够药组成有效方案时,建议采用姑息疗法,给予患者对症治疗、营养支持和心理疏导。

2. 广泛耐药结核病化疗方案

推荐方案:12Cm-Mfx-Pto(PAS)-Cs(PAS)-Clr-Amx/Clv-Z/18Mfx-Pto (PAS) - Cs (PAS)-Clr-Amx/Clv-Z。

方案注解:总疗程为30个月。强化期为12个月,每日使用卷曲霉素、莫西沙星、丙硫异烟胺、环丝氨酸、克拉霉素、阿莫西林/克拉维酸、吡嗪酰胺。继续期为18个月,每日使用莫西沙星、丙硫异烟胺、环丝氨酸、克拉霉素、阿莫西林/克拉维酸、吡嗪酰胺。不能耐受丙硫异烟胺或环丝氨酸者可选用对氨基水杨酸。经济条件许可或患者能够耐受的情况下,尤其是无二线口服药可以选择时,建议选用利奈唑胺和(或)氯法齐明。

(六)WHO 关于耐药结核治疗指南的更新内容

我国的 2015 年《耐药结核病化学治疗指南》是我国在长期的耐药结核病治疗经验基础上,结合了 2014 年 WHO 出版的《耐药结核病管理规划指南伙伴手册》和耐药结核病化疗研究进展而制定的,符合中国实际情况,对耐药结核病的临床诊治具有广泛的指导意义。WHO 基于近年来的耐药结核病临床研究结果,发布了多个关于耐药结核病治疗指南,其中重要的包括 WHO 2016 年更新版《耐药结核病治疗指南》和 2019 年 4 月发布的《WHO 综合指南:耐药结核的治疗》,对耐药结核病的药物分组、治疗方案做出了重大改变。但由于部分推荐意见不适用于我国国情,目前我国的耐药结核病化疗指南暂未做出相应更改,临床可作为参考。

1.《WHO 综合指南:耐药结核的治疗》将耐多药/利福平耐药结核病的长疗程治疗方案药物分

为 A、B、C 三组,从中选择至少 4 种有效药物,具体药物及选择步骤详见表4-3。如选择贝达喹啉,应用 6 个月后可停药,剩余至少 3 种有效药物完成疗程。总疗程推荐为 18 ~ 20 个月,痰菌阴转后推荐应用 15 ~ 17 个月,视患者的治疗反应情况而定。在包含阿米卡星或链霉素的耐多药治疗方案中,推荐强化期为 6 ~ 7 个月,视患者的治疗反应情况而定。

表 4-3 WHO 耐多药/利福平耐药结核病的长疗程治疗方案药物分组及选择

组别	内容	药物名称(缩写)
A 组	包括所有 3 种药物	左氧氟沙星(Lfx)或莫西沙星(Mfx) 贝达喹啉[1](Bdq) 利奈唑胺[2](Lzd)
B 组	加 1 种或 2 种药物	氯法齐明(Cfz) 环丝氨酸(Cs)或特立齐酮(Trd)
C 组	如果部分 A 组或 B 组药物不能应用,从该组中按由上至下顺序选择药物组成方案	乙胺丁醇(E) 德拉马尼[3](Dlm) 吡嗪酰胺[4](Z) 亚胺培南/西司他丁(Ipm/Cln)或美罗培南[5](Mpm) 阿米卡星(Am)或链霉素[6](S) 乙硫异烟胺(Eto)或丙硫异烟胺(Pto) 对氨基水杨酸(PAS)

1. 贝达喹啉用药超过 6 个月及在 6 岁以下儿童中应用的有效及安全性数据不足,与德拉马尼联用的相关数据也不足;

2. 利奈唑胺应用至少 6 个月可增加有效性,但其不良反应可能限制其使用,分析显示全程使用利奈唑胺可优化抗结核治疗效果;

3. 德拉马尼用药超过 6 个月及在 3 岁以下儿童中应用的有效及安全性数据不足;

4. 吡嗪酰胺仅在体外药敏试验显示敏感时作为有效治疗药物;

5. 亚胺培南/西司他丁或美罗培南需要和克拉维酸一起应用,但克拉维酸目前仅有的剂型为阿莫西林/克拉维酸。而阿莫西林/克拉维酸不能作为有效的抗结核药物,除非与亚胺培南/西司他丁或美罗培南一起联用;

6. 阿米卡星和链霉素仅在体外药敏试验显示敏感并具备听力检测能力时应用。优先选择阿米卡星,如阿米卡星无法应用方选择链霉素(分子及表型药敏试验需敏感)。卡那霉素和卷曲霉素不再作为耐多药结核病推荐治疗药物

2. 对于之前接受过二线药物治疗不超过 1 个月,或对氟喹诺酮类药和二线注射药物敏感的耐多药/利福平耐药结核病患者,9 ~ 12 个月的短程耐多药结核病治疗方案可替代长疗程治疗方案。该短程耐多药结核病治疗方案如下:强化期为 4 个月(如无痰菌阴转的证据,延长至 6 个月),药物包括卡那霉素(或阿米卡星)、莫西沙星、

丙硫异烟胺、氯法齐明、高剂量异烟肼、吡嗪酰胺和乙胺丁醇；巩固期为 5 个月，药物包括莫西沙星、氯法齐明、乙胺丁醇和吡嗪酰胺。

3. 对于药敏试验证实为利福平敏感、异烟肼耐药的结核病患者，推荐 6 个月的左氧氟沙星、利福平、乙胺丁醇、吡嗪酰胺治疗方案，不推荐加用链霉素或二线注射药物。

四、脊柱结核的术前用药和术后化疗停药

目前认为脊柱结核术前应用抗结核药物可减少结核病灶中结核杆菌数量，抑制其生长，避免术中结核杆菌血行播散，增加手术安全性，减少复发风险。但关于脊柱结核术前抗结核治疗多长时间后适宜手术，学术界仍存在一定争议，也缺乏相关的大样本前瞻性随机对照的临床研究数据。Yang 等通过回顾性研究 182 例骨结核术后复发患者，发现 72.2% 复发患者术前抗结核治疗时间仅 1 周，认为术前抗结核药物治疗时间短与术后复发相关。而 Dai 等认为，术前抗结核治疗 1～2 周，术后就不会出现结核血行播散。Alici 等回顾性分析了 434 位脊柱结核手术患者，发现 58 例因神经系统并发症而在术前仅化疗 6～18 小时的患者中，术后复发率与其余 376 例术前化疗 4 周的患者相比，无显著性差异，提出如手术彻底清除病灶，脊柱结核患者的化疗疗程可缩短。Ren 等通过分析术后复发的 23 例和术后未复发的 200 例脊柱结核患者病例特点发现，术前用药时间不是术后复发的危险因素，而脊柱胸腰段结合部位的结核是复发的危险因素，可能与该部位手术视野暴露欠佳，病灶清除不易彻底相关。王自立提出术前用药时间应分类归纳以区别对待：①全身情况较好的患者，仅为单纯脊柱结核，无或仅有较轻的全身结核中毒表现，营养状况良好，重要脏器功能良好，抗结核药物治疗 2～3 周可手术。②全身情况较差的患者，合并有其他部位结核病的患者、结核中毒表现明显、营养状况差、重要脏器功能障碍，术前用药时间要长一些，需 4～6 周。③全身结核中毒表现严重或合并粟粒性肺结核者须经结核科或其他专科医生协助治疗，术前用药应在 6 周以上。应特别强调的是，术前用药时间要看治疗效果，经全身支持治疗与抗结核药物治疗，患者全身状况是否改善；术前准备应以患者

能否耐受手术为基本原则。

关于脊柱结核治愈标准及何时停药的依据并不统一，目前文献最常用的是天津医院的标准：①全身情况好，食欲佳，体温正常，红细胞沉降率正常或接近正常；②局部疼痛消失，无脓肿，无窦道；③ X 线片显示基本骨性愈合；④起床活动后 1 年或参加工作 6 个月后仍能保持以上 3 条者为治愈。但此标准形成于 20 世纪 70 年代，已超过 40 年。脊柱结核治疗方法及理念已有很大变化，评价手段也逐渐增加，如 CT、MRI 等，较单纯的 X 线判断的骨性愈合更为精准。制定相对被认可、符合现代治疗理念的治愈标准或疗效评价方法一直是大家努力探讨的问题；但截至目前，尚无相对统一标准。也有部分学者提出对于治愈及停药的标准从以下几点考量：①结核中毒症状消失、疼痛缓解；② MRI 检查显示脓肿吸收消失、肉芽组织变小或消失，炎性浸润区骨质信号恢复正常；③除外可能引起红细胞沉降率增快、C 反应蛋白增加的其他因素后，每月实验室检查连续 3 次（1 次／月）红细胞沉降率、C 反应蛋白正常。

第三节 常见抗结核药物不良反应及处理

脊柱结核化疗需要多种药物联合使用，药物不良反应繁多且较难预测，尤其是二线抗结核药，常导致患者的依从性差、治疗中断或治疗失败，甚至促使耐药加剧。因此，在抗结核治疗之前，医生应熟悉化疗方案中所选药的适应证、禁忌证、用药剂量和方法，了解患者的基础疾病和既往不良反应发生的情况，向患者宣教坚持治疗的必要性、每种药品可能的副反应和毒性反应，以期增强患者应对可能出现的不良反应的思想准备。在脊柱结核的治疗过程中，医生应密切观察不良反应的发生情况，采取必要的干预措施及时、有效处理可能发生或已经发生的药物不良反应，最大限度地保证化疗的连续性。

抗结核药物常见的不良反应包括肝功能损害，胃肠道反应，皮肤过敏反应，精神、神经系统毒性，肾功能损害，肌肉骨骼和内分泌紊乱等。在确定药品不良反应时均应除外非药物性因素，如出现

胃肠道反应时须除外胃炎、肝炎、胆道疾病、肠炎、消化性溃疡、妊娠等；出现皮疹应除外蚊虫叮咬、接触性皮炎、糖尿病患者的皮肤干燥等。在应用抗结核药物治疗开始前需要患者签署用药知情同意书，告知相关注意事项，以免对患者造成严重不良反应和减少医患纠纷。

常用抗结核药物的不良反应已经在本章第一节中详细叙述。从临床诊治的需求出发，本节将以症状为基础的方法来阐述每种不良反应可能的原因及相应的处理措施。

一、常见抗结核药物不良反应及处理措施

（一）药物性肝损伤

药物性肝损伤（drug-induced liver injury, DILI）是抗结核治疗过程中最常见的不良反应，我国发生率为 9.5% ～ 10.6%，通常出现的高峰期为用药的 2 周至 2 个月，高龄、病毒性肝炎、合并酒精性肝病或脂肪肝等基础性肝病、HIV 感染、营养不良、重症结核病患者都是药物性肝损伤发生的危险因素。

（1）临床表现：目前国际上将药物性肝损伤分级如下。

0 级（无肝损伤）：患者对暴露药物可耐受，无肝毒性反应。

1 级（轻度肝损伤）：血清 ALT 和（或）ALP 呈可恢复性升高，总胆红素 < 2.5 倍参考值上限（42.8μmol/L），且 INR < 1.5。多数患者可适应。可有或无乏力、虚弱、恶心、厌食、右上腹痛、黄疸、瘙痒、皮疹或体重减轻等症状。

2 级（中度肝损伤）：血清 ALT 和（或）ALP 升高，总胆红素 ≥ 2.5 倍参考值上限，或虽无总胆红素升高但 INR > 1.5。上述症状可有加重。

3 级（重度肝损伤）：血清 ALT 和（或）ALP 升高，总胆红素 ≥ 5 倍参考值上限（50mg/L 或 85.5μmol/L），伴或不伴 INR > 1.5。患者症状进一步加重，需要住院治疗，或住院时间延长。

4 级（急性肝衰竭）：血清 ALT 和（或）ALP 水平升高，总胆红素 ≥ 10 倍参考值上限（171μmol/L）或每日升高 ≥ 10mg/L 或 17.1μmol/L，INR ≥ 2.0 或 PTA < 40%，可同时出现腹水、肝性脑病或与药物性肝损伤相关的其他器官功能衰竭。

5 级（致命）：因药物性肝损伤死亡，或须接受肝移植才能存活。

（2）可疑药物：在抗结核药物中，异烟肼、利福平、吡嗪酰胺、丙硫异烟胺、对氨基水杨酸、利福布汀和利福喷汀等发生药物性肝损伤的频率较高，氟喹诺酮类药、乙胺丁醇、氯法齐明、贝达喹啉、德拉马尼、克拉霉素、亚胺培南/西司他丁、美罗培南和阿莫西林/克拉维酸钾等发生药物性肝损伤的频率较低，氨基糖苷类、卷曲霉素、环丝氨酸和利奈唑胺等发生频率极低。另外，抗结核药物与其他对肝脏有损伤的药物联用也导致药物性肝损伤发生率增加。

（3）处理方法：抗结核治疗前应综合评估患者结核病病情、肝功能情况、相关危险因素及全身状况等。治疗过程中一旦出现功能损伤，除及时纠正肝功能异常，也应及时调整抗结核治疗方案，保证患者抗结核治疗的顺利完成，有助于提高抗结核治疗的完成率，防止耐药结核病的发生。

1）停药指征：ALT < 3 倍参考值上限，无明显症状及黄疸者，可在密切观察下保肝治疗，并酌情停用肝损伤发生频率高的抗结核药物。ALT ≥ 3 倍参考值上限，或总胆红素 ≥ 2 倍参考值上限，应立即停用肝损伤相关的抗结核药物，保肝治疗。ALT ≥ 5 倍参考值上限或 ALT ≥ 3 倍参考值上限伴有黄疸、恶心、呕吐、乏力等症状，或总胆红素 ≥ 3 倍参考值上限，应立即停用所有抗结核药物，积极保肝治疗，监测 PTA，采用综合治疗措施。

2）治疗方案

a. 一般处理：包括休息、营养支持、维持水和电解质及热量平衡。

b. 保肝治疗：主要保肝药物有甘草酸制剂、还原型谷胱甘肽、双环醇、水飞蓟宾制剂、硫普罗宁、磷脂类、葡醛内酯等。需要注意的是，联苯双酯降酶作用较肯定，但远期疗效差，停药后容易反跳，且有用药后出现黄疸及病情恶化的报道。

c. 降低胆红素：主要利胆药物有腺苷蛋氨酸、熊去氧胆酸、茵栀黄、门冬氨酸钾镁等。

d. 改善肝细胞能量代谢：腺苷三磷酸、辅酶A、肌苷等可改善肝细胞能量代谢，在一定程度上

可保护肝细胞。脂溶性微生物剂量较大时可加重肝脏负担，一般不建议使用。

e. 糖皮质激素：用于超敏或自身免疫征象明显且停用肝损伤药物后生物化学指标改善不明显甚至继续恶化的患者，并充分权衡治疗收益和不良反应，避免结核病情加重。

f. 重症药物性肝损伤和肝衰竭可在上述治疗基础上，选用 N- 乙酰半胱氨酸和促肝细胞生长素，必要时行人工肝、人工肾支持疗法或肝移植。

（4）抗结核药物再应用原则：肝功能恢复中和恢复后如何应用抗结核药物，国内外均无统一的规定和标准，应根据患者的肝损伤程度、有无肝损伤相关危险因素和结核病严重程度等进行综合判断。

1）对于仅表现为单纯 ALT 升高的肝损伤患者，待 ALT 降至 < 3 倍参考值上限时，可加用链霉素或阿米卡星、异烟肼和乙胺丁醇，每周复查肝功能，若肝功能进一步恢复则加用利福平或利福喷汀，待肝功能恢复正常后，视其基础肝脏情况等考虑是否加用吡嗪酰胺。

2）对于 ALT 升高伴有总胆红素升高或黄疸等症状的患者，待 ALT 降至 < 3 倍参考值上限及总胆红素 < 2 倍参考值上限时，可加用链霉素或阿米卡星、乙胺丁醇和氟喹诺酮类药物，若肝功能进一步恢复则加用异烟肼，待肝功能恢复正常后，视其结核病严重程度及基础肝脏情况等考虑是否加用利福喷汀或吡嗪酰胺。

3）对于肝损伤合并过敏反应（同时有发热、皮疹等）的患者，待机体过敏反应全部消退后再逐个试用抗结核药物。试药原则：可先试用未曾用过的药物，此后按照药物致敏可能性由小剂量到大剂量逐步试药。如考虑为利福平引起的超敏反应，不建议再次试用。

（二）过敏反应

（1）临床表现：皮肤过敏反应表现为服用药物后皮肤瘙痒和皮疹，短则服药后 30 分钟，长则服药后 1 ～ 2 个月发生皮疹。一般首发于面部，再逐渐扩散至四肢、躯干部位，严重者遍布全身。停用可疑药物后皮疹明显减轻至恢复正常，重复用药或使用类似化学结构的药物后皮疹可迅速再次发生，甚至更为严重。

（2）可疑药物：按发生的可能性从大到小分别为链霉素、利福平、乙胺丁醇、吡嗪酰胺、异烟肼、氟喹诺酮类药、氯法齐明、利福布汀。但任何药物都有发生过敏反应的可能。

（3）处理方法

1）反应轻微者，一般予以相应的治疗后几周即可消失，不必停药。如利福平或吡嗪酰胺引起的皮肤红斑为常见的轻微过敏反应，随着时间的延长可自行消退。也可适当使用抗组胺药，如第一代抗组胺药苯海拉明，或第二代抗组胺药氯雷他定、西替利嗪等。

2）严重过敏反应者，皮疹遍布全身，伴随全身症状，如发热、内脏功能异常，严重者累及黏膜，以及产生皮肤松解剥脱，应立即停用所有治疗药物，采用标准的应急方案处理过敏反应，直至过敏状态好转。

3）消除其他潜在的可能引起皮肤过敏反应的因素（如疥疮、昆虫叮咬、食物或其他环境因素）。异烟肼和含酪胺的食物（奶酪、红酒）同时服用可引起潮热、瘙痒、心悸。如果发生这种情况，建议患者避免同时服用。皮肤干燥是使用氯法齐明的一个常见的、严重的不良反应（尤其糖尿病患者），建议对患者加强保湿措施。

4）抗结核药物再应用原则：患者过敏状态完全恢复正常后，逐一从小剂量试用治疗药物，从最不易引起过敏反应的药物开始，对高度可疑的过敏药物原则上不推荐再次使用。特殊情况必须使用某类药物者，可使用脱敏疗法，但不推荐对链霉素、利福平等药物使用该方法。

（三）胃肠道反应

1. 恶心、呕吐

（1）可疑药物：吡嗪酰胺、利福平、乙胺丁醇、异烟肼、乙硫异烟胺、丙硫异烟胺、对氨基水杨酸、贝达喹啉、阿莫西林 / 克拉维酸、氯法齐明或其他药物。

（2）处理方法

1）应排除非药物性因素引起的恶心、呕吐症状，如是否存在消化系统的急慢性疾病，如胃炎、肝炎等，以及妊娠。

2）评估症状的严重性，症状为轻、中度的，可对症处理，不必停药；若轻、中度症状经过处理后无好转且症状逐渐加重而出现严重症状者，则停止可疑药物，并观察停药后症状的改善情况。恶心、呕吐严重的患者，需要了解有无脱水、电解质紊乱的发生。若有指征，应补充水分、纠正电解质紊乱。如果患者呕吐物带血，应检测血红蛋白指标，对可能存在的胃肠道出血性疾病进行治疗；同时给予对症治疗，如止吐、抗酸等。

3）乙硫异烟胺、丙硫异烟胺和对氨基水杨酸的组合通常会导致发生较高可能的胃肠道不良反应。如为乙硫异烟胺、丙硫异烟胺或对氨基水杨酸引起，可从小剂量开始（乙硫异烟胺、丙硫异烟胺各100mg，对氨基水杨酸2～4g），逐渐增加至患者能够耐受的剂量。

4）该不良反应通常是剂量依赖性，部分药物将剂量减小，症状可逐渐减轻。停用可疑药物的措施必须严格掌握。

5）为了减少不良反应的发生，部分药物可分开服用（如吡嗪酰胺、丙硫异烟胺等），或睡前服用（如利福喷汀）。

6）为了保障抗结核药物治疗的顺利进行，对于症状较轻的患者给予对症治疗后症状缓解者，可不必停用可疑的抗结核药物。

2. 腹泻、胃肠胀气

（1）可疑药物：利福霉素类药、对氨基水杨酸、氟喹诺酮类药、乙硫异烟胺、丙硫异烟胺及其他广谱抗生素。

（2）处理方法

1）评估症状的严重性，轻、中度可不必停药，严重症状者停用可疑药物。

2）单纯腹泻（无血便及发热）者可口服洛哌丁胺（易蒙停）止泻，起始剂量4mg，随后每次腹泻后增加服用2mg，24小时内最大使用剂量为10mg。

3）腹泻严重者，除了停用可疑药物，应监测电解质（尤其血钾）和脱水情况，及时进行补充。

4）对于症状严重程度与用药剂量相关的药物（如对氨基水杨酸），可减少其使用剂量，先从小剂量开始，2周内逐渐增加至足量。

（3）注意事项：轻度腹泻和胀气，应鼓励患者认识到该种程度的不良反应是可耐受的，症状通常会在治疗数周后逐渐消失，从而避免造成治疗中断。长期使用莫西沙星等氟喹诺酮类药物，以及其他较强的广谱抗生素可引发菌群失调，从而造成腹泻、胃胀气等症状。腹泻并发发热，伴或不伴血便提示可能存在其他情况（疾病），不一定或不仅仅是抗结核药物的不良反应所致；注意排除其他可能引起腹泻的原因，如乳糖不耐受等；2岁以上儿童可使用洛哌丁胺以改善症状，可逐渐增加抗结核药物的剂量或间歇使用。

3. 胃部不适、腹痛

（1）可疑药物：按照发生频次依次为氟喹诺酮类药、吡嗪酰胺、乙胺丁醇、异烟肼、对氨基水杨酸、乙硫异烟胺、丙硫异烟胺、氯法齐明及其他药物。

（2）处理方法

1）评估症状的严重程度，轻、中度者可不必停药，进行对症处理。

2）在诊治思路上，首先应想到腹痛可能与相关并发症有关，如胰腺炎、乳酸性酸中毒和肝炎。怀疑上述可能原因后应立即完善相关的检查给予明确。

3）若症状与胃炎相似（上腹部不适或烧灼感、反酸），可使用H_2受体阻滞剂、质子泵抑制剂等缓解症状；制酸剂则可能降低氟喹诺酮类药物的吸收，应避免使用。

4）严重胃部不适和腹痛者，可短时停用可疑药物（如1～7天），同时观察停药后症状的变化；若未减轻，应即刻进行消化系统相关检查，并根据检查结果进行及时治疗。

5）对于不良反应与用药剂量相关的可疑药物，可尝试减少可疑药物的用量，观察症状的改善情况，并权衡利弊，决定该药物的取舍。

（3）注意事项：在处理该不良反应时，一般严重胃炎（可伴随呕血、黑便）比较少见，使用抗酸药物的时间必须严格控制，以防影响抗结核药物的吸收，一般推荐于服用抗结核药物前或后2小时使用抗酸药物。症状严重而需要停药者，注意停用可疑药物后症状应该消失。在寻找发生不良反应的原因时，如患者在服用非甾体抗炎药物时应予以停用。有报道称应用氯法齐明时会引起严重的腹痛，尽管报道少见，但一旦发生，就应停用。如并发幽门螺杆菌感染应及时进行治疗。必要时行胃镜检查以排除胃部器质性疾病。

4. 肠道菌群失调

（1）可疑药物：长期联合使用的多种抗生素，如氟喹诺酮类、大环内酯类、氨基糖苷类药物等。

（2）处理办法：肠道菌群失调可见于联合使用多种抗生素组成抗结核药物治疗方案并且长期使用的情况下（如长达6个月以上的氨基糖苷类联合氟喹诺酮类等药物的联合使用），表现为腹泻或大便次数增多。根据症状的轻重进行合适的处理，轻、中度症状予以口服肠道微生态制剂等治疗，一般症状可逐渐减轻；腹泻严重者需要进行补液等对症治疗，必要时短期停用可疑药物，待胃肠道症状恢复后可再尝试逐渐添加，同时注意口服肠道微生态制剂以缓解症状或防止再次发生。

（四）血液系统损害

（1）可疑药物：利奈唑胺、氟喹诺酮类药和利福霉素类药。

（2）处理方法

1）若骨髓抑制的程度较轻，可暂时不停药，但须加强监测血象的变化；若发生骨髓抑制并逐渐加重，如白细胞、红细胞和血小板计数三系减少，以及重症贫血、血小板计数持续下降，则立即停用利奈唑胺、氟喹诺酮类药、利福霉素类等可疑药物。

2）若骨髓抑制解除且利奈唑胺对该治疗方案很重要，则可考虑重新低剂量使用利奈唑胺（300mg/d，顿服），但须加强监测；对于氟喹诺酮类和利福霉素类药物则略有不同，除非其对于方案的组成和制定同样非常重要，停药后一般情况下不考虑再次使用。

3）严重贫血、血小板计数减少时，可输注红细胞悬液或单采血小板。

4）注意排除非药物相关因素引起的血液系统损伤。

（3）注意事项：需要注意其他抗结核药物也可导致血液学异常（白细胞计数减少、血小板计数减少、贫血、红细胞发育不全、凝血功能异常及嗜酸性细胞增多）。

（五）关节疼痛

1. 高尿酸血症

（1）可疑药物：吡嗪酰胺和乙胺丁醇。

（2）处理方法：应用吡嗪酰胺、乙胺丁醇的患者尿酸水平会增高，轻度增高者可观察血尿酸水平变化并减少高嘌呤食物的摄入，同时多饮水和适当服用碳酸氢钠片。必要时可口服别嘌醇、苯溴马隆以控制尿酸水平，同时多饮水。若关节出现严重肿胀、皮肤变红及皮温升高，应考虑穿刺活检，先排除痛风、感染、自身免疫性疾病等。若出现痛风发作并考虑为药物引起，则立即停用吡嗪酰胺等可疑药物。

2. 肌肉骨骼损伤

（1）临床表现：肌肉和关节疼痛。

（2）可疑药物：吡嗪酰胺、贝达喹啉、氟喹诺酮类药与乙胺丁醇等。

（3）处理方法：用非甾体抗炎药物治疗（吲哚美辛每次50mg，每天2次；或布洛芬每次400～800mg，每天3次），同时降低可疑药物的用量；若仍然不能缓解症状，则停用可疑药物；有时即使不予以任何干预措施，关节痛症状会随着治疗时间的延长而逐渐缓解。

3. 肌腱炎和肌腱断裂

（1）可疑药物：氟喹诺酮类药物。

（2）处理方法：制动，减轻关节负荷。减少用药剂量或停用氟喹诺酮类药物；应用非甾体抗炎药，如布洛芬每次400mg，每天4次。氟喹诺酮类药物引起的腱断裂常发生在患者进行体育锻炼时，老年患者和并发糖尿病患者更为常见。对上述患者应加强保健知识的宣传教育，提倡合理运动，防止肌腱断裂的发生。有肌腱炎症状的患者在采用药物对症治疗的同时，建议使用鞋垫、支具予以保护，并配合物理治疗以缓解症状。现有的临床资料提示，使用氟喹诺酮类药物治疗MDR-TB患者发生腱断裂相对少见；血清药物浓度监测有助于指导用药。

（六）神经和精神系统损害

1. 周围神经病

（1）可疑药物：异烟肼、环丝氨酸、链霉素、卡那霉素、阿米卡星、卷曲霉素、利奈唑胺、氟喹诺酮类药、乙硫异烟胺或丙硫异烟胺、乙胺丁醇等。

（2）处理方法：应根据症状的轻重程度分别予以治疗。

1）维生素 B_6（每片 10mg），每次 1～2 片，每天 3 次口服，可逐渐加量，最大总剂量为 200mg/d。

2）减低可疑药物的用量。

3）必要时停用可疑药物。

4）对于麻痛等感觉症状明显者可应用三环类抗抑郁药物和抗惊厥药物。三环类抗抑郁药可选择阿米替林（起始剂量睡前 12.5mg 口服；可逐渐加至最大剂量 75mg，睡前口服），不采用带有选择性 5-羟色胺（5-HT）再摄取抑制剂的三环类抗抑郁药。可以使用抗惊厥药，如卡马西平（每次 100～400mg，每天 2 次口服）、加巴喷丁（每次 100～300mg，每天 3 次口服；最大剂量 3600mg/d，分 3～4 次口服）、普瑞巴林（每次 75～150mg，每天 2 次口服）。

5）患者并发某些疾病（如糖尿病、HIV 感染和酒精中毒）时发生周围神经病的可能性加大，但这并不妨碍上述药物的使用。神经炎可能不可逆转，但有些患者在停止使用可疑药物后情况会有所改善。利奈唑胺相关神经炎常发生在后续使用阶段，且神经炎症状常较为持久；一旦发生，应考虑停用利奈唑胺，可加用神经营养药物（如维生素 B_1 每次 10mg，每天 3 次口服；以及甲钴胺每次 500μg，每天 3 次口服）。

2. 头痛

（1）可疑药物：环丝氨酸和贝达喹啉。

（2）处理方法：同样根据症状的轻重程度不同予以不同的处理。

1）轻度头痛者予以镇痛剂，如布洛芬或对乙酰氨基酚。

2）难治性头痛可使用低剂量三环类抗抑郁药。

3）鼓励进行水化治疗。

4）起始采用低剂量环丝氨酸（250～500mg/d；每次 250mg，每日 1～2 次口服）治疗有助于减轻治疗初期的头痛症状，以后缓慢在 1～2 周增加剂量至足量或适量。在治疗中应排除导致头痛的其他因素，首先要排除颅内感染的可能性，如脑膜炎、其他中枢神经系统感染性疾病（HIV 感染并发其他感染者须接受头颅 CT 或 MRI 检查，以及脑脊液检测分析）。维生素 B_6 可预防环丝氨酸的神经毒性作用，推荐剂量为每 250mg 环丝氨酸予以 50mg 维生素 B_6，口服。环丝氨酸和贝达喹啉引起的头痛通常为自限性。

3. 抑郁、自杀倾向

（1）可疑药物：环丝氨酸、氟喹诺酮类药、异烟肼、乙硫异烟胺或丙硫异烟胺等。

（2）处理方法：先对患者进行心理咨询；抑郁症状比较明显时，初期给予抗抑郁治疗（选用 5-HT 再摄取抑制剂，如氟西汀或类似药物）。考虑到药物间的相互作用，不应给予患者使用利奈唑胺；降低可疑药物的用量或停用可疑药物；自杀倾向者予以住院治疗，行 24 小时监护，停用环丝氨酸，进行精神心理咨询和抗抑郁治疗；降低异烟肼、乙硫异烟胺或丙硫异烟胺剂量，直到患者症状稳定。同时评估、关注心理和社会原因，社会经济环境和慢性疾病引起患者抑郁的作用不可低估。疾病治愈时患者抑郁症状可能会得到明显改善。患者以前的抑郁病史并不妨碍上述抗结核药物的使用，但有增加治疗时发生抑郁的可能性。若治疗初期抑郁症状明显者应避免使用环丝氨酸。条件许可的情况下建议监测血药浓度，以指导临床用药。

4. 精神症状

（1）可疑药物：异烟肼、氟喹诺酮类药、环丝氨酸、对氨基水杨酸-异烟肼、乙硫异烟胺或丙硫异烟胺等。

（2）处理方法：短暂停用可疑药物（1～4 周）直到精神症状得到控制；中、重度症状持续存在，应给予抗精神病治疗；患者有危及他人的行为时，应收入精神病房；降低可疑药物的用量或停用可疑药物；增加口服维生素 B_6，最大剂量可达 200mg/d。患者以往的精神病史并不妨碍上述药物的使用，但有可能增加治疗时发生精神症状的可能性。

5. 癫痫（惊厥）

（1）可疑药物：异烟肼、氟喹诺酮类药、环丝氨酸、对氨基水杨酸-异烟肼等。

（2）处理方法：一旦发生，应立即停用可疑药物，同时除外中枢神经系统感染。抗癫痫（惊厥）治疗常用左乙拉西坦、卡马西平或丙戊酸。增加维生素 B_6 至最大剂量（200mg/d）。检测血清电解质水平，包括钾、钠、碳酸氢盐、钙、镁和氯化物等。癫痫（惊厥）控制后，如果方案中可疑药物不可缺少，可尝试采用较低剂量应用。通常持续应用抗癫痫（惊厥）药物直到抗结核治疗疗程结束或停用可疑药物。如果癫痫（惊厥）能够得到很好的控制或正在接受抗癫痫（惊厥）治疗，患者以往的癫痫病史并不妨碍上述抗结核药物的使用。

6. 前庭功能障碍（耳鸣、眩晕、站立不稳）

（1）可疑药物：链霉素、卡那霉素、阿米卡星、卷曲霉素、环丝氨酸、氟喹诺酮类药物、异烟肼、乙硫异烟胺或丙硫异烟胺、利奈唑胺等。

（2）处理方法：早期前庭功能障碍者采用注射类抗结核药物时，可改为每周2次或3次给药，氨基糖苷类药物换用卷曲霉素。经过上述调整后患者症状继续进展时应停用注射类抗结核药物；其余可疑的口服药物经评估后，可采取减少剂量的方法或停药观察。耳塞和间断耳鸣是前庭功能障碍的早期症状，有耳塞症状时应立即进行电测听检查，测听力可发现高频听力丧失。前庭功能损伤不可逆，不会随停药而改善，故早期发现、早期处理非常重要。

7. 听力减退（同样见于上述前庭功能障碍）

（1）可疑药物：链霉素、卡那霉素、阿米卡星、卷曲霉素、克拉霉素等。

（2）处理方法：进行电测听检查了解听力的损害情况，并与初始听力对比。使用氨基糖苷类注射药物的患者，若对氨基糖苷类药物敏感，则换用卷曲霉素；一旦发生听力下降，应停用可疑药物；MDR-TB患者开始治疗时应了解其过去听力病史，使用过氨基糖苷类药物的患者若有听力受损的病史，使用时应加强听力监测。高频听力丧失，只有通过检查才能早期发现，听力减退往往是不可逆的，但克拉霉素导致的听力减退一般可逆转。在使用上述药物时，除了加强对患者的宣传教育外，用药前及用药中进行听力监测是必不可少的。

8. 视觉损伤及视神经炎

（1）可疑药物：乙胺丁醇、乙硫异烟胺或丙硫异烟胺、利奈唑胺、利福布汀、异烟肼、链霉素等。

（2）处理方法：停用乙胺丁醇并不再重新使用，转诊眼科专家。最常引起该反应的药物是乙胺丁醇，这种症状随着药物停用通常可获得缓解。并发糖尿病者应加强控制血糖水平。

9. 味觉损伤（金属味）

（1）可疑药物：乙硫异烟胺或丙硫异烟胺、克拉霉素、氟喹诺酮类药等。

（2）处理方法：吮硬糖或嚼口香糖都有效；停药后味觉即可恢复，鼓励患者耐受这种不良反应。

（七）肾功能损害

（1）可疑药物：链霉素、卡那霉素、阿米卡星、卷曲霉素等。

（2）处理方法

1）停用可疑药物。

2）如果以前方案中使用过氨基糖苷类注射剂，建议使用卷曲霉素。

3）在密切监测血肌酐的前提下试用间歇疗法（2～3次/周），如果血肌酐仍持续上升，停止使用注射剂。

4）根据肾小球滤过率调整相应的抗结核药物，在治疗时注意排除其他加重肾功能损伤的因素（如使用非甾体抗炎药，并发糖尿病，使用其他药物、脱水剂，并发充血性心力衰竭、尿路梗阻等）。糖尿病或肾脏疾病患者发生肾毒性的危险性往往更高，虽然并不妨碍上述所列药物的使用，但须严格掌握使用指征，并在使用过程中进行密切监测，建议每2周检测1次尿常规及肾功能。

（八）电解质紊乱和酸碱平衡失调

1. 电解质紊乱

（1）可疑药物：卷曲霉素、卡那霉素、阿米卡星、链霉素等。最常见的是低钾血症。低钾血症的发生不是停止使用卷曲霉素的绝对指征，除非严重的低钾血症（< 2.5mmol/L）及出现明显症状者。

（2）处理方法：①监测血钾浓度。②若血钾降低，同时应检查血镁、血钙浓度。③按需补充电解质，如不能检测血镁浓度，对低钾血症患者可行经验性的补镁治疗。④若出现严重的低钾，需住院治疗；暂时停止引起血钾降低的药物，如卷曲霉素。⑤口服电解质治疗应与氟喹诺酮类药物治疗分开，因为口服电解质会影响氟喹诺酮类药物的吸收。⑥要注意到口服补钾可能引起恶心和呕吐，口服补镁可引起腹泻。

2. 乳酸酸中毒

（1）可疑药物：利奈唑胺。

（2）处理方法：停用利奈唑胺。乳酸酸中毒可通过血液检测乳酸水平进行监测。

（九）内分泌紊乱

1. 甲状腺功能低下

（1）可疑药物：对氨基水杨酸、乙硫异烟胺或丙硫异烟胺。

（2）处理方法：给予左甲状腺素治疗。一般可继续进行抗结核药物治疗。停用对氨基水杨酸、乙硫异烟胺或丙硫异烟胺后甲状腺功能可以完全恢复。联合应用对氨基水杨酸和乙硫异烟胺或丙硫异烟胺，较单独应用其中任一种药物引起甲状腺功能低下的危险性都大。建议如应用以上两种药物，自疗程开始即定期监测甲状腺功能。

2. 糖代谢障碍

糖代谢障碍包括高血糖症、低血糖症。

（1）可疑药物：加替沙星、乙硫异烟胺或丙硫异烟胺。

（2）处理方法：应用加替沙星时可导致高血糖或低血糖症，一旦发生即停止使用加替沙星，而用莫西沙星替代。良好的血糖控制在治疗期间十分重要。

3. 男子乳房发育症

（1）可疑药物：异烟肼、乙硫异烟胺或丙硫异烟胺。

（2）处理方法：必要时停药，症状即可改善。乳房增大令人棘手，尤其对于男性患者，溢乳也有报道。需要鼓励患者忍受这种不良反应。

（十）QT 间期延长

（1）可疑药物：贝达喹啉、氟喹诺酮类、克拉霉素、氯法齐明。氟喹诺酮类药物中，莫西沙星和加替沙星最有可能延长 QTc 间期，而左氧氟沙星和氧氟沙星引起该反应的风险较低。

（2）处理方法：反复心电图检查确认是否为 QTc 间期延长。若 QTc 值超过 500 毫秒，应停用贝达喹啉；QTc 间期延长应考虑停用相关药物。检查血钾、血钙及血镁水平，建议保持血钾水平高于 4mmol/L，血镁水平高于 0.74mmol/L。氟喹诺酮类药物使用时避免同时使用可能延长 QT 间期的药物，如西沙比利、红霉素、抗精神病药物和三环类抗抑郁药等。在已知有 QT 间期延长的患者中应该避免使用该类药物，如无法纠正的低钾血症患者、接受 I A 类（奎尼丁、普鲁卡因胺）或 III 类（胺碘酮、索他洛尔）抗心律失常药物治疗的患者。QT 间期延长的程度可能随着药物浓度的增加而增加，故药物使用时不应超过推荐剂量和推荐的注射速度。若有发生尖端扭转型室性心动过速的危险，风险超过了药物带来的益处，则考虑停用莫西沙星。

（3）注意事项：①QTc 间期通常小于 440 毫秒，QTc 间期超过 440 毫秒即视为延长。若 QTc 间期延长，患者有发生心律失常的风险，类似于尖端扭转型室性心动过速，后者将危及生命。QTc 间期超过 500 毫秒的患者具有发生该类心律失常的最大风险。②治疗前给予心电图监测，避免将氟喹诺酮类药物与贝达喹啉安排在同一个化疗方案中。

二、药物不良反应的监测

及时发现和处理药物不良反应是保障结核病患者坚持完成全程治疗的关键环节。监测项目和时间清单见表 4-4。

表 4-4　药物不良反应监测表

监测项目	监测频率
血常规（血红蛋白、血小板、白细胞）*	一般每月检测 1 次；使用利奈唑胺者开始时每周 1 次，以后每月检测 1 次或根据症状调整检测频率
肝功能（谷草转氨酶、谷丙转氨酶、总胆红素）*	长期接受吡嗪酰胺治疗或有肝损伤高危因素或有肝炎症状者，每 2～4 周 1 次；合并 HIV 感染者，建议每 2 周 1 次；接受贝达喹啉治疗者每 2～4 周 1 次；合并病毒性肝炎者，强化期每 1～2 周 1 次，以后每 1～4 周 1 次
血肌酐与血清钾*	接受注射类抗结核药时每月 1 次；合并 HIV 感染、糖尿病及其他高危患者每 1～3 周 1 次
血清镁和钙离子	出现低钾血症时，应注意同时检测血清镁和钙离子水平；如果使用贝达喹啉建议每月检测 1 次；如果出现心电图异常（QT 间期延长），应及时复查

续表

监测项目	监测频率
血糖 *	使用加替沙星治疗者，治疗前快速检测血糖，以后每月检测 1 次
促甲状腺激素（TSH）	乙 / 丙硫异烟胺和对氨基水杨酸同时使用时每 3 个月 1 次，单独使用时，每 6 个月 1 次；对于临床上有甲状腺功能减退症状 / 体征的患者每月 1 次
脂肪酶	使用利奈唑胺、贝达喹啉出现腹痛者，为排除胰腺炎时检测；使用贝达喹啉者建议治疗前检测
乳酸	使用利奈唑胺或抗反转录病毒药物治疗（ART）者出现乳酸性酸中毒症状时检测
听力测定 *	接受注射类抗结核药者治疗前及以后每月检测 1 次；每次访问注意询问患者有无听力改变，判断他们是否能够完成正常对话
视力测定 *	需要长时间使用乙胺丁醇或利奈唑胺的患者，建议治疗前进行视力测定；视力或辨色能力发生可疑变化时应重复检测
心电图 *	使用氟喹诺酮类、贝达喹啉者于治疗开始前检查，以后在治疗第 2 周、12 周、24 周重复检查；合并心功能减退、甲状腺功能减退或电解质紊乱时应增加检测频率
心理咨询 *	耐多药结核病治疗前即可进行，治疗中需要时进行；必要时可向心理医生咨询

* 建议治疗前行常规检测，以了解患者的基本情况

（陈园园　朱　敏）

参 考 文 献

戈朝晖，王自立，魏敏吉，2004. 利福平在脊柱结核患者不同组织分布的实验研究. 中国脊柱脊髓杂志，14（12）：741-744.

贾晨光，刘丰胜，姚黎明，等，2014. 耐多药脊柱结核的临床应对措施. 河北医科大学学报，35（1）：23-26.

荆玮，王庆枫，初乃惠，2016. 氯法齐明治疗耐药结核病的研究进展. 中华结核和呼吸杂志，39（5）：396-399.

李力韬，李洪敏，马远征，等，2014. 应用 Xpert MTB/RIF 对脊柱结核临床标本行结核分枝杆菌与利福平耐药性检测的验证性研究. 中华骨科杂志，34（2）：211-215.

厉娟，聂理会，唐神结，2015. 贝达喹啉抗结核作用及其研究进展. 中华医学杂志，95（16）：1275-1277.

马玙，朱莉贞，潘毓萱，2006. 结核病学. 北京：人民卫生出版社.

马远征，王自立，金大地，等，2013. 脊柱结核. 北京：人民卫生出版社.

全国第五次结核病流行病学抽样调查技术指导组，全国第五次结核病流行病学抽样调查办公室，2012. 2010 年全国第五次结核病流行病学抽样调查报告. 中国防痨杂志，34（8）：485-508.

宋向伟，王骞，施建党，等，2017. 脊柱结核彻底病灶清除术后 3～4.5 个月超短程化疗方案的疗效观察. 中国脊柱脊髓杂志，27（4）：326-332.

唐神结，高文，2011. 临床结核病学. 北京：人民卫生出版社.

王自立，金卫东，乔永东，等，2005. 超短程化疗方案及病变椎体部分切除术治疗脊柱结核. 中华骨科杂志，25（2）：79-85.

王自立，2010. 进一步规范脊柱结核的治疗. 中国脊柱脊髓杂志，20（10）：793-794.

吴启秋，程宏，降淑娟，等，1994. 利福喷汀在脊椎结核寒性脓肿中浓度的测定. 中华骨科杂志，（1）：35-36.

吴启秋，段连山，林羽，1998. 脊椎结核患者寒性脓肿及血液中三种抗结核药物浓度的比较. 中华结核和呼吸杂志，21（10）：671-619.

中国防痨协会，2015. 耐药结核病化学治疗指南（2015）. 中国防痨杂志，（5）：421-469.

中华医学会结核病学分会，利奈唑胺抗结核治疗专家共识编写组，2018. 利奈唑胺抗结核治疗专家共识. 中华结核和呼吸杂志，41（1）：14-19.

中华医学会结核病学分会，2019. 抗结核药物性肝损伤诊治指南（2019 年版）. 中华结核和呼吸杂志，42（5）：343-356.

《中国防痨杂志》编委会，2019. 耐药结核病化疗过程中药品不良反应处理的专家共识. 中国防痨杂志，41（6）：591-603.

Alici E, Akcali O, Tatari H, et al, 2001. Effect of preoperative chemotherapy on the outcome of surgical treatment of vertebral tuberculosis: retrospective analysis of 434 cases. Arch Orthop Trauma Surg, 121（1/2）: 65-66.

Batirel A, Erdem H, Sengoz G, et al, 2015. The course of spinal tuberculosis（Pott disease）: results of the multinational, multicentre Backbone-2 study. Clin Microbiol Infect, 21（11）: 1008. e9-1008. e18.

Dai LY, Jiang LS, Wang YR, et al, 2010. Chemotherapy in anterior instrumentation for spinal tuberculosis: highlighting a 9-month three-drug regimen. World Neurosurg, 73（5）: 560-564.

Jutte PC, van Loenhout-Rooyackers JH, 2006. Routine surgery in addition to chemotherapy for treating spinal tuberculosis. Cochrane Database Syst Rev,（5）: CD004532.

Landersdorfer CB, Kinzig M, Hennig FF, et al, 2009. Penetration of moxifloxacin into bone evaluated by Monte Carlo simulation. Antimicrob Agents Chemother, 53（5）: 2074-2081.

Rajasekaran S, Soundararajan DCR, Shetty AP, et al, 2018. Spinal tuberculosis: current concepts. Global Spine Journal, 8: 96S-108S.

Ren HL, Jiang JM, Wang JX, et al, 2016. Is duration of preoperative anti-tuberculosis treatment a risk factor for postoperative relapse or non-healing of spinal tuberculosis? Eur Spine J, 25（12）: 3875-3883.

Stolle LB, Plock N, Joukhadar C, et al, 2008. Pharmacokinetics of linezolid in bone tissue investigated by in vivo microdialysis. Scand J Infect Dis, 40（1）: 24-29.

Traunmüller F, Schintler MV, Spendel S, et al, 2010. Linezolid concentrations in infected soft tissue and bone following repetitive doses in diabetic patients with bacterial foot infections. Int J Antimicrob Agents, 36（1）: 84-86.

Tuli SM, Kumar K, Sen PC, 1977. Penetration of antitubercular drugs in clinical osteoarticular tubercular lesions. Acta Orthop Scand, 48（4）: 362-368.

Wang G, Dong W, Lan T, et al, 2018. Diagnostic accuracy evaluation of the conventional and molecular tests for Spinal Tuberculosis in a cohort, head-to-head study. Emerg Microbes Infect, 7（1）: 109.

World Health Organization, 2017. Guidelines for treatment of drug-susceptible tuberculosis and patient care（2017 update）. Geneva: World Health Organization.

World Health Organization, 2010. Guidelines for treatment of tuberculosis. fourth edition. Geneva: World Health Organization.

World Health Organization, 2019. WHO consolidated guidelines on drug-resistant tuberculosis treatment. Geneva: World Health Organization.

World Health Organization, 2016. WHO treatment guidelines for drug-resistant tuberculosis, 2016 Update. Geneva: World Health Organization.

Yang L, Liu Z, 2013. Analysis and therapeutic schedule of the postoperative recurrence of bone tuberculosis. J Orthop Surg Res, 8: 47.

Zhang X, Ji J, Liu B, 2013. Management of spinal tuberculosis: a systematic review and meta-analysis. J Int Med Res, 41 (5): 1395-1407.

Zhao Y, Ou X, Yu P, et al, 2012. National survey of drug-resistant tuberculosis in China. N Engl J Med, 366 (23): 2161-2170.

第五章
脊柱结核病灶清除术

随着脊柱外科基础研究及其治疗方法的不断进步，脊柱结核的手术方式、方法日臻成熟。病灶清除、椎管减压、畸形矫正、植骨融合、器械内固定已成为手术治疗脊柱结核的常规系列手术方法。由于这五种手术方法均可分别经前路或后路进行，故将其与脊柱结核的手术入路相结合，逐步形成了目前临床通用的单纯前路手术方式、单纯后路手术方式和后前路联合手术方式三种手术方式。由于这三种手术方式各有优缺点，临床医生术前应根据患者病情，充分考虑各种手术方式的优缺点，合理选择，以期达到更好的手术疗效。手术时机和手术侧别的选择对疗效也有一定的影响。但有关手术时机和手术侧别的选择，学者们亦没有统一的意见。

第一节　病灶清除术的基本原则与方式、方法

一、手术时机的选择

（1）力争在寒性脓肿破溃之前手术。寒性脓肿破溃后易引起化脓性细菌的混合感染，给病灶和手术切口愈合带来困难。

（2）应在结核杆菌产生耐药性之前手术。非手术疗法不易彻底治愈的病变，应在手术条件成熟后及时手术治疗，以免因长期应用抗结核药而使结核杆菌产生耐药性。

（3）在瘫痪加重之前手术。结核病灶坏死组织和脓肿常直接压迫脊髓而引起瘫痪，而病程较长者，病变也可侵入硬脊膜或导致脊髓供应血管血栓形成造成瘫痪，均给治疗带来困难，且预后不佳。因此，

一旦有脊髓受压表现，已出现不全瘫痪的患者，尤其是瘫痪症状进行性加重的患者，应及时手术，抢救脊髓神经功能，防止完全性瘫痪的发生。

（4）如患者出现急性截瘫，应及早手术，行脊髓彻底减压，尽可能抢救脊髓功能。如果脓肿及干酪样物质压迫脊髓或马尾神经，出现慢性截瘫，此时，一边积极进行术前准备，一边严密观察病情变化，等待临床医生与麻醉医生对患者进行会诊，如患者能耐受手术，亦应及时手术治疗。如患者截瘫呈进展性，手术亦应尽早安排。

（5）术前化疗，术前患者常规卧床制动，正规化疗3～4周比较合适，患者全身情况好转，低热、乏力、盗汗、食欲缺乏等结核中毒症状缓解，无心、肺等脏器手术禁忌证，可以耐受手术时进行手术。

（6）全身整体的情况，糖尿病、高血压经过治疗，血糖、血压控制在基本正常范围内，无其他系统严重并发症。近期心、肺、肝、肾功能及电解质等均无异常，可进行手术。

二、手术侧别的选择

近年来，由于暴露方法的改进和前路植骨术的采用，大多数颈椎、胸椎和腰椎都可以一次手术清除两侧病变，同时前路植骨。因此，由哪一侧进入，影响因素较多。

1. 是否有脊髓和（或）马尾、神经根损伤

若有损伤，则尽量从有症状侧或症状严重侧进入。

2. 脓肿的大小、数目、来源

脓肿清除不彻底亦是影响疗效、病程延长的重要原因之一。术前仔细阅读 MRI、CT 等影像学资料，了解脓肿的大小、数目、来源，对彻底清

除病灶、确定清除病灶途径至关重要。应从较大脓肿侧进入，对侧也有较大脓肿时，可从显露侧向对侧清除，无法清除时，可另做切口清除。

3. 骨病灶破坏程度

应从破坏严重侧进入，若患者表现以上述前两条为主，则应选择前两条的侧别；如骨病灶破坏严重侧在对侧，则可向对侧深入进行清除。

4. 空洞壁硬化程度

应从硬化严重侧进入。

5. 难易程度

从较易侧进入，如解剖入路简单且相对安全的侧别、无窦道及前次手术引起粘连的侧别、比较容易到达主要病灶的侧别等均为较易进入病灶的侧别。

6. 腰椎前路腹膜后手术入路

如果不存在腹腔手术致腹膜粘连，没有前述影响因素，首选左侧入路，因为左侧腹主动脉容易辨认，右侧可能有炎性的腹腔静脉壁，容易损伤，不易修补。

7. 经胸腔手术入路

若有脓肿穿破进入胸腔或肺脏，则从该侧进入。此外，术者也须考虑自身对入路解剖熟悉的程度。一般骨科医生更多倾向于选择左侧经胸腔入路，以避开管壁相对薄弱的奇静脉。如果肺与胸膜有粘连，应从粘连较少的一侧开胸。如果一侧肺功能差，另一侧肺功能好，则应从肺功能差的一侧开胸。对于下位胸椎的病灶（$T_{10} \sim T_{11}$椎体），因为右侧膈肌位置较高，病灶不能充分显露，故应从左侧开胸。

8. 颈椎前外侧入路

多数术者选择右侧的原因：①右利手的术者手术操作方便；②胸导管位于左侧，右侧入路，可以避免损伤胸导管而导致的淋巴液外漏；术者采用左侧入路的原因：左侧的喉返神经稍长并贴近中线走行，位于甲状腺后面并且解剖变异少，在暴露术野和进行手术操作过程中易于避开，减少对其损伤。

三、三种手术方式的选择

对于脊柱结核手术方式的选择，采用单纯前路还是单纯后路，抑或后前路联合手术方式，文献报道不一。脊柱结核以椎体结核为主，从病灶显露及彻底清除的角度来看，一般经前路手术病灶显露清楚，比较容易行病灶彻底清除和植骨；后路手术病灶清除和植骨较难，但脊柱矫形容易，内固定更为可靠。手术方法应根据患者的病灶部位、病变严重程度和年龄等因素而定，不宜一味强调某一种术式，宜个体化选择术式。

（一）单纯前路手术方式的选择

1. 前路手术的适应证

（1）适用于脊椎附件未破坏、病变破坏或手术操作涉及3个以下椎间隙的椎体结核。因为在某些破坏严重的椎体结核，病变可以从椎体的一侧或两侧侵及至椎弓根，甚至上关节突、下关节突及椎板均可破坏，在脊椎后方形成大量肉芽组织及脓肿。这些脊椎附件的病灶无法通过前路手术清除，必须经后路手术进行较好的清除。

（2）椎体结核合并寒性脓肿者。胸椎、腰椎椎体结核合并椎旁脓肿、腰大肌脓肿，或胸壁、髂窝、腹股沟等多处较大的流注脓肿时，尤其是脊柱结核初次手术治疗者，在前路进行彻底骨病灶清除时，可在同一切口内或另做小切口而不必变换体位，直视下将上述所有脓肿彻底清除。需要强调的是，对腰大肌脓肿和较大的流注脓肿，必须经前路清除。但对于腰骶段结核因复杂的解剖关系，危险性较大，需要特别注意，防止血管损伤。

（3）伴有窦道，长期流脓不愈者。对这类患者治疗的重点是将椎体上病灶较彻底清除，否则窦道难以治愈。需要选择前路手术。另外，胸椎、腰椎椎体结核合并椎旁脓肿、腰大肌脓肿，或胸壁、髂窝、腹股沟等多处较大的流注脓肿，脓肿破溃形成的窦道口几乎位于身体的前方，在椎体骨组织病灶彻底清除的基础上，对窦道进行搔刮，附着于窦道壁上的干酪样坏死组织尽可能搔刮干净，窦道更容易愈合。因为窦道几乎不是直的通道，并且在窦道中途经常会出现分岔，形成分支的窦道，搔刮窦道时很容易遗漏分支的窦道。术前行窦道造影，对窦道的情况尽可能了解清楚。手术中用直的小头长柄刮匙，轻轻地从窦道口插入窦道内，遇到阻力后即停止继续插入，否则，刮匙容易刺破软组织，形成假的窦道。由于刮匙前端比较钝圆，不用力，一般不会形成假的窦道，这样比较容易将窦道内的干酪样组织搔刮干净。

（4）合并脊髓、马尾、神经根损伤，须行前路减压者。大部分脊柱结核引起的脊髓与神经损伤的致压因素来源于椎管前方或侧前方，从侧前方进行减压是活动型脊柱结核最合理、效果最好、并发症最少的方法。

2. 前路手术的优点

（1）直接进入病灶后在同一个手术切口内完成多种手术方法的操作，缩短手术时间，减少出血量，简化了手术程序。

（2）能够彻底清除病灶。病灶清除术是脊柱结核系列手术方法中的基础与关键，病灶清除术的失败预示着整体手术治疗的失败。由于前路手术对于病椎侧前方显露充分，便于直视下彻底清除脊柱结核的骨病灶及位于椎旁、腰大肌、髂窝等部位的寒性脓肿，不易遗漏病灶，为治愈病灶奠定了可靠基础。

（3）椎管减压安全、充分。由于可直视下清除压迫脊髓、马尾神经、神经根的骨嵴、坏死椎间盘、脓肿、肉芽组织、死骨及干酪样坏死物质等致压因素，从而清除彻底、减压充分，对脊髓干扰和误伤小，术后功能恢复好。

（4）植骨牢靠、贴切、愈合率高。直视下能够修整出更加规整的植骨床，便于植骨材料的可靠容纳，可力度适中地将植骨块严密、恰当嵌入，避免和防止植骨过程中供体与受体骨面间的接触不良、植骨块骨折、偏移等不良现象的发生，为植骨愈合创造有利条件。

3. 前路手术的缺点

（1）矫形效果较差。若活动型脊柱结核的后凸畸形较严重、存在骨病治愈型与骨病静止型后凸畸形，则须截骨矫形，而前路手术不能有效地矫正畸形，须行后路矫形手术。

（2）内固定节段受限。前路固定节段不宜过长，特别是骨质疏松患者容易内固定松动。一般来说，若固定范围在3个运动单元以内，前路手术可获得良好效果；若固定范围超过4个运动单元，则现有前路内固定材料很难达到规范且可靠的固定效果，并且脊柱前方连续剥离、结扎节段血管过多，亦有可能导致脊髓缺血性休克的并发症发生，此时则须行后路畸形矫正和器械内固定，再行前路病灶清除、植骨融合，即采用后前路联合手术。病椎间固定时要求病椎残余骨质大于椎

体高度的2/3，否则残余病椎难以容纳现有内固定装置的椎体钉，只能靠延长固定节段进行固定，但这会导致过多的脊柱运动功能丧失，对于胸腰段和腰椎结核患者是不利的。而后路固定可行二次手术取出内固定物，可避免此问题。如跨正常椎间隙固定，最大跨越与病椎相邻的上、下各1或2个节段即可，正常运动单元不可牺牲太多。

（3）对于初学者，前路手术入路复杂、手术创伤大、出血多，须脊柱前路手术技术熟练者施术。由于解剖结构的原因，显露椎体的手术操作有风险，对施术者的技术水平要求较高，术后患者多须进入重症监护病房（ICU）恢复。

（4）有严重并发症发生的可能性。在脊柱侧、前方行经的血管均有可能与椎体结核病变粘连，或被推移移位（如髂部血管可被巨大的髂窝脓肿推移于下腹部十分菲薄的肌层下）；严重情况下血管壁有可能已被结核病变侵蚀而变得十分脆弱，血管损伤在腰骶段与骶前最易发生。再如神经丛、神经干的损伤，在腰椎、腰骶段结核时，神经丛、神经干往往被包裹在寒性脓肿、瘢痕组织中，如不仔细分辨或粗暴操作很容易误伤。再则，脊髓因前方缓慢压迫新发生的慢性截瘫，只要术中操作时尽量不触碰脊髓，绝大多数可获良好效果；但对脊柱结核前方压迫引起的急性截瘫，则须尽早手术解除脊髓压迫，否则会影响疗效。

（5）影响器官功能或损伤器官。由于前方解剖结构复杂，颈椎前路手术有可能损伤气管、食管、淋巴管和神经等器官与组织。经胸腔手术时，器械的牵拉和手术工具的操作，容易损伤肺、血管等。术后可能出现血气胸、肺不张、肺部感染等。经腹膜外手术时，分离腹膜，容易将菲薄的腹膜撕裂，腹部内脏（如肠）容易外露，造成损伤。腹腔与病灶相通，可能会引起腹腔内感染。由于术中牵拉腹膜时胃肠受到干扰，出现功能异常，患者停止排便、排气。因此，术后患者经常需要禁食，待排气后才开始进食。

（二）单纯后路手术方式的选择

1. 后路手术的适应证

（1）脊椎附件结核。大多数情况下，单纯脊椎附件结核仅行后路病灶清除手术即可，若附件破坏严重，影响脊柱稳定性，还需酌情选择后路

或前路重建手术。对于继发于椎体的脊椎附件结核，除行后路脊椎附件结核手术之外，还须酌情行前路或后路椎体结核的手术治疗。

（2）椎体破坏较轻，破坏＜50%且病变位于一侧椎体后方，靠近终板者效果最好。后路手术从侧后方绕向前方的椎体施术，操作较困难，加之切口两侧肌肉与肋骨的影响，手术操作受到了极大限制。因此，在冠状位与矢状位下病变越靠近后方越容易清除，上、下分别距病变椎间盘一半时均可。

（3）椎体病变节段较少，以累及 1～2 节段为宜。如果后路手术绕经硬膜囊达前方椎体结核病变，则须从双侧全部或部分切除后方的椎板、椎弓根、关节突，病椎的附件上无法放置内植物，内植物必须放置于相邻正常脊椎。当连续病变节段较长时，跨越未固定节段过长。

（4）不合并腰大肌脓肿及流注脓肿、椎旁脓肿较小者。后路手术无法很好地清除腰大肌脓肿及其流注脓肿。椎旁脓肿的清除亦受很大限制，难以彻底清除。

（5）因手术风险较大、进入病灶困难而放弃前路选择者，如严重胸膜粘连、腹部大手术后腹膜粘连、既往脊柱前路有过手术史等。几个解剖入路较为复杂的颈胸段、胸腰段、腰骶段结核，因大血管解剖复杂且与周围组织、病变瘢痕肉芽组织严重粘连，无法进入椎体病灶或进入病灶过程中已发生血管损伤，不得不中止前路手术。此时，只能选择行风险较小的某种后路手术。

（6）病灶局限于椎体后方一侧的椎体结核，尤其是病变以椎体后部为主的下腰椎结核，伴有椎管狭窄但椎体前方无明显脓液、干酪样坏死物及死骨者。行后路手术，椎板部分或全部切除，椎管内显露清楚，神经减压容易彻底，同时行后路内固定，固定相对牢靠。前方大的血管不易损伤，手术安全性相对较高。

（7）胸椎结核，采取后路经肋横突入路行前方椎体病灶清除植骨融合，同时行胸椎椎弓根螺钉固定手术。

2. 后路手术的优点

（1）一次性从后路完成常规自前路进行的病灶清除、椎管减压、植骨融合与畸形矫正、器械内固定的手术操作，简化了手术程序。

（2）后路内固定能提供较好的生物力学稳定

性，因而，相对于前路手术来说，后路手术矫形更为理想、固定更为牢靠。若手术需要多节段固定，内固定的范围可以分别向上、向下延伸。

（3）后路进入病灶的解剖结构不如前路手术复杂，不易损伤重要结构。内固定物在病变愈合后也容易取出。

（4）肋横突入路与外侧胸膜外入路是在胸膜外操作，故对肺功能障碍者、合并肺结核的患者等更为适宜。

（5）解剖简单，创伤相对要小，避免了胸部、腹部手术的并发症。

（6）后路显露椎管及神经根比较清楚，因此，在解决椎管狭窄、解除椎管内硬膜及神经根压迫时比较充分。

3. 后路手术的缺点

（1）难以彻底清除病灶。无论是后路单侧显露，还是双侧显露，从后路进行前方椎体的操作较为困难，不能够精确地处理复杂骨病灶中切除与保留的关系。难以彻底清除腰大肌脓肿、椎旁脓肿和流注脓肿，骨病灶和寒性脓肿均有可能遗漏。

（2）植骨融合不易做到恰当、适中，特别是对于支撑植骨比较困难。

（3）内固定过长。如果过多地切除了多个相邻的椎弓根及关节突，无法在病椎及相邻的正常节段进行内固定，则要在远离病椎的正常节段进行固定，致使内固定节段过长，跨越多个正常运动单元。这样势必影响脊柱的正常运动功能，同时有可能引起相邻节段退行性变加速。

（4）连续多节段结核的手术操作更为困难。如遇来源于椎体周围、椎管内的较大出血，将难以控制。

（5）后路手术目前存在的主要问题：手术指征扩大，超长节段内固定。应探讨更高效、合理的方法规范手术方式和方法。

（6）若术后复发，病灶容易向后扩展，累及内置物并形成切口窦道。

（三）后前路联合手术方式的选择

后前路联合手术是先行后路矫形、器械内固定，然后同期或二期行前路病灶清除、椎管减压、植骨融合手术。后前路联合手术充分利用了后路手术矫形、固定效果好及前路手术病灶清除、减压、植骨效果好的优点，并且规避了单纯前路手术和单纯后路手术各自的缺点，手术设计更为合理而有效，在临床应用最为广泛。后前路联合手术的适应证十分广泛，适用于绝大多数脊柱结核病例。

1. 后前路联合手术的适应证

（1）病灶破坏严重，前路安装内固定困难者。

（2）重度后凸畸形须矫正者。

（3）前路手术失败，再次行前路内固定困难者。

（4）下腰椎合并椎前脓肿需手术清除者。

（5）下腰椎曲度变直或后凸畸形须矫正者。

（6）多节段脊柱结核（大于 3 个），脊柱稳定性破坏，单纯前路一期固定难以维持脊柱稳定性者。

（7）某些单纯前路或单纯后路手术无法解决、疗效不佳的病例。

2. 后前路联合手术的优点

（1）后前路联合手术克服了单纯前路、单纯后路手术方式的各自不足，既解决了单纯前路病灶清除、植骨融合易导致植骨快塌陷和吸收，特别是椎间植骨一旦塌陷，骨块可能压迫脊髓造成永久性瘫痪的问题，又能进行术中矫形，术后阻止后凸畸形发展，消除患者长时间卧床的弊端，同时又保证了病灶局部稳定，利于植骨融合，避免了内置物和感染病灶直接接触，减少了感染和植骨不愈合的可能性。设计最为合理，应用最为广泛，其是目前手术治疗脊柱结核最为理想的手术方式。这是由于该手术方式整体疗效包括病灶清除、植骨融合、畸形矫正、脊柱脊髓功能重建、康复时间等均优于单纯前路与单纯后路手术。

（2）前路病灶清除彻底、不易遗漏，不会切除过多反应骨。直视下减压安全、彻底。植骨床的准备及植骨可靠，不易发生脱落、倾斜，利于植骨愈合。

（3）后路矫形效果好，内固定可靠，可行病椎间固定，使固定节段大为减少，保留正常脊柱运动单元的功能，防止或减少了邻椎病的发生。

（4）患者可早期下地活动，尽早康复。

3. 后前路联合手术的缺点

（1）两个手术切口导致手术创伤大、并发症多、费用高，二期手术延长了住院时间。对术者技术水平要求高。

（2）后前路联合手术在个别病例可出现先行后路矫形固定后，因未行前路病灶清除及前路骨桥松解，影响矫形效果。

（3）其余不足与单纯前路手术基本相同。

四、连续多节段结核前路病灶清除的原则

连续多节段脊柱结核是指结核病变连续累及 2 个及以上椎间盘的脊椎结核，如连续累及 $L_3 \sim L_5$ 椎体。对多椎体脊柱结核的处理是脊柱结核治疗的难点之一。

（一）术前准备

术前准备均应行 X 线、CT 和 MRI 检查。在 CT 上观察中心病灶、相邻椎间隙及椎体的病变程度和范围，以及固定椎是否有病变，或病变椎体是否可用作内固定钉道。根据 MRI 检查结果将多椎体脊柱结核分为中心病灶和卫星病灶。中心病灶为脓肿大，椎体和椎间盘破坏严重，后凸成角，脊柱不稳，脊髓受压的病灶。卫星病灶为在相邻于中心病灶的椎体或椎间盘前缘、后缘或椎体中心，不影响脊柱稳定性，无脊髓受压，病灶搔刮后不影响脊柱稳定性的病灶。

（二）手术方法

1. 麻醉及体位

常采用气管插管下全身麻醉。颈椎和颈胸段（$C_3 \sim T_2$）采用前路病灶清除植骨融合，胸骨柄位置低的可以暴露到 T_3，胸骨柄位置高的可以用咬骨钳咬掉部分胸骨柄，暴露到 T_2，通常不必采用经胸骨柄入路。$T_3 \sim L_1$ 脊柱结核选择后路经肋横突入路比较方便，$T_2 \sim T_{10}$ 也可选择前路经胸腔入路；胸腰段、腰椎（$T_{12} \sim L_5$）脊柱结核可选择前路腹膜外入路，通常不需要采用胸腹联合入路、膈上入路或膈下入路，腰骶段结核可采用腹正中切口，腹膜外入路。

2. 病灶特点

病灶多，病变范围大。多数情况是一个椎间隙病变比较严重，椎旁有明显的脓肿，其周围有病变较轻的卫星病灶。也有连续 2 ~ 3 个椎间隙病变都比较严重，其周围有较大的脓肿。椎体的骨质破坏比较严重，残留骨质很少，经常发生脊柱后凸畸形。

3. 手术难点

由于病变范围较大，将每一个病灶清楚地显

露较难，目前我们经腹膜外行腰椎病灶清除术时，对入路中腹肌的处理进行了改良。处理腹外斜肌时，由于腹外斜肌纤维走行方向与皮肤切口方向一致，故将腹外斜肌沿着肌纤维走行方向将肌肉钝性劈开，显露腹内斜肌。传统方法处理腹内斜肌时，由于腹内斜肌纤维走行方向几乎与切口方向垂直，故将腹内斜肌沿着切口方向将肌纤维切断，这样肌肉容易向两侧被牵拉开，切口视窗大，病灶容易清楚地被显露。但是对腹内斜肌损伤重，缝合后的肌肉断端靠瘢痕组织愈合，影响肌肉的强度，术后容易形成切口疝。目前我们处理腹内斜肌时，沿着腹内斜肌纤维走行方向将其钝性分开。由于腹外斜肌与腹内斜肌纤维走行方向几乎垂直，故同时向两侧牵拉开腹内斜肌、腹外斜肌时比较难，手术视窗比较小，对 2 个或 3 个椎间隙的病灶进行清理还可以，但将范围较大的病灶完全显露清楚较难。根据病灶的高低，将腹外斜肌与腹内斜肌均分开两个视窗，这样可以清楚显露范围较大的病灶，将病灶进行彻底清除。

4. 操作要点

术中对中心病灶行病变椎体部分切除和病变椎间盘切除、椎管减压，减压充分后于硬膜囊表面覆盖吸收性明胶海绵，尽可能矫正后凸畸形，取大块髂骨或肋骨植骨。对于卫星病灶，吸尽椎旁脓液，清除干酪样坏死组织及结核性肉芽组织后，将病灶用刮匙搔刮至正常骨面。关闭切口前用生理盐水反复冲洗伤口，进入胸腔者常规留置胸腔闭式引流管，伤口内常规放置负压引流管。对于距切口部位略远，病变仅存在于椎体边缘的卫星病灶，尽可能在直视下采用刮除的方法清除。对刮匙难以达到的部位如椎体对侧，可插入粗的导尿管，应用生理盐水反复冲洗，对更远更小的病灶采用非手术治疗方法，对疗效并无重大影响。在病变切除时，尽可能保留未形成空洞及死骨的椎体部分。即使仅保留了椎体的上或下终板和其相邻的正常椎间盘，也可以大大减少植骨块的长度，降低植骨融合的难度。

五、跳跃型脊柱结核前路病灶清除的原则

跳跃型脊柱结核是指结核病变累及≥ 2 处不连续的节段，2 处之间至少有 1 个正常椎间盘相隔的脊柱结核。跳跃型脊柱结核临床上发生率低，

但全身中毒症状严重、营养状况差，多有其他部位结核史，平均 ESR 快，ESR 恢复至正常速度慢。病变破坏严重，脊柱稳定性差。

（一）治疗方式的选择

应对各节段病灶分别进行病灶清除、植骨融合、内固定治疗。具体的手术途径及固定方式，应根据手术部位、病变特点采取个体化的治疗原则。

（二）前路手术

一期前路病灶切除、椎间植骨、前路内固定术具有病灶清除、减压和内固定一次完成的优点。但其不足是矫形效果差，固定的牢靠程度不如后路手术。

（三）后路手术

后路病灶清除、植骨内固定术是选择后正中入路行一侧椎板切除、经椎管或椎弓根清理病灶，椎间或椎板间植骨，同时采用后路椎弓根系统内固定。其优点在于自后路充分解除椎管内硬膜及神经根压迫，创伤小，病灶清理、减压和内固定一次完成。不足之处在于病灶彻底清除困难，其适用于病变位于椎体后部或附件，椎体前方无明显脓液、干酪样坏死物及死骨的病例。目前胸椎结核采用经肋骨横突入路可以更好地清除前方椎体病灶。

（四）手术固定节段的选择

Lee 等采用包括几个正常运动单元的长节段病灶清除、植骨融合、固定手术。Ibn 等尽管采取了分段固定，但也包括病变节段外 1 个或多个相邻的正常运动单元，这些方法都过多地牺牲了脊柱的运动功能。石仕元等采用胸腰椎皮质骨螺钉（CBT）结核患椎间固定，有效减少了运动节段的固定；王自立等进行了患椎间手术治疗脊柱结核的临床及基础研究，获得初步成功。所谓患椎间手术，是指病变的处理、植骨融合及内固定均在病变椎体之间进行，尽量不涉及相邻的正常椎间盘及椎体。目前，国内外对脊柱结核内固定多采用短节段或长节段固定的方法，这些方法在提供坚固固定的同时，对脊柱的结构和运动功能亦

产生一定的影响。短节段和长节段固定限制了 ≥ 2 个正常运动单元。而且，固定过长容易造成邻近节段的退行性变。生物力学研究及临床观察表明，固定融合节段越长，邻近节段的活动和椎间盘的压力越大，越容易引起邻近节段的退行性变。采取患椎间手术的原则，使病灶清除、植骨、矫形、内固定均在患椎间进行，不涉及邻近正常运动单元，最大程度保留了脊柱的功能。在患椎间施行内固定手术，在后路固定时，如果 2 处病变间隔 1 个正常的运动单元，将 2 处病变连接，1 组器械固定，以避免保留节段过早发生退行性变。如相隔 ≥ 2 个的正常运动单元，则选择 2 组内固定器械固定，保留正常运动单元。置钉时，如果病变未累及椎弓根，病灶清除后患椎剩余高度 > 2/3，可用常规椎体钉或椎弓根钉在患椎固定；患椎剩余 1/3 ～ 2/3 时，只能行后路常规椎弓根钉固定；剩余骨质 < 1/3 时，可行后路 25 ～ 35mm 短椎弓根钉固定，不必将范围扩大到正常椎体。总之，经患椎间彻底病灶清除、畸形矫正、植骨融合、器械内固定治疗跳跃型脊柱结核能够保留脊柱正常节段的运动功能；既能维持脊柱的稳定性，又不必过多地影响脊柱的运动功能。

（五）病灶清除术的方法

在患椎间施行彻底病灶清除术，如果每处仅为单节段结核，则分别针对每处病灶依次清除；如果每处病变是多节段的，则须把多节段连续病灶分解为多个单节段病灶，分别按单节段病灶处理。按照有多少病灶清除多少的原则，不能为彻底清除病灶而过多地切除患椎骨质，也不能为保留患椎而残留病灶导致病变不愈或复发。

（六）病灶清除后椎间植骨融合的方法

在患椎间施行植骨术，植骨方式以支撑植骨为宜。植骨长度按照病灶清除之后缺损区域的大小切取骨块，其与供区接触面大，植骨易成活。不建议采用多节段贯通切除后植以一个长段腓骨或钛笼，不必要地牺牲了脊柱的运动功能，还容易发生不愈合及坏死。植骨材料以自体三面皮质骨的髂骨为好，其次为填充自体骨的钛笼。前者的最大问题是供区慢性疼痛和外观缺陷，后者则有钛笼下沉的问题。目前也有人工椎体可以应用，

不易下沉。单纯病灶清除已较少采用，瞿东滨和金大地认为此术式仅适用于腰大肌或髂窝脓肿而椎体破坏不明显的腰骶椎结核，以及胸椎结核有局限性破坏或单侧椎旁脓肿无脊髓压迫病例。

总之，跳跃型脊柱结核各处病灶跨越一至数个节段，治疗方式应相互兼顾。选择术式时既要考虑各处病灶的特点，又要考虑各处病灶之间的相互关系，特别是一期各节段同时手术时，如病灶相隔较近，须通过同一入路完成手术时，可根据病灶较重处选择入路。但须注意应优先考虑各处病灶的治疗原则，不应为了选择同一入路手术而违背病灶处理原则。

第二节　病灶清除术的操作方法

一、传统前路病灶清除术的基本方法

（一）脊柱结核手术的起源与发展

自 17 世纪人们对结核病认识以来，一直在探索着结核病的治疗方法。最初采用椎板切除术治疗瘫痪，但是不能有效地控制病灶的发展，其结果令人失望。1894 年 Menard 首次通过肋横突入路，尝试对胸椎结核病灶行椎旁脓肿切开引流，以缓解脓肿对脊髓的压迫，结果患者的症状意外得到改善。但许多按照这一方法治疗的患者死于继发感染，因而这种方法被放弃了。但是，人们并没有停止手术治疗结核病的研究。Hibbs 和 Albee 报道的脊柱后路融合术成为推崇的手术方法。此方法通过脊柱后路融合达到防止脊柱畸形发生、促进病变愈合的目的。他们之所以选择后路手术，是因为该方法可以避开活动性感染的区域，降低了继发感染发生的可能性。在抗生素问世之前，后路融合术是治疗脊柱结核的主要手段。1934 年 Ito、Tsuchija 等首次采用病灶清除和前路植骨手术治疗 2 例脊柱结核，手术过程非常惊险，因效果不好，未能推广。我国在 20 世纪 50 年代，方先之在全身化疗的基础上，成功开展了脊柱结核病灶清除术，提出了"病灶清除术"的概念。但单纯病灶清除术并不能防止后凸畸形的发生、发展及脊髓压迫，治愈率还不是很高。1956 年，Hodgson 和 Stock 首次对脊柱结核进行了根治性

的前路病灶清除与植骨融合术，并取得了成功。1960 年 Hodgson 等报道了 412 例脊柱结核行前路根治性病灶清除和前路脊柱植骨融合术。虽然他们的手术要切除更多的骨组织，但病死率大大下降，仅为 2.9%。20 世纪 70 年代，Hodgson 的病灶清除原则与方法，在中国香港地区得以广泛应用，后被称为"香港手术"。该方法是从脊柱前路显露病椎，对脓肿、结核病灶进行根治性的清除，同时进行前路自体骨支撑植骨以稳定脊柱。但该手术的不足之处是强调对脊柱结核病灶清除的彻底性，但并未界定手术的切除范围。许多学者认为脊柱结核病灶清除术就是将患椎及相关部位的寒性脓肿、脓苔、肉芽组织、死骨、干酪样物质、坏死的椎间盘等病灶组织清除即可，但这样做并不能达到彻底清除病灶的目的，术后复发率还是较高。

（二）寒性脓肿的处理

根据寒性脓肿的不同特点，寒性脓肿大致采用如下几种方法处理。

（1）单纯的腰大肌脓肿，腰椎 CT 检查没有明显的骨质破坏，若脓肿较小，可不予以手术治疗，一般口服抗结核药物，大多数患者可自行吸收。若脓肿较大，直径＞5cm，进行 B 超或 MRI 检查初步判断脓液是否稀薄。如脓液稀薄，经抗结核治疗脓肿吸收缓慢，无椎管受累，可在 B 超或 CT 引导下行单次穿刺抽吸脓液，直至脓液抽不出时，于脓腔内注入异烟肼和链霉素。也可经皮置入一根引流管，外接引流袋或负压吸引器，持续引流脓液。如脓液稠厚，估计已形成较多干酪样组织，抽吸及置管引流均难以将脓液引流干净，病情迁延难愈，故应行开放手术，充分暴露脓肿，将干酪样组织及脓腔壁彻底清除，一期闭合切口。

（2）腰大肌脓肿与椎间隙脓肿或椎体内脓肿相通，应采用开放手术将脓肿、死骨、破坏的椎间盘组织、病灶中硬化壁、多发空洞、病变性骨桥等组织彻底清除。

（3）对于颈部巨大椎前脓肿压迫气管和 C₄ 部位以上脊髓所引起的突发的进行性呼吸困难，应紧急行外科减压引流手术。

（4）下颈椎及胸椎椎旁脓肿，一般与椎间隙及椎体内脓肿相通，应采用开放手术，将脓肿、死骨、破坏的椎间盘组织、病灶中硬化壁、多发

空洞、病变性骨桥等组织全部彻底清除。

（三）椎体骨病灶的处理

传统脊柱结核病灶清除术均经前路来完成。但传统的脊柱结核前路手术最大的问题是对病椎的显露局限。从椎体破坏的严重侧或脓肿较大侧进入，当对侧髂窝及其他部位有较大流注脓肿时，或经术侧不能清除对侧脓肿时，须另做切口清除脓肿。显露脓肿后，先用粗针头刺入脓腔抽吸，然后用血管钳撑开刺入口，将其扩大，用吸引器尽量吸出脓液，打开脓腔，用大头刮匙在脓腔壁进行搔刮，刮除脓苔及干酪样物质，并找到骨瘘孔。术中多以骨瘘孔或脓肿为主要标志，以手指触摸与刮匙引导为根据寻找并处理病灶，沿骨瘘孔找到病变椎体，结扎椎体节段血管，显露病灶后用刮匙刮出病变椎间盘及椎体的破坏骨质。该方法对病灶不能完全显露。病椎显露不充分使得术者仅仅在刮除了脓苔、死骨、增生的肉芽组织和干酪样坏死的椎间盘组织后，无法在充分直视下将病灶的硬化壁、骨桥和空洞进行彻底清除。由于硬化壁、骨桥和空洞内存留结核杆菌，药物又很难进入这些组织内将细菌消灭，因此，术后脓肿容易复发，切口处容易形成窦道。另外，病灶显露不充分，术者难以确切减压与植骨，矫形、内固定的操作亦受到限制，影响了整体治疗效果。

二、前路彻底病灶清除术的方法

（一）彻底病灶清除术的概念

病灶清除术是治疗脊柱结核最早、最基本及沿用多年的手术方法。

传统的"病灶清除术"这一手术名称值得商榷。第一，由于传统的结核病灶清除术属于病灶内清除，往往只清除病灶内的脓液、死骨、肉芽及干酪样组织，对于结核病灶空腔边缘的硬化壁常清除不干净，特别是在结核病灶范围大而复杂的情况下，常易遗留病灶。病灶清除不彻底而导致脊柱结核未治愈或复发是脊柱结核再次或多次手术的重要原因之一。第二，病灶清除术过于笼统，不同的学术进展阶段、不同类型和级别的医院、不同水平的医生所施行的病灶清除术不尽相同，临床疗效亦差别很大，病灶清除术不能准确反映

病灶清除的程度与彻底性。

有学者使用"根治""切除"等名称,虽然这些名词强调病灶清除的彻底性,但其均来源于恶性肿瘤的手术名称。恶性肿瘤的手术要求:一要在"囊外"的正常组织中切除;二要进行淋巴结清扫。这与脊柱结核的病灶清除术截然不同。

结核病是感染性疾病,与恶性肿瘤有本质的区别。脊柱结核局部病灶范围较为广泛,手术仅是将肉眼看到的病变组织进行清除,从理论上讲并不能绝对地将脊柱结核完全切除。病灶清除后残留的病灶肉眼看不到,显微镜下可见小病灶或病灶周围的炎性改变,因此只能依靠抗结核药物治愈,这是与肿瘤根治性切除最大的区别。

近年由于脊柱结核细菌学、病变组织病理学研究的进展及脊柱外科技术的发展,许多骨科与结核病外科医生认为按照传统病灶清除术操作有时效果不佳,这一方法有待进一步发展、完善。因而在近年的文献中出现了不少脊柱结核病灶处理的新名称,如"根治性病灶清除术""病灶切除术""病灶边缘切除术""椎体次全切除术""椎体切除术""病椎部分切除术"等。鉴于目前脊柱结核手术治疗中许多概念、名称、提法的混乱现象,2008年在银川举行的第二届全国骨关节结核病专题研讨会上,与会专家达成共识,赞同使用"彻底病灶清除术"这一术语。认为这一名称可以较好地反映脊柱结核的手术实质,而且能够与一般感染性疾病、肿瘤手术相区别,便于指导临床工作和学术交流。

(二)彻底病灶清除术的范围

随着现代脊柱外科的迅猛发展和对脊柱结核认识的加深,目前,绝大多数学者认为,病灶清除不彻底是脊柱结核术后不愈合与复发的重要原因。

文献报道,脊柱结核病灶清除术后的复发率为13%~26%,而因其导致的再手术率为1.28%~25%。报道的发生率差异较大,随着治疗的逐渐规范,目前临床上所见的术后复发率和再手术率并不高。许多学者试图以改变病灶清除术的方式来提高疗效。Hodgson、Stock与方先之提出病灶清除须"彻底",而后Moon、Parthasarathy、郝定均、阮狄克、黄国忠等主张"根治性"手术、"病灶切除"、"病灶边缘切除术"等方式以提高治疗效果。然而,

如何做到彻底病灶清除,目前临床尚无定论。

王自立等研究团队通过对脊柱结核彻底病灶清除术的基础研究和临床研究,制定了脊柱结核彻底病灶清除术的标准,为临床医生的手术治疗明确了"病灶"及"彻底病灶清除术"的方法。彻底病灶清除术要做到以下四点:①完全清除传统理论中的病灶组织,包括寒性脓肿、脓苔、肉芽组织、死骨、干酪样物质、坏死的椎间盘等病灶组织;②清除空洞的硬化壁边缘;③清除单发及多发的骨空洞病灶;④清除病变性骨桥。

该研究团队通过对病灶的硬化壁、骨桥、空洞做的病理性研究,发现该组织具有如下特点:①病灶硬化壁,主要存在于单发空洞和多发空洞的边缘及被病灶侵及的椎体表面。CT研究发现,以硬化为主的破坏占75.78%。组织病理学发现,从病灶硬化边缘至病椎边缘为一移行区,空洞硬化壁厚2~8mm,表面坚硬且光滑、无血运;镜下骨小梁增粗4~5倍,结构致密、无空隙;硬化壁似板层骨结构,但无皮质骨结构的哈佛系统。②病变性骨桥,脊柱结核形成的骨桥有两种。第一种为病变性骨桥,其外表面有骨瘘孔,内表面包裹着大量结核病灶组织,并散在多个骨病灶,凹凸不平,骨质硬且脆,血运差或无血运,与椎体融合较差,对脊柱多无支撑作用。这种骨桥应当视为"病灶",术中予以切除。第二种为非病变性骨桥,较厚,与椎体完全融合,血运略好,其中亦有病灶分布,仅行病灶清除即可,骨桥可保留。两者不可混为一谈。③多发硬化空洞,多发硬化空洞大小不一、纵横交错、范围较大,较单发空洞更为严重,处理更为棘手。脊柱结核破坏形成的病灶中心为干酪样坏死物质,病灶边缘硬化呈环状包绕病灶中心形成空洞,空洞以多发常见,单发较少。以上三种病灶组织病理学结构十分相似,均表现为表面坚硬致密、无血运或血运差,其中含有大小不等的可见病灶。这些组织阻挡抗结核药物进入其所包裹的病灶组织。这些基础研究结果均充分证实硬化壁、多发空洞、病变性骨桥是脊柱结核病灶组织的一部分。

王自立等通过对临床资料的回顾性分析发现,在非彻底组手术的134例患者中病灶清除不彻底共208处。在其构成因素中硬化壁残留、空洞残留、病变性骨桥残留分别占总数36.54%、34.62%、

13.46%，三者共占 84.62%。研究结果显示，残留上述三种病灶组织可导致如下结果：①病灶治愈率降低。彻底组病灶治愈率较非彻底组在 6 个月时高出 24.53%、术后 1 年时高出 65.37%。彻底组较非彻底组病灶平均治愈时间提前，分别为（4.36±1.27）个月和（9.15±2.53）个月。②再手术率增加。彻底组与非彻底组的再手术率分别为 0.62% 和 4.48%。③疗程延长。彻底组 71.60%的病例实施超短程化疗，18.52% 的病例实施短程化疗，6.79% 的病例实施了为期 1 年的标准化疗。而非彻底组超短程化疗、短程化疗、标准化疗的患者比例分别为 6.72%、11.94%、47.76%。平均化疗时间彻底组为（5.21±1.38）个月，非彻底组为（10.45±2.15）个月。④药物不良反应发生率增加。彻底组与非彻底组药物不良反应发生率分别为 38.89% 和 71.64%。⑤康复时间延长。术后半年彻底组 114 例（70.37%，114/162）、非彻底组 62 例（46.27%，62/134）生活、工作能力恢复。非彻底组较彻底组术后疗效不满意的原因与椎体骨硬化壁、多发空洞、病变性骨桥残留有关。因此，病灶中硬化壁、多发空洞、病变性骨桥是脊柱结核病灶组织的一部分，应尽量予以清除。

（三）准确认识与辨别病灶

术中确定病灶有两条途径：一是影像学检查，特别是 CT 与 MRI；二是肉眼观察。需要切除的病灶应包括以下四个方面：①结核物质，包括寒性脓肿、脓苔、结核肉芽组织、干酪样坏死物质、死骨、坏死的椎间盘和（或）病变侵及的椎间盘，这是以往公认的结核病灶。②病灶壁。根据笔者研究发现，脊柱结核中硬化型占 70% 以上，非硬化型占 30% 以下。病灶壁的组织病理学表现分两种类型：一种是硬化壁。在硬化型脊柱结核病灶中，大多形成单发或多发的硬化空洞，其表面包绕一层硬化壁。另一种是纤维膜，即在非硬化型脊柱结核病灶中结核物质的外围通常仅有一层纤维结缔组织包膜，边缘骨小梁断裂、稀少、无硬化。通常在脓肿清除之后可见到与病椎相通的骨瘘孔。③骨桥。④多发硬化空洞。

（四）彻底病灶清除术的操作方法

根据术前影像学检查所示结核病灶大小和部位、硬化骨范围和程度、椎管是否累及、椎管内脓肿和肉芽肿情况、椎间盘破坏程度、椎体终板是否穿透等决定病灶显露及切除范围。手术通常从椎体破坏的严重侧或脓肿较大侧进入，当对侧髂窝及其他部位有较大流注脓肿时，或经术侧不能清除对侧脓肿时，须另做切口清除脓肿。

1. 传统理论的"病灶"清除

选择好切口后，逐层切开、分离，显露脓肿。先用粗针头刺入脓腔抽吸，然后用血管钳撑开刺入口，将其扩大，用吸引器尽量吸尽脓液，切开脓腔壁，打开脓腔，用大头刮匙在脓腔壁进行搔刮，刮除脓苔及结核肉芽组织，并找到骨瘘孔，沿骨瘘孔找到病变椎体。于椎体侧方切开椎旁软组织，结扎椎体节段血管，用骨膜剥离器紧贴椎体钝性剥离软组织，范围应达病变椎间隙上、下的病椎侧前方，充分显露病灶。用刮匙及髓核钳彻底清除病变椎间盘组织、干酪样坏死组织、游离的死骨及与椎体相连接的破坏骨质。

2. 清除硬化壁

传统的病灶组织清除后，硬化壁显露比较清楚。处理硬化壁时，由于硬化壁十分坚硬，刮匙难以刮下，所以强调以"切除"来操作。由于硬化壁距硬化壁边缘 2.5 ～ 4.0mm 内出现肉眼可见的结核小病灶的概率为 95%，因此环绕硬化空洞壁四周表面的 4.0mm 的硬化骨应该切除。硬化壁抗结核药物测定显示，硬化壁中利福平、异烟肼、乙胺丁醇仅达最低抑菌浓度，达不到杀菌浓度，可见硬化壁为药物进入病灶的一道天然屏障，故这部分区域也应视为病灶区域。硬化壁包裹的结核病灶组织中测不到抗结核药物。采用 PCR 技术进行结核杆菌 DNA 扩增研究，结果发现硬化壁中阳性率为 86.7%，外围为 16%。但由于脊柱结核的硬化破坏不规则或存在多发空洞，表面凹凸不平，如沿此边缘规整切除 4.0mm 硬化骨十分困难，所以在切除此硬化壁的过程中，势必要切除一部分硬化壁下的"亚正常骨"，并且要将剩余部分修理成可容纳植骨的规则形状。切除成功的标志是切除表面为均匀的细沙粒样表现，血运丰富，断面无硬化、死腔、干酪样物质及肉芽组织，无肉眼病灶。

对有脊髓损害者行椎管减压，并清除椎管内肉芽组织及脓液。清除病灶时应反复核对术中所见与术前 CT 及 MRI 所示病灶位置和破坏情况。病灶壁特别是硬化壁切除时，刮匙常不能奏效，所以操作应缓慢、细致并采用切、削、磨、凿等方法，彻底均匀剔除硬化壁表面 4.0mm 的硬化骨质。

3. 多发空洞的处理

结核杆菌在椎体内对骨质进行破坏时，常形成许多空洞，这些空洞多呈纵横交错状态。术中应用骨刀、骨凿或刮匙等将多发空洞彻底切除、打通，绝不能忽视。

4. 彻底清除病变性骨桥

因病变性骨桥未完全与上下病椎融合，薄而脆，无血运，其中包裹着大量死骨、干酪样物质、脓液等病灶组织，表面密集分布着许多大小不等、凹凸不平的破坏灶，故应将其全部切除。

彻底清除病灶后，用生理盐水反复冲洗创面。若为术前皮试对链霉素不过敏者，切口内放置 0.5g 链霉素粉剂，再放置引流管后，逐层缝合切口。

（五）正确处理"彻底"病灶清除与保留骨质的关系

为追求病灶清除"彻底"而采用过多切除正常骨质、"亚正常骨"和正常椎间盘的方法虽不可取，但为保留骨质而遗留"病灶"骨质更为可怕，后患无穷。应该在"彻底"清除病灶与方便植骨的前提下，尽量保留正常骨、"亚正常骨"及正常椎间盘，为脊柱稳定性的重建创造有利条件。脊柱结核从病灶到病灶外围是一个移行区，病灶的外围为病变程度不等的炎症反应区，病灶并无正常骨。术中应清除病灶和病灶移行区的"反应骨"，而正常椎间盘应尽量保留。在脊柱结核，大多数情况下，椎体骨性终板、软骨终板与相邻椎间盘的破坏程度一致，即终板破坏越严重，椎间盘破坏也越严重；反之亦然。术中应严格区分、正确掌握终板、椎间盘的切除与保留问题。笔者的经验：①当终板与椎间盘均遭受严重破坏时，此运动单元无法保留，应在病灶清除之后融合、固定椎间隙；②当骨性终板破坏较轻，病灶清除后仅有少许散在的点状骨性终板缺损、小区域的椎间盘裸露，或者骨性终板仅遗留约 3mm 的厚度，只要椎间盘基本正常，亦应保留此运动单元；③当连续多个椎间的骨性终板与椎间盘破坏时，

亦应按上述①、②的方法一个椎间一个椎间地分解处理，以求最大限度保留骨质与椎间盘。这样病灶清除后残留的是不同节段的多个小的缺损。每个小缺损区分别植骨后，能够在短期内尽快愈合。切忌为了操作省事，在彻底病灶清除时将连续多个椎体贯通开槽。实践证明，这种方法不利于植骨成活。

（六）手术注意事项

术中在确定病灶后，既要全部清除传统认识上的病灶组织，即结核物质，又要彻底清除硬化壁、多发空洞、病变性骨桥。关键步骤是针对上述结核物质采取反复搔刮、冲洗或擦拭等技术操作，全部、干净清除比较容易，这是病灶清除术的基本技术和最起码的要求。对于以溶骨破坏为主的非硬化型脊柱结核，经此处理，大多病例可达到彻底清除的要求。针对硬化壁、多发空洞、病变性骨桥，关键要将环绕硬化壁表面 2.0 ～ 4.0mm 的骨质均匀剔除，切除病变性骨桥，对形成的缺损予以植骨融合。总之，彻底病灶清除术首先必须做到：①切除坚硬致密的硬化壁边缘，以利化疗药物进入、植骨成活、病灶剔除；②硬化壁中的肉眼可见病灶应结合影像学资料全部切除；③多发空洞应切除、打通，绝不能忽视；④病变侵及的骨桥不宜保留；⑤病椎四周表面的硬化壁也应表面剔除或刮除。

第三节 病灶清除术的疗效评价

随着脊柱外科的不断发展，脊柱结核的手术方法和术式日臻成熟。目前，病灶清除、椎管减压、畸形矫正、植骨融合、器械内固定已成为手术治疗脊柱结核的常规手术。每位脊柱结核患者的完整手术计划应全部或部分包含这五种手术方法。该系列手术方法不仅凸显了治愈病灶这一脊柱结核治疗的根本目的，同时也体现了脊柱稳定性重建与脊髓功能恢复的重要目的。其中病灶清除术是脊柱结核系列手术方法中的基础与关键，病灶清除术的失败预示着整体手术治疗的失败。虽然在手术中我们尽可能做到将病灶显露清楚，但是，也不可能做到将椎体上的软组织完全剥离干净，将椎体不留死角地完整显露出来。因此，尽管术

中肉眼直视下进行了病灶的彻底清除，但由于术中留有肉眼看不到的病灶死角，术后有不愈合及复发的可能。所以，需要对病灶清除术的疗效做进一步的评价。

（一）X 线检查

术后以病灶为中心拍摄正侧位的 X 线片，可观察骨性病灶的清除情况，同时可以观察到植骨块的位置、大小，植骨块与植骨床的接触界面是否合适，畸形矫正的程度是否满意。如病灶清除彻底，X 线片可见原有病灶内被破坏的骨质、死骨、周围软组织钙化的病灶组织、硬化骨、骨桥均被清除。正位片植骨块位于椎体的中央，侧位片位于椎体的前 2/3 部分，植骨块与植骨床的界面接触良好，没有明显的间隙。

（二）CT

CT 平扫及三维重建较 X 线片图像显示得更清楚。CT 除可观察骨性病灶组织清除的是否彻底，还可观察到骨性椎管上下减压的范围是否充分，前后硬膜囊减压得是否彻底；椎体内是否残留有未被清除的硬化骨及死腔；植骨块的大小及放置的位置是否合适，植骨块是否有过大的情况或放置的位置偏后，造成椎管狭窄，硬膜囊受压；植骨块与植骨床接触得是否紧密，接触的面积是否足够大；植骨块与植骨床是否愈合，是否有连续性骨小梁通过植骨界面；腰大肌是否肿大，是否残留有椎旁及腰大肌脓肿；畸形矫正的程度是否满意。如彻底病灶清除，CT 可见原有病灶内被破坏的骨质、死骨、周围软组织钙化的病灶组织、硬化骨、骨桥均被清除，椎体内没有残留的死腔，没有椎旁及腰大肌脓肿残留。

（三）MRI

MRI 可见骨组织的病灶清除情况，对脊髓、神经根、软组织的病灶及脓肿情况显示得更加清楚，但价格比较高。除能观察到 CT 所显示的信息外，MRI 还能清楚地观察到脊髓及神经根减压得是否彻底，椎旁脓肿及腰大肌脓肿是否有残留，骨组织的炎性水肿是否痊愈。术后 MRI 显示病椎

剩余的骨组织、椎旁软组织及腰大肌的信号恢复到与正常部位的组织信号一致的程度，是病灶痊愈的可靠依据。

（四）B 超

B 超检查便宜，操作方便，无辐射，是常用的检查方法。但其对骨组织、神经组织的显示没有上述检查清楚。其主要用于术后脓肿及切口积液的检查。如果术中结核病灶清除彻底，则术后脓肿不易复发，切口处不易形成积液。否则，术后 B 超检查常会发现脓肿复发及出现切口下积液。

（五）实验室检查

定期化验 ESR、CRP。ESR、CRP 的数值变化，可以反映结核杆菌感染病情呈加重还是减轻的趋势。病灶清除彻底，再结合抗结核药物治疗，结核杆菌感染容易治愈。定期化验 ESR、CRP，如果数值逐渐降低，说明结核杆菌感染逐渐在好转，也可间接说明结核病灶清除得比较彻底。

（六）患者情况

1. 全身情况

结核病患者几乎都处于消瘦状态。一部分患者有低热、乏力、盗汗、食欲缺乏等结核中毒症状。结核病灶清除彻底，结核杆菌感染得到控制，患者的全身情况出现好转，消瘦状态逐渐改善，低热、乏力、盗汗、食欲缺乏等结核中毒症状逐渐消失。

2. 局部症状

术前患者经常出现胸背部及腰部疼痛、酸胀等不适。腰大肌脓肿较大者，患者有腹胀不适感。术后患者症状好转，并逐渐消失，说明结核杆菌感染得到了控制，且趋于愈合。

3. 神经症状

脊髓、马尾或神经根有受压的患者，术前常有下肢疼痛、麻木、无力等，甚至有截瘫、大小便失禁表现。行彻底病灶清除术，包括神经彻底减压，术后患者的上述症状逐渐趋于好转。

（韩贵和 王自立）

参 考 文 献

金大地，陈建庭，张浩，等，2000. 一期前路椎体间植骨并内固定治疗胸腰椎结核. 中华外科杂志，38: 900-902.

詹新立，肖增明，贺茂林，等，2009. 前方经胸骨或侧前方经肩胛下入路手术治疗上胸椎结核. 中国脊柱脊髓杂志，19(11): 808-812.

Dsouza AR, Mohapatra B, Bansal ML, et al, 2017. Role of posterior stabilization and transpedicular decompression in the treatment of thoracic and thoracolumbar TB: a retrospective evaluation. J Clin Spine Surg, 30(10): 1426-1433.

Fraser JF, Diwan AD, Peteson M, et al, 2002. Preoperative magnetic resonance imaging screening for a surgical decision regarding the approach for anteriorspine fusion at the cervicothoracic junction. Spine, 27: 675-681.

Huang Y, Lin J, Chen X, et al, 2017. A posterior versus anterior debridement in combination with bone graft and internal fixation for lumbar and thoracic tuberculosis. J Orthop Surg Res, 12(1): 150.

Omran K, Abdel-Fattah AS, Othman MA, et al, 2017. Lateral extracavitary approach versus posterior extensive circumferential decompression in the treatment of complicated thoracic and lumbar tuberculous spondylitis. J Clin Spine Surg, 30(9): 1211-1219.

Parthasarathy R, Sriram K, Santha T, et al, 1999. Short-course chemotherapy for tuberculosis of the spine. A comparison between ambulant treatment and radical surgery-ten-year report. J Bone Joint Surg(Br), 81: 464-471.

Shen X, Liu H, Wang G, et al, 2017. The role of single-stage posterior debridement, interbody fusion with titanium mesh cages and short-segment instrumentation in thoracic and lumbar spinal tuberculosis. J Neurosurg Sci, 61(5): 473-480.

Shi J, Yue X, Niu N, et al, 2017. Application of a modified thora coabdominal approach that avoids cutting open the costal portion of diaphragm during anterior thoracolumbar spine surgery. J Eur Spine, 26(7): 1852-1861.

Singh S, Dawar H, Das K, et al, 2017. Functional and radiological outcomes of anterior decompression and posterior stabilization via posterior transpedicular approach in thoracic and thoracolumbar Pott's disease: a retrospective study. J Asian Spine, 11(4): 618-626.

Wang LJ, Zhang HQ, Tang MX, et al, 2017. Comparison of three surgical approaches for thoracic spinal tuberculosis in adult: minimum 5-year follow up. J Spine(Phila Pa 1976), 42(11): 808-817.

Yao Y, Zhang H, Lin H, et al, 2017. Prognostic factors for recovery after anterior debridement bone grafting and posterior instrumentation for lumbar spinal tuberculosis. J World Neurosurg, 104: 660-667.

Yilmaz C, Selek HY, Gurkan I, et al, 1999. Anterior instrumentation for the treatment of spinal tuberculosis. J Bone Joint Surg(Am), 81: 1261-1267.

Yin X, Liu P, Lin YY, et al, 2017. Utilization of ring-shaped bone allograft for surgical treatment of adolescent post-tubercular kyphosis: a retrospective study. J Medicine(Baltimore), 96(24): 7132.

Zhang HQ, Guo CF, Xiao XG, et al, 2007. One-stage surgical management formultilevel tuberculous spondylitis of the upper thoracicregion by anterior decompression, strut autografting, posterior instrumentation and fusion. Spinal Disord Tech, 20(4): 263-267.

Zhang QH, Guo Q, Guo C, et al, 2017. A medium-term follow-up of adult lumbar tuberculosis treating with 3 surgical approaches. J Medicine, 96(45): 8574.

Zhou DX, Zhou JI, Zhou XX, et al, 2017. Clinical efficacy of CT-guided percutaneous huge iliopsoas abscesses drainage combined with posterior approach surgery for the management of dorsal and lumbar spinal tuber culosis in adults. J Orthop Traumatol Surg, 103(8): 1251-1255.

第六章
脊柱结核的减压与矫形手术

第一节 减 压

脊柱结核是常见的肺外结核，约占骨与关节结核的 70%。据以往文献报道，15% ～ 48% 的脊柱结核患者会出现神经功能障碍，随着脊柱结核诊疗水平普遍提高，合并脊髓神经损伤的患者逐渐减少。脊柱结核合并神经功能障碍最常见于胸椎结核，其次为颈椎，腰椎以神经根压迫症状为主。胸椎椎管矢状径相对较窄，生理弯曲为后凸，所以椎体破坏、塌陷后容易产生后凸畸形，加之病灶产生的脓液、死骨及干酪样坏死物质等结核病变组织堆积在椎管前方或椎体侧方，容易通过后纵韧带或椎间孔进入椎管，压迫神经及硬脊膜，引起脊髓功能损伤。神经功能障碍是脊柱结核最严重的并发症之一，不仅会引起肢体活动障碍，甚至还会造成截瘫。若患者营养状况不良，长期卧床常继发坠积性肺炎、压疮、下肢深静脉血栓、尿路感染、关节屈曲挛缩、肌萎缩等并发症，严重影响患者生活质量甚至危及生命。

一、脊柱结核合并脊髓损害的分型及病理特点

临床上常用的脊柱结核合并神经功能障碍的分型为 1967 年 Hodgson 等提出的 Hodgson 分型：脊柱结核病变活动型（A 型）和治愈型（B 型）。

活动型（A 型）是指脊柱结核处于活动期，结核渗出及肉芽组织逐渐增多，造成脊髓压迫。根据引起神经损伤的原因又可分为髓外压迫型（A1 型）和硬膜穿透型（A2 型）。A1 型病变特点是硬膜外产生的寒性脓肿、肉芽组织、干酪样坏死物质对脊髓的机械压迫，或脊柱局部骨质破坏产生的后凸畸形、椎间关节脱位甚至椎体间错位对脊髓的压迫。A2 型病变的特点是寒性脓肿、肉芽组织、干酪样坏死物质穿破硬膜后继续生长，压迫脊髓前动脉，严重时合并动脉内膜炎，形成脊髓前动脉栓塞，导致脊髓缺血性改变。

治愈型（B 型）是指脊柱结核病灶已治愈，但由于椎体、椎间盘等结构破坏塌陷而发生严重后凸畸形，脊髓前方横行的骨嵴或椎管内残留的纤维瘢痕等造成脊髓压迫进而引起神经功能障碍，大部分属于迟发型神经功能障碍，病程进展缓慢、进行性加重。严重的后凸畸形（Cobb 角 > 60°），脊髓会同时受到纵向牵张和后凸顶点对应部位的横向压迫。这种畸形是经多年逐渐发展而来的，所以脊髓常可以耐受相当大程度的畸形。但随着后凸角度的增大，上述两个方向的力都会增大，直至脊髓失代偿而继发截瘫。Shimizu 等通过动物脊柱后凸畸形模型观察脊髓的组织学变化，发现进行性脊柱后凸顶点处的脊髓受压最重，出现前索脱髓鞘改变和前角萎缩；随着后凸加重，脱髓鞘改变的范围可扩展到侧索，直至后索。血管造影还显示受压脊髓腹侧部分的血管分布明显减少。此型又可分为骨嵴横断性压迫型（B1 型）和纤维瘢痕包绕卡压型（B2 型）。

二、脊髓损害的神经功能分级

（一）Frankel 分级

1969 年，Frankel 提出根据损伤平面以下感觉和运动存留情况将神经功能分为 5 级。

A 级，损伤平面以下感觉及运动功能完全丧失。

B 级，损伤平面以下无运动功能，仅存在某些感觉功能。

C 级，损伤平面以下仅存在一些无用的运动功能。

D 级，损伤平面以下存在有用的运动功能，但不完全。

E 级，感觉、运动及括约肌功能正常。

该分级方法对脊髓损伤的程度进行了粗略的分级，对脊髓损伤的评定实用价值大，但对脊髓圆锥和马尾损伤的评定有其一定缺陷，缺乏反射和括约肌功能判断，尤其是对膀胱、直肠括约肌功能状况表达不够清楚。

（二）美国脊髓损伤协会分级

2000 年，美国脊髓损伤协会（American Spinal Injury Association, ASIA）在 1996 年修订的分级基础上进行了修改。

脊髓损伤

A 级，完全损伤。鞍区 $S_{4\sim5}$ 无任何感觉或运动功能保留。

B 级，不完全感觉损伤。神经平面以下包括鞍区 $S_{4\sim5}$ 无运动但有感觉功能保留。

C 级，不完全运动损伤。神经平面以下有运动功能保留，且单个神经损伤平面（neurological level of injury, NLI）以下超过一半的关键肌肌力 < 3 级（0~2 级）。

D 级，不完全运动损伤。神经平面以下有运动功能保留，且神经损伤平面以下至少有半数以上（半数或更多）的关键肌肌力 ≥ 3 级。

E. 感觉、运动及括约肌功能正常。

2000 年修订的 ASIA 标准中对此分级有以下附注：对 C 级或 D 级的患者，他们必须是脊髓不完全性损伤患者，即在骶段 $S_4 \sim S_5$（鞍区）有感觉或者运动功能的保留。此外，患者必须具备以下两项之一：①肛门括约肌有自主收缩；②脊髓损伤神经平面的运动水平以下有 3 个节段以上保留运动功能。

（三）美国脊髓损伤协会脊髓损伤神经分类评分标准

1982 年，ASIA 提出了新的脊髓损伤神经分类评分标准，将脊髓损伤量化，便于统计和比较。2000 年 ASIA 对此标准进行了进一步修订，

使之更加完善。神经学分类国际标准检查包括两部分（感觉检查和运动检查）。检查的项目将用于确定感觉/运动/神经平面，并产生反映感觉/运动功能特点的评分，从而确定损伤的完全程度。

1. 感觉检查

感觉检查的必查部分是身体左右侧各 28 个皮节的关键点（$C_2 \sim S_{4\sim5}$）。关键点应为容易定位的骨性解剖标志点。每个关键点要检查 2 种感觉：轻触觉和针刺觉（锐/钝区分）。每个关键点的轻触觉和针刺觉分别与面颊部的正常感觉作为参照，按 3 个等级评分。0 分，感觉缺失；1 分，感觉改变（受损或部分感知，包括感觉过敏）；2 分，正常或完整（与面颊部感觉类似）；NT，无法检查。轻触觉检查需要在患者闭眼或视觉遮挡的情况下，使用棉棒末端的细丝触碰皮肤，接触范围不超过 1cm。针刺觉（锐/钝区分）常用打开的一次性安全别针的两端进行检查。尖端检查锐觉，圆端检查钝觉。在检查针刺觉时，检查者应确定患者可以准确可靠地区分每个关键点的锐性和钝性感觉。如存在可疑情况，应以 10 次中 8 次正确为判定标准，因这一标准可以将猜测的概率降低至 5% 以下。无法区分锐性和钝性感觉者（包括触碰时无感觉者）为 0 分。每种感觉一侧最高分为 56 分；左右两侧共 112 分，两种感觉得分之和高达 224 分。

2. 运动检查

运动检查的必查部分通过检查 10 对肌节（$C_5 \sim T_1$ 及 $L_2 \sim S_1$）对应的肌肉功能来完成。推荐每块肌肉的检查应按照从上到下的顺序，使用标准的仰卧位和标准的肌肉固定方法。体位及固定方法不当会导致其他肌肉代偿，并影响肌肉功能检查的准确性。肌肉的肌力分为 6 级：0 级，完全瘫痪；1 级，可触及或可见肌收缩；2 级，去重力状态下全关节活动范围（range of motion, ROM）的主动活动；3 级，对抗重力下全 ROM 的主动活动；4 级，肌肉特殊体位的中等阻力情况下进行全 ROM 的主动活动；5 级，正常肌肉特殊体位的最大阻力情况下全 ROM 的主动活动。最大阻力根据患者功能假定为正常的情况进行估计，当在正常假定抑制因素（即疼痛、失用）不存在的情况下，对抗重力和足够阻力情况下全 ROM 的主动活动，即认为正常；而由于制动、疼痛、截肢

或 > 50% ROM 的关节挛缩等因素存在，将无法进行肌力分级检查。测定肌力得分与测得的肌力级别相同，0 ~ 5 分，NT 表示无法检查，每侧得分最高 50 分，共 100 分。

3. 神经损伤平面

NLI 是指具有正常感觉功能的皮节平面和肌肉力量能抗重力的肌节平面中的最低者，要求该平面以上的感觉和运动功能正常。根据检查者对关键点和关键肌的检查结果，感觉和运动平面应左右侧分别确定。因此，结果可能为 4 个独立的平面：右感觉平面、左感觉平面、右运动平面和左运动平面。单个 NLI 是指这 4 个平面中的最高者，在分类过程中使用此平面。如果感觉平面高于运动平面，则推荐上述平面分别记录，因为单个 NLI 会误导功能评估。

（四）Jain 与 Sinha 分期

2005 年，Jain 与 Sinha 参照 ASIA 评分系统，将感觉、运动功能进行评分，提出了一种新的脊髓损伤分期方法。他们将感觉功能分为 4 级：0 级，完全损伤；1 级，脊髓侧索、后索损伤；2 级，脊髓侧索损伤；3 级，完全正常。感觉评分 = 受损节段 × 分级 ×2。运动评分与 ASIA 的运动评分相同，即双侧 10 块关键肌肉的肌力之和，共 100 分。Jain 与 Sinha 分期共分为 5 期。

Ⅰ期：患者没有自觉症状，仅有步态不稳、巴宾斯基征和踝阵挛试验阳性等表现。

Ⅱ期：患者能独立行走，肌力下降，但仍在 3 级或 3 级以上。若四肢肌力下降，则评分为 60 ~ 100 分，若下肢肌力下降，则评分为 80 ~ 100 分。脊髓侧索（脊髓丘脑侧索）受累，有痛温觉、粗触觉障碍。

Ⅲ期：患者肌力在 3 级以下，不能行走。若为四肢瘫，则评分为 0 ~ 30 分，若为下肢瘫，则评分为 50 ~ 80 分。感觉异常与Ⅱ期相同。

Ⅳ期：患者肌力为 0 级，若四肢瘫，则评分为 0 分，若下肢瘫，则评分为 50 分。累及脊髓侧索（脊髓丘脑侧索）和脊髓后索（薄束、楔束），痛温觉、粗触觉和本体感觉均严重障碍。

Ⅴ期：受损节段以下感觉、运动完全丧失，四肢或下肢软瘫或屈肌痉挛，或出现膀胱及肠道括约肌功能障碍。

脊髓圆锥和马尾神经损伤时，病变早期即可出现括约肌功能障碍，因此不适用于此分期。此外，脊髓结核或蛛网膜结核患者也不适用于该分期。Jain 与 Sinha 分期较为准确地描述了脊柱结核患者神经功能障碍的特点，但是其患者例数有限，有待于大样本的临床试验进行验证。

三、脊柱结核合并脊髓损害的临床表现

（一）临床症状和体征

由于脊髓的致压物大多来自前方的椎体和椎间盘，因此脊髓前方结构（皮质脊髓束）最先受损，表现为上运动神经元损伤。患者可表现为肌张力增高，步态不稳，查体可发现腱反射亢进和病理反射阳性，称为痉挛性瘫痪。随着病变进展，患者出现肌力下降甚至肌力完全丧失。若病变持续发展，累及脊髓侧索（脊髓丘脑侧索），患者可出现痛温觉、粗触觉障碍；累及脊髓后索（薄束、楔束），患者出现本体感觉障碍；累及前角运动神经元，患者出现四肢肌张力减退，腱反射减弱或消失，病理反射阴性等下运动神经元损伤症状，称为弛缓性瘫痪，并可出现大小便功能障碍。

（二）影像学检查

1. X 线检查

X 线检查操作简单方便、经济，应用广泛，是诊断脊柱结核的常规检查方法，可了解脊柱结核的基本情况，如椎间隙变窄及程度，脊柱后凸畸形，以及脊柱稳定性的变化。对脊柱结核的诊断和鉴别诊断具有重要价值，但对脊柱结核早期病变并不敏感。

2. CT

CT 对组织密度差异的分辨率比普通 X 线片高 1025 倍，能清晰显示骨质结构、骨髓腔和周围软组织结构，尤其是对椎体骨质破坏的详细情况、骨性椎管的受累情况、附件破坏、死骨及钙化的显示等明显优于 X 线检查。CT 提供了清晰的病椎三维结构图像，既可以为术中进行彻底病灶清除指明方向，也为术前确定骨性结构减压范围提供依据。但 CT 不能清晰显示脊髓水肿，对软组织的病变显示不够清楚。

3. MRI

MRI 具有良好的软组织分辨率，对骨质破坏

极其敏感，尤其是脂肪抑制序列（STIR），对骨质破坏、骨髓水肿及软组织病变能够清晰显示。并且 MRI 可以任意方位扫描，对观察脊柱全长具有优势，对椎体及附件破坏，椎旁脓肿、椎间盘及椎间隙改变，脊柱后凸畸形及脊髓受压、水肿情况能够清晰显示。MRI 具有 X 线检查和 CT 无法比拟的优势。但 MRI 对死骨及钙化不如 CT 敏感。

脓液、肉芽组织等表现为 T_2WI 高信号，而干酪样坏死物质、死骨、纤维瘢痕等在 T_2WI 呈现低信号或等信号。高信号致压物无论行非手术治疗或手术治疗，预后均较好。而对于低信号或等信号的压迫造成脊髓损伤，则最好早期手术减压，单纯药物非手术治疗往往疗效较差。

MRI 提供的脊髓信号变化可以判断脊髓损害的不同病理阶段，为临床制订合理的治疗方案和判定预后提供依据。如脊髓 T_1WI、T_2WI 信号均正常，提示脊髓受压后无明显水肿、缺血。如 T_1WI 呈等信号、T_2WI 呈高信号，脊髓形态正常，提示脊髓炎性水肿，此时抗结核治疗效果好，患者神经功能障碍较轻，恢复较快。脊髓萎缩期时，T_1WI 呈低信号，但信号强度高于脑脊液，T_2WI 呈高信号，并出现脊髓形态改变，轻度萎缩，若及时手术减压，配合有效的抗结核治疗，患者神经功能障碍仍有部分恢复可能。如脊髓 T_1WI 呈低信号、T_2WI 呈高信号，信号强度与脑脊液类同，则提示脊髓液化及空洞，患者神经功能不易恢复，预后较差。若病变发展到脊髓萎缩、体积明显减小，则无论是手术减压还是抗结核治疗，神经功能恢复可能性较小，预后差。

四、减压手术原则

脊柱结核造成脊髓神经损害的原因大致有以下几种。

（1）活动期结核病灶组织的直接压迫，包括脓液、肉芽组织、干酪样坏死物质、死骨和坏死的间盘组织等引起脊髓或神经根功能障碍。

（2）椎管内肉芽组织机化，纤维组织增生，硬膜增厚，压迫脊髓。

（3）脊柱后凸畸形，脊髓同时受到纵向牵张和后凸顶点对应部位的横向压迫，脊髓受压超过代偿极限时则会引起脊髓功能损害。

（4）病理组织压迫脊髓动脉，使受压局部和该动脉所供应的脊髓组织缺血，严重者动脉可发生栓塞，脊髓软化坏死。

（5）结核穿破硬膜，在蛛网膜内形成局限性结核性炎症，脊髓本身被脓液或肉芽组织包裹、破坏。

前 3 种原因病变手术治疗效果较好，后 2 种情况则手术治疗效果相对较差。

针对造成脊髓损害的原因，减压手术治疗的原则是彻底病灶清除和椎管减压。

从脊柱结核治疗的发展史看，无论是 19 世纪 50 年代的方先之，还是 20 世纪 60 年代 Hodgson 等老一辈学者提出的脊柱结核的治疗原则，都非常注重结核病灶的彻底清除。脊髓受压是造成脊髓损害的直接原因，因此彻底病灶清除是脊髓功能恢复的前提，也是减少术后未愈和复发的重要环节。彻底病灶清除要求清除椎体和椎管内的脓液、死骨、结核性肉芽组织、干酪样坏死物质、坏死的椎间盘组织等，对坚硬致密的硬化壁边缘必须切除直至"亚正常骨"，以利于化疗药物进入、植骨成活，硬化壁中的肉眼可见病灶要结合影像学资料切除，多发空洞要打通、切除，绝不能忽视。满意的病灶清除要求达到病灶骨质出现点状渗血，硬脊膜的压迹消失膨胀变宽，并见到脊髓搏动。

五、活动型脊柱结核合并脊髓损害的减压

（一）手术适应证

对于活动型脊柱结核合并神经功能损害的治疗方法伴随着人们对疾病探索的不断进步，经历了多次变革。在现代抗结核药物问世之前的相当长时期，脊柱结核手术一度被认为是"外科手术的禁区"，只能采用卧床、加强营养、物理康复等传统非手术治疗方案，治疗效果差，病死率高，有"十痨九死"一说。随着抗结核药物的逐渐开发问世，非手术治疗的疗效也逐步提高。20 世纪 60 年代，英国医学研究会（MRC）成立了脊柱结核研究小组，对脊柱结核患者进行了一系列的临床随机对照研究。研究认为，脊柱结核患者合并神经功能障碍，通过有效的抗结核治疗和限制活动，可以达到满意的治疗效果。而随着对脊柱结核研究的不断深入和现代手术技术飞跃发展，越来越多的学者提出在有效抗结核药物治疗的同时

早期行手术治疗，患者神经功能恢复的程度和时间均优于采取非手术治疗的患者，特别是对于 A1 型神经功能障碍，手术可以清除脊髓致压组织，矫正脊柱后凸畸形，重建脊柱稳定，有利于脊髓功能康复。

对于活动型神经功能障碍患者的手术适应证，不同的学者持有不同的意见，大致可以归纳为以下几点。①非手术治疗 3～4 周神经功能障碍无明显改善或进行性加重；②神经功能障碍进展迅速；③脊柱后凸畸形较重，Cobb 角超过 50°；④脊柱稳定性破坏，存在椎间关节不稳或脱位；⑤ MRI 显示脊髓致压物为低信号组织，或脊髓呈 360° 环形压迫。

（二）脊柱结核合并脊髓损害的手术时机

脊柱结核伴脊髓损害的手术时机一直存在较多争论。脊柱结核一旦发生了脊髓损害，是尽快行减压手术，还是常规术前充分抗结核再行手术呢？目前，就急性外伤造成的脊髓损伤，尤其是不全性损伤，学术界较为一致的意见是行急诊手术减压治疗，以挽救脊髓功能。但脊柱结核造成的脊髓损伤的病理特点与急性脊髓损伤不同。首先，脊柱结核造成的脊髓损伤，病程进展相对缓慢，神经损害呈进行性加重。脊髓对于逐渐加重的压迫会产生一定的耐受，只要不发生急性冲击性损伤，即使已经发生全瘫，只要及时进行减压，脊髓功能恢复的可能性还是非常大的。SaiKiran 等提出，截瘫的恢复情况不受截瘫症状持续时间所影响，有些患者即使截瘫持续时间超过 4 个月，通过手术减压仍可以取得明显的神经功能改善。这就给术前充分抗结核治疗争取了宝贵的时间。其次，有研究证明，脓液及肉芽组织中抗结核药物浓度远大于最低抑菌浓度，有效的抗结核治疗可以减少硬膜外的脓液和肉芽组织，起到减压作用。Moon 提出，对于脊柱结核早期活动性病变，截瘫多由脓肿等软性致压物所致，进行有效的抗结核治疗，其疗效相似于减压手术，但对于超过 6 个月的脊柱结核伴截瘫患者，手术疗效下降。

随着我国逐渐步入老龄化社会，60 岁以上的老年脊柱结核患者正逐年增多。老年脊柱结核患者往往合并许多内科疾病，甚至存在手术禁忌证。所以从手术安全性考虑，也不得不延后手术时间。

从上述研究结果可以看出，在一定时间范围内，脊柱结核造成的截瘫时间对于远期脊髓神经功能的恢复没有大的影响。所以，对上述患者可以在术前有效抗结核治疗的同时调整全身状况，在排除手术禁忌证后尽快安排脊髓减压手术，促进脊髓神经功能恢复。

笔者建议，对于脊柱结核的神经功能损害患者可先行正规抗结核治疗、卧床休息和营养支持治疗 3～4 周，然后重新评估手术指征。若患者神经功能开始恢复，没有其他手术适应证，则继续采取抗结核治疗；若患者神经功能无恢复或进行性加重，则考虑手术治疗。如在抗结核治疗期间，患者神经功能损害进展迅速，则应考虑存在抗结核效果不满意、结核耐药可能，或因脊柱不稳定造成脊髓损伤加重，建议尽快行手术减压，并重建脊柱稳定。术中应取标本做培养及药敏试验，术后及时调整抗结核治疗方案。对于突发急性截瘫，建议急诊手术解除破坏的脊柱节段对于脊髓神经的压迫。

（三）脊髓减压方法

脊柱结核合并神经功能障碍患者手术的主要目的是清除椎管内的致压物，解除脊髓压迫、矫正后凸畸形、植骨融合，重建脊柱稳定。

按照减压手术入路的不同，大致可分为前路减压、后路减压和后外侧减压 3 种减压方式。此外，近年来随着脊柱微创技术的发展，许多学者尝试将椎间孔镜技术运用于胸腰椎结核的椎管减压，并取得了一定的疗效。

1. 前路减压

前路减压是指经脊柱前方入路到达病灶，进行脊髓神经周围的病灶清除、椎管减压的手术方式。前路手术的显露充分，视野广泛，可在充分直视下操作，手术更为安全，疗效大为提高，所以脊柱结核病灶清除减压术大多经前路来完成。

前路减压手术的适应证：无明显脊椎附件破坏，病灶小于连续 2 个椎间隙，手术操作涉及 3 个以下椎体的结核。通常脊柱结核脊髓的致压因素多来源于椎管的前方和侧前方，因此从侧前方进行减压是活动型脊柱结核较合理、效果较好的手术方式。但在某些破坏严重的椎体结核，病变可以从椎体的一侧或两侧侵及椎弓根，甚至上关节、下关节突及椎板均被破坏，在脊椎后方形成大量肉芽组织及脓肿。这些脊椎附件的病灶无法通过单纯前路手术清除，必须经后路手术进行彻底清除。

因结核病灶所在脊柱节段不同，有不同的前路手术方式。因在本书各论中将详细介绍脊柱各个节段的手术方式，故以下仅对各常见的前路手术方式进行简要介绍。

（1）颈枕部和颈椎结核前路减压术式

1）经口咽入路：适用于寰椎、枢椎和颈枕部结核骨质破坏及脓肿的病灶清除。其优点是可以直接到达病灶部位，避免了在神经组织周围操作，减少了神经损伤的风险。其主要缺点在于污染区手术及术区暴露范围有限，对侧前方病灶暴露不够。

2）经咽后入路：适用于寰枕关节和上位颈椎前方及侧前方结核病灶的清除减压。其优点是可以避开经口咽入路的相关潜在风险。但该入路行经颈前外侧区域，有很多血管神经走行其中，解剖比较复杂。

3）颈椎前方入路：适用于中、下颈椎前侧和前外侧结核病灶的清除及椎管减压。该入路暴露充分，视野较大，可以同时完成病灶清除、椎管减压、植骨融合和内固定手术，是颈椎结核最常用的术式。因在手术暴露过程中右侧喉返神经较左侧更容易损伤，故许多医生会选择左侧入路。

（2）颈胸段和胸椎结核前路减压术式

1）经胸骨入路：可直达颈胸段的腹侧面，但必须打开纵隔，并有损伤大血管的风险。

2）经胸骨柄入路：可以充分暴露颈胸段前方结构，相对经胸骨入路手术风险较小。

3）切除第3肋骨经胸腔入路：该入路可以暴露 $T_1 \sim T_4$ 的侧前方区域，必要时可以联合切除第2、3肋骨来增加暴露范围。如选择左侧入路，在上胸椎侧前方注意不要损伤最高肋间静脉，该静脉横跨主动脉弓和左侧锁骨下静脉，有时非常粗大，在行病灶清除时应注意保护，防止损伤出血，必要时应先行结扎。

4）经胸腔入路：该入路可用于中、下胸椎结核的前路病灶清除及椎管减压。该入路具有良好的术野，可以充分显露结核病灶，可以同时完成彻底病灶清除、脊髓减压、椎体间植骨融合和内固定重建稳定等手术操作，由于视野清楚，操作空间较大，术中损伤重要血管及脊髓的风险相对较小，对于治疗病变节段较少的胸椎结核是安全

及有效的。其缺点是经胸腔入路增加了结核杆菌污染胸腔的概率；如患者有严重胸膜粘连，术中暴露时可能会损伤肺叶；术后可能会出现胸腔积液、胸膜粘连，给前路内固定取出带来困难；如病灶超过3个节段，前路固定的力学稳定性会相应减弱。

（3）胸腰段和腰椎结核前路减压术式

1）胸腹联合入路：适用于所有胸腰段脊椎结核的病例，特别是操作涉及 $T_{11} \sim L_2$ 的病例。该术式曾是胸腰段病灶清除减压的常用术式。此入路在胸部经胸暴露 T_{12} 以上椎体的前方，在腹部经腹膜外到达 L_1 以下脊柱的侧前方。然后切断膈肌，将胸部、腹部切口相连接。该入路创伤大、并发症多，故笔者对手术操作未涉及 $L_1 \sim L_2$ 椎间隙的胸椎结核和未涉及 $T_{11} \sim T_{12}$ 椎间隙的腰椎结核，分别采用2）、3）两种入路，从而减小了手术创伤。

2）膈上入路：适用于病变仅侵及或手术操作仅涉及 T_{12} 椎体以上的病例，可选用经胸膜外入路。显露 T_{12} 椎体后，把膈肌在 T_{12} 椎体的附着处部分用剥离器推开。此入路不切断膈肌在胸壁的附着，不进入腹膜外，比常规胸腹联合入路损伤小。

3）经第11肋腹膜后膈下入路：适用于病变侵及或手术操作涉及 $T_{12} \sim L_1$ 椎间隙以下的病例。可选用切除部分第11肋骨的腹膜外途径。到达椎体后，将膈肌脚及腰大肌从 L_1 椎体附着处切开，然后应用骨膜剥离器将其向上推开即可，避免膈肌大范围切开。膈上部分不予以显露，不进入胸腔或胸膜外。

4）传统下腹部斜切口（"倒八字"切口）入路：适用于 $L_3 \sim L_5$ 椎体结核的病灶显露。切开腹内斜肌、腹外斜肌、腹横肌及腹横筋膜，从腹膜外分离显露腰大肌和椎体侧前方。但因该入路切口长，腹壁肌肉损伤大。

5）腹直肌旁腹膜外切口入路：纵行切开腹直肌前鞘，垂直切开腹直肌后鞘，将腹膜向右侧推开即可显露椎体侧前方。可以有效避开腹直肌的阻挡，无须解剖分离髂腰肌、股神经和精索等重要组织，肌肉损伤轻，切开显露好，便于结核病灶清除。

6）腋中线腹部小切口腹膜外入路：适用于 $L_3 \sim L_5$ 椎体结核的病例，钝性分离腹外斜肌、腹内斜肌、腹横肌，通过拉钩牵拉从腹壁三层肌肉间隙中走行，避免了传统手术对腹壁肌层的直接离断，

减小了腹壁肌肉损伤，可以减少腹壁疝的发生。

（4）腰骶段和骶椎结核前路减压术式

1）前方腹膜后入路：可行脐下前正中纵向切口切开腹白线进入腹膜外腔，或行腹直肌旁纵向切口切开腹直肌鞘进入腹膜外腔。将腹膜推开后可以暴露腰骶部前方的髂总动静脉。在暴露 $L_5 \sim S_1$ 椎体时，要注意其前方髂总动静脉分叉处的解剖关系，以免损伤血管和其表面走行的上腹下神经丛。

2）前方经腹入路：经腹入路与腹膜后入路相比，更容易牵开内脏，但对腹腔脏器、输尿管、腹膜后神经丛、腰骶部神经丛等更容易产生损伤。同时，由于术中使腹腔与腹膜后的椎体病灶相通，术后存在结核腹腔内播散的风险。对于部分有腹部手术病史，腹膜粘连严重患者，可以考虑选择此入路，但不作为临床首选。

3）腹正中倒"L"形切口腹膜外双视窗入路：石仕元等采用该入路用于 $L_4 \sim S_1$ 多节段椎体结核病灶的前路减压手术。$L_4 \sim L_5$ 节段及以上病灶通过髂总动脉外侧的视窗进行手术，$L_5 \sim S_1$ 节段的病灶则通过髂总血管分叉下方的视窗进行操作。通过两个视窗进行病灶清除、椎管减压和植骨融合手术，视野清晰，避免了血管牵拉，降低了重要血管损伤及术后静脉血栓形成的风险。因髂总动脉分叉处血管变异较多，因此笔者建议腰骶段结核前路手术术前应常规做髂总动脉血管的计算机体层血管成像（CTA）检查，清楚血管分叉平面与腰骶部椎体间的关系，降低术中重要血管损伤的风险。

2. 后路减压

后路减压是通过脊椎后方入路对脊髓及神经周围进行结核病灶清除、椎管减压的手术方式。后路手术不但可以进行椎体及附件结核的病灶清除、椎管减压，还可以同时完成畸形矫正、植骨融合、内固定置入等手术。现行的后方入路是近十余年来在脊柱后凸畸形后路截骨矫形术取得成功经验的基础上逐渐发展起来的。2001年，Mehta等报道了该手术方法。近年来，国内外文献对此种手术方式均进行了相关报道。经脊椎后方到达前方的椎体进行病灶清除，对后方的正常结构破坏较大，会加重脊柱不稳定，且对硬膜囊前方的病变组织的清除比较困难，手术视野不如前方入路清晰。因此在行后路手术时，要严格把握手术适应证，并且适当增加固定节段，重建脊柱稳定性，避免远期后凸畸形加重导致的迟发型神经功能障碍。

后路减压手术的适应证：①病变组织累及神经根，须行神经根减压；②病变累及脊髓和（或）蛛网膜，须从硬膜囊后方切开减压；③脊椎附件结核，压迫主要来源于硬膜囊后方；④椎体破坏较轻，椎体病变节段较少，以累及1～2个节段为宜，破坏＜50%且病变位于一侧椎体后方，且靠近终板者效果最好；⑤因手术风险较大、进入病灶困难而被迫放弃前路选择者，如腰骶段结核，因大血管解剖复杂且与周围组织、病变瘢痕肉芽组织粘连严重，无法进入骨病灶或进入病灶过程中已发生血管损伤，不得不中止前路手术，只能选择行风险较小的某种后路手术。

后路减压手术的禁忌证：①一般情况差，重要器官功能低下，不能耐受手术者；②伴有椎体前方较大脓肿，或远处流注脓肿的；③多节段结核，单纯后路不能完成病灶清除减压的。

后路减压手术的方式：椎板切除入路、类似于经后路椎体间融合技术（posterior lumbar interbody fusion, PLIF）或经椎间孔椎体间融合技术（transforaminal lumbar interbody fusion, TLIF）的手术入路、经椎弓根入路、后路广泛切除入路等。以上各手术入路是由浅入深、逐步增加显露深度和广度的手术路径，以提供更好的后外侧显露，更利于从后路进行前方的病灶清除、椎管减压和植骨融合。

（1）椎板切除入路：单纯椎板切除只能显露后方的硬膜外腔，不能进行脊髓侧前方及前方减压。在有前方椎体严重破坏的情况下，行椎板切除破坏了后柱的骨韧带复合结构，会造成更严重的脊柱不稳，进一步导致脊柱失稳、后凸畸形加重及继发性神经功能损害。所以，椎板切除入路仅适用于无椎体病变的脊椎附件结核及后方神经脊髓受压的患者。

（2）类似于PLIF或TLIF的手术入路：该手术入路适用于病灶以椎间盘破坏为主而椎体破坏较轻者，椎体病变累及1～2个节段为宜，且病变位于一侧椎体后方者效果最好。类似PLIF入路一般采用常规后正中切口，通过常规剥离竖脊肌途径进行显露；要求切除棘突、椎板和双侧关节突关节的1/2～3/4，不主张进行全关节突关节切除。然后利用椎弓根螺钉适度撑开椎间隙，进行前方病灶清除及植骨操作。该入路多应用于 L_2 以下的腰椎手术。类似 TLIF 入路指经椎间孔入路进行手术。其手术路径更靠中线外侧，需要切除一侧下关节突及部分椎板，不需要切除棘突及韧带复合结构，故对脊柱稳定性的影响相对较小。

（3）经椎弓根入路：主要用于压迫来自前方或侧方的脊髓神经功能伤害、椎体前方至少一半完整、后凸畸形较轻的胸椎或胸腰椎结核患者。单侧椎弓根入路能提供从后正中线到稍微超过前正中线的 > 180° 的显露，双侧椎弓根入路能提供 360° 的神经减压。因后方暴露术野有限，经椎弓根入路向前方大块髂骨支撑植骨或椎间融合器植入比较困难，这种入路适宜同时进行有限的前路清创，不需要较大的前路重建的手术，不适用于椎体破坏严重且需要重建前柱稳定性的病例。

（4）后路广泛切除入路：该入路切除一侧或双侧的棘突、椎板、横突、关节突、椎弓根，广泛显露硬膜囊，然后从椎弓根进入脊椎前方行病灶清除术；同时，在同一入路进行矫形、减压、植骨和内固定。许多学者认为，对脊柱结核而言，这种入路将后方正常结构全部切除，显露范围过大，是否能进一步缩小，尚需要深入的研究。

3. 后外侧减压

对于中、下胸椎的椎体结核病灶还可以采用肋横突切除的后外侧入路进行病灶清除、椎管减压。肋横突切除入路可以为胸椎结核行病灶清除、椎管减压和椎体间融合提供一个比较充分的前中柱暴露术野。特别适用于须行胸椎前方手术但又不能耐受胸廓切开术的患者，如老年人、肺功能不全及应避免胸腔污染的患者。对于需要大范围前方暴露及融合的病例不适合采用切除肋横突入路，而最好采用前方经胸腔或经胸膜、腹膜外入路。

4. 椎间孔镜下椎管减压

近 10 多年来，微创技术得到了蓬勃发展，最具代表性的当属脊柱内镜技术。随着椎间孔镜技术的日渐成熟，适应证从最初的腰椎间盘突出症，逐渐延伸至腰椎管狭窄症等腰椎退行性疾病引起的神经减压松解，手术部位也从腰椎扩大到胸椎、颈椎，为临床提供了一种安全、微创、有效的治疗方法，使越来越多的患者受益。近年来，有部分学者尝试采用椎间孔镜技术对胸腰椎结核造成的脊髓神经损害进行椎管减压治疗，并取得了初

步成效。脊柱内镜技术优势在于创伤小、视野清楚、术后康复快。但同时也存在学习曲线陡峭、术野较小、手术范围局限的缺陷。因此，应严格掌握脊柱结核椎管减压内镜治疗适应证。目前对脊柱内镜下脊柱结核椎管减压的适应证并无统一的意见，大致有以下几点：①脊柱结核脓肿、死骨形成，病灶以椎间隙为主，椎体骨质破坏较轻，无明显脊柱不稳；②椎旁或腰大肌脓肿；③根治术后局部病灶复发；④全身情况差无法耐受根治手术。对于椎体破坏范围广、脊柱稳定性破坏、脊柱后凸畸形严重的病例建议行常规开放手术治疗。术中应常规放置引流管并保持术后引流通畅。因内镜下手术术野相对较小，手术范围局限，病灶清除不及开放手术彻底。所以，笔者建议术中最好放置双管进行对冲引流 1 周左右，使残余的病灶组织能最大可能地被清除。

（四）术后处理

不管采取哪种手术方式，术后都必须进行病灶引流，并保持引流通畅。对于病灶范围大，脓肿流注广，手术区域解剖复杂，病灶不易彻底清除的病例，可放置双管进行冲洗引流。冲洗液可采用含庆大霉素或异烟肼稀释的生理盐水，持续缓慢地向病灶内滴注，同时保持引流通畅。一般冲洗引流时间以 1 ~ 2 周为宜。

术后应及时复查生化和血常规，纠正贫血和低蛋白血症，维持血电解质平衡。腰椎前路术后 1 周内大多患者会发生腹胀，因此，术后应在患者肛门排气或排便后再逐渐恢复饮食。饮食以优质蛋白、淡水鱼虾及新鲜的水果蔬菜为主。抗结核药物中的吡嗪酰胺会引起高尿酸血症，因此不宜吃海鲜、动物内脏等高嘌呤食物。

当然，不管采用哪种手术方式，抗结核药物治疗始终是脊柱结核治疗的基石，必须坚持早期、联合、适量、规律、全程使用敏感药物的原则。在抗结核治疗期间，每月应复查血常规、超敏 C 反应蛋白、红细胞沉降率和肝肾功能，监测抗结核治疗的疗效及不良反应。虽然目前对术后抗结核疗程意见并不统一，但大多数学者仍坚持脊柱结核术后须持续进行 12 ~ 18 个月的抗结核药物治疗。

术后应尽早指导患者进行康复训练，以促进神经功能恢复，减少卧床引起并发症的发生率。

对于大多数术前有脊髓神经损伤的脊柱结核患者，只要病灶清除彻底，神经减压充分，一般在术后 3 周内就可以见到神经功能的恢复迹象。在患者恢复主动活动功能前，应进行关节的被动活动。待恢复肢体主动活动能力后，应鼓励患者积极主动锻炼，有助于神经功能和肌力的恢复。有条件的可以转运动康复科，由康复师运用针灸、理疗、康复训练等多种治疗方法促进神经功能恢复。

六、治愈型脊柱结核合并脊髓损害的减压

脊柱结核往往侵犯多个相邻椎体，如早期治疗不当，往往会遗留严重的角状后凸畸形。脊柱后凸畸形多提示脊柱不稳，并可对脊髓产生不良刺激。脊髓受压除来自椎体后缘突起的骨嵴和结核病灶的干酪样坏死物质外，脊髓后侧的黄韧带肥厚和硬脊膜纤维增生均可对脊髓产生压迫，同时脊柱后凸状态下脊髓所受的牵张力增高，一旦超过脊髓所能耐受的极限，就会发生脊髓损伤，甚至出现迟发性瘫痪。治愈型脊柱结核的继发性脊髓损害大多发生于胸椎结核，尤其是多节段的中、上胸椎结核。随着矫形理念和手术技术的进步，通过手术阻断后凸畸形进展，甚至恢复正常生理曲度已经成为可能。脊柱截骨矫形手术在进行脊髓减压的同时也纠正了脊柱的后凸畸形，是治疗治愈型胸腰椎结核脊髓损害的有效方法。

第二节 矫　形

脊柱结核后期椎体骨质破坏是引起脊柱后凸畸形的常见原因。Sun-Ho 等报道脊柱结核患者即使经过足够的抗结核药物治疗（10 ～ 12 个月），仍然有 98% 的患者发生脊柱后凸。约 90% 脊柱结核患者首先侵犯脊柱前柱，对于儿童患者来说，椎体前柱破坏，即使结核已经愈合，由于病椎前后柱骨骺生长速度的不均衡，仍会导致后凸畸形发展。对于成年人来说，脊柱结核进入愈合期后，结核病灶虽然处于静止状态，但后凸畸形仍会逐步进展，其中约 5% 的患者会发展为 > 60° 的后凸畸形，直到椎体前方融合稳定。后凸畸形继续进展，患者会逐渐出现疼痛、脊髓压迫症状、心肺功能障碍、肋骨和骨盆撞击等一系列问题。脊柱结核后凸畸形最严重的并发症是神经功能损伤和迟发性瘫痪。因

此，适时进行手术干预不但可以矫正畸形，还有助于阻止后凸畸形的进展，减少迟发性瘫痪的发生率。

一、儿童脊柱结核后凸畸形

（一）发病特点

由于儿童脊柱的解剖特点与成年人不同，处于生长发育期的儿童患脊柱结核更容易继发后凸畸形及神经损害。第一，在脊柱的发育过程中，7 岁以下儿童的软骨终板中仍存在血管，20 岁以下的年轻人椎间盘纤维环中可存在血管和淋巴管。因此，儿童的脊柱比成年人更容易受到血源性的结核杆菌传播。第二，儿童椎间筋膜及骨膜与椎体的结合比成年人更疏松，一旦形成寒性脓肿，更容易沿着椎前筋膜和骨膜下的潜在腔隙进行扩散，所以儿童脊柱结核累及的病椎节段通常较成年人多。研究发现，儿童脊柱结核累及的节段数是成年人的 1.9 倍。第三，儿童椎体主要为软骨成分，比成年人椎体更容易遭到破坏，后凸畸形一旦形成，就会随着生长发育持续进展，即使结核治愈，畸形也可能进一步加重。

因此，儿童脊柱结核引起的后凸畸形一般比成年人更严重，应得到更密切的关注。后凸畸形导致的身材矮小、心肺功能受限、迟发性瘫痪等一系列问题，可严重影响患儿身心健康，给家庭和社会带来沉重负担。

（二）危险因素

儿童脊柱结核后凸畸形的形成与发展受多种因素影响，主要包括感染结核杆菌时的年龄，病变范围和所在节段，活动期椎体丢失高度和后凸角大小，以及脊柱"危险征"等。由于儿童时期是生长发育的重要阶段，脊柱后凸更容易受各种因素的影响。故在儿童脊柱结核的诊治过程中更应该关注导致后凸畸形的危险因素。

1. 脊柱结核发病年龄

患儿发病年龄越小，发生后凸畸形风险越大。2 ～ 10 岁儿童，脊柱处于生长发育的高峰，有研究发现，脊柱在该时期的平均生长速度是每个椎体每年 1mm。Rajasekaran 等经过 15 年的随访发现，10 岁以上脊柱结核患儿的椎体破坏程度较小，畸形进展的方式与成年人类似，而 10 岁以下者平均

受累椎体数较多，椎体丢失高度较大，继发后凸畸形的角度也更大。由于脊柱结核大多破坏椎体的前中柱，儿童椎体前中柱骨骺遭受破坏使椎体的纵向发育滞缓，而后柱的骨骺相对正常，脊柱后柱仍可持续生长，在此后的生长发育过程中椎体和椎弓之间生长的不均衡会逐渐使脊柱后凸畸形加重，患儿年龄越小，畸形进展程度可能越大。所以，针对 10 岁以下儿童患者，应及时进行外科干预，以防止形成严重的后凸畸形。

2. 病变范围和所在节段

脊柱结核破坏的节段数和范围越大，脊柱后凸畸形越有可能发生。研究显示，如果脊柱结核累及 3 个以上椎体，且病变发生在 C_7～L_1，尤其是胸腰段，那么形成后凸畸形的可能性很高。Rajasekaran 等随访发现，脊柱结核病变所在节段对于后凸畸形的表现、活动期椎体塌陷程度及静止期改善程度都有着重要影响：胸段后凸初始角度最严重，可能与生理性后凸有关，但由于肋骨有抵抗脊柱不稳的作用，故静止期的改善较大；胸腰段后凸在结核活动期加重最多，静止期改善最小；腰段的初始畸形最小，且在活动期的畸形加重也最小，可能是因为受生理性前凸的保护，所以活动期加重较少，静止期改善也较大。

3. 活动期椎体丢失高度和后凸角大小

儿童脊柱结核活动期因椎体塌陷，导致椎体高度丢失，形成不同程度的后凸畸形。随着患儿年龄的增长，畸形呈现动态变化的过程，即使治愈后也可能有不同程度的进展。活动期椎体丢失高度是影响畸形发展的重要因素，如胸段或胸腰段丢失 1 个椎体高度可平均引起 30°～35° 的后凸畸形，腰段则可引起近 20° 的后凸畸形，一旦丢失超过 2 个椎体的高度，可引起多个节段的小关节分离，后凸角最终可达 120° 以上。一旦后凸角达 60° 以上，患儿会出现外观、心理、心肺功能和神经功能等多方面的障碍，甚至发生迟发性瘫痪。

4. 脊柱"危险征"

Rajasekaran 等研究了脊柱结核患儿脊柱稳定性的问题，并根据正位和侧位 X 线片，提出了 4 种揭示脊柱不稳的 X 线检查特征，称作脊柱"危险征"，包括小关节分离、椎体后移、椎体侧方移位和倾倒征（图 6-1）。这些特征出现在病程的早期，甚至是结核活动期，能够可靠地判断患儿是否存在继发后凸畸形的风险。根据这些"危险征"对脊柱稳定性进行评分，每个特征 1 分，共 4 分。如果评分>2 分，即提示患儿在生长期可能有 30° 以上的后凸畸形进展，最终的后凸角可超过 60°，建议手术干预。

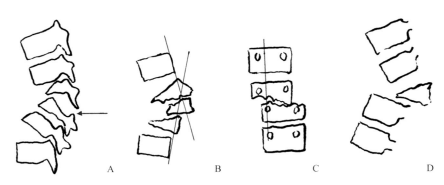

图 6-1　小儿脊柱"危险征"

A. 小关节分离，后凸顶椎小关节脱位或半脱位；B. 椎体后移，在病变节段上、下椎体后缘作直线，有病变节段的骨块位于直线交点后方；C. 椎体侧方移位，在脊柱正位 X 线片上，自病变节段下位椎骨的椎弓根中心与水平面作垂线，不与上位椎骨的椎弓根中心相交；D. 倾倒征，在脊柱侧位 X 线片上，由于病变节段的小关节脱位，上位椎体向前倾倒，使上位椎体的前缘接触下位椎体的上缘，沿下位椎体前缘作直线，在上位椎体前缘的中点上方与其相交

但生长发育对儿童脊柱结核后凸畸形的负面影响并不是绝对的。Rajasekaran 等对儿童脊柱结核畸形进展进行长期随访发现，44% 的患儿随着生长发育而畸形减轻，17% 的患儿畸形未见明显变化，只有 39% 的患儿畸形加重。畸形缓解可能是由于这部分患儿病椎前柱的骨骺未受到结核侵犯，受到炎症刺激后导致生长加快所致。

（三）手术矫形的适应证

当儿童脊柱结核后凸畸形出现以下情况时建

议行手术治疗：①胸椎丢失 1 个椎体高度以上或腰椎丢失 1.5 个椎体高度以上；②患儿治疗前后凸角＞30°；③患儿出现脊柱"危险征"，评分＞2 分；④活动期脊柱结核后凸畸形引起进行性加重的神经功能损害；⑤晚期严重的后凸畸形（后凸角＞60°）或伴迟发性神经损伤。

（四）手术时机及手术原则

活动期儿童脊柱结核术前应充分行抗结核治疗 3 周以上，待全身情况好转，即可行手术治疗。体质差、全身中毒症状明显的患儿，通过补充营养和进行正规抗结核治疗，全身和局部症状改善后方可安排手术。对于不全截瘫的患儿，仍可以在充分术前抗结核治疗的基础上进行手术。但对已经完全截瘫的患儿，为挽救脊髓功能，应尽早手术。

手术目的是充分脊髓减压、彻底病灶清除、矫正后凸畸形、重建脊柱稳定性。当脊柱结核活动期出现上述手术指征时，如后凸畸形不严重，应在有效药物治疗的基础上进行一期或二期脊髓减压和脊柱稳定性重建以预防后凸畸形进一步发展；而当畸形持续进展达 60° 以上时，则须施行畸形矫正手术以恢复脊柱矢状面平衡。

（五）手术方法

1. 单纯前路手术

脊柱结核主要侵犯脊柱的前柱，其产生的肉芽组织、干酪样坏死物质和脓肿在脊髓前方产生压迫。前路手术通过胸廓切开，经胸腔直视脊髓，彻底清除病变组织直至健康骨松质。术中置入自体肋骨或髂骨骨块行前路支撑植骨，并进行钢板或钉棒系统内固定，以达到减压矫形融合的目的。20 世纪 60 年代，Hodgson 等首次开展此类手术，即前路病灶清除、植骨融合的"香港术式"，取得了较好的疗效。后经改良，通过增加前路内固定以解决植骨松动失败等问题，使前路病灶清除、植骨融合、内固定一度成为治疗脊柱结核的标准术式。前路手术的优点是可以在同一切口内完成手术操作，视野暴露充分，手术时间短，失血量少。单纯前路手术的缺点：①矫正后凸畸形的能力有限，仅适用于累及节段较少、后凸角度较小的结核患者；②胸椎结核患者往往合并肺部疾病，如肺功能不全，胸膜粘连、增厚等，前路手术更

易发生入路相关并发症；③前路支撑植骨融合、内固定虽然在一定程度上矫正了后凸畸形，但同时也限制了前柱的生长能力，随着儿童生长发育，未融合的病椎后外侧持续生长，以致脊柱前后生长失衡，可能会导致后凸畸形进一步加重。

2. 单纯后路手术

随着椎弓根螺钉的广泛应用和脊柱后路手术的发展，允许从后路进行脊柱前方减压和固定，促使一些外科医生直接选择单纯后路手术治疗脊柱结核。

Garg 等在治疗胸腰段结核合并后凸畸形时，分别采用单纯前路和单纯后路进行减压、植骨融合和内固定，发现后者的矫形效果更好，并发症也较少。Zhang 等采用一期后路病灶清除、植骨融合和内固定治疗 10 例儿童颈胸段结核合并后凸畸形患者，术前和术后平均后凸角分别为 50.5° 和 17.5°，术后平均随访 36 个月，末次随访矫正角度无明显丢失。Rajasekaran 等也将单纯后路手术作为治疗活动型脊柱结核的常规手术。笔者采用"一个切口，两个入路"的方法，一期行后路椎弓根螺钉固定，经肋横突入路椎体病灶清除、矫形、支撑植骨融合治疗胸椎活动期结核伴后凸畸形取得了满意疗效。

单纯后路手术的优点是直接从后方充分减压，解剖简单，创伤小，对肺功能影响较小，并且能在同一切口内完成脊柱前后方手术。由于单纯后路手术能够做到三柱融合，可以防止术后脊柱前后生长不平衡和远期矫正角度丢失的风险，因此比单纯前路手术更能有效防止患儿后凸畸形的进展。然而，对于病变节段多、脓肿范围广的病例，单纯从后路不但难以彻底清除结核病灶，还可能引起结核扩散、切口感染及窦道形成。此外，单纯后路手术需要切除部分脊椎后柱的正常结构，可能会加重脊柱不稳定性。因此，一些学者认为单纯后路手术适用于前路手术难以显露部位的颈胸段和上胸椎结核、脊髓损伤风险小的下腰椎结核、极少数椎弓结核或椎管内结核，以及全身情况差不能耐受后前路联合手术者。

3. 后前路联合手术

当结核病灶范围较大，合并严重后凸畸形，以及前路内固定不能有效保证脊柱稳定性时，都应考虑后前路联合手术。后前路联合手术可以一

期或分期完成，但前后顺序尚有不同意见。Huang等对 15 例脊柱结核患儿一期行前路减压，植骨融合联合后路椎弓根螺钉内固定、融合，术后平均随访 30.3 个月，术前、术后和末次随访平均后凸角分别为 36°、23° 和 27°；Hu 等一期行后路椎弓根螺钉内固定联合前路病灶清除和植骨融合治疗 20 例活动型胸椎和腰椎结核合并后凸畸形患儿，术前和术后后凸角分别为 35.2°±6.8° 和 9.7°±1.8°，术后平均随访 28.9 个月，末次随访后凸角为 12.0°±1.9°；张宏其等采用一期后路植骨融合、内固定，二期前路病灶清除、椎间植骨治疗 15 例腰椎结核合并后凸畸形患儿，后凸角平均由 30.3° 矫正为 6.9°，术后平均随访 36 个月，末次随访平均后凸角为 8.1°。

后前路联合手术弥补了单纯前路和单纯后路手术的缺陷，包括病灶清除安全、彻底，避免结核扩散，后柱破坏小，后凸矫正效果好。需要特别重视的是，后前路联合手术除进行前路病椎间植骨融合之外，在行后路矫形、内固定的同时要行确实可靠的后外侧植骨融合术。这样病椎 360° 的植骨融合可有效防止患儿术后脊柱后凸畸形进展，远期疗效好。因此，目前后前路联合手术是治疗儿童脊柱结核的标准术式。

后前路联合手术需要两个切口，术中需要翻身，故创伤大、失血量多、手术时间长。针对这些缺陷，有部分学者提出一些改善措施，如 Jain 等通过做一个"T"形切口，经胸膜外前外侧入路使前后方手术得以同时进行，从而避免双切口、双入路的弊端；Zheng 等则通过微创的影像辅助胸腔镜前路手术联合后路内固定术治疗儿童脊柱结核，明显减少了手术创伤及并发症。

上述 3 种术式中，防止后凸畸形发生至关重要，尽量做到前路与后路同时融合，这样脊柱生长发育才会平衡而不出现畸形。这是儿童脊柱结核手术治疗的重要方法之一。

4. 术后处理

术后注意观察下肢感觉运动情况及生命体征变化，常规使用抗生素 3 天，如有神经症状可适当使用小剂量激素及甘露醇减轻脊髓和神经水肿。注意引流管引流液的性状及引流量，当引流量少于 20ml/24h，引流液基本为澄清透明的组织液时可考虑拔管。术后继续 HRZE 四联方案治疗 3 ～ 4 个月，改 HRE 三联方案继续抗结核治疗 12 ～ 15 个月。每月定期复查肝肾功能、C 反应蛋白、红细胞沉降率及血常规，如果出现药物性肝损伤或其他药物不良反应，须及时调整抗结核治疗方案。注意加强营养治疗。术后绝对卧床 4 ～ 6 周，然后佩戴定制支具下床活动，支具须佩戴 3 ～ 6 个月。术后每 3 个月复查 1 次 X 线检查及 CT，6 个月复查 1 次 MRI。

二、成年人活动期脊柱结核后凸畸形

（一）发病特点

脊柱结核所致椎体及椎间盘破坏导致脊柱前柱、中柱不稳及椎体塌陷，引起不同程度的后凸畸形。研究发现，病变椎体高度丢失与脊柱后凸畸形角度有着明显的关系，每缺损 1 个椎体可产生 30° ～ 35° 后凸畸形角度。脊柱结核进入愈合期后，疾病虽然处于静止状态，但每年后凸进展角度约为 15°，其中约 5% 的患者将会发展为角度＞ 60° 的后凸畸形。Tuli 等报道脊柱结核引起 60° 以上的后凸畸形时极容易引起神经迟发性麻痹，功能难以或不能恢复。

（二）手术适应证及手术要点

手术适应证：①椎体破坏＞ 1/2，Cobb 角＞ 30° 或进行性加重的后凸畸形；②脊髓受压致神经功能障碍；③椎体破坏继发脊柱不稳；④畸形合并完全截瘫；⑤不完全截瘫经抗结核治疗 3 ～ 4 周后无缓解。

活动期结核性脊柱后凸畸形的手术治疗应注意：①尽可能彻底清除结核病灶，直至"亚健康骨"；②充分的椎管减压，必要时行后凸椎体截骨；③前路及后路植骨融合，重建脊柱稳定性；④合理利用椎弓根螺钉系统矫正畸形，最大限度恢复脊柱的正常序列，为结核病灶骨融合创造良好的生物力学环境。

（三）手术方法

1. 单纯前路手术

单纯前路手术适用于后凸畸形 10° ～ 30° 者。

充分暴露病椎及相邻健康椎体，显露并结扎椎体的节段血管，纱布垫隔离病灶区，仔细刮除病灶死骨，清除脓肿及干酪样坏死组织。彻底清除椎管内的占位病变组织，使硬膜充分减压。根据术中所见决定切除范围：椎体破坏 > 2/3 时，切除范围包括破坏椎体的相邻椎间盘；椎体破坏 < 1/2 时，可保留远离病灶部分椎体和相邻正常的椎间盘，彻底清除椎体病灶的空洞、硬化骨直至表面骨质基本正常，创面渗血，形成植骨床。反复用稀释聚乙烯吡咯烷酮碘冲洗病灶。于病灶内置入 2g 链霉素粉。用撑开器撑开变窄的椎间隙并复位，矫正后凸畸形，恢复椎体间高度。测量椎体间预置骨块的间隙的长度，取三面皮质骨的髂骨块或肋骨做支撑植骨。上位、下位椎体侧前方用钉板或钉棒系统内固定。钉板装置内固定适用于 L₃ 以上、后凸畸形不严重、固定范围 < 2 个节段的病例；钉棒系统内固定适用于后凸畸形较重、固定范围跨过 > 2 个椎体的病例。胸椎及胸腰段结核进入胸腔者常规放置胸腔闭式引流。

前路手术的优点：①前路手术暴露范围广，能在直视下更安全有效地进行病灶清除、脊髓减压、脊柱矫形、椎体间植骨等各项操作；②前路行椎体切除或次切除，能彻底解除来自脊髓前方或侧方的压迫；③可行大块髂骨或肋骨支撑植骨，植骨块两端与植骨床接触充分、融合面积大，有利于植骨块的愈合；④一期前路手术简化了操作，利用前路一个切口即可同时完成所有手术操作，手术时间和出血量均较后前路手术有明显缩短和减少。

前路手术的缺点：①单纯前路手术对后凸畸形的矫正能力有限，仅适用于累及节段较少、后凸角度较小的结核患者；②胸椎结核患者往往合并肺部疾病，如肺功能不全，胸膜粘连、增厚等，前路手术更易发生入路相关并发症；③前路手术内固定直接固定于椎体上，对骨质疏松症患者的固定力学强度不足，易造成内固定松动，导致植骨融合失败。

2. 单纯后路手术

单纯后路手术适用于后凸畸形严重者。

根据患者椎体破坏的数量、程度及骨质状况选择后路钉棒固定的长度，病椎如椎弓根骨质完好则置短钉固定，可减少固定节段增加稳定性。后凸畸形严重者可切除后凸顶点处棘突。在病椎椎板及关节突用磨钻或骨凿制成粗糙面，植入自体髂骨或同种异体骨。病灶清除选择经肋骨横突、椎弓根、关节突关节等方法，清除前方病灶并植骨。因为前中柱缺少支撑，单纯后路矫形手术需要更长的固定节段以保持脊柱的稳定性。

3. 后前路联合手术

后前路联合手术适用于后凸畸形较重者。

一期联合应用后路椎弓根螺钉内固定加前路病灶清除椎间支撑植骨，可以保证彻底减压的同时维持脊柱的稳定性，还可在术中撑开椎体，解除后凸椎体对脊髓的压迫，增大椎体间隙，便于病灶清除和椎管减压，维持椎间高度，防止植骨块脱出，促进骨融合。后前路联合手术受到了许多学者的推广与应用。但也应注意到一期前后路联合手术具有手术时间长、创伤较大的缺点。

第三节　治愈型脊柱结核后凸畸形的手术矫形

尽管药物治疗对大多脊柱结核有效，但继发后凸畸形是比较常见的临床问题。相比于成年患者，儿童更容易出现后凸畸形，而且约 39% 的患者在结核治愈后脊柱后凸仍不断进展。陈旧性脊柱结核合并重度后凸畸形的手术难度较大，并发症也较多，尤其是神经损伤的风险很高。Jain 等认为，长期的重度后凸畸形会导致上运动神经元损伤或迟发性瘫痪，原因可能是畸形区椎管内赘生骨长期压迫造成脊髓变性。对于此类患者，他们建议将前路减压和融合术作为首选治疗方法，通过前方经胸腔入路或经胸膜外前外侧入路切除椎管内赘生骨，使脊髓移向前方。该方法的优势在于能够充分暴露椎管内赘生骨，而不会加重肺功能受限。但前方减压术对于治愈型结核后凸畸形的矫正疗效较差，还有加重神经损伤和引起脑脊液漏的风险。也有学者选择前后路联合截骨、矫形、内固定和融合术治疗陈旧性结核合并后凸畸形患儿，也能够有效矫正后凸畸形和改善神经症状。

截骨矫形术是治疗后凸畸形的重要方法，特别是角度较大（> 60° 的后凸）和僵硬（柔韧度 < 25%）的后凸畸形的患者，后凸节段只有通过截骨手术才能达到矫形效果。1945 年 Smith-Peterson 首先报道这一方法。Heining 于 20 世纪 70 年代发展了蛋壳技术，做环绕神经组织的环形减

压，同时进行脊柱重建。目前，临床上常用的截骨方法主要有经椎弓根截骨术（pedicle subtraction osteotomy, PSO）、全脊椎切除术（vertebral column resection, VCR）、脊椎去松质骨截骨术（vertebral column decancellation, VCD）等。术式选择应根据患者后凸畸形的类型、僵硬程度、脊髓受压情况和全身情况等因素综合考虑。所有后凸畸形的矫正都遵循一个原则：延长前柱，短缩后柱。

一、经椎弓根截骨术

1985 年，Thomasen 首次报道 PSO 用于强直性脊柱炎并发后凸畸形的手术矫形。根据 2014 年 Schwab 提出的脊柱矫形分级系统，经椎弓根截骨术属于 3 级截骨。其基本原理如下：切除后方椎板、椎弓根、横突，并 "V" 形切除前方椎体，直达前方皮质骨，以椎体前皮质骨为矫正轴，通过后方的闭合将前中柱截骨处之楔形空隙闭合（图 6-2）。为了增大矫形角度，必要时可以一并切除一侧相邻的椎间盘（图 6-3）。如果截骨后椎体前方缺损较大，矫形后脊柱短缩会产生脊髓皱缩，可能导致脊髓损伤，因此必要时可在前柱放置钛笼。这种扩大 PSO 属于 Schwab 4 级截骨的范围。PSO 具有以下优点：①较好地保证了脊柱前、中、后三柱骨性融合；②直视下进行，不易损伤脊髓及脊柱周围血管；③可同时矫正冠状面和矢状面不平衡。但 PSO 矫形有其局限性：截骨高度不应 > 20mm，一般适用于 Cobb 角在 37°～50° 的后凸或侧后凸畸形。相对于前路手术及前后路联合手术，PSO 对轻度（后凸角 < 45°）后凸畸形疗效更为确切。Beze 等报道了 16 例脊柱结核后凸畸形患者行 PSO，术后随访 5 年，术前后凸度为 30°，术后为 12°，所有患者融合良好，无神经并发症。Gavaskar 和 Chowdary 报道应用 PSO 治疗 56 例角状后凸畸形患者，后凸角平均矫正 91.4%，经过平均 2 年随访，后凸角丢失率仅为 6.4%，无严重并发症发生。

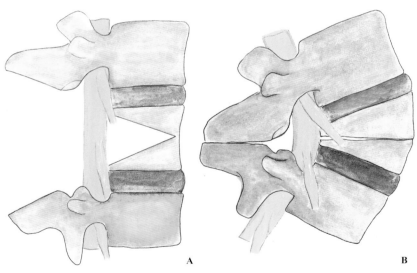 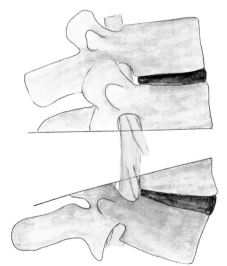

图 6-2　PSO 截骨矫形术　　　　　　图 6-3　扩大 PSO 截骨范围

A. 切除后方椎板、椎弓根、横突，并 "V" 形切除前方椎体，直达前方皮质骨；B. 以椎体前皮质骨为矫正轴，通过后方的闭合将前中柱截骨处之楔形空隙闭合

PSO 截骨范围较大，术后为维持躯干在矢状位和冠状位平衡，常出现截骨椎体的上位椎体或下两位椎体塌陷。其多于术后 2 年出现，表现为局部成角 > 10°，严重的须行翻修手术。Hyun 和 Rhim 报道了 23% 的发生率，但无矫形度明显丢失、椎管狭窄和神经根受压等并发症。另外，PSO 截骨面广泛渗血较为常见。术中截骨时须采用蛋壳式操作，层层截骨，电凝止血，若出血控制不佳还须应用止血材料。目前，多数学者更倾向于应用抑肽酶止血。Baldus 等报道行 PSO 时，14 例使用抑肽酶止血，20 例使用氨甲环酸，10 例不使用任何止血剂，抑肽酶组术中平均出血 1114ml，明显低于氨甲环酸组的 2102ml 和空白对照组的 2260ml。使用止血剂时，应避免注射过多或压力

过大，止血完成后，应轻轻冲洗和吸掉残余止血剂。

手术方法：患者全身麻醉后，取俯卧位，采取神经电生理监测，常规消毒铺单，术中以顶椎为中心，显露顶椎或病椎上下各 2 个椎板及上下关节突，置入多轴或单轴椎弓根螺钉。确认截骨椎弓根水平，咬除后方棘突、椎板和后方结构，暴露椎弓根的上位、下位神经根，用骨膜剥离器钝性分离至椎体前方，注意保护椎体侧方及前方的血管神经组织，然后采用蛋壳技术的方式，切除后凸椎体的椎弓根内松质骨，刮匙刮除椎体后部至前 1/3 的松质骨，用椎板咬骨钳咬除椎体后壁或使用直角骨刀从硬膜囊前方把椎体后壁打入椎体，使用骨膜剥离器沿椎体外侧壁分离外侧软组织后按计划咬除椎体外侧壁至椎体前方，但保留部分前方骨皮质作为铰链。截骨完成后，将预弯的固定棒与截骨面头端的各椎弓根螺钉相连，调整手术矫形床及腰桥的后凸角度，使胸部及骨盆后伸，同时在截骨部位上下固定螺钉加压逐渐闭合截骨间隙，脊髓诱发电位监测确认没有明显神经受压损伤后锁紧螺帽。后方椎板和小关节去皮质后进行后外侧植骨融合，前方椎体病灶部位放置吸收性明胶海绵包裹的链霉素粉，放置负压引流管，关闭伤口。

术后处理：术后常规应用抗生素 3 天，适当给予脱水、激素及营养神经药物治疗，术后引流液少于 20ml/24h 时可拔除引流管，无截瘫者卧床 2 周后支具保护下床活动。术后常规佩戴定制的胸腰骶椎支具固定 3 ~ 6 个月。

二、全脊椎切除术

对于重度僵硬性脊柱后凸畸形患者（柔韧度 < 25%，角度 > 80°）需要更广泛的截骨技术进行畸形矫正和恢复矢状面平衡，VCR 是一种有效的手术方式。VCR 是指切除全部顶椎及椎间盘，相对于 PSO 矫形范围更大。Hao 等比较 PSO 和 VCR 截骨技术，截骨高度每增加 1mm，PSO 可矫正 2.2°，VCR 后凸角可矫正 6.6°。Wang 等通过单纯后方入路应用蛋壳技术和多节段 VCR 治疗 9 例后凸角 > 90° 的结核角状后凸畸形患者，后凸角从术前 100° 到术后 16°，所有患者得到良好的融合。

该术式的优点：①避免了前路经胸腔手术的并发症，对心肺干扰小；②能在完全直视下对脊髓环形减压，不易损伤脊髓；③术中更好地维持脊柱的稳定性；④ VCR 对后凸畸形的矫正可达到 49° ~ 80°，若 Cobb 角 > 80°，VCR 为首选截骨矫形方法。

该术式对手术技术要求高，并且有较高的神经并发症，尤其是术前胸段脊髓有压迫症状的患者。VCR 会造成脊柱短缩。Kawahara 等研究发现，急性脊柱短缩 < 1/3 椎体时脊髓、硬膜囊在一个安全范围内，不发生迂曲、压迫；脊柱短缩在椎体的 1/3 ~ 2/3 时，硬膜囊可发生迂曲，但脊髓不发生改变；当脊柱短缩 > 2/3 时椎体硬膜囊发生迂曲压迫脊髓，同时脊髓发生畸形改变。因此，过度短缩会导致硬膜囊和脊髓皱褶，容易引起脊髓扭曲压缩和神经根压迫，甚至引起脊髓缺血坏死。

手术方法：患者全身麻醉后，取俯卧位（后凸畸形 60° ~ 90° 者俯卧于弓形架上，后凸畸形 > 90° 者俯卧于两个横向枕头上，腹部悬空），采取神经电生理监测，注意防止颈部过伸，避免眼球和腹部受压。以顶椎为中心向上下延伸 3 ~ 4 个椎体，做后正中切口。依次切开皮肤、皮下、腰背筋膜，骨膜下剥离椎旁肌，充分显露椎板、小关节突、横突和部分肋骨，手术野要足够宽敞，以确保在截骨部位能进行横突前方的贴骨膜分离。于顶椎上下 2 ~ 3 个椎体进行双侧椎弓根螺钉置入。按术前计划并参照术中侧位像透视结果标记截骨边界，按标记切除棘突、椎板、关节突和横突，胸椎部分尚需切除 3 ~ 5cm 肋骨、肋横突关节和肋骨头，对侧应用临时固定棒固定，以确保脊柱前柱截骨时脊柱稳定，避免可能出现的脊髓损伤。显露椎弓根和其下缘的出口神经根，并沿神经根走向向外仔细游离 3 ~ 5cm，以便能轻柔牵开神经根，紧贴椎体侧方骨膜下剥离、推开、达前纵韧带，用椎体撬板保护椎体前方大血管、椎体节段血管和壁胸膜等重要组织，并压迫止血。在直视下，小心保护好脊髓，用骨刀、髓核钳及刮匙等工具按步骤轻柔切除一侧椎体和椎间盘，完成后，交换临时固定棒，同法进行对侧椎体切除。双侧会师完成全脊椎切除，而后减压相邻椎板下行潜行扩大。用撑开钳在前方椎体间保持适度撑开，后方交替换棒、适度加压逐步矫正后凸畸形。测量前方椎体间残留缺损高度，用充填好拌有链霉素粉的自体小碎骨块的合适直径（胸椎用 1.6cm，腰椎用 1.9cm）和高度的钛笼，行椎体间支撑植骨融合，在钛笼两侧植入自体碎骨块并压紧。更换预弯好的固定棒，行后方加压固定，完成矫形（图 6-4）。矫形必须缓慢进行，注意观察脊髓电生理

监测有无异常，脊髓有无皱褶和压迫，同时应注意椎弓根螺钉有无松动或拔出。如无术中电生理监测设备，矫形一旦完成，及时行唤醒试验，防止截瘫发生。最后行后外侧及椎板间植骨融合，放置引流管，闭合伤口。

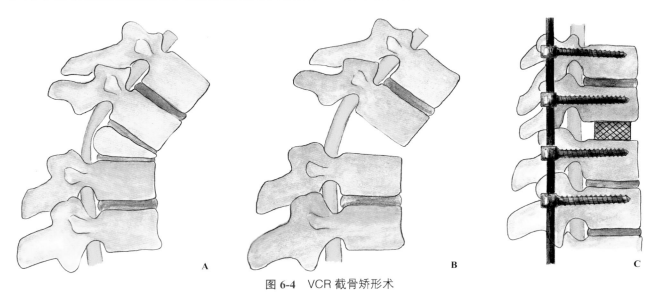

图 6-4　VCR 截骨矫形术

A. 切除病椎棘突、椎板、关节突及椎弓根；B. 依次切除左右侧椎体及椎间盘；C. 在椎体间隙放置钛笼，以钛笼为轴心逐渐伸闭合后方结构完成矫形

术后处理：术后严密观察患者生命体征、双下肢运动情况及会阴部感觉；术后常规应用抗生素 3 天；适当给予脱水、激素及营养神经药物治疗；引流液少于 20ml/24h 时可拔除引流管；绝对卧床 3 个月，同期行床上双下肢功能锻炼，佩戴定制支具保护 3～6 个月。定期复查 X 线检查和 CT。

三、脊椎去松质骨截骨术

由于 VCR 采用的是"完全切除，完全重建"的手术方式，故其可以获得较大的脊柱矫形能力。但椎体前中柱去除了较多骨性结构，使前中柱稳定性被彻底破坏，因此在进行脊椎切除时，必须用临时固定棒进行固定，以减少发生脊柱不稳造成脊髓损伤。这些手术操作所带来的不足是显而易见的，如脊柱截骨部位不稳、融合率下降、术中出血较多及出现神经并发症等。为减少 VCR 带来的并发症，王岩等学者提出了脊柱去松质骨截骨术（VCD）。此项技术可通过前柱张开，中后柱短缩的方式，在去松质骨的前提下巧妙地保留部分松质骨充当"骨性垫"，很好地保证截骨部位脊柱高度，并避免脊髓过度短缩，降低脊髓损伤

风险。由于截骨操作保留部分骨松质及外侧骨皮质和骨膜，在提供前方支撑的同时保证良好融合。另外，由于截骨操作由内而外，无须处理节段血管，患者术中出血量明显减少。前柱张开使相对短缩的前柱基本恢复正常，中柱残留骨质可作为良好"骨性 Cage"，取代了钛笼。前方不用钛笼支撑，同样可以保证脊柱的良好稳定性及融合强度。Basu 等应用 VCD 治疗 17 例结核后凸畸形患者，平均后凸角从术前 69.3° 改善为术后 30.1°，所有患者神经损伤症状均得到改善。

手术方法：患者全身麻醉后，取俯卧位，术中使用神经电生理监测。采用脊柱后正中入路，显露畸形节段。根据术前计划确认内固定节段，置入椎弓根螺钉。C 形臂透视确认椎弓根螺钉位置及方向正确。为便于复位矫形，最好选用长尾螺钉。由于多椎体畸形融合，很多椎体实际上已经完全破坏，仅残留椎弓根及后方结构。用咬骨钳等切除脊柱后方棘突、椎板、小关节等结构，并去除部分邻近节段的后方棘突、椎板和上下关节突，完成脊柱后方结构切除。将融合椎当作单一较大的畸形椎体，截骨操作整体而言按 Y 型截

骨方式进行去松质骨截骨。先经过单个或多个椎弓根对脊柱中柱进行V型截骨，V型截骨顶点约在椎体中后1/3交界处。使用椎弓根探子确定椎弓根入点和深度，用刮匙或磨钻逐步扩大入口。经椎弓根对松质骨进行磨除，助手配合使用冰盐水冲洗高速磨钻，磨除椎弓根松质骨形成通道后，V型磨除脊柱中柱。使用磨钻过程中，尽可能保留椎弓根内侧壁和上下壁完整，减少硬膜外出血。去松质骨时，反复用手指或神经剥离子探查外侧壁，直至外侧壁显露至白色皮质骨或变柔软为止。注意不要磨穿骨皮质，以降低节段血管损伤风险。将磨钻处理过的骨皮质向外推挤，使之向外塌陷。同法在对侧做相应操作，在椎体后壁前方进行会师。用小刮匙在V型截骨槽底继续向前方拟断开部位进行开槽，直到骨皮质为止，完成Y型去松质骨截骨。如果前方骨皮质较厚，担心矫形时不能折断，可用骨刀轻轻切断部分椎体前方骨皮质。去除椎体后壁及椎弓根内侧壁前，一侧经头端向尾端放置矫形棒，另一侧由尾端向头端放置矫形棒，矫形棒弧度为正常生理弧度。交叉置棒完毕，用神经剥离子保护好硬膜囊，用髓核钳咬除椎弓根内侧壁和椎体后壁，准备复位。台下人员配合手术床复位，台上人员采用交叉压棒的方法，由双侧逐步对称加压复位。当中柱已经闭合并形成截骨面接触后，如果不需要后柱再继续短缩，可锁紧离截骨断端最近的螺钉，自截骨部位向远端，依次锁紧两端螺钉，通过螺钉与矫形棒之间的提拉作用，继续进一步矫形。如果畸形较重，该过程可配合台下人员牵拉头端和尾端，使脊柱前柱张开，当所有螺钉完全与矫形棒连接，矫形即完成。再次探查硬膜囊与神经是否有卡压，如果硬膜囊搏动良好无卡压，冲洗伤口后逐层缝合。

术后处理：术后严密观察患者生命体征、双下肢运动情况及会阴部感觉；术后常规应用抗生素3天；适当给予脱水、激素及营养神经药物治疗；引流液少于20ml/24h时可拔除引流管；术后1周开始佩戴支具下床活动，支具保护3～6个月。定期复查X线检查和CT。

四、矫形手术的常见并发症及处理

文献报道成年人脊柱畸形行截骨矫形术后总体并发症发生率高达38.9%～66%。吕国华等对54例脊柱畸形患者行VCR手术，术后总体并发症发生率为38.9%，其中早期神经系统并发症发生率为9.3%（包括完全性脊髓损伤1例）。Lenke等报道采用VCR治疗脊柱畸形患者术后总体并发症发生率为66%，其中置入物相关并发症为20.6%，神经相关并发症为11.4%。闫煌等报道对17例成年人复杂脊柱侧后凸畸形应用脊柱截骨矫形治疗中，1例出现螺钉置钉位置不良，1例出现椎体前壁骨折，5例术后出现肢体远端一过性感觉功能减退，2例在随访期间出现断棒及断钉内固定相关并发症，1例在术后1年复查时出现躯干失代偿。术后总体并发症发生率为58.8%。

（一）脊髓神经损伤

矫形手术需要通过截骨来矫正脊椎的畸形，使之恢复矢状位和冠状位的力学平衡，术中极易造成医源性脊髓神经损伤。既往报道神经系统并发症发生率为11.4%～17.1%，平均为14.3%，完全永久性脊髓损伤多发生于术前已经有脊髓压迫症状的患者。合并有角状后凸、存在脊髓发育畸形和临界瘫痪状态是出现神经系统并发症的高危因素。

因此，术中应注意以下几点。

（1）手术视野暴露清楚，操作轻柔、准确。

（2）矫形过程不宜过快。密切观察神经电生理监测波形变化，出现异常及时停止操作寻找原因。

（3）防止过度脊髓短缩。Kawahara等研究证明，单节段脊柱短缩超过椎体高度的2/3将使脊髓硬膜囊过度变形、血管扭曲导致缺血性损伤。所以在进行后柱短缩矫形时，应注意硬膜囊有无皱褶和受压，脊柱短缩最好<1/3椎体高度，对于严重后凸畸形矫形时，在后柱短缩的同时进行前柱的适当撑开可减少后柱短缩的距离。

（4）防止脊髓牵拉。进行VCR脊椎截骨前，应予以临时固定棒固定维持稳定，以免操作时因脊髓晃动牵拉造成医源性损伤。

（5）避免损伤脊髓血供。在脊髓的血供中最大根动脉起着十分重要的作用，通常T_3（第4～5胸髓节段）和T_{10}（第1腰髓节段）平面是两处侧支循环欠佳的血供危险区。一旦术中损伤或结扎了最大根动脉，可能会造成脊髓缺血坏死。

（6）注意补充血容量。慎用血管收缩类升压药，防止脊髓低灌注损伤。术中及术后失血量过多，持续低血容量灌注，易导致脊髓缺血。吕国华等报道1例完全性脊髓损伤患者发生于术后23小时，血容量灌注不足脊髓梗死是瘫痪的主要原因。

（二）大血管撕裂

老年患者因主动脉钙化弹性降低，在行前柱延长时有可能会引起主动脉及其分支撕裂造成大出血。但类似并发症临床鲜见报道。为避免大血管并发症，术前应对血管顺应性进行评估，对存在严重血管壁硬化的患者应选择合适的术式，避免延长前柱高度。

（三）胸膜损伤

Willems 报道肺部并发症为8%，主要为胸膜损伤及肺部感染。术中切除肋骨、推移胸膜暴露胸椎椎体侧壁时易损伤胸膜，但较少会造成气胸或血胸。可在关闭切口前，嘱麻醉师行鼓肺检查即可发现，一般可行破损处修补，如术后发现气胸或血胸可行胸腔闭式引流治疗。

（四）失血性休克

脊柱矫形手术组织剥离范围大，手术时间长，术中出血多，术后创面渗血也较多，因此术中及术后应重视维持有效血液循环，防止出现失血性休克。术前应调整好患者营养状况，纠正贫血，调整凝血功能，评估术中出血情况，准备适量的红细胞悬液和血浆。如不是活动性结核，术中可行自体血回输。

（五）医源性椎管狭窄

后柱压缩矫形时，如椎板切除不够充分，可能会向前突入椎管引起医源性椎管狭窄。因此，在术中行后柱压缩矫形操作时须探查上下椎板是否重叠挤入椎管，必要时再行扩大切除范围。

（六）融合失败

截骨界面融合失败势必会造成矫形的丢失，甚至因脊柱失稳出现神经脊髓功能损害。成功融合需要充分的骨接触面和稳定的力学环境。因此，在矫形时应尽量使截骨上下界面有充分接触，必

要时可在空隙中植入自体颗粒骨粒，对椎板合拢后间隙＜3mm的病例，可同时行椎板植骨融合。术后随访一旦发现脊柱不稳，可行前路支撑融合稳定脊柱。

（七）内固定松动、断裂

坚强的内固定是成功矫形和融合的前提。在矫形和固定的过程中，椎弓根螺钉和连接棒承受了非常大的应力。椎体骨质疏松引起螺钉把持力不足或内固定节段过少应力过度集中，则会发生内固定松动、拔出或断裂。如截骨面融合失败，内固定物则会因金属疲劳而发生断裂。因此，术前应常规评估患者骨密度状况。如骨密度结果不理想，应考虑椎体强化技术或采用皮质骨轨迹置钉技术（cortical bone trajectory, CBT）提高螺钉的把持力。固定节段至少是截骨椎上下各2个椎体，如骨密度较低，则可适当增加固定节段以分散应力。防止金属疲劳断裂最有效的方法就是成功融合。增加截骨面的接触面积、前中柱和后柱的360°植骨可以增加融合率。

（费 骏 罗 赟）

参 考 文 献

崔旭，马远征，陈兴，等，2011. 脊柱结核前后路不同术式的选择及其疗效. 中国脊柱脊髓杂志，21（10）：807-812.

吕国华，2012. 脊柱结核病灶清除的手术入路问题. 中国脊柱脊髓杂志，22（9）：772.

唐恺，董伟杰，兰汀隆，等，2014. 一期后路病灶清除植骨内固定治疗上胸椎结核. 中国防痨杂志，36（8）：675-678.

唐恺，董伟杰，秦世炳，2015. 脊柱结核合并神经功能障碍的研究进展. 中国防痨杂志，37（3）：307-311.

王岩，张永刚，郑国权，等，2010. 脊柱去松质骨截骨治疗僵硬性脊柱侧凸的有效性及安全性分析. 中华外科杂志，48（22）：1701-1704.

王自立，2008. 对彻底治愈脊柱结核病灶及其相关问题的意见. 中国脊柱脊髓杂志，18（8）：568-570.

文海，马私，吕国华，2015. 儿童脊柱结核继发后凸畸形的危险因素及治疗进展. 中国脊柱脊髓杂志，25（3）：274-278.

严广璇，秦世炳，董伟杰，等，2015. 胸椎结核病变活动型合并截瘫患者手术疗效分析. 中国防痨杂志，37（3）：223-339.

张宏其，王昱翔，郭超峰，等，2011. 一期后路病灶清除植骨融合内固定矫形治疗伴后凸畸形的儿童胸腰段脊柱结核的临床初步报告. 中国矫形外科杂志，19（1）：31-35.

张贤，陈俊君，葛文杰，等，2014. 经椎弓根截骨技术在胸腰椎后凸畸形中的应用. 脊柱外科杂志，12（5）：298-301.

周田华，汤逊，苏踊跃，等，2014. 经后路全脊椎切除治疗结核治愈型胸腰椎角状后凸畸形. 中国脊柱脊髓杂志，24（1）：53-57.

Assaghir YM, Refae HH, AIam-Eddin M, 2016. Anterior versus posterior debridement fusion for single-level dorsal tuberculosis, the role of graft type and level of fixation on determining the outcome. Eur Spine J, 25(12): 3884-3893.

Garg B, Kandwal P, Nagaraja UB, et al, 2012. Anterior versus posterior procedure for surgical treatment of thoracolumbar tuberculosis: a retrospective analysis. Indian J Orthop, 46(2): 165-170.

Gavaskar AS, Naveen Chowdary T, 2011. Pedicle subtraction osteotomy for rigid kyphosis of the dorsalumbarspine. Arch Orthop Trauma Surg, 131(6): 803-808.

Hodgson AR, Skinsnes OK, Leong CY, 1967. The pathogenesis of Pott's paraplegia. J Bone joint Surg Am, 49(6): 1147-1156.

Jain A, Jain R, Kiyawat V, 2016. Evaluation of outcome of posterior decompression and instrumented fusion in lumbar and lumbosacral tuberculosis. Clin Orthop Surg, 8(3): 268-273.

Lan X, Xu JZ, Luo F, et al, 2013. One-stage debridement and bonegrafting with internal fixation via posterior approach for treatment of children thoracic spine tuberculosis. Zhongguo Gu Shang, 26(4): 320-323.

Lee S H, Sung J K, Park Y M, 2006. Single-stage transpedicular decompression and posterior instrumentation intreatment of thoracicand thoracolumbar spinal tuberculosis: aretrospective case series. J Spinal, 19: 595-602.

Shi JD, Wang ZI, Geng G, et al, 2012. Intervertebral focal surgery for the treatment of non-contiguous multifocal Spinal tuberculosis. Int Orthop, 36(7): 1423-1427.

Shimizu K, Nakamura M, Nishikawa Y, et al, 2005. Spinal kyphosis causes demyelination and neuronal loss in the spinal cord: a new model of kyphotic defomity using juvenile Japanese small game fowls. Spine(Phila PA 1976), 30(21): 2388-2392.

Wang Z, Yuan H, Geng G, et al, 2012. Posterior mono-segmental fixation, combined with anterior debridement and strut graft for treatment of the mono-segmental lumbar spine tuberculosis. Int Orlthop, 36(2): 325-329.

Zhang HQ, Wang YX, Guo CF, et al, 2011. One-stage posterior focus debridement, fusion, and instrumentation in the surgical treatment of cervieothoracie spinal tuberculosis with kyphosis in children: a preliminary report. Childs Nerv Syst, 27(5): 735-742.

第七章
脊柱结核的植骨融合术

植骨融合术是脊柱外科中常见的手术治疗方法，是将骨移植到缺损处，填充缺损，加强固定，促进愈合的手术。早在1911年，国外学者Hibbs就首次将脊椎植骨融合术运用于动物实验中，报道了脊柱融合的可行性，奠定了脊柱融合的基本原则。经过多年研究，Mercer于1936年提出经椎体间融合是促进脊柱融合的理想方法。随着生物力学的发展，通过对脊柱正常解剖结构的生物力学测试、椎间盘结构的应力分析、手术方式对脊柱结构及稳定性的影响及脊柱内固定器械的生物力学研究，进一步阐明了腰椎后结构和腰椎椎间关节对腰椎稳定的重要性，为脊柱融合术提供了理论依据。

目前，脊柱结核外科治疗中植骨融合术是常规手术方法之一，在清除病灶后必须进行骨移植，才能修复骨缺损，恢复椎体高度，重建脊柱稳定性。在植骨融合过程中，植入骨的作用是显而易见的，它可以通过骨生成、骨诱导和骨传导3个环节促进骨愈合。植骨融合术中常用的材料包括自体骨、同种异体骨、异种骨及合成材料。

自体骨移植是目前的金标准，它的优势在于具有成骨性、骨传导性和骨诱导性，而不必关心免疫反应、组织相容性、疾病传播或高医疗费用等问题。但其缺点是取骨后疼痛，取骨处伤口出血、感染、感觉麻木、皮神经受损，取骨量有限等。

同种异体骨和异种骨来源广泛，需要通过冷冻或冻干法加工处理，具有骨传导性和骨诱导性，但排斥反应大，骨愈合概率低，发生崩塌、脱出、假性愈合等并发症的概率更高，并存在疾病传播的问题。

常用的合成材料为无机植骨材料，由硫酸钙、羟基磷灰石或磷酸三钙等构成。无机植骨材料只具有骨传导性，所以常与其他有成骨性或骨诱导性的融合材料联合应用。其具有无毒、无免疫原性的优点，但存在易碎、机械强度差的缺点。

因此，人们还在不断开发新的植骨替代材料。理想的植骨替代材料除了具有成骨性、骨传导性和骨诱导性外，还应提供足够的力学支撑。

第一节　植骨融合的材料

在脊柱结核外科手术中，普遍都存在着病灶区清除后的骨缺损问题，如何修复骨缺损区，如何选择合适的植骨材料，成为脊柱结核外科治疗中所面临的问题。理想的植骨材料应具有以下特点：①生物相容性好，体内排异反应小；力学性能佳，能承载施加于脊柱上的载荷。②植骨材料的费用合理。③安全性高，植骨材料必须避免在供体和受体之间传播感染性疾病。目前临床常用的植骨材料包括自体骨、同种异体骨及人工合成骨等。

一、自体骨

自体骨移植是指在术中由患者身上取骨进行移植。自体骨是脊柱融合术中最为理想的移植材料，该材料能够最大限度保留成骨细胞，并与自体存在良好的生物相容性，成骨速度也比较快。自体骨在植入人体后能够快速进行骨诱导，促进骨形成。但是，自体骨来源少，存在术中出血等并发症，且术后供区有慢性疼痛，因此其在临床上的应用受到一定限制。

（一）髂骨

髂骨的位置表浅，且取骨部位没有重要的血管和神经，显露和取骨比较方便、安全，这使其在临床上被认为是一种极佳的植骨材料。三面皮质的髂骨可以提供很好的支撑作用，可减少术后椎体高度丢失的概率，同时自体的松质骨网眼是良好的生物学支架，三维空间结构具有诱导成骨的作用，利于骨细胞聚集、生长。然而髂骨区取骨后常存在多种并发症，其中最常见的并发症是术后慢性疼痛。Wang 等认为使用可降解的网状材料进行髂骨取骨后重建可以缓解髂骨区取骨后疼痛。

（二）带血管蒂移植骨

1987 年，Louw 等首先对 19 例胸椎和胸腰段脊柱结核患者应用带血管蒂的肋骨填充骨缺损，取得了良好的效果，平均植骨愈合时间为 3.3 个月。我国刘祥清等应用带血管蒂肋骨或髂骨椎间植骨治疗胸腰椎结核，认为带血管蒂的骨移植，无论需要吻合血管的远距离移植还是带血管蒂的近距离转位移植，移植骨都是血供丰富、带有完整骨膜和部分肌肉的活骨块，易成活，植骨融合时间快，与游离骨移植相比骨融合的时间能明显缩短。该移植手术对术者显微外科技术有一定要求，在脊柱手术的临床应用中较少。

（三）肋骨

肋骨兼有骨松质和骨皮质特性，外形呈弧形，长宽比例不佳，截面太小而与相邻受区接触面积有限，生物力学强度较差，植骨节段较长时，肋骨常发生断裂。但手术治疗胸椎及 L_2 以上椎体结核病灶时，常需要切除肋骨进行暴露，因取材简便，肋骨应用于短节段植骨融合中。对胸椎结核采用捆绑式肋骨植骨（图 7-1），研究发现其与髂骨植骨相比，在植骨融合时间、手术中出血量、手术后畸形角纠正情况及末次随访 Cobb 角丢失状况方面无差别，但手术时间明显缩短；况且肋骨植骨取材更方便，并发症的发生率更小。

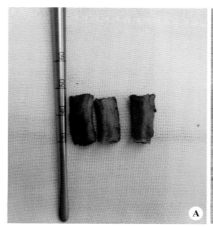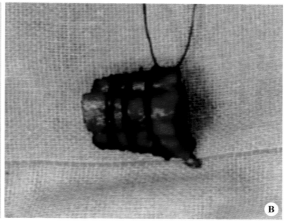

图 7-1　捆绑式肋骨植骨

（四）腓骨

腓骨为皮质骨，具有一定的强度，可作为植骨的材料。但由于切除腓骨过程复杂，存在一些并发症，临床中使用较少。

二、异种骨和同种异体骨

异种骨作为 20 世纪 50 ～ 60 年代兴起的骨移植材料，来源丰富且价格低、易于获得和加工储存，理化特性与人骨质类似，作为植骨生物材料有着巨大的潜在价值。但由于种属间的抗原差异，异种骨存在免疫排斥反应，其免疫原（抗原）主要存在于骨的有机质中，骨中的矿物质不具有抗原性。目前困扰骨科医生的主要问题为怎样使异种骨由死骨变为活骨，从而使其表现出类似自体骨生物力学性能。异种骨材料经脱抗原处理，与细胞因子重组进一步血管化后可在体内发挥优异的效果。异种骨材料的脱抗原制备已取得了良好成绩，但短时期内很难取得更大提升，因此目前异种骨材料的应用受到一定的限制。

同种异体骨是常用的骨植入材料，取自捐献的人体骨组织，骨组织库习惯于简称为同种骨以表明它来自人体，临床医生习惯于简称为异体骨以表明它不是来自患者自体。供体选定后，通常在死亡 24 小时内，无菌条件下取得同种异体骨，并立即加工处理。保存方法包括新鲜冷冻和冷冻干燥两种。新鲜冷冻骨在零下 20℃ 条件下储存不会减弱其力学性能而且能储存 1 年，冷冻干燥骨经真空包装后可在室温长时间保存，抗原性更低。异体骨有较强的骨传导作用，但骨诱导作用较弱且没有成骨潜能，因为其不含活细胞成分。处理和保存技术对移植骨的骨诱导、骨传导和抗原性均有重要影响。目前异体骨主要作为骨传导和爬行替代的支架。异体骨一般分为小块骨和大段骨，小块异体骨主要由松质骨构成，多用于骨腔充填，与自体骨相比它缺少活细胞、成骨较慢，优点是数量与部位不受限制，可以避免取自体骨伴随的各种并发症。大段异体骨主要由骨干皮质骨和骨关节构成，多用于骨肿瘤保肢术。

虽然数量、来源充裕，也具备骨诱导作用，但是同种异体骨植入人体后容易产生免疫反应，且植入材料与机体生物相容性较差，术后更容易发生骨折。异体骨需要通过冷冻或冻干法加工处理，具有骨传导性及极小的骨诱导性。在某些需要大量植骨材料的手术中其可被作为自体骨替代材料，但是应用异体骨存在疾病传播、组织相容性、免疫反应等问题，融合速度也比自体骨慢。

三、合成材料

（一）骨形成蛋白复合骨

现有证据显示，骨形成蛋白（bone morphogenetic protein, BMP）用于腰椎前路椎体间融合和后外侧融合具有良好的诱导融合效果，但在 BMP 大规模应用于人体前，尚有几个问题需要阐明，包括成本 - 效益分析、最佳载体系统、不同脊柱手术的适宜剂量及安全性问题。

（二）无机植骨材料

无机植骨材料是由硫酸钙、羟基磷灰石、磷酸三钙等单独或联合构成的人工合成材料。无机植骨材料只具有骨传导性，因此通常与其他成骨性或骨诱导性融合材料联合应用。其优点是无毒、无免疫原性；缺点是易碎且抗剪切力小。

（三）纳米植骨材料

纳米生物材料是用于对生物体进行诊断、治疗，修复或替换机体整个或部分病损组织、器官，或增进其功能的新型高科技材料。目前国际公认的纳米尺度空间为 0.1 ～ 100nm，固体胶状粒子直径为 10 ～ 1000nm。人工合成的纳米植骨材料应符合理想的弹性模量，具备天然骨成分并模拟其亚微结构特征，满足生物学基本要求。其包括无机材料和有机材料，无机材料以羟基磷灰石、磷酸三钙和硫酸钙为代表；有机材料主要包括骨胶原 α- 聚酯和骨生长因子等。

（四）脱钙骨基质

1965 年，Urist 将脱钙骨基质（demineralized bone matrix, DBM）植入啮齿类动物体内引发异位成骨，从而使人们认识到这种材料的骨诱导性能。DBM 由 I 型胶原和包括多种信号分子在内的非胶原性蛋白构成，DBM 中的蛋白主要由 BMP 组成，因此这种材料刺激骨再生的能力大部分依赖于 BMP 的活性，而不同的商用 DBM 中 BMP 的含量有明显差异，使用不同的商用 DBM 产品进行脊柱融合的动物实验也表明了它们的骨诱导性能存在差异。

DBM 制品源于同种异体骨，因此它不具有成骨活性且缺乏机械强度。除了减少了同种异体骨的免疫原性外，脱钙及灭菌的过程可能改变了 BMP 的活性，从而限制了它的骨诱导能力。因为不包含活性细胞，DBM 常需与自体骨或骨髓抽吸物联合使用以便增加对骨诱导性生长因子发生反应的成骨细胞的数量。在一项对青少年脊柱侧凸后路脊柱融合研究中，DBM 与自体骨髓联合应用的融合率明显优于同种异体骨，达到与自体骨相似的程度。过去的观点认为，DBM 仅可作为移植添加物与自体骨、骨髓及其他移植材料联合使用，而未能起到植骨增强剂的作用。但亦有研究支持它对植骨起到增强作用。目前，DBM 已经通过 FDA 认证并在多地被使用。

（五）自体骨髓抽吸物与基质干细胞

自体骨髓中的骨祖细胞和生长因子可以起到促进骨再生的作用，将自体骨髓抽吸物用于脊柱融合的临床试验表明，其融合率与自体骨类似。与取自体骨相比，自髂骨抽吸自体骨髓的技术侵袭性较小，但是骨髓不提供任何结构支持，单独使用时可自植骨区溢出，因此常需与载体物质同用。由于骨再生的程度要依赖于骨祖细胞的数量，而这种未经分离的自体骨髓中含有的能够分化为成骨细胞的基质干细胞（marrow stem cell，MSC）的数量有限，因此只能够表现出缓和的成骨潜力。健康成人骨髓中每 5 万个有核细胞中仅有一个 MSC，在老年人或存在骨质疏松等代谢性疾病的患者中这一数量还会进一步下降。

存在于骨髓中的 MSC 具有向多谱系分化的能力，利用特殊的提纯和转种技术，可将它们自其他骨髓成分中分离出来，在细胞培养过程中使用适当的调控分子，可以使其转化为成熟的成骨细胞。培养 MSC 可通过增加具有成骨性能的细胞来增加骨产量。在恒河猴的腰椎椎间融合模型中发现 MSC 所取得的融合效果与自体骨相当。由于成功的脊柱融合大多受成骨细胞的介导，MSC 疗法可能会特别有益于老年或其他细胞贮备减少的患者。与骨髓抽吸物及重组生长因子一样，MSC 通常需要与载体联合使用。MSC 是一种能够使患者免于其他植骨替代材料内在危险的自体组织，但与自体骨及骨髓抽吸物不同的是，获得 MSC 需要额外的细胞培养过程，从而带来了体外污染的危险。

（六）自体血小板浓集物

血小板能够释放多种生长因子，如血小板衍生生长因子、成纤维生长因子和转移生长因子β等。它们具有通过促进 MSC 趋化、增殖和其他细胞过程促进骨生成的协同作用，这种信号分子的集合由生物趋化和促有丝分裂蛋白组成。血小板衍生生长因子是骨生长因子的一种，广泛存在于骨组织中，在骨折发生后，通过促进骨折区域细胞的增殖、分化对骨折愈合起到调控作用。现有的自体血小板凝胶系统可以从患者的血样中分离出富血小板血浆并将其浓缩入纤维蛋白原基质中。这种纤维蛋白原制剂与凝血酶结合形成纤维蛋白凝块，可以与骨传导性支架材料或具有成骨活性的细胞形成复合植骨材料。在一项前瞻性队列研究中，自体血小板凝胶与同种异体骨及内固定器械被联合用于 15 例患者 25 个节段的腰椎前路和后路融合，经过长达 2 年的观察，影像学检查显示融合效果与自体骨相当。然而，此前亦有动物实验认为自体血小板凝胶与骨传导支架材料用于腰椎融合并不能达到自体骨所取得的效果。结果的差异可能与不同的血小板凝胶系统所产生的血小板浓集物及生长因子的成分和浓度不同有关。尚需进一步研究以更好地区分这种材料中的各种生长因子的作用特征，并确定它们对促进人类脊柱融合的疗效。

（七）钛人工骨

三维多孔镍钛记忆合金拥有相互连通的多孔结构，类似于人体骨的宏观多孔结构，将其植入人体内，有利于血液和体内营养物质的传输。同时，新生骨组织可以向人工骨材料内生长，有利于人工骨材料在人体内的长期固定。此外，三维多孔镍钛记忆合金的多孔结构和超弹性能使人工骨材料与自然骨组织很好地匹配，有利于在负载条件下新生骨组织形成，极大地提高了人工骨材料的使用寿命。

（八）三维打印骨修复材料

三维打印技术是在 20 世纪 90 年代中期出现的快速原型（rapid prototyping, RP）技术的一种，通过输入相关信息进入计算机，用计算机辅助设计制作出三维模型，并应用相关金属、高分子材料，甚至生物细胞作为"墨盒"，通过逐层打印产生各种三维实物。商业化的脊柱置入物一般只能做成几种固定的尺寸和规格，难以满足不同患者、不同部位、不同病变的要求。尤其是上颈椎、颅颈交界区及腰骶段、骨盆区，其解剖结构复杂，一旦病灶将正常结构破坏，普通钛网、钢板等进行固定和重建非常困难。应用三维打印技术，设计专门的假体和固定系统，可以满足个性化手术需要，打印出复杂形态的人工骨修复材料，用于上颈椎、颅颈交界区及腰骶段、骨盆区等解剖结构复杂部位病灶清除后的植骨融合。目前，关于三维打印技术已有大量报道。

Tarafder 等将三维打印的磷酸钙支架植入股骨

缺损的大鼠体内，2周后组织学检查结果显示有骨样组织形成。Inzana 等采用磷酸钙类陶瓷与胶原组成的混合材料，通过三维打印技术来构建外形特异的支架并植入鼠股骨缺损部位，9周后组织学检查结果显示，磷酸钙类支架骨诱导作用与同种异体骨效果相当。Xu 等采用三维打印的钛合金人工椎体行 C_2 椎体肿瘤切除及椎体置换术，由于外形结构相似，术后1年随访结果显示，金属椎体位置良好且其中有骨组织长入并整合。随着三维打印技术的进步与发展，相信该技术未来在脊柱结核骨移植术中能作出更大的贡献。

四、人工椎体

1969 年已有人工椎体应用的报道。人工椎体的制作材料目前包括金属、陶瓷、生物材料及高分子复合材料等多种材料。金属以钛合金为主；陶瓷以羟基磷灰石复合材料、磁性生物陶瓷、多晶氧化铝陶瓷等为代表；生物材料主要以异种骨为主，其结构、性能与人体骨最为接近；高分子复合材料因生物学特性总体分为生物降解型与非降解型，分别以聚乙交酯与聚乙烯为代表。人工椎体内植骨，其上下及周围孔壁与邻近椎体宿主骨骨性愈合达到长久生物学固定，比单纯髂骨或肋骨植骨强度高。但每种材料的人工椎体均有优缺点，如异体骨存在来源有限、免疫排斥反应等，陶瓷类体内易碎和易被疲劳破坏，金属植入带来骨应力屏蔽和骨吸收问题。人工椎体多数用于椎体肿瘤，也有用于严重椎体骨折的报道，用于治疗脊柱结核的例数很少。人工椎体的出现，为恢复脊柱的生理解剖结构及矫正脊柱后凸畸形提供了新的治疗手段，适用于整个椎体或双椎体切除。Farage 等将其用于脊柱结核的治疗。王永清应用框架人工椎体和椎间盘治疗胸腰椎结核33例，随访24～51个月，除1例病灶复发，2例完全截瘫患者未完全恢复外，余30例恢复。目前，将人工椎体应用于脊柱结核的报道不多，缺乏长时间随访。但从现有的临床经验分析，人工椎体矫形好，不宜沉降塌陷，可以应用（图7-2）。

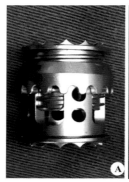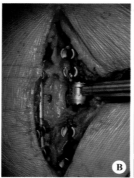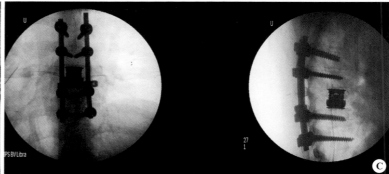

图 7-2　A.某一种人工椎体；B.胸椎结核植入术中；C.植入后 X 线透视

五、融合器

椎间融合器作为骨科植入性医疗器械，通过植入椎体之间，实现脊柱相邻椎体间隙融合。理想的融合器本身均有良好的生物相容性及骨诱导性，融合器中的植骨材料也有很多种，包括自体骨、异体骨、合成骨、骨形成蛋白等，这些植入材料也有利于融合器的骨性融合。自从 Kuslich 等于1988年首次将椎间融合器用于腰椎椎间融合术以来，各种材质的椎间融合器相继问世，并逐步应用于临床。融合器根据原料不同可以分为金属类和非金属类，其中金属类主要是钛网融合器。钛网融合器是一种垂直放置的钛制网状结构，手术过程中可以根据需要进行裁剪，中间还可以填入自体骨或异体骨，有利于骨性融合（图7-3）。

非金属类融合器种类较多，主要包括生物型融合器、复合材料型融合器（如碳纤维、聚醚醚酮）、可吸收性融合器等。其中按照形状融合器又可分为圆柱形螺纹融合器、箱形融合器、垂直网状融合器和解剖融合器等。

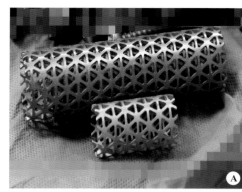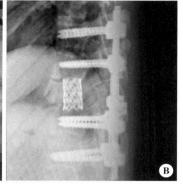

图 7-3　A. 钛网椎间融合器；B. 钛网植骨后 X 线片

第二节　植骨融合的手术方式

一、后方植骨融合

后方植骨融合包括后路表面植骨和后路椎间植骨。后路表面植骨包括椎板间、棘突间植骨融合及后外侧（横突、小关节突）融合术。

（一）Hibbs 脊柱融合术

Hibbs 脊柱融合术需要在双侧椎板、关节突等 4 个不同点进行植骨融合，在相邻的椎板和棘突上翻转大量小骨片，使骨片交叉重叠，从而发生椎弓融合。胸椎融合区应达到双侧横突尖端，使融合区足够宽。

（二）棘间 "H" 形植骨融合术

将移植骨块修剪成 "H" 形，嵌入移植节段两棘突间和两侧椎板、关节突表面。将骨板皮质一面朝向椎管，以防止骨质增生压迫脊髓；将骨板髓质侧紧密嵌入骨折椎体上下棘突，最大程度恢复椎体后缘高度。为防止骨块滑落，可加螺钉或软钢丝加扎固定（图 7-4）。

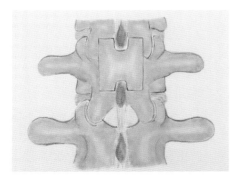

图 7-4　棘间 "H" 形植骨融合

（三）后外侧植骨融合术

后外侧植骨融合术是由 Ceveland 等于 1948 年设计，即将植骨块植于一侧椎板的后面、小关节面的外侧缘及横突基底部，保持小关节突的完整性。于后正中做皮肤切口，直达棘突，分离筋膜牵向两侧。先在一侧仔细地分离椎旁肌达小关节的外侧面，接下来分离外侧沟槽的软组织，并将融合节段小关节的关节囊切除，可以用电刀烧灼和切除被减压节段的小关节突周围关节囊，注意保护头侧邻近节段小关节的关节囊。横突的显露和外侧沟槽的准备对于获得满意的融合是非常关键的。对小关节进行截骨可改善显露，并且有利于外侧沟槽的准备。这一步非常重要，在需要进行融合的节段，小关节内的所有软骨都必须去除。暴露完成后，通常横突可以完全显露，椎弓峡部与横突的结合部亦可直视。将裁剪后的椎板和棘突骨片或其他植骨材料植入小关节间隙及其上下横突间（图 7-5）。

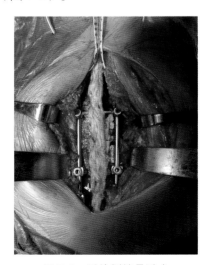

图 7-5　后外侧植骨融合

作为一项操作难度和危险性相对较小的比较成熟的技术,该术式是病椎椎体间植骨融合的一种补充,在临床上使用仍然广泛。后外侧植骨融合包括内侧柱和外侧柱。内侧柱是指椎弓根峡部的外侧面,椎弓根之间的小关节也包括在融合范围之内;外侧柱即腰椎的横突部分。采用自体骨的后外侧植骨融合术是脊柱融合的标准技术。Schofferman 等认为后外侧植骨融合通常被吸收而无必要。然而,更多学者则倾向于大多数腰椎手术如能做到植骨床去皮质充分、植骨范围大、植骨量充分、植骨床和植骨块间充填大量细碎骨块,保持植骨块和植骨

床在压力状态下的紧密接触等,仍可为后外侧骨性融合创造出一个较好的生物力学和机械环境。

(四)后路椎间植骨融合术

在椎弓根螺钉系统精确复位和坚强固定前提下,后路椎体间植骨融合极大提高了脊柱融合率。20 世纪 50 年代,Cloward 介绍了后入路椎体间植骨融合术。在坚强固定前提下的椎体间植骨,其植骨接触面大,融合时间短,在两个损伤椎体间直接融合,术后腰部活动受限制小。椎体间植骨对脊柱稳定性的恢复有重要意义(图 7-6)。

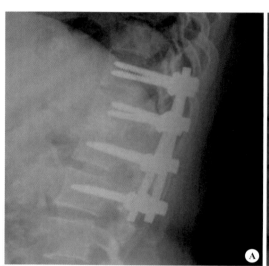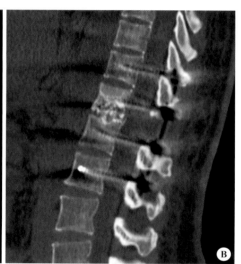

图 7-6　A. 后路椎间植骨融合术后 X 线片;B. 后路椎间植骨融合术后 CT 矢状位

(五)经椎间孔入路椎间植骨融合术

21 世纪初,Harms 等首次提出了经椎间孔入路的腰椎椎间植骨融合术,并研究将其应用于临床治疗方面。近年来,亦有经椎间孔入路病灶清除植骨融合内固定治疗胸腰椎结核的报道。该融合术避免了后路植骨融合术对硬膜囊与神经根不必要的牵引,而且有效避免前路胸腹膜器官、胸导管与重要血管的损伤。由于手术入路为经椎间孔,手术入路的创新避免了前方韧带与后方韧带受创伤,同时避免了术后脊柱不稳的弊端。目前,国内外临床研究者一直致力于此类术式的研究与应用,以期达到更加安全有效的手术目的。

二、前路椎间植骨融合

经前路行病椎椎体间植骨融合目前已成为一

种成熟的病椎椎间融合技术,并广泛应用于临床。颈椎前路已十分成熟,创伤小,暴露清楚,操作方便;胸椎可经胸腔操作,也可行后外侧经肋骨胸膜外植骨;腰椎椎间前路植骨融合术即由腹部切口、腹膜外到腰椎前侧或前外侧进入椎间隙,清除破坏的椎体病灶,在相邻剩余椎体之间行自身植骨融合。由于病椎椎间前路植骨融合术为前方入路手术,视野清晰,能准确无误地清除病变组织,以及手术无须牵引硬膜囊和神经根,从而能避免伤害硬膜囊和神经根(图 7-7)。

此外,大量临床资料表明,腰椎前路植骨融合术最大程度保护了椎板及小关节,有效避免了医源性椎管狭窄及各因素引起的"融合病",也为进行椎间后路植骨融合提供了必要条件。

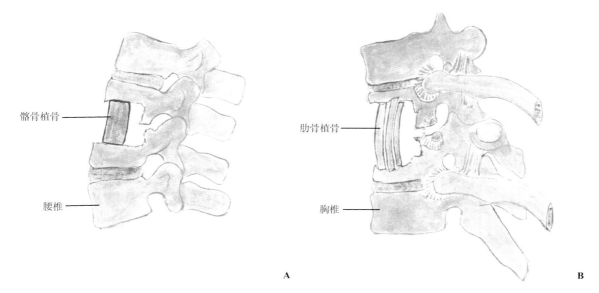

图 7-7 A. 前路支撑植骨融合（腰椎髂骨植骨）；B. 前路支撑植骨融合（胸椎肋骨植骨）

但是，由于前方入路的手术方式可能会损伤腹腔、腹膜后脏器和大血管，且术后可能会出现肠麻痹、逆行性射精等并发症，患者的术后健康情况受到影响。无论何种入路均涉及诸多血管、神经等复杂解剖结构，术中须谨慎操作，避免造成严重的后果。

第三节 脊柱结核植骨融合的手术方法

脊柱结核植骨融合入路可采取前路、后路或后前联合入路。其方法包括前中柱的椎间植骨融合和后柱的后外侧植骨融合。

一、自体髂骨与自体肋骨的切取

（一）取骨步骤

临床上常用自体骨取骨，多为髂骨，其次为肋骨。以下主要介绍髂骨和肋骨取骨具体步骤。

1. 髂骨取骨步骤

在髂前上棘上方 2cm 左右开始，沿髂嵴向上、向后切开皮肤筋膜，在外侧面剥离臀中肌，暴露所需髂骨面。用骨刀垂直髂嵴向下凿取所需长度的髂骨块，剥离内侧面的髂肌，取出髂骨块后可用骨蜡封堵松质骨面以止血，紧密缝合附着臀中肌和髂肌的骨膜。前中柱植骨一般采用三面皮质骨的髂骨块。如果用于后路植骨或钛网、

人工椎体内填充植骨，可行开窗的方法切取髂骨，上方保留髂嵴可减少患者取髂骨术后的供区疼痛，注意不要切断髂前上棘，其上有缝匠肌附着。

根据植骨需要的大小、形状，可在髂骨的不同部位采取。条状骨片可用骨刀沿髂嵴行平行方向切取。如需要薄的大片皮质骨，可在髂骨外板采取。先按计划取骨的大小，在四周用骨刀轻轻切开，然后轻轻在内板、外板间插入骨刀撬开，即可取出。楔状骨块可用骨刀或电锯在全厚的髂嵴上切取。如需要碎骨片或骨条植骨，可用骨凿或弧形凿从髂骨翼外板取骨。在切除髂嵴后，可用刮匙插入髂骨内侧、外侧骨皮质骨板中间的骨松质间隙中刮取较多骨松质。从髂骨外板切取骨皮质时，先以骨凿或动力锯切割出取骨范围，然后再以宽骨凿轻撬取下骨块。在髂骨后部取骨时切口与臀上神经平行，与髂后嵴垂直（图 7-8）。

取骨后，将骨膜和肌肉起点对合间断缝合。髂骨的血运丰富，取骨后出血有时很多可用骨蜡止血。

在取髂骨时，注意约有 10% 的股外侧皮神经距离髂前上棘后方 2cm 处越过髂嵴至股外侧皮肤，故髂前取骨时切口应距离髂前上棘后上方 2cm 开始，向后伸延，但后伸不能超过距髂后上棘前上方 8cm 的髂嵴，因臀上皮神经在距髂后上棘上前方 8cm 越髂嵴至臀部。

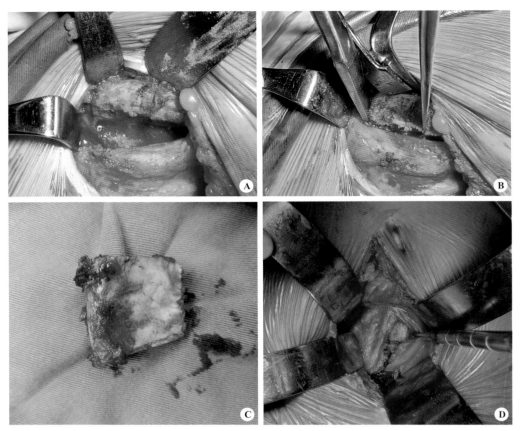

图 7-8　取髂骨植骨术中

A. 切开骨膜并在骨膜下剥离，将髂骨外面的肌肉剥离，显露髂骨翼；B. 楔状骨块可用骨刀在全厚的髂嵴上切取；C. 取下的髂骨块；D.L_5 ～ S_1 椎间植骨

2. 肋骨取骨步骤

患者取侧卧位，术侧向上。再根据手术的需要调整体位，明确须切取肋骨节段。自目标肋骨的中线使用骨膜剥离器小心向下缘分离，注意保护肋间血管和神经，再逐渐分离上缘和内侧面，分离后使用纱布填塞利于止血，再沿肋骨的深面向前及向后推开胸膜。按所需的长度切断肋骨（图 7-9）。

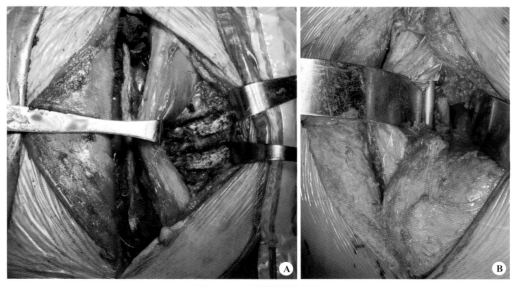

图 7-9　取肋骨植骨术中

A. 显露肋骨；B. 胸椎椎间肋骨植骨

3. 植骨块的处理

骨块游离后应尽快植入受区，生理盐水、手术室的灯光、温度（超过42℃）、抗生素浸泡都会影响植骨块中细胞的存活。移植骨块获得后，最好用浸血的海绵包裹。

（二）植骨床准备

植骨的成功需要经过受区骨缓慢的爬行替代过程。植骨床的血供丰富，有利于有血运的受区骨与无血运的移植骨密切接触，使有活性的血管肉芽组织长于移植骨。因此，在植骨时应创建理想的植骨床，如修整硬化骨，充分去除植骨区骨皮质或将表面骨皮质凿成鱼鳞状粗糙面（深度2～4mm）。同时须对脊柱结核的病灶进行充分处理，脊柱结核亚健康骨组织即结核病灶周围因炎症反应而发生白细胞浸润的骨组织应予以保留，其在MRI表现为T_1WI低信号，T_2WI高信号。由于病灶形态不规则，并且一个椎体内可以有多个病灶，根本无法整齐地切除病灶壁，故会牺牲部分亚健康骨组织。有些学者采取切除整个椎体的方法，这种医源性加重的创伤和骨质缺损严重影响了病变的修复与脊柱的重建，应该说弊大于利，对于防止病灶复发和抗结核疗程的缩短并无明显效果。笔者认为硬化壁一定要刮除或刮除绝大部分，亚健康骨组织一定要保留，亚健康骨组织经过术后抗结核药物治疗均转化为正常的骨组织。王自立等经过研究也认为硬化壁的抗结核药物浓度远低于有效浓度，而亚健康骨组织的抗结核药物浓度和正常骨组织的浓度是一致的。

二、脊柱结核的植骨融合术

（一）后路椎间植骨融合术

后路椎间植骨融合术即由后路植入自体骨、异体骨、人工骨或融合器，促进椎体间融合。该术式能够通过一个手术切口同时行椎间融合术、椎管减压、探查和后路内固定术，达到治愈病灶、重建脊柱稳定性、恢复脊髓功能和早日康复的目的，这是腰椎椎间前路植骨融合术所不能做到的。

1. 适应证

（1）脊柱结核行单纯后路手术须行植骨融合者。

（2）后凸畸形进行性加重的陈旧性脊柱结核。

（3）病灶累及椎体≤2个，前方无大的脓肿。前路手术特别是腰骶段结核，因大血管解剖复杂且与周围组织、病变瘢痕肉芽组织严重粘连，无法进入骨病灶或进入病灶过程中已发生血管等损伤，不得不中止前路手术者。

（4）患者有严重的胸膜粘连、肺不张、肺部感染等肺部疾病及腹腔脏器疾病不适宜行前路手术者。

（5）伴有严重脊柱后凸畸形者。

2. 优点

（1）避免了从前路行病灶清除，从而减少了相应的并发症，避免了前路病灶清除时所引起的并发症。

（2）后路钉棒固定强度大，有利于后凸畸形矫正。

（3）可联合后外侧植骨，有利于椎间植骨融合，给脊柱提供了稳定基础。

3. 缺点

（1）椎体间的暴露受限，仅限于一侧椎间隙和椎体的后方与侧前方。

（2）椎体前方的脓肿较大，病变范围较大时，病灶清除不够彻底。

（3）多节段的结核不易行后路手术。

4. 手术方法

胸椎与腰椎、腰骶椎手术方式因解剖结构的不同手术入路稍有不同：胸段脊柱结核，先经椎弓根做一侧临时固定，防止由脊柱不稳导致脊髓进一步损伤。根据病灶位置经小关节突、椎弓根、肋横突进入前方椎体行病灶清除。为了便于病灶清除，可适当增加肋骨内侧切除长度，必要时切断与同椎间隙同序数的入路侧的神经根，以利于术野显露，术中切忌牵拉撞碰胸髓。椎旁有脓肿形成的，应用硅胶管吸出脓液，小刮匙刮除脓腔壁，清除干酪样坏死组织及结核性肉芽组织，椎体内病灶用刮匙搔刮至肉眼正常骨面，修整植骨床，病灶清除后植入肋骨、自体髂骨或同种异体骨粒的钛笼等。连接好钉棒后矫形，拧紧钉棒连接，安装横向连接装置使内固定装置三维结构一体化，透视确认后凸畸形矫正和内固定植入位置满意。用双氧水（过氧化氢溶液）、生理盐水和聚维酮碘稀释液反复冲洗术野。对行病灶清除和椎管减压节段行关节突"V"形截骨和椎板去皮质化处理，应用自体骨或异体骨粒行后路植骨。创腔内填塞浸润链霉素粉剂或异烟肼针剂的明胶海绵，放置引流管，逐层关闭切口。

对于腰椎及腰骶椎结核，先经椎弓根进行一侧临时固定，防止脊柱不稳导致脊髓进一步损伤。剪除病椎位置对应的棘突，小心磨除病变破坏较重或脓肿较多一侧的椎板外层骨皮质，再用咬骨钳和椎板咬骨钳咬除剩余骨质与黄韧带，同时切除病椎一侧的关节突、椎弓根、横突，使视野开阔。用神经剥离子先将硬膜囊的前方与后纵韧带分离，再用神经根拉钩将硬膜囊保护好，显露椎管前侧方及前方的结核病灶，尖刀切开后纵韧带，用不同角度的刮匙从侧前方清除脓肿、干酪样物质、肉芽组织、坏死椎间盘组织、死骨等。对于骨组织中的脓肿壁及部分洞穴内的坏死组织反复用不同角度的刮匙刮除，直至创面渗血；对于病椎破坏严重、椎体终板破损塌陷的应切除该病椎，并彻底刮除上下椎间盘至上、下较完整的终板并植骨融合；对于较大的寒性脓肿壁，可用粗刮匙套上干纱布反复擦拭，以去除脓苔、部分坏死组织等。使导尿管伸入脓腔，湿纱垫保护好硬膜囊，进行加压冲洗、负压抽吸，用 3% 双氧水、盐水稀释的聚维酮碘冲洗创面。病灶清除干净、椎管减压彻底后，修整好病椎上下对应骨面至骨面渗血，然后用纱布填塞创面，更换手套及手术器械，选用自体骨或异体骨等经后外方植入椎体缺损区。对有后凸畸形者，先双侧交替换棒予以矫形固定，并适当加压植骨块，术中再次透视确定后凸畸形矫正、植骨块及内固定位置满意。再在固定椎体节段的双侧椎板后外侧和入路侧的对侧椎板后外侧区域凿骨床植入自体或异体骨粒，创腔内填塞浸润链霉素和异烟肼的明胶海绵。胸椎、腰椎结核均常规放置负压引流管。

（二）前路椎间植骨融合术

单纯前路椎间植骨融合内固定手术具有一个入路完成脊柱结核的优点，创伤相对较小。

1. 适应证

（1）脊柱结核行前路手术方式需要进行植骨融合的患者。

（2）脊柱结核合并腰大肌脓肿、骶前脓肿及髂窝脓肿后路不能清除干净者。

（3）前方压迫造成神经功能损害者。

（4）结核病灶＜ 3 个节段，局限于脊柱前中柱破坏为主者。

2. 优点

（1）植骨融合率高，病灶治愈率高。

（2）能够保持后柱的完整性，能为前中柱提供确切支撑。

（3）能充分暴露前中柱，显露硬膜囊，脊髓压迫减压确切，有利于神经功能恢复。

（4）前路行病灶清除较便利、彻底，可降低结核复发率。

（5）颈椎结核前路手术创伤小。

3. 缺点

（1）对于颈胸交界区结核，由于胸廓、纵隔器官等解剖限制，尤其合并后凸畸形，常无法获得满意矫形效果。

（2）心肺功能差不耐受前路手术者，胸膜粘连无法行前路分离手术者，均不宜行前路植骨固定手术。

（3）病变节段较长，患者前路病灶清除的内固定难度较大。

4. 手术方法

颈椎结核首选前路病灶清除减压植骨钢板内固定手术，采用髂骨块、钛网等结构性植骨支撑，创伤小，恢复快，疗效较为确切。胸椎结核上胸椎因肩胛骨的阻挡，经胸前路手术较为困难。$T_6 \sim T_{10}$ 椎体结核适合经胸腔手术，采用肋骨支撑植骨钢板固定，因胸廓的支撑，前路钢板内固定的强度已经比较稳定。腰椎单节段的结核可以行单侧的前路病灶清除植骨，用腰椎钢板或钉棒系统固定，采用髂骨、钛网、人工椎体等支撑植骨。前路结核病灶暴露后在直视下刮除死骨、脓液、坏死的椎间盘、肉芽组织，切除范围至少达病灶硬化壁下数毫米，修整植骨床。植骨后，将混有链霉素或异烟肼的明胶海绵置入创腔内，放置引流管或放置胸腔引流管。

（三）后前联合入路椎间植骨融合术

后前联合入路椎间植骨融合内固定手术是目前临床上常用的手术方法。

1. 适应证

（1）单纯前路和单纯后路无法很好地完成病灶清除者。

（2）椎体破坏节段范围大，单一入路不能建立脊柱稳定性者。

（3）颈椎结核前路钢板固定强度不够需后路固定者。

（4）腰椎结核更为常用。

2. 优点

后前联合入路有前路和后路手术的共同优势。后路植骨融合植骨骨粒位于正常受骨区，愈合较快，其是对病椎间融合的加强，不仅促进前路融合，而且当发生病椎间椎骨不融合、延迟愈合、下沉、滑移、断裂等情况时，可增强后路内固定强度，降低固定器械失败、后凸畸形加重、神经功能损害的发生率。前路可行支撑植骨重建脊柱前中柱的稳定性。后路椎弓根钉棒系统固定强度大，矫形好。

3. 缺点

后前联合入路手术相较单纯的前路或后路手术创伤较大。所以，在胸椎常选择单一经肋骨横突胸膜处入路。

4. 手术方法

手术方法参见后路椎间植骨融合术和前路椎间植骨融合术。

第四节 判断植骨融合成功的标准

目前尚无统一的判断植骨融合成功的标准，大致通过以下几个方面来帮助评定。

（1）在X线平片上始终保持不变的椎间隙高度，术后3～6个月移植骨间隙轮廓不清，1年后有明显骨小梁通过。

（2）腰椎的植骨可行动力性摄片，如在屈曲、后伸位发现椎间隙高度变化，提示椎体间存有异常活动，骨融合未完成。

（3）CT检查，从横断面和重建的冠状面、矢状面来判断融合情况。CT与X线片相比，有着明显优势：①对骨组织具有良好分辨率，能清楚显示融合椎间骨性结构变化及是否有桥接骨小梁形成；②多平面重建及冠状位成像扫描的应用，使得对椎间融合界面的显示更为清楚，还可三维、高清晰度地显示椎间融合中的各个界面。这是目前观察脊柱结核植骨融合最主要的方法，融合成功表现为间隙模糊，骨小梁连续、肥大、塑形。

（刘 飞 刘列华 魏 建）

参 考 文 献

郭继东, 李利, 史亚民, 等, 2010. 一期后路病灶清除前方植骨治疗进展期胸腰椎结核. 颈腰痛杂志, 5(4): 255-258.

刘熹, 舒德芬, 李涛, 等, 2008. 骨形态发生蛋白在腰椎融合中作用的临床证据. 中国循证医学杂志, 12(9): 786-790.

刘祥清, 李洪恩, 许皫, 等, 2006. 带血管蒂肋骨或髂骨椎间植骨治疗胸腰椎结核. 解剖与临床, 11(4): 242-244.

刘祥胜, 王达义, 温国宏, 等, 2012. 一期后外侧入路病灶清除植骨融合治疗老年胸椎结核. 现代生物医学进展, 09(22): 4338-4341.

汪翼凡, 郑琦, 刘飞, 等, 2016. 胸椎结核手术捆绑式多折段肋骨植骨和髂骨植骨比较分析. 浙江中西医结合杂志, 10(6): 547-549

王永清, 夏仁云, 孙明学, 等, 2008. 人工椎体和椎间盘在胸腰椎结核中的疗效. 中国矫形外科杂志, (19): 1454-1457.

闫传柱, 张善地, 2004. 同时USS固定矫形植骨后路病灶清除治疗脊柱结核. 中国矫形外科杂志, 9(17): 31-33.

张宏其, 陈筱, 郭虎兵, 等, 2012. 单纯后路病灶清除椎体间植骨融合内固定治疗脊柱结核的适应证及疗效评价. 中国矫形外科杂志, 9(3): 196-199.

Farage L, Martins JW, Farage Filho M, 2002. Anterior instrumentation of spine in tuberculous spondylitis: Pott's disease: Casereport. Arquivos de neuro-psiquiatria, 60(1): 142-144.

Inzana JA, Olvera D, Fuller SM, et al, 2014. 3D printing of composite calcium phosphate and collagen scaffolds for bone regeneration. Bimaterials, 35(13): 4026-4034.

Jenis LG, Banco RJ, Kwon B, 2006. A prospective study of autologous growth factors (AGF) in lumbar interbody fusion. Spine J, 6(1): 14-20.

Kitchel SH, 2006. A preliminary comparative study of radiographic results using mineralized collagen and bone marrow aspirate versus autologous bone in the same patients undergoing posterior lumbar interbody fusion with instrumented posterolateral lumbar fusion. Spine J, 6: 405-412.

Louw JA, 1990. Spinal tuberculosis with neurological deficit. Treatment with anterior vascularised rib grafts, posterior osteotomies and fusion. The J Bone Joint Surg Br, 72(4): 686-693.

Nene A, Bhojraj S, 2005. Results of nonsurgical treatment of thoracic spinal tuberculosis in adults. Spine J, 5(1): 79-84.

Price CT, Connolly JF, Carantzas AC, et al, 2003. Comparison of bone grafts for posterior spinal fusion in adolescent idiopathic scoliosis. Spine, 28(8): 793-798.

Tarafder S, Balla VK, Davies NM, et al, 2013. Microwave-sintered 3D printed tricalcium phosphate scaffolds for bone tissue engineering. J Tissue Eng Regen Med, 7(8): 631-641.

Wang MY, Levi AD, Shah S, et al, 2002. Polylactic acid mesh reconstruction of the anterior iliac crest after bone harvesting reduces early postoperative pain after anterior cervical fusion surgery. Neurosurgery, 51(2): 413-416.

Xu N, Wei F, Liu X, et al, 2016. Reconstruction of the upper cervical spine using a personalized 3D-printed vertebral body in an adolescent with ewing sarcoma. Spine, 41(1): E50-E54.

Zhang HQ, Wang YX, Guo CF, et al, 2010. One-stage posterior approach and combined interbody and posterior fusion for thoracolumbar spinal tuberculosis with kyphosis in children. Orthopedics, 33(11): 808.

第八章
脊柱结核内固定术

第一节　脊柱结核内固定术概述

脊柱结核内固定术是脊柱结核五种系列手术方法之一。20世纪90年代，人们发现脊柱结核远期疗效的关键是脊柱稳定性的重建与维持。随着脊柱内固定术的不断完善，脊柱结核内固定的方式方法也有了较多进展。本节内容主要从内固定的必要性、内固定的适应证和内固定的方法选择进行阐述。

一、脊柱结核内固定的必要性

王自立等指出现代脊柱结核外科的目的至少包括以下几方面：①尽快治愈结核病变，包括营养支持、抗结核药物治疗、彻底病灶清除；②重建脊柱稳定性，包括卧床制动、畸形矫正、植骨融合、内固定等；③恢复脊髓的神经功能；④早期康复治疗等。脊柱结核内固定是脊柱结核治疗方案的重要组成部分。

（1）脊柱结核内固定是脊柱结核手术治疗的系列方法之一。作为人体中轴骨的主要组成部分，脊柱具有承担并传递人体体重、保护脊髓并防止继发性损伤的功能。脊柱结核的手术方法包括病灶清除、减压、植骨融合、矫形、内固定等。脊柱内固定是在脊柱结核外科手术治疗方案中逐渐演变并沉淀下来的治疗方案，它可以有效重建脊柱的稳定性，是脊柱结核系列手术治疗方法的重要组成部分。

（2）脊柱结核内固定术可以重建并维持脊柱的稳定性。脊柱结核手术早期治疗阶段的主要方法是单纯后路植骨融合与病灶清除、前路植骨融

合术等。在我国，20世纪60年代天津医院方先之教授率先进行了脊柱结核病灶清除手术，开创了我国脊柱结核外科手术治疗的先河。但单纯病灶清除手术并不能防止脊柱后凸畸形的发生发展。20世纪70年代，Hodgson对脊柱结核采用了前路病灶清除与植骨融合方法且在中国香港地区广泛开展，但由于植骨并发症如植骨断裂、移位、吸收等，术后患者仍有后凸畸形加重。在总结既往经验的基础上，人们越来越重视脊柱结核病灶清除后的稳定性重建问题。20世纪90年代以来，前路、后路内固定方式在脊柱结核治疗中应用越来越广泛。相关基础研究也表明，在脊柱结核病灶中放置内固定器械是安全可靠的。后路病灶清除、椎体间植骨融合、内固定术及前路病灶清除、植骨融合、内固定术先后报道并广泛开展。脊柱结核内固定可以重建并维持脊柱的稳定性，给椎体间植骨融合提供了一个稳定的力学环境，提高了椎体间的植骨融合率，促进病灶愈合，降低了结核复发率。

（3）脊柱结核内固定术后可早期进行功能锻炼，促进康复。结核对椎体及附件引起的破坏可影响脊柱的稳定性，造成继发性骨折与畸形。手术治疗对病灶进行清除，可进一步影响脊柱结构的稳定性，脊柱稳定性的破坏可引起或加重脊髓、马尾神经或神经根的损伤。结核性病灶压迫脊髓或脊柱病理性骨折压迫脊髓，是脊柱结核合并截瘫的主要原因。脊髓结核发病率较低，但危害严重，其可直接造成脊髓或神经根的损伤，引起神经系统功能损害的症状。

脊柱内固定可以稳定病椎，使病变节段在术后获得稳定，为病灶的修复提供一个良好的力学

环境，从而促进病椎的愈合。脊柱结核内固定术有效重建脊柱稳定性后，可以缩短患者的卧床与住院时间，便于患者进行康复锻炼，减少患者住院花费，减少脊柱结核术后复发率，在脊柱结核的外科治疗中具有重要意义。

（4）脊柱结核手术不行内固定治疗有患者卧床时间长、康复周期长、植骨融合并发症高、后凸畸形发生率高、远期疗效低等缺点。Hodgson对脊柱结核进行根治性病灶清除与植骨融合的"香港手术"，术后即刻畸形纠正率与随访时的畸形纠正率有着明显差异。Van等回顾性分析显示，"香港手术"10年内的复发率为2%～17%。

若不施行内固定，脊柱结核所导致的不稳定只能通过传统的卧床制动来解决。传统的卧床或石膏固定、支具治疗需要患者卧床半年以上，抗结核治疗9～24个月，患者能进行生活自理需要半年以上。采用器械内固定，患者术后3～4周即可下地行走，2～3个月即可生活自理，总疗程3～5个月，患者在短期内可恢复生活及工作能力。另外，内固定较传统制动方法固定可靠，有利于植骨融合，能较好地矫正和维持已经矫正的畸形，使脊柱恢复正常序列，有效解除和维持已经解除的病变对脊髓的压迫。

二、脊柱结核内固定的适应证

方先之教授认为，脊柱结核患者在全身病情得到积极治疗后，如果有明显的脓肿、久治不愈的窦道、椎体有大量的死骨、脊髓受压等表现中的一种情况存在都可以作为病灶清除的适应证，这一度成为脊柱结核外科医生的共识并应用于临床。但随着脊柱外科基础研究及治疗方法的不断进步，脊柱结核的手术方法和术式日臻成熟。医疗技术的进展与患者健康需求的提高，脊柱结核的手术治疗已经从过去的单纯病灶清除术进展到以尽快治愈病变、减少患者疼痛、重建脊柱的稳定性、早日康复锻炼为目的的系列手术方法。脊柱结核内固定术的适应证也随着脊柱结核系列手术方法的临床应用而被进一步扩展。

脊柱结核是脊柱系统的特异性感染，结核菌株的变化、耐多药与多耐药菌株的出现，给结核病的防控提出了更高的挑战，抗结核的精准治疗也给我们提出了更高的要求。

如前所述，"香港手术"在病灶清除后行局部植骨支撑，不使用内固定。实践证明，这种脊柱稳定的方式是不可靠的，"香港手术"常因植骨断裂、吸收等而出现节段性脊柱不稳，进而导致手术失败。White和Panjabi等将脊柱稳定性定义为脊柱在生理负荷下限制位移的能力，以免损伤或刺激脊髓和神经根，避免结构变化导致失能畸形或疼痛。脊柱不稳定性被定义为脊柱过度移位，导致神经功能缺损、畸形或疼痛。虽适当的内固定可以提高脊柱的稳定性并促进植骨融合，但笔者不建议做预防性手术。笔者认为，脊柱结核内固定的适应证如下：①脊柱结核病损责任椎存在着节段性不稳；②结核病灶清除之后存在着骨缺损；③脊柱结核植骨融合后；④脊柱畸形须行矫形手术治疗者。

三、脊柱结核内固定的方法选择

病灶清除、椎管减压、畸形矫正、植骨融合、器械内固定已成为手术治疗脊柱结核的常规步骤，这五个步骤是相连续的，缺一不可。在保证可靠固定的前提下，脊柱结核内固定尽量不要扩大正常椎间隙的固定，即"切多少、融合多少""融合多少、固定多少"。

根据这一理念，对单节段脊柱结核患者，行病灶清除单节段融合固定，结核病灶无论侵犯到椎体中央还是侵犯到椎间隙，按"彻底"的原则，彻底清除病变累及节段的病变组织，"亚正常"或正常部位不必清除或"切除"。植骨融合仅在清除部位的椎体间或椎体内的骨缺损部位进行，内固定仅安放在清除病灶后的剩余正常椎体部分，尽量不要固定脊柱其他的运动单元。对于后两者的融合、固定，亦仅位于病变侵及的椎间，不涉及正常运动单元。对于中心型或骨膜下型脊柱结核，因其病变仅侵犯椎体的中央或前方与左右周围边缘，未侵及椎间盘——即未达到脊柱的一个运动单元，病灶清除术不涉及此运动节段，故仅行椎体内的植骨融合，不需要内固定。单节段融合、固定的手术方式选择依据彻底病灶清除之后剩余椎体的高度及所涉及的运动单元的多少而定。

1. 剩余病椎高度大于正常椎体 2/3 时

病灶清除、植骨之后可同期行前路钢板内固定。当需多个节段连续固定时，前路钢板固定 1～2 个运动单元最为可靠，不可超过 3 个运动单元。

2. 剩余椎体高度大于正常椎体高度 1/3 但不足 2/3 时

病椎椎体中无法容纳上、下外缘间距为 14mm 结构的 2 枚椎体钉，内固定螺钉只能置于跨越相邻上、下各 1 个正常椎间隙的正常椎体中。这种固定方法对于两个间隙的病变须固定 3 个或 4 个椎间隙，即 4 个或 5 个椎体；虽然这种方法各固定了上、下各 1 个正常椎间隙，仍属可行的固定方法。

3. 椎体高度剩余 < 1/3 时

由于剩余椎体高度太低，前路椎体已无法进行内固定。此时可行后路短椎弓根螺钉内固定及后路全皮质通道螺钉固定。

对于相邻多椎体脊柱结核，在固定时要重视内固定的应用策略。首先，节段结核的内固定仍需要遵守以上融合、固定原则，尽量少涉及正常运动单元，并多保留脊柱的运动功能。其次，椎体结核病灶切除后如有 2/3 残留椎体，则可作为普通长度椎弓根螺钉的固定椎，不必将固定范围扩大到病椎上下的正常椎体。如果病变只累及椎体而未累及椎弓根，在该病椎上尽可能应用短椎弓根螺钉固定，或者结合应用皮质骨通道螺钉技术进行固定。

第二节　脊柱结核前路内固定术

前路内固定术是指通过脊柱前方或侧前方，对脊椎进行内固定的手术方法。脊柱结核前路手术，一般来讲，需要显露达到病椎间隙上下的病椎侧前方，根据放置内固定物的范围考虑是否显露相邻上下各 1～2 个正常椎体。除了寰枢椎以外的颈、胸、腰椎结核，都可以经前路手术完成。

一、脊柱结核前路内固定术的适应证

1. 椎体结核病变累及 3 个以下椎间隙的椎体结核，附件未破坏者

因为在某些破坏严重的脊柱结核，病变可以

经一侧或双侧累及后方的椎弓根或关节突关节，在脊柱后方形成脓肿及肉芽组织时则无法通过单纯前路进行病灶清除。椎体病变为连续 3 个椎间隙时，往往伴有 4 个椎体受累。如破坏节段过长，前路内固定材料力学性能受限。在彻底清除病灶、植骨融合、内固定时，根据病椎剩余的高度进行合理置钉。当病灶清除后病椎高度大于正常椎体高度 2/3 时，可直接于病椎置钉；当病椎高度不足正常椎体高度 2/3 时，内固定螺钉需要跨越相邻节段到正常的椎体置钉。另外，还可以参考三维打印技术进行合理的术前置钉计划。

2. 椎体结核合并寒性脓肿

胸椎及腰椎椎体结核合并椎旁脓肿、腰大肌脓肿及胸壁、髂窝及腹股沟脓肿流注时，在前路病灶清除以后，可直接经前路切口进行内固定。

3. 椎管内有脓肿、死骨等占位须行前路减压者

大部分脊柱结核引起的脊髓与神经损伤，致压因素多来源于椎管的前方或侧前方，经前路减压后，若节段稳定性破坏，则可以同时经前路行内固定重建。

二、脊柱结核前路内固定术的方法

（一）前路单节段内固定术

本文所述的单节段内固定术是指对于单一节段的脊柱结核仅行单一病变节段前路内固定治疗的手术方法。单节段内固定的概念来源于 Gotgen 等 1992 年提出的治疗椎体压缩性骨折的"单节段固定"方法。脊柱结核单节段融合、固定是指对脊柱一个运动单元，即对一个病椎间的融合、固定。在手术显露中应严格按照病变侵蚀的范围与单节段植骨、固定节段的手术范围来界定显露范围，既要达到清晰显露，又不要过多显露正常椎间隙。脊柱结核前路单节段融合、固定的原则：结核病灶无论是侵犯到椎体中央还是侵犯到椎间隙，按"彻底"的原则，仅彻底清除病变累及的节段；植骨融合应在清除部位的骨缺损处进行；内固定安放在清除病灶后剩余的正常椎体或椎弓根上；尽量不要清除、融合、固定其他正常运动单元。

上述原则不仅适用于临床最常见的单节段脊柱结核，同样也适用于连续多节段或跳跃型

脊柱结核。对于后两者的处理也仅限于病变侵及的椎间隙，不涉及正常运动单元。对于中央型或骨膜下型脊柱结核，因病变仅侵及椎体中央、前方或周围边缘而未侵及椎间盘，即病损未达到脊柱的一个运动单元，病灶清除术不涉及椎间隙，故仅行椎体内的植骨融合，大多无须行内固定。

在后柱结构完整的前体下，单节段固定可以满足脊柱稳定性要求。单节段固定必须同时做好支撑植骨，因单节段固定的生物力学性能弱于短节段与长节段固定，支撑植骨可弥补此不足。

（二）前路病椎间内固定

前路单节段手术是指对于单节段的胸腰椎结核仅在病变节段内施行病灶彻底清除、减压、矫形、植骨、内固定的方法。前路病椎间手术，是指按照单节段内固定的原理，对于连续多节段或非连续多节段脊柱结核，行病变所侵及节段的前路彻底病灶清除、减压、矫形、植骨、固定的手术方法，手术操作不涉及相邻正常的运动单元，简称为前路病椎间手术。该手术最大限度地保留了脊柱的运动结构，创伤较小，更为精准合理，减轻了医疗经济负担，符合微创治疗理念。前路病椎间内固定仅指病变侵及运动单元的前路内固定手术，病灶清除与植骨固定均在前路进行。前路病椎间固定必须同时做好支撑植骨。

（三）前路短节段内固定术

短节段内固定术是指器械内固定的范围包括病椎上、下各一个正常运动单元的内固定方法。与长节段内固定术相比，其已大幅度地减少了固定节段，保留了更多的正常运动单元。目前该法在胸椎、腰椎骨折的治疗中应用最广，在脊柱结核的手术中亦有应用。前路短节段内固定术是将椎体钉置于与病椎相邻的上、下各一个正常脊椎以远（图8-1）。其实这种方法可以进一步完善，在病椎骨质条件许可的情况下应尽量行病椎置钉，以进一步增强内固定的强度。关于前路短节段内固定时植骨融合的范围，与长节段内固定、病椎间融合手术一样，仅行病椎间融合即可。短节段内固定、病椎间融合的方法同样包括病椎植入内植物、相邻正常椎体置钉、病椎间支撑植骨等内

容。单节段内固定的钉板系统用于短节段病变时已跨越了一个病变运动单元和两个正常运动单元。如用于再长节段的病例，则由于前路钉板系统只能在板的上、下端置钉，钢板横跨经过的椎体上无置钉设计，这种固定效果不理想。前路钉棒系统虽可在固定范围内的每一个椎体上置钉，但如果置钉范围过长，势必发生由剥离节段长、连续结扎节段血管多等操作所导致的严重并发症。按照短节段固定的理论，对于脊柱结核来说，无论是单节段病变还是连续多节段病变，短节段固定的置钉均限于相邻病椎及上、下各一个正常脊椎，即上、下各跨越一个正常运动单元。椎体钉板系统置钉主要适用于单节段结核；钉棒系统可选择双节段或三节段病变者。

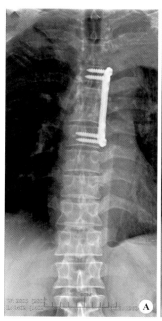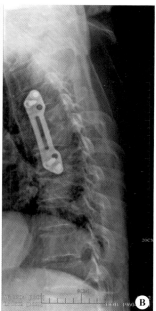

图 8-1　脊柱结核前路短节段内固定 X 线片
A. 正位片；B. 侧位片

短节段固定时，仅行病椎间植骨融合即可，切忌对固定范围内的正常运动单元进行融合。

（四）前路长节段内固定术

绝大多数活动型胸腰椎结核不适用前路长节段内固定术，行前路病椎间内固定或短节段内固定即可。长节段内固定是指跨越病椎上、下各两个及以上正常运动单元的固定方法（图8-2）。按照长节段内固定术的定义，即连续多节段结核的固定，只要固定范围未跨越病椎上、下各两个及

以上的正常运动单元，不管固定多少个病变运动单元，均不是长节段内固定。长节段内固定术的手术方法包括病椎置钉、相邻正常脊椎植入内植物、病椎间植骨等内容。前路长节段内固定需要较大范围的显露，存在因剥离节段长、连续结扎节段血管多，患者有严重并发症发生的可能。另外，因前方为压力侧，生物力学因素相对不可靠，不推荐常规使用。

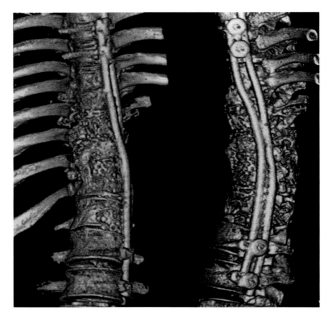

图 8-2 脊柱前路长节段内固定

对于长节段内固定者，植骨融合仅在病椎间进行，正常运动单元无须融合，这一点应引起高度重视，应坚决反对对病椎相邻正常运动单元行前路融合固定的错误方法。长节段内固定的手术时间长、失血多、内固定器械操作复杂且费用高；长节段内固定的最大问题是牺牲了病椎上、下各两个及以上正常运动单元的活动；其还会造成邻近节段的退行性改变。生物力学研究表明，脊柱融合固定的节段越长，邻近节段活动和椎间盘应力就越大，容易引起邻近节段退行性变，术后出现腰背部疼痛、内固定物断裂及脱出失效的风险也越大。随着手术技术与理念的改进，笔者主要以单节段、病椎间手术方法治疗胸腰椎结核，尽可能地多保留脊柱运动单元。

三、脊柱结核前路固定术常用内固定器械

（1）Zephir 颈前路钢板系统是低切迹的颈椎钢板系统，其锁定装置可以防止螺钉退出，适用于单节段、双节段及三节段的颈椎前路固定融合应用。

（2）Atlantis 颈椎前路钢板系统的螺钉可以灵活调整角度，术中可以灵活运用，适用于相对复杂的病例。

（3）Kaneda 胸腰椎前路系统是胸腰椎前路内固定术常用的钉棒系统内固定，双螺杆结构设计，两螺纹杆之间有横向的夹片连接，椎体板的 4 个尖可以限制螺钉间的相互移动，并且可以限制螺钉陷入，螺纹杆还具有一定的动力伸缩功能。

（4）Z-plate 是常用于胸腰椎前路固定的钉板系统，是低切迹钢板，固定稳定，安装简单，还具备一定的撑开作用。

（5）万向脊柱前路固定系统是用于胸腰椎前路固定的钉板系统，具有自锁螺钉，有一定的矫形功能，操作方便。

（6）三维打印系统可以根据术前病灶及脊柱畸形的情况，进行详细的术前规划，定制个性化的固定系统。

第三节 脊柱结核后路内固定术

后路内固定术是指通过脊柱后方入路对脊柱结核病椎进行内固定的手术方法。后路内固定术的优点是固定可靠、手术显露相对简单、易于推广。

一、脊柱结核后路内固定术的适应证

（1）附件结核：在大多数情况下，单纯附件结核可仅行后路病灶清除手术，若附件破坏严重，影响脊柱稳定性，还需要酌情选择后路稳定术或前路重建术。对于继发于椎体结核的附件结核，除行后路附件结核手术之外，也需要酌情考虑行前路或后路椎体病灶清除及稳定手术。

（2）多节段颈椎、胸椎、腰椎椎体结核均可行后路内固定术，特别是对于病变累及 3 个间隙以上（4 个椎体）的多节段结核，或跳跃型结核。此类结核前路固定力学稳定效果较差，应选择后路手术。

（3）如患者不能耐受前路手术致不能同期完成病灶清除、植骨融合、内固定，或因术中因素，

不能同期完成前路病灶清除、植骨融合、内固定，可先行后路稳定手术，再行前路病灶清除等。

二、脊柱结核后路内固定术的方法

（一）后路单节段内固定术

与前路单节段内固定术一样，后路单节段内固定术是指对于单一节段的脊柱结核仅行单一病变节段后路内固定治疗的手术方法。单节段固定是仅对脊柱一个运动单元，即对一个椎间的固定（图 8-3）。若结核病变侵犯多个节段，术中亦应分解为多个"一个运动单元"来制订手术方案。由于脊柱前中柱病变破坏的不规则性，有时椎体破坏范围广泛，前中柱承受脊柱生理载荷的 70% ～ 90%，对脊柱的稳定性产生重要作用。单节段固定往往需要前中柱合理的支撑。用常规长度的椎弓根螺钉固定时钉的前端容易裸露于骨缺损部位，此时要使用短钉进行固定，以防止螺钉头端裸露，即固定长度仅限于椎弓根内。后路单节段内固定术，除使用常规椎弓根钉之外，如后方椎弓根完整也可以采用皮质骨通道螺钉技术进行后方单节段固定。王自立等采用单节段固定治疗脊柱结核患者 45 例，平均随访 4.3 年，未出现 1 例脱钉、断钉、弯棒、矫正度数明显丢失现象。

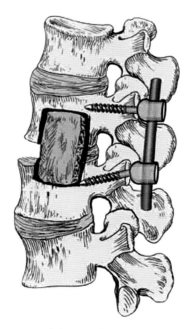

图 8-3 脊柱后路单节段融合内固定

脊柱后路单节段内固定术中有两个操作是不可或缺的：①病椎间支撑植骨；②必须上横连接杆。两者均可增加生物力学的稳定性。其原因与前述的前路单节段内固定术相同，即单节段固定的生物力学性能弱于短节段与长节段固定，支撑植骨与横连接杆安装可补偿生物力学的不足。王自立等生物力学研究表明，脊柱前中柱支撑植骨后，单节段短钉固定与单节段长钉固定的即刻稳定性相近。脊柱结核后路单节段内固定的原则：内固定装置安放于清除病灶后剩余的正常椎体上而不涉及其他正常运动单元。

（二）后路病椎间内固定术

后路病椎间内固定指按照单节段固定的原理，对连续多节段或非连续多节段脊柱结核行病变所侵及节段的后路固定的手术方法，手术操作不涉及相邻正常运动单元。其实，后路单节段内固定术是病椎间内固定的方法之一。该手术保留了正常运动单元，最大限度保留脊柱的运动功能，创伤较小，减轻了医疗经济负担，符合微创治疗理念。在前柱结构完整的前提下，后路病椎间内固定可以满足脊柱稳定性要求，因病椎间内固定的钉棒系统载荷小于短节段固定与长节段固定，有利于减少内固定相关并发症。在施行后路病椎间内固定时，亦强调要保证前柱或前中柱的稳定，做好前方植骨支撑，以避免局部的应力集中。

（三）后路短节段内固定术

后路短节段内固定术是指后路内固定的范围仅局限于病椎上、下各一个正常运动单元（图 8-4）。与长节段内固定术相比，其已大幅度减少了固定节段，保留了更多的正常运动单元。现行的短节段固定方法大多不在病椎置钉，只是将椎弓根钉或椎体钉置于与病椎相邻的上、下正常脊椎。其实这种方法可以进一步完善，在病椎骨质条件许可的情况下应尽量行病椎置钉，以进一步增强内固定的强度。关于短节段固定时植骨融合的范围，与单节段内固定术、长节段内固定术、病椎间内固定一样，仅行病椎间融合即可。

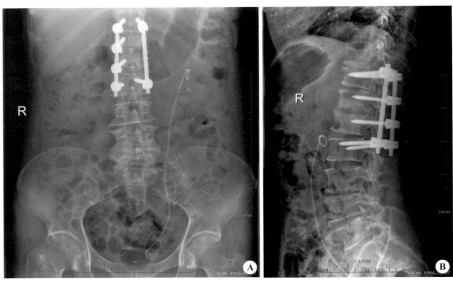

图8-4 脊柱结核后路短节段内固定术后X线片
A. 正位片；B. 侧位片

（四）后路长节段内固定术

后路长节段内固定术是指跨越病椎上、下各两个及以上正常运动单元的后路固定方法（图8-5）。同前所述，绝大多数活动型脊柱结核不适用于长节段固定。病椎置钉往往被忽略，应引起高度关注，这是长节段及短节段固定手术的重要组成部分；如果条件许可，应尽量行病椎置钉固定，以增加内固定的强度。后路长节段内固定的最佳适应证如下：病椎椎弓根广泛破坏时；活动型脊柱结核或静止型结核伴后凸畸形，须行截骨矫形后路固定时，此种情况下长节段固定稳定性强，支撑

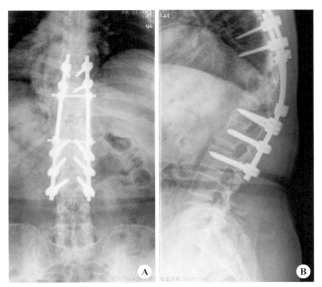

图8-5 脊柱后路长节段内固定术后X线片
A. 正位片；B. 侧位片

强度高，固定更为牢固，且在维持椎体高度、减少固定失败及预防畸形发生等方面均有明显效果，所以后路长节段内固定对于重建脊柱稳定性效果较好。

后路长节段固定的融合问题：①对于后路长节段固定者，亦强调植骨融合仅在病椎间进行，正常运动单元无须融合，这一点应引起高度重视，应反对对病椎相邻正常运动单元行后路融合的错误方法；②长节段内固定术中须同时行后路病变脊椎的椎板、关节突、横突的后外侧植骨融合，后路融合是对前路植骨融合的加强，具有辅助作用。由于后路植骨是植于正常受骨区，植骨愈合更为快捷。

（五）经椎弓根皮质骨通道螺钉固定

椎弓根螺钉技术主要依靠椎体松质骨与椎弓根皮质骨螺钉的把持进行固定，在局部存在骨质疏松或骨缺损的情况下，椎弓根螺钉固定的失败率增加。经椎弓根皮质骨通道（cortical bone trajectory, CBT）螺钉技术，主要依靠皮质骨对螺钉进行把持，螺钉经椎弓根内侧下方，斜向外上方置入，具有较好的生物力学稳定性。该技术具有生物力学稳定性强、手术创伤小、并发症少，且一旦置钉失败可再次改用或加用传统椎弓根螺钉固定的优点。该部分内容详见本章第五节。

（六）后路胸椎椎板钉固定

胸椎椎板钉固定是非常规固定方式，胸椎椎

弓根狭小而椎板比较厚，胸椎椎板螺钉固定可以作为传统椎弓根螺钉固定的替代方案。胸椎结核椎体破坏多侵及胸椎椎体而较少累及椎板，因此，胸椎椎板钉固定技术是胸椎结核后路螺钉内固定技术的重要补充。详见本章第六节。

三、脊柱结核后路内固定术常用内固定器械

（1）Horizon 脊柱系统为胸腰椎后路钉棒内固定系统，主要特点是螺钉切迹低，螺纹咬合力高，螺钉头的旋转活动可用于脊柱三维矫正，可操作性强。

（2）TSRH 脊柱系统同为胸腰椎后路钉棒系统，有可调节角度螺钉，此外还有多种规格和类型的骨钩。

（3）TSRH 三维系统是 TSRH 系统的改良，在保留了原有系统优点的同时，加强了术中操作的灵活性。

（4）Tenor 脊柱内固定系统具有多方向、多角度的矫形功能，螺钉分为标准螺钉和复位螺钉，具有自断结构，螺丝设计具有较强的抗疲劳强度与抗拔除强度，钉棒连接简单，方便调节，固定可靠且便于操作。

（5）皮质骨通道螺钉技术是后路椎弓根螺钉技术的重要补充，可联合椎弓根螺钉技术加强固定，也可以单独使用稳定病椎。

第四节 病椎间手术与病椎间内固定

病椎间手术是指在脊柱结核病变运动单元中进行病灶清除、减压、矫形、植骨、内固定操作的手术方法。病椎间内固定仅指病椎间手术的内固定方法。单节段内固定是其中方法之一。

病椎间内固定能否满足脊柱稳定性与载荷的要求，国内外学者对此进行了许多基础与临床研究。王自立等在脊柱单节段前中柱切除后不同节段椎弓根螺钉内固定的稳定性测试中发现，脊柱标本前中柱切除后植骨、单节段椎弓根螺钉固定的稳定性低于短节段和长节段固定，但高于或等于未加处理的脊柱正常对照组；脊柱前中柱支撑植骨后，单节段短钉固定与单节段长钉固定的即刻稳定性相近。单节段固定的内固定系统载荷小于短节段固定，有利于减少内固定相关并发症。

病椎间内固定的优点是仅在病变节段进行手术操作，不干扰邻近的正常脊柱运动单元。病椎间内固定在胸腰椎结核病例中的应用中均取得了良好的疗效。

一、病椎间内固定的适应证

病椎间内固定具有优势，也有一定的条件限制，具体适应证如下。

1. 术中可矫正畸形的活动型胸椎、腰椎结核患者
在术中，大多数活动型脊柱结核所形成的后凸畸形，经体位、手法、器械复位可以矫正，并且术后矫正角度丢失不会太大。当然，未产生畸形或畸形较轻的胸椎、腰椎结核，更适合于此方法。

2. 椎弓根未被结核病灶侵及或破坏较轻者
基础研究表明，椎弓根螺钉可提供 60% 的抗拔出力强度，可以满足稳定性重建的需求。若椎弓根严重破坏，则不能提供足够的抗拔出力强度。椎弓根松质骨被结核病变侵及而皮质骨完好时，可彻底清除松质骨内的病灶后置入椎弓根螺钉。若椎弓根完好，而所对应的椎体在病灶清除后缺损较大，椎弓根螺钉置入病椎后将裸露于缺损处，则可选用长度仅达缺损边缘的短椎弓根螺钉固定。

3. 病椎的上、下终板基本完好的患者
其能施行可靠的支撑植骨，在病灶清除后病椎上、下终板基本完整。

4. 病椎骨质条件良好者
传统椎弓根螺钉置钉对于脊椎的骨质条件要求较高。对于严重的骨质疏松者，不仅椎弓根螺钉或椎体钉的把持力明显减弱，内固定失败率增加，而且支撑植骨易发生下陷，因而不适宜采用传统椎弓根螺钉固定等病椎间手术。

病椎骨质条件不好时，需要病椎有完整的椎弓根，椎弓根螺钉通道完整时，可行皮质骨通道螺钉固定。

二、病椎间内固定的手术方法

手术方式的选择，根据不同病例的不同病理改变，可以采用前路椎体钉固定、后路椎弓根螺钉固定、后路皮质骨通道螺钉固定、后路椎板螺钉和钩棒系统固定等不同方式。

1. 前路病椎间内固定
当预计彻底病灶清除后，残余椎体高度＞ 2/3

时，可以行单纯前路手术，在病灶清除、植骨后，可同期完成前路内固定。当需要多个节段连续固定时，前路内固定系统固定 1 ～ 3 个运动单元比较可靠。

2. 后路常规椎弓根螺钉病椎间内固定

当预计彻底病灶清除后，残余病椎高度为 1/3 ～ 1/2 时，前路内固定系统无法置入，可以行后路常规椎弓根螺钉内固定。

3. 后路短椎弓根螺钉病椎间内固定

当预计彻底病灶清除后，残余椎体高度 < 1/3 时，可选用长度为 25 ～ 35mm 的短椎弓根螺钉固定。

4. 后路皮质骨通道螺钉病椎间内固定

椎体骨质疏松明显，或者经病灶清除后椎弓根仍完整，中后柱的后外侧仍有骨质时，可行皮质骨通道螺钉固定。

5. 后路钩棒系统病椎间内固定

当椎弓根破坏较多，无法置钉时，可分别采用横突钩、椎板钩、椎弓根钩等钩棒系统内固定。

三、病椎间内固定的优点与缺点

（一）病椎间手术的优点

病椎间手术仅在病变节段进行手术，其具备了短节段植骨融合及内固定的所有优点，如手术创伤小、手术时间短、出血量少，在固定效果确切的情况下，避免过多牺牲正常的脊柱运动功能单元，减少了对患者脊柱运动功能的限制；避免或减少了邻近节段退行性病变的发生率，同时也避免或减少了长节段固定容易出现的断钉、断棒的风险。此外，病椎间内固定如皮质骨通道螺钉技术，可以与其他固定方式进行混搭应用，弥补了病椎单节段固定可能存在的生物力学不足的缺点。

（二）病椎间内固定的缺点

（1）病椎骨质少而无法置钉或椎体骨质疏松引起置钉强度不够者不能行病椎间固定。支撑植骨须有牢靠的植骨床，植骨床薄弱易导致终板骨折、植骨失败、后凸畸形加重。

（2）严重骨质疏松患者无法采用传统椎弓根螺钉固定。螺钉把持力明显减弱，内固定失败率增加，可采用皮质骨通道螺钉技术固定，但一旦

置钉失败，仍需要改用其他固定方式。

（3）活动期脊柱结核后凸畸形矫形困难、骨病治愈型和骨病静止型结核伴后凸畸形须行截骨矫形的患者大多不适于采用此术式。

第五节　皮质骨通道螺钉技术在脊柱结核内固定手术中的应用

一、概述

（一）皮质骨通道螺钉技术简介

1963 年，法国 Raymond Roy-Camille 教授应用椎弓根螺钉钢板固定腰椎和胸椎，获得了很好的稳定效果。1979 年，美国骨科医师协会年会在旧金山召开，Roy-Camille 教授受邀出席大会并就椎弓根螺钉技术做了演讲。椎弓根螺钉经椎弓根解剖轴，靠椎弓根和椎体松质骨把持固定至椎体，以后椎弓根螺钉固定技术成为了胸腰椎后路固定的金标准。

2009 年，美国 Santoni 等提出一种新型椎弓根螺钉置钉方式——皮质骨通道螺钉技术（CBT）并用于腰椎固定。将螺钉以矢状位由尾端向头端、轴位由内侧向外的方向置入椎弓根，增加螺钉与椎弓根内皮质骨的接触面积，且该钉道内骨小梁密度较传统椎弓根置钉轨迹更大，从而加强螺钉对骨性结构的把持力。CBT 进针点偏内侧，在暴露切口过程中可以避免对关节突外侧过度剥离，保护椎旁肌肉，实现一定程度上的微创。传统的椎弓根螺钉技术主要依靠松质骨对螺钉的把持进行固定，在局部存在骨质疏松或骨缺损的情况下，椎弓根螺钉固定的失败率较高。经椎弓根皮质骨通道螺钉技术，主要依靠皮质骨对螺钉进行把持，螺钉经椎弓根内侧下方，斜向外上方置入，具有较好的生物力学稳定性。该技术具有生物力学稳定性强、手术创伤小、并发症少等特点。很多学者将该技术应用于传统钉道松动失效的二次手术翻修。

脊柱结核以前中柱破坏为主，CBT 的螺钉置入深度较传统椎弓根螺钉浅，位于椎体后方，适用于绝大部分病椎置钉且不影响前路椎间融合。可根据术前腰椎 X 线、CT 及 MRI 检查结果了解椎体破坏情况，结合 CBT 优势制订个体化固定方式。

（二）解剖与生物力学研究

有研究显示，对于与椎体皮质骨的接触面积，皮质骨通道螺钉是传统椎弓根螺钉的 5 倍以上，其尤其适用于年龄 > 70 岁的老年骨质疏松患者。生物力学研究结果提示，其非轴向拔出力是传统椎弓根螺钉的 1.3 倍。体内试验证实，皮质骨通道螺钉置钉时的扭矩是传统椎弓根螺钉的 1.7 倍。生理负荷下，疲劳试验证实皮质骨通道螺钉的生物力学性能也优于传统椎弓根螺钉。以腰椎为例，横突下缘水平线下 1 ～ 2mm 与上关节突中点（最低点，椎板内侧 4mm）垂线交点通常是皮质骨通道螺钉的入点。与传统椎弓根螺钉比较，皮质骨通道螺钉在横断面上更加靠近内侧、靠近同侧的棘突，在矢状面上，皮质骨通道螺钉的入点更加靠下且进钉方向为同侧的外上方。经张桦等测量，腰椎螺钉最大参考直径分别为 4.84mm、5.06mm、6.09mm、6.80mm、7.95mm 和 6.05mm（下腰椎 5.5mm 螺钉）。螺钉参考长度为 30 ～ 35mm。螺钉方向与椎板的角度也较为恒定，约 40°，可以作为理想的术中参考值（表 8-1）。

表 8-1 腰椎皮质骨通道螺钉的解剖参数

| 节段 | 腰椎皮质骨通道螺钉最大直径、长度及角度 | | | | | | |
| | 直径（mm） | | 长度（mm） | | 角度（°） | | |
	SD	TD	SL	TL	CA1	CA2	TA
L₁	10.43±1.30	4.84±1.13	27.87±3.62	28.11±3.82	26.70±5.12	38.69±7.99	8.99±4.04
L₂	9.91±1.33	5.06±1.27	28.10±3.3	28.44±3.50	25.98±4.05	38.67±7.77	9.59±4.14
L₃	9.26±1.32	6.09±1.29	28.90±3.36	28.51±3.14	26.91±5.29	37.96±7.26	11.28±4.34
L₄	8.54±1.41	6.80±1.40	29.01±3.54	28.53±3.37	24.43±4.65	37.19±7.32	13.48±4.80
L₅	7.79±1.24	7.95±1.40	28.40±3.20	29.60±3.88	22.87±5.73	35.14±7.23	15.54±5.46
S₁	9.91±2.45	6.05±1.45	31.34±4.45	29.26±4.18	18.43±4.42	47.77±9.01	8.20±5.32

注：SD，矢状面直径最大值；TD，横断面直径最大值；SL，矢状面长度最大值；TL，横断面长度最大值；CA，头倾角；TA，横断面夹角
具体的螺钉长度与直径需要根据不同患者的测量结果进行确定，根据笔者的经验，螺钉常用的长度为 30 ～ 35mm，胸椎应用的直径为 3.5 ～ 4.5mm，腰椎应用的直径为 4.5 ～ 5.5mm，S₁ 的常用直径约 6.5mm

（三）皮质骨通道螺钉置钉方式

以上关节突内下缘向下、向内各 2mm 处椎板为进钉点，进钉以磨钻开槽，确定进针方向为外倾 10°～ 20°、头倾 25°～ 45°，螺钉直径 3.5 ～ 5.0mm，螺钉长度为螺钉前端通过椎弓根即可。越靠近尾端的椎体入钉点越要向上移 1 ～ 2mm，腰椎越往尾端，其进钉点越靠近下关节突，解剖原因是尾端的椎弓根高度下降（图 8-6）。C 形臂 X 线透视确认螺钉位置良好后，选择合适长度的钛棒并预弯，置入预弯棒，螺帽固定。根据螺钉置入牢固情况可选择是否加用横连接装置以增强内固定强度。

S₁ 螺钉固定方法与骶骨翼螺钉固定方法相同，有利于同腰椎 CBT 螺钉连接固定。

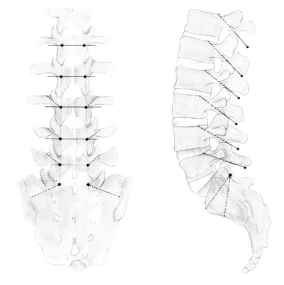

图 8-6 皮质骨通道螺钉的进钉点参考：由内向外 20°，头尾端 30°～ 45°

（四）皮质骨通道螺钉技术在脊柱结核
应用中的优点

通常脊柱结核病椎难以用传统的椎弓根螺钉
固定，术者不得不进行长节段固定，增加了手术
创伤，固定了更多正常的脊柱运动单元，给患者
带来了痛苦。近年来，随着人口老龄化，老年脊
柱结核发病率亦呈上升趋势，致残率及病死率均
较高。老年人身体素质及抵抗力差，长期卧床易
导致多种合并症；窦道、空洞、脓肿等难以以非
手术方法治愈；依从性差，不易坚持抗结核治疗；
椎体骨质疏松，后凸畸形发展快，易致脊髓、神
经功能不可逆损伤。所以，老年脊柱结核患者只
要能耐受手术创伤，有手术适应证，也建议手术
治疗。但是，老年患者骨质疏松具有普遍性，传
统的椎弓根螺钉固定力差，容易松动失效。石仕
元等对 CBT 螺钉进行了动物实验研究和临床应用

观察，将 CBT 螺钉扩展应用于胸椎的后路固定中，
并首次将其用于结核病椎间的固定，缩短了脊柱
固定的节段，增加了老年骨质疏松患者的椎体固
定强度，取得了较好的治疗结果。具体的应用价
值如下：①单纯病椎间固定，简化了手术过程，
减少了背部肌肉的剥离及术中出血，减轻了软组
织损伤；② CBT 的螺钉置入深度较传统椎弓根螺
钉浅，位于椎体后方，适用于绝大部分病椎的置
钉且不影响前路椎间病灶清除和植骨块的放置；
③在其轨迹中，螺钉与腰椎有 4 点皮质接触，分
别为峡部、椎弓根内侧壁、椎弓根外侧壁和椎体
前外侧壁，增加了内固定稳定性，对骨质疏松患
者优势更加突出；④可在同一椎弓根内置入 2 枚
螺钉（1 枚传统椎弓根螺钉和 1 枚 CBT 螺钉）以
提高骨质疏松骨 - 螺钉把持力（图 8-7），利于减
少正常椎体的固定节段；⑤其可以作为椎弓根钉
术后再次翻修手术的固定方法。

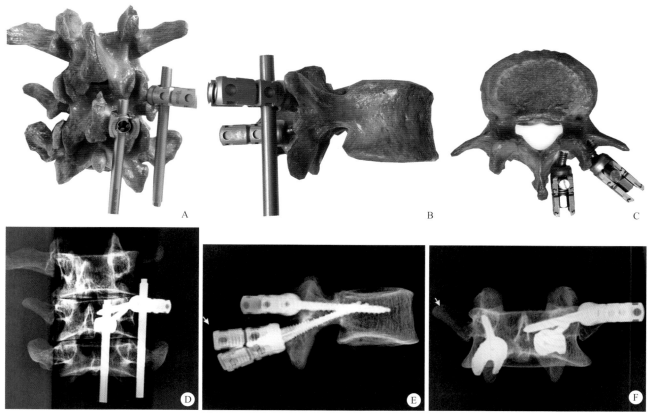

图 8-7　同一椎弓根双钉固定技术

二、皮质骨通道螺钉技术在脊柱结核内固定中的几种方法

（一）单纯病椎间内固定

没有骨质疏松的椎间隙结核患者，当椎体病灶破坏及病灶清除后致难以行传统病椎间椎弓根螺钉固定时，单纯病椎间 CBT 的合理应用可以完成病椎间的有效固定，为最大程度保留脊柱运动单元提供了一个新的选择（图 8-8）。

病例 8-1（图 8-8）

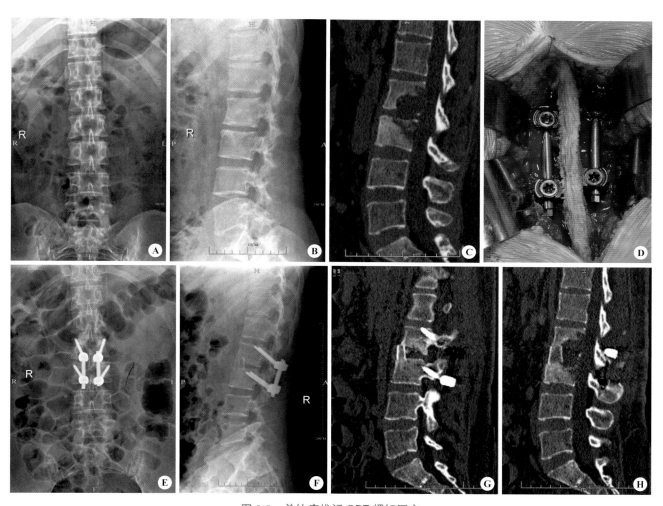

图 8-8 单纯病椎间 CBT 螺钉固定

女，36 岁，L₂～L₃ 椎体结核。A-C. 摄片检查示传统椎弓根螺钉固定的区域内骨质破坏；D. 行经前路病灶清除髂骨植骨后路病椎间皮质骨通道螺钉固定术中；E-F. 术后腰椎正侧位片示腰椎生理曲度恢复佳，植骨融合满意，螺钉位置佳；G-H. 随访腰椎 CT 检查示 L₂～L₃ 椎体间前柱融合满意

（二）胸椎皮质骨通道螺钉固定技术

Santoni 首先报道将 CBT 应用于腰椎椎体。Matsukawa 等首先报道将 CBT 应用于 T₉～T₁₂ 椎体。生物力学实验表明，下胸椎椎体的 CBT 螺钉相比传统的椎弓根螺钉，具有更高的生物力学稳定性，但腰椎椎体粗大而胸椎椎体与椎弓根均相对较小，胸椎的 CBT 置钉需要更加仔细的术前规划与术中操作。胸腰段是脊柱结核的好发部位之一，胸椎皮质骨通道螺钉固定技术的合理应用，为该部位的手术治疗提供了一个新的选择。

病例 8-2（图 8-9）

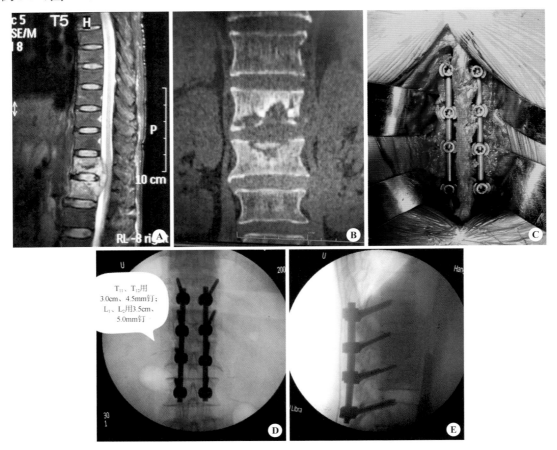

T₁₁、T₁₂用
3.0cm、4.5mm钉；
L₁、L₂用3.5cm、
5.0mm钉

图 8-9 胸椎皮质骨通道螺钉固定技术

女，70岁，骨质疏松症，T₁₂～L₁椎体结核。A. 术前 MRI；B. 术前 CT；C. 术中 CBT 螺钉固定；D、E. 术中 X 线透视

（三）椎弓根双钉杂交固定技术

如前所述，皮质骨通道螺钉与传统椎弓根螺钉的进针点与螺钉方向均不同，在同一个椎体上可以实现双钉杂交固定。当单纯行病椎间皮质骨螺钉固定或行病椎椎体传统椎弓根螺钉，或结合相邻椎体传统椎弓根螺钉固定均不够稳定时，可以考虑行椎弓根双钉杂交固定技术，达到生物力学稳定的同时，又为最大程度保留正常椎体运动单元提供了一个新的选择。

病例 8-3、病例 8-4（图 8-10、图 8-11）

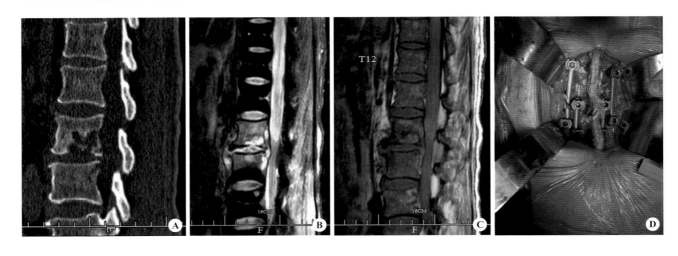

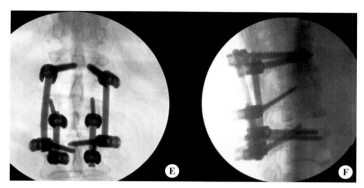

图 8-10 椎弓根双钉杂交固定技术（1）

男，59 岁，L$_2$～L$_3$ 椎体结核，其中 L$_2$ 椎体骨质破坏较多，L$_3$ 椎体骨质破坏较少，行 L$_3$ 椎弓根双钉杂交固定。A. 术前 CT；B、C. 术前 MRI；D. 术中 CBT 螺钉固定；E、F. 术中 X 线透视

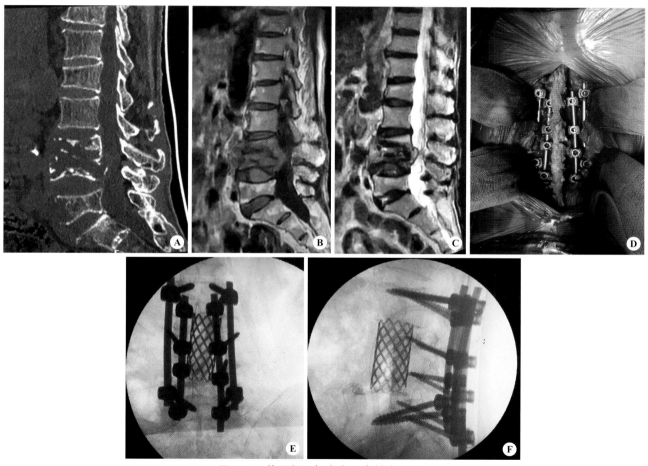

图 8-11 椎弓根双钉杂交固定技术（2）

女，70 岁，L$_3$～L$_4$ 椎体结核，骨质疏松症。术中行 L$_3$～L$_4$ 椎体全切除、L$_2$～L$_5$ 钛网植骨融合，L$_2$ 和 L$_5$ 双侧椎弓根双钉固定，L$_3$ 和 L$_4$ 双侧单纯 CBT 钉固定

第六节　胸椎椎板钉技术在脊柱结核内固定手术中的应用

一、胸椎椎板钉简介

胸椎椎板钉固定不是常规固定方式，这方面的解剖与临床研究报道相对较少。据我们所知，Xu较早地进行了脊柱椎板的解剖学测量，研究发现上胸椎椎板逐渐增厚，下胸椎椎板逐渐变薄。胸椎椎弓根狭小而椎板比较厚（图8-12）。胸椎椎板螺钉固定可以作为传统椎弓根螺钉固定的补充方案。胸椎椎弓根狭小，皮质骨通道螺钉应用时容易突破内壁而风险较高，胸椎椎板螺钉固定可以有效弥补上胸椎皮质骨通道螺钉的缺陷。此外，胸椎结核椎体破坏多侵及胸椎椎体而较少累及椎板。因此，胸椎椎板钉固定技术是胸椎结核后路螺钉内固定技术的重要补充。胸椎椎板钉置钉需要仔细的术前准备，避免因椎板钉应用时破壁引起相关并发症。术前应在相应节段的椎体行CT横断面测量，做好术前规划，术中仔细操作，最大程度避免医源性损伤。

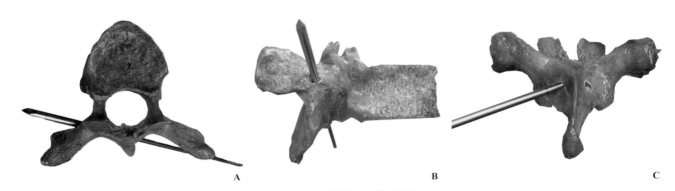

图8-12　T₅脊椎标本椎板置钉
A.胸椎椎板置钉横断面观；B.胸椎椎板置钉侧面观；C.胸椎椎板置钉后面观
如图所示，胸椎椎板较厚而椎弓根狭小，笔者作解剖测量发现，$T_1 \sim T_{10}$的椎板比较厚，可以用长30mm、直径$4 \sim 4.5$mm的椎弓根螺钉行胸椎椎板固定

二、胸椎椎板钉的临床应用

胸椎结核患者中，结核病椎常一侧或双侧因椎体骨质破坏而无法用椎弓根螺钉固定，胸椎椎板钉固定具有可以作为一种增强固定强度的方法，用于结核病椎间的固定；可以减少胸椎固定的节段，从而减少手术的创伤（图8-13）。$T_1 \sim T_9$椎体的椎板厚度与其对应的胸椎椎弓根宽度差不多，上胸椎的椎板厚度大多比其相应的椎弓根宽。

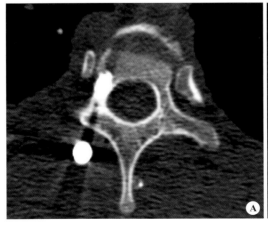
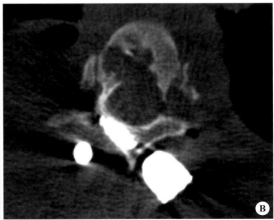

图8-13　一侧椎弓根破坏无法行椎弓根钉固定
A.T₆椎体左侧椎弓根螺钉；B.T₅椎体从右向左侧置入椎板螺钉

胸椎椎板钉置入比较容易，进钉点的位置和进钉方向是在一侧椎体中间，平行椎板朝向对侧横突中点偏下方向。螺钉直径和胸椎椎弓根螺钉相同，长度为3cm左右。笔者认为，对于上胸椎结核病例，胸椎椎板钉置钉方便、安全，固定强度较好，能减少术区的暴露范围。术前应测量置钉椎板的宽度，术中应注意置钉时不要进入椎管损伤脊髓。因螺钉紧贴于椎板下穿过，容易观察（图8-14）。

病例8-5（图8-14）

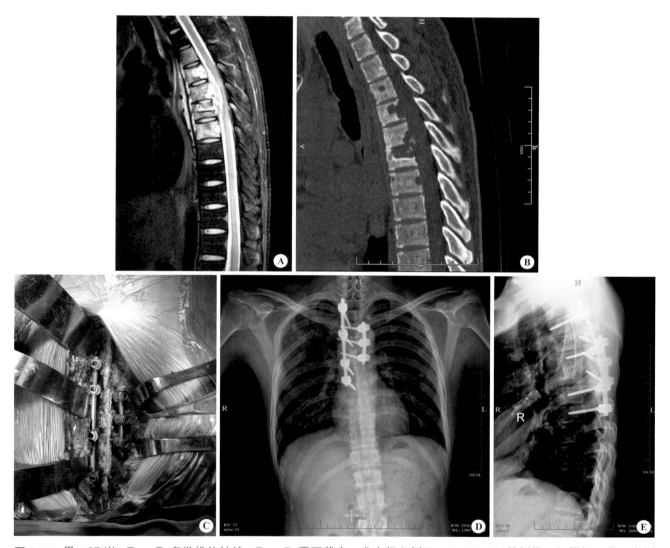

图8-14　男，27岁，T$_4$～T$_7$多发椎体结核，T$_5$～T$_6$平面截瘫。术中行左侧T$_4$、T$_6$、T$_8$、T$_9$单侧椎弓根螺钉固定，右侧T$_5$～T$_7$胸椎椎板螺钉固定。透视示螺钉位置佳。A. 术前胸椎MRI矢状面影像；B. 术前CT矢状面影像；C. 术中置钉影像，见右侧T$_5$～T$_7$置入椎板钉固定；D. 术后胸椎正位片，见左侧胸椎行单侧椎弓根螺钉固定，右侧胸椎行椎板钉固定；E. 术后胸椎侧位片，见螺钉位置佳

第七节　腰骶椎结核的腰椎骨盆内固定术

一、腰骶椎结核前路腰椎骨盆内固定术

腰骶段的前路固定，因腰骶角的存在，一直

以来缺乏合适的前路内固定器械。1932年，Burns首先报道使用腓骨条穿L$_5$椎体进行融合固定，但最终应用并不成功。Merle d'Aubigne于1950年首次报道经椎体螺钉固定技术（图8-15A）。同时，近年来，腰骶椎间隙融合器与前路钢板、螺钉固定的联合系统逐渐发展，从早期的以脊柱固定（Hartshill）系统、前路自锁定椎间融合器

（Synfix-LR）系统为代表的 $L_5 \sim S_1$ 椎间融合器和螺钉，至 Pyramid 钢板为代表的前路钢板和椎间融合器联合系统（图 8-15B）。其特点是实现了对 $L_5 \sim S_1$ 间隙的融合与固定。但是受融合器及钢板尺寸大小的限制，上述器械主要适用于腰骶段椎间盘突出的减压与融合固定，对于腰骶椎椎间隙破坏轻微、椎体骨质保留较好者，可以选择单纯前路内固定系统；而对于腰骶段结核引起的较大范围的骨破坏，很难实现有效的支撑植骨与坚强固定。

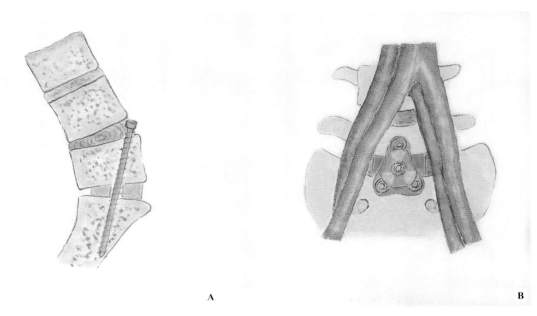

图 8-15　腰骶段前路固定
A. 螺钉融合固定；B. 钢板螺钉固定

二、腰骶椎结核后路腰椎骨盆内固定术

腰骶段解剖结构复杂，后路固定技术涉及腰椎、骶椎、髂骨及骶髂关节之间的固定。腰椎的后路固定方式有椎弓根螺钉固定与皮质骨通道螺钉固定，骶椎的后路固定方式有椎弓根螺钉固定与骶骨翼螺钉固定、经骶髂关节向髂骨置钉的螺钉固定，不同的固定方式可以根据不同的病例进行组合应用，现介绍如下。

（一）椎弓根螺钉固定与皮质骨通道螺钉固定

椎弓根螺钉固定技术是脊柱后路固定应用较为广泛的技术。腰骶椎结核最常用的固定方式仍然是经后路的椎弓根螺钉固定。在腰骶段，$L_4 \sim L_5$ 椎弓根螺钉应与矢状面呈 $10° \sim 15°$ 内倾夹角，因腰骶段生理性前屈，椎弓根螺钉进钉时应注意适当头倾。皮质骨通道螺钉（CBT）详见本章第五节。

（二）骶骨翼螺钉固定

骶骨翼较为宽大且含有较多的松质骨。骶骨翼螺钉固定技术不同于骶骨椎弓根螺钉置钉，需要将进钉点相对内移约 2mm，进钉方向类似于腰椎皮质骨通道螺钉置钉。骶骨翼螺钉的入钉点位于 $L_5 \sim S_1$ 关节底部凹陷处，外倾 35° 平行于骶骨终板向前穿透外侧翼前层皮质，深度通常为 $35 \sim 45mm$，理想的螺钉置入应该穿透骶骨翼前方皮质一个螺纹。需要注意的是，应避免医源性损伤血管神经结构（图 8-16）。

根据腰椎、骶椎结核病例特点，可以灵活应用上述固定技术（图 8-17）。

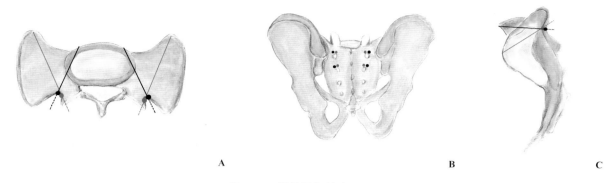

A B C

图 8-16 骶骨置钉技术

A.骶骨横断面,红点为骶骨翼螺钉的进针点,红线提示骶骨翼螺钉进钉方向,黑点为骶椎椎弓根螺钉进针点,黑线提示骶椎椎弓根螺钉进钉方向;B.骨盆后面观,红点为骶骨翼螺钉的进针点,黑点为骶椎椎弓根螺钉进针点;C.骶骨侧面观,红线为骶骨翼螺钉进钉方向,黑线为骶椎椎弓根螺钉进针方向

病例 8-6(图 8-17)

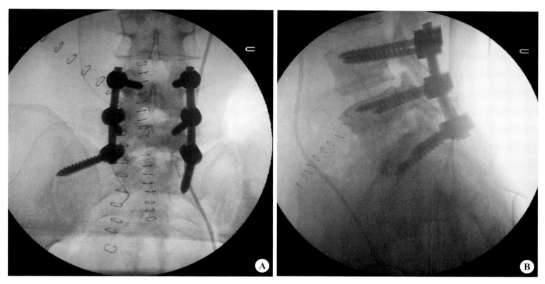

图 8-17 男,52 岁,$L_5 \sim S_1$ 椎体结核,腰椎行椎弓根螺钉固定,右侧 S_1 椎体行椎弓根螺钉固定,左侧 S_1 椎体行骶骨翼螺钉固定。A. 腰骶椎正位片;B. 腰骶椎侧位片

(三)髂骨螺钉固定

髂骨为一不规则扁状骨,髂后上棘至髂前下棘之间具有良好的骨质结构,是良好的螺钉通道(图 8-18)。经此区域置钉可以经连接杆与腰椎固定螺钉装置相连,形成腰骶固定。髂骨螺钉的置钉方向:髂骨螺钉从髂后上棘往髋臼上方置钉,剥离髂骨外侧肌肉显露髂骨外侧壁斜坡,在髂后上棘上方做一纵行的筋膜切口,暴露髂骨内外板,暴露髂骨翼的外侧面有助于髂骨进钉路

径的显露,也有助于坐骨大切迹及周围骨棘的确认。用咬骨钳咬除髂后上棘上方偏前的骨质,便于髂骨钉隐藏并防止其突出。髂骨螺钉的置入点应靠近已暴露的髂骨末端或在髂后上棘松质骨部分的下 1/2 处。髂骨螺钉固定术是 Galveston 棒固定技术的衍生物,髂骨螺钉有更强大的抗拔出的骨松质螺纹,可以部分或完全拧入。此技术已成模块化,使得可以在髂骨内放置 1 枚或多枚螺钉。

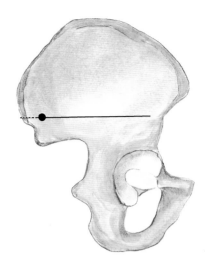

图 8-18 髂骨外斜面,黑线方向为经髂后上棘向髂前下棘方向置钉

病例 8-7（图 8-19）

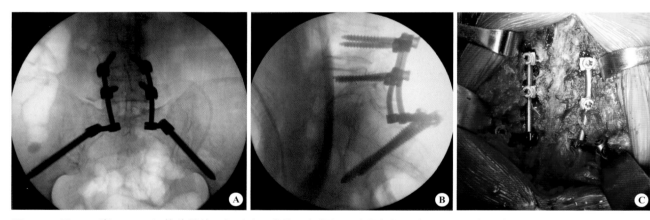

图 8-19 男,46 岁,L_5 ～ S_1 椎体结核,行后路腰椎椎弓根螺钉及髂骨螺钉固定。A. 腰骶段正位影像；B. 腰骶段侧位影像；
C. 术中置钉影像

（四）S_2 髂前下棘螺钉固定

经 S_1 椎体或 S_2 椎体均可以向髂骨方向置钉,因骶骨盆面向后方的曲度影响,经 S_2 椎体向髂骨方向置钉可以朝向髋臼前上方的骨质,即 S_2 髂前下棘（S2AI）螺钉固定（图 8-20）。S_2 髂前下棘螺钉技术需要通过骶骨翼的通道把骨盆固定系统植入髂骨。S_2 髂前下棘螺钉可用于成人及儿童患者。S_2 髂前下棘螺钉技术涉及的骨盆固定技术较少,原因是 S_2 髂前下棘螺钉不需要分离筋膜,与髂骨螺钉相比,此技术不涉及髂骨翼,可以应用长螺钉固定。螺钉的置入点一般位于 S_2 背侧神经孔内上方,以外倾 40° ～ 45°,与 S_1 终板成 20° ～ 25°,

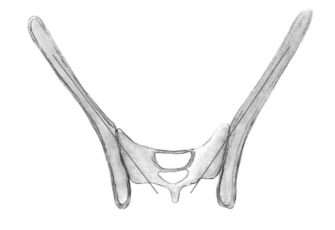

图 8-20 髂骨骶椎横断面,红线为经 S_2 椎体向髂骨方向置钉

楔形进入 S_1 骶骨翼的前外侧。另外，S_2 螺钉置入点也可以选择在骶骨孔连线外侧靠近 S_2 神经孔，以外倾 25° 头倾 45° 进入骶骨翼。经 S_1 椎体向髂

骨方向置钉可以朝向髋臼后上方的骨质。

病例 8-8、病例 8-9（图 8-21、图 8-22）

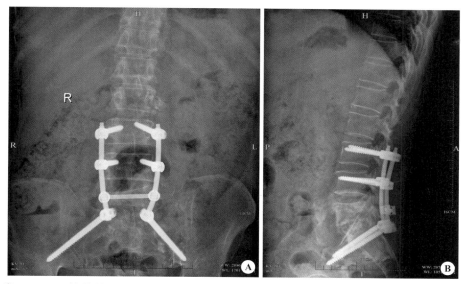

图 8-21　女，72 岁，$L_5 \sim S_1$ 椎体结核。A. 腰骶椎正位片示双侧于 S_1 椎体水平朝向髂骨髋臼后上方置钉；B. 腰骶椎侧位片示腰骶段固定螺钉位置佳

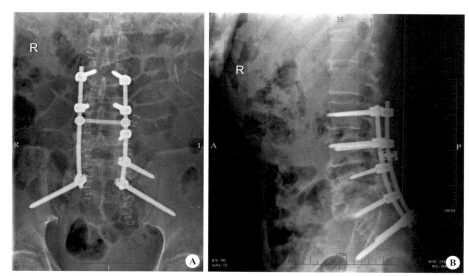

图 8-22　男，56 岁，$L_5 \sim S_1$ 椎体结核。A. 腰骶椎正位片示双侧于 S_2 椎体水平朝向髂前下棘方向置钉，即 S2AI 螺钉，左侧 S_1 为髂翼螺钉；B. 腰骶椎侧位片示腰骶段固定螺钉位置佳

（石仕元　祖罡　应小樟）

参考文献

方先之，1957. 骨关节结核病灶清除疗法（941 例临床报告）. 中华外科杂志，5: 90.

郝定均，郭华，许正伟，等，2010. 腰骶段脊柱结核的手术治疗. 中国脊柱脊髓杂志，20(10): 806-808.

李熙雷，车武，董建，等，2012. 经伤椎单节段椎弓根螺钉固定治疗胸腰椎爆裂骨折的生物力学研究. 中华创伤骨科杂志，14(3): 225-227.

马文鑫，朱禧，王骞，等，2015. 后前路手术中应用病椎间与超病椎间固定治疗儿童胸腰椎结核的疗效观察. 中国脊柱脊髓杂志，25: 128-136.

盛伟斌，郭海龙，买尔旦，等，2007. 后路楔形截骨矫形治疗重度结核性胸腰椎后凸或侧后凸畸形. 中华骨科杂志，27(9): 662-668.

施建党，王骞，王自立，等，2014. 患椎间手术治疗非连续性多椎体脊柱结核. 脊柱外科杂志，12: 343-347.

施建党，王骞，王自立，2016. 胸、腰椎脊柱结核及内固定范围的合理

选择.中华骨科杂志,36(6):745-753.

王会仁,周晓刚,董建,等,2012.经椎弓根精确截骨治疗脊柱胸腰段后凸畸形.中华骨科杂志,32(12):1110-1118.

王林峰,申勇,丁文元,等,2014.腰椎结核的一期后路经椎间隙病灶清除内固定术.中华骨科杂志,2(34):137-142.

王文礼,刘海波,李小军,2007.侧前路病灶清除植骨和单侧钉棒系统固定治疗腰骶段脊柱结核.中国脊柱脊髓杂志,17(6):413-415.

王自立,施建党,2014.胸、腰椎脊柱结核手术方式选择的基本问题.中华骨科杂志,34:232-239.

王自立,2009.病灶清除单节段融合固定治疗脊柱结核.中国脊柱脊髓杂志,19(11):807.

魏威,石仕元,祖罡,2007.脊柱结核外科治疗进展.中医正骨,19:69-70.

武启军,王自立,戈朝晖,等,2010.横连对单节段短椎弓根螺钉内固定的影响.宁夏医科大学学报,(2):194-197.

武启军,王自立,戈朝晖,等,2010.脊柱结核椎间植骨、单节段内固定的生物力学测试.宁夏医学杂志,32(2):131-133.

应小樟,郑琦,石仕元,等,2016.前路小切口病灶清除联合后路内固定治疗腰椎结核.中国骨伤,29(6):517-521.

张泽华,陈非凡,李建华,等,2016.不同类型腰骶椎结核手术治疗方式的有效性和安全性研究.中华骨科杂志,36(11):662-671.

Chan JJ, Shepard N, Cho W, et al, 2019. Biomechanics and clinical application of translaminar screws fixation in spine: a review of the literature. Global Spine J, 9(2): 210-218.

Cho W, Le JT, Shimer AL, 2015. The insertion technique of translaminar screws in the thoracic spine: computed tomography and cadaveric validation. Spine J, (15): 309-313.

Hodgason AR, Stock FE, 1960. Anterior spinal fusion fix the treatment of tuberculosis of the spine: the operative findings and results of treatment of the first one hundred cases. J Bone Joint Surg(Am), 42a: 296-310.

Jain AK, Sundararaj GD, 2009. Simultaneous anterior decompression and posterior instrumentation of the tuberculous spine using an anterolateral extrapleural approach. J Bone Joint Surg Br, 91(5): 702-703.

Jin W, Wang Z, 2012. Clinical evaluation of the stability of single segment short pedicle screw fixation for the reconstruction of lumbar and sacral tuberculosis lesions. Arch Orthop Trauma Surg, 132(10): 1429-1435.

Kumar MN, Joseph B, Manur R, 2013. Isolated posterior instrumentation for selected cases of thoracolumbar spinal tuberculosis without anterior instrumentation and without anterior or posterior bonegrafting. Eur Spine J, 22(3): 624-632.

Matsukawa K, Yato Y, Kato T, et al, 2014. In vivo analysis of insertional torque during pedicle screwing using cortical bone trajectory technique. Spine(Phila PA 1976), 39(4): E240-245.

Patel VJ, Desai SK, Maynard K, et al, 2016. 128 Application of cortical bone trajectory instrumentation for juvenile and adolescent idiopathic scoliosis. Neurosurgery, 63 Suppl 1: 152-153.

Santoni BG, Hynes RA, McGilvray KC, et al, 2009. Cortical bone trajectory for lumbar pedicle screws. Spine J, 9(5): 366-373.

Shi JD, Wang ZL, Geng GQ, et al, 2012. Intervertebral focal surgery for the treatment of non-contiguous multifocal spinal tuberculosis. Int Orthop, 36: 1423-1427.

Shi SY, Ying XZ, Zheng Q, et al, 2018. Application of cortical bone trajectory screws in elderly patients with lumbar spinal tuberculosis. World Nurosurg, 5(168): E1-E8.

Sun L, Song Y, Liu L, et al, 2013. One-stage posterior surgical treatment for lumbosacral tuberculosis with major vertebral body loss and kyphosis. Orthopedics, 36(8): 1082-1090.

Van Loenhout, Rooyachers JH, Verbeek AL, et al, 2002. Chemotherapeutic treatment for spinal tuberculosis. Int J Tuberc Lung Dis, 6(3): 259-265.

White AA, Johnson RM, Panjabi MM, et al, 1975. Biomechanical analysis of clinical stability in the cervical spine. Clin Orthop Relat Res, 109: 85-96.

Xu RM, Burgar A, Ebraheim N, et al, 1999. The quantitative anatomy of the laminas of the spine. Spine, 24(2): 107-113.

Yang B, H, Ouyang Z, Zhao JL, et al, 2013. One stage anterior debridement, bone fusion and internal fixation for the treatment of lumbosacral tuberculosis. Zhongguo Gu Shang, 26(7): 546-548.

Ying XZ, Shi SY, Zheng Q, et al, 2017. Treatment of lumbar tuberculosis by mini-open anterior approach focal cleaning combined with posterior internal fixation. Clin Res, 23: 4158-4165.

下 篇

各 论

微创外科（minimally invasive surgery, MIS; minimal access surgery, MAS）这个名称是由腹腔镜外科的创建而引导出来的。虽然在 1985 年 Payne 等最早引入"微创手术""微创操作"或"微创技术"的概念，但直到 1986 年德国外科医生 Muhe 完成了世界上首例腹腔镜胆囊切除术，以及 1987 年法国妇产科医生 Mouret 成功完成世界首例电视腹腔镜下胆囊切除术后，在腹腔镜外科的基础上，出现了 MIS。在我国，有专家建议译为"微创手术""微创操作"或"微创技术"，但是惯用和广泛使用的直译名词为"微创外科"。

微创外科技术是通过微小创伤或微小入路，将特殊器械、物理能量或化学药剂送入人体内部，完成对人体内病变、畸形、创伤的灭活、切除、修复或重建等外科手术操作，以达到治疗目的的医学科学分支，其特点是对患者的创伤明显小于相应的传统外科手术。其中，微创脊柱外科（minimally invasive spine surgery, MISS）技术的发展是当代脊柱外科历史中最重要的改革。虽然脊柱外科医生对于传统开放手术已经很熟悉，但传统开放手术仍然存在一些相关并发症，术中的组织损伤会增加失血量，增加术后疼痛，增加术后恢复时间，破坏脊柱功能。因此，可以获得与传统手术同样效果的创伤性较小的、可最大程度减少术后并发症的微创手术是大家所期待的。随着外科技术及科学的发展，微创脊柱手术的再创新成为可能。随着显微镜、组织拉钩、专用手术器械的进步，外科医生可以通过较小切口实施手术。

微创脊柱外科技术是指经非传统手术途径并借助医学影像设备、内镜和显微镜等特殊手术器械和仪器对脊柱疾病进行诊断与治疗的微创技术和方法，这意味着在一定医疗风险下，避免大切口入路，最大限度减少医源性损害，获得最佳的临床疗效。显微镜激光技术、内镜检查技术、电视影像导航系统等的发展，为微创脊柱外科的发展提供了坚实的基础。光学和显像技术的成熟、生物制剂的发展，以及新的微创操作器械的不断创新和改进，都将进一步促进微创脊柱外科的发展。

1929 年，Dandy 等描述了椎间软骨游离体切除，标志着脊柱外科的开始。1934 年，Ball 经脊柱后外侧入路行椎体穿刺活检术，开创了经皮穿刺脊柱微创诊断技术的先河。1934 年，Mixter 和 Barr 厘清了椎间盘突出和坐骨神经的关系。此后，设计和制作了不少手术器械用于适应各种手术入路和治疗椎间盘病。1938 年，Pool 利用改良后有照明的耳镜检查腰椎背侧神经根。1995 年，Malis 术中使用手术显微镜和双极电凝。20 世纪 60 年代诞生的经皮穿刺腰椎间盘髓核化学溶解术是微创脊柱外科发展的一个重要节点，初步形成了应用微创技术治疗脊柱疾病的概念。20 世纪 70 年代，Yasargil 和 Caspar 提出了显微椎间盘切除的微创概念。1975 年，Hijikala 首先报道了经皮穿刺髓核切除术。Ascher 和 Heppner 使用 Nd : YAG 激光消融髓核。直至 20 世纪 90 年代，出现电视影像辅助的内镜，使微创内镜和胸腔镜手术得以快速应用。目前，微创脊柱外科技术在欧美发达国家已融入远程医学、远程微创手术疑难病例会诊，微创手术观念已深入人心。

现在，微创脊柱外科在国内已经普遍开展，

各种微创技术的发展与应用为脊柱结核的诊疗提供了新的手段。研究表明，借助医学影像及显微内镜等特殊仪器和手术器械进行脊柱微创手术，能避免传统开放手术带来的较大组织创伤和生理干扰，并具有手术并发症少、术后康复快等优点。但是，由于微创手术视野的局限性，外科医生所关注的确切解剖标志一般是受限制的，对解剖结构的熟悉可使外科医生在无法像开放手术般显露结构的情况下安全进行手术。同时微创脊柱外科手术也有更多的技术要求，如使用细长的手术器械在小通道和较长距离手术时，外科医生需要更加灵活地操作。微创技术时常需要使用术中 X 线透视或影像指导，外科医生需要精通这些系统的使用方法，从而达到安全有效完成手术的目的。所以，与一些外科技术一样，熟练掌握微创手术也需要一定的学习曲线。本章节将讨论胸腔镜技术、腹腔镜技术、椎间孔镜技术、经皮置钉技术和经皮寒性脓肿冲洗引流术在脊柱结核中的应用。

第一节　胸腔镜技术在脊柱结核手术中的应用

人类在 19 世纪末已生产了较为实用的内镜器械。1910 年，Jabcobaeus 第一次成功地在内镜下进行了胸膜粘连烙断术，被称为"胸腔镜（thoracoscopy）手术"的新技术逐渐兴起。1931 年，Burman 介绍了可直接观察椎管的脊髓内镜。1938 年，Pool 首先报道了利用脊髓内镜检查马尾神经背根。1939 年，Love 倡导了显微椎间盘切除的基本观点。1989 年，光导纤维技术得到充分发展，其具备临床应用条件；同年，Lewis 首先报道了电视胸腔镜外科手术（video-assisted thoracic surgery, VATS），这项技术为临床开拓了新天地。1993 年，Mack 首先将 VATS 应用于脊柱外科领域。1995 年，Regan、McAfee 相继将 VATS 用于胸椎间盘突出症、脊柱畸形前路胸椎间盘切除松解、骨赘切除、植骨和肿瘤椎体切除术。1996 年，Nymberg 等首次报道利用 VATS 技术对脊柱侧凸进行前路松解。1996 年，Picetti 等完成首例胸腔镜下胸椎侧弯矫正内固定。1997 年，Newton 等报道儿童脊柱畸形前路松解融合胸腔镜与开胸胸椎截骨早期结果和价值的比较。

1999 年，Picetti 在欧洲脊柱外科会议上报道了 50 例脊柱侧凸 VATS 下脊柱内固定矫正，并于 2001 年在美国脊柱杂志上正式发表。2000 年，Huang 等对 26 例胸腔镜下前路松解和后路脊柱融合与 14 例开放手术进行匹配研究，没有发现相关并发症的发生。Huang 等还报道 10 例采取 VATS 进行脊柱结核病灶清除术，认为胸腔镜对脊柱结核的诊断与治疗有益。

医学的发展总是与科技的进步息息相关。现代光导纤维技术、计算机智能技术、纳米材料技术迅猛发展，催生了微创脊柱外科（MISS）。微创技术即是将最大的困难、最大风险留给医生，将最小的痛苦、最好的疗效带给患者。所以，熟悉局部解剖结构，不断提高手术操作技巧，严格掌握手术适应证和禁忌证，是开展胸椎微创外科手术的必备条件。

一、应用解剖

（一）椎旁解剖

椎体两侧的肋凹与肋骨的肋头形成肋椎关节，其上覆盖辐状韧带和星状交感神经节。交感神经神经干垂直通过肋椎关节旁。横突的肋凹与肋骨结节形成肋横关节，其间有肋横突上韧带附着，其后有肋横突后韧带附着，其外有肋横突外韧带附着，椎间孔较小，呈圆形。横突与肋骨之间有提肋肌、肋间外肌、肋间内肌附着。横突下缘有一支横突前动脉，位置深。椎弓外侧营养动脉来自节段动脉背支，椎弓内侧营养动脉来自节段动脉背支，本干粗短。

椎弓内静脉与同名动脉伴行，椎弓根静脉与自上、下关节突的静脉在椎弓根处汇成椎弓根静脉，在椎间孔处注入椎体或椎外静脉丛。椎间孔上、下各有椎间静脉通过，前内侧为椎内静脉前丛，外侧为腰升静脉。椎间孔充满了网状静脉丛，仅后方为安全区。所有脊椎静脉系统属第四静脉系统，缺乏静脉瓣，血流呈双向流注。肋骨下缘有肋间后动脉、肋间后静脉和肋间神经通过，其排列为静脉居上、动脉居中、神经居下。关节突关节方向呈冠状位，构成椎管的后界，由脊髓神经后内侧支发出关节支支配，内侧支恰在横突根的近侧，行走于乳突与副突之间。

（二）胸腔解剖

同侧肺塌陷后，就可以看到全景式的胸腔内结构，从 $T_2 \sim T_{12}$，每一侧胸腔都可以分为上、中、下三部分，每部分的血管和骨性结构都不相同（图9-1）。

在上肺野，第1、2对肋间后动脉由锁骨上动脉肋颈干的最上肋间动脉发出，第3、4对肋间后动脉则直接由胸主动脉发出。肋后静脉的行径左右不同，右侧第1肋间静脉注入头臂静脉，第2～4肋间静脉汇成一条肋间上静脉注入奇静脉。左侧第1肋间静脉注入左侧头臂静脉。肋间动脉、静脉和神经位于相应节段椎体的中部上方。交感神经链与节段神经和节段血管垂直。第1～3胸神经起于脊髓的胸段，出椎间孔后，其前支移行为肋间神经，较粗大，沿肋沟内分布于胸部。胸导管在 $T_4 \sim T_5$ 水平从主动脉弓和食管后方越过中线达脊柱左侧，贴食管后面上行，经左锁骨下动脉后方进入颈部。第1肋最短、最扁平、弯度最大，第1肋骨的头与颈向下而非向上，与一般肋骨不同。第1肋肋头的关节面仅与一个椎体相关节，呈圆形，上面没有嵴，也没有关节内韧带。第1肋上能看到"猫抓样"星状神经节，第2肋的颈部可分出 T_2 交感神经节。

在中肺野，第5～9肋间动脉发自胸主动脉，肋间静脉左侧注入奇静脉，右侧注入半奇静脉，肋间动脉、肋间静脉于每节椎体中部上方通过，在肋沟内行走时静脉居上、动脉居中、神经居下。胸导管在右侧胸腔奇静脉内侧，上行至 T_5 平面斜行向左。在中肺野，肋头分别与相应椎间隙上下的椎体相关节，肋头关节面呈楔形，下部关节面较大。嵴与椎间盘之间有关节内韧带相连，在胸主动脉 2cm 处很容易见到交感神经链。

在下肺野，胸导管经食管裂孔进入胸腔，在奇静脉与食管之间平行上行。

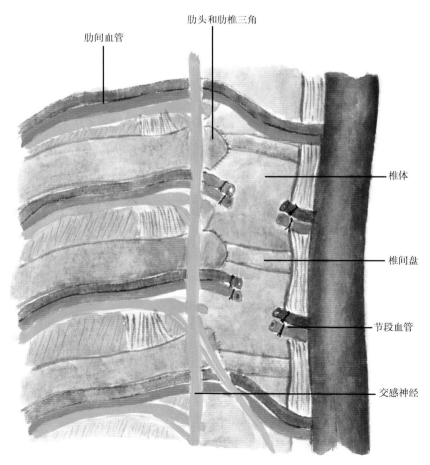

肋间血管　　肋头和肋椎三角

椎体

椎间盘

节段血管

交感神经

A

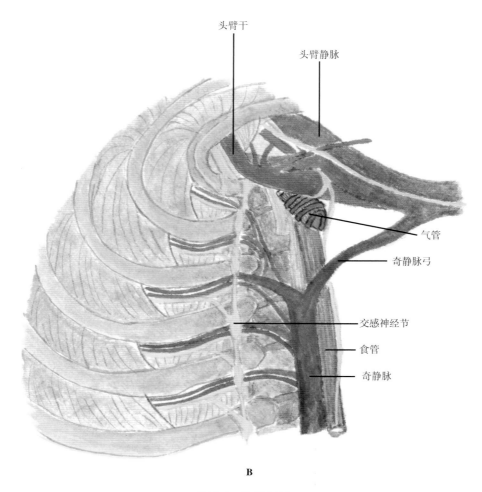

图 9-1 胸腔解剖

二、胸腔镜设备与器械

（一）胸腔镜成像设备

1. 胸腔镜

胸腔镜可分为硬性光学胸腔镜、软性纤维胸腔镜、硬性电子胸腔镜、360°可弯曲电子胸腔镜。硬性光学胸腔镜是最传统的光学系统硬镜，我们称为光学视管，由不锈钢管鞘、透镜组、导光束、目镜等组成。目前，新型的光学视管采用柱状透镜，物镜窗采用蓝宝石镶嵌，清晰、广角、无畸变且可高温高压灭菌。光学视管按视野方向可分为 0°镜、30°镜和 45°镜；按外径可分为 3mm 针状胸腔镜、5mm 细镜胸腔镜和 10mm 标准胸腔镜；按用法可分为普通手术用光学视管和带操作孔道的手术镜。硬性光学视管的突出特点是光学性能好、图像清晰、耐用、消毒性能好、相对经济；缺点是怕磕碰、不可弯曲、个别视野受局限。总体来讲，硬性光学胸腔镜目前应用最多。软性纤维胸腔镜与硬性镜不同，它采用光导纤维传递图像，因此其先端部可 360°旋转弯曲，可直视任何需要观察的部位。外径 10mm 标准胸腔镜，其优点为操作与观察方便、经济；缺点：相对硬性镜，其分辨率较低，由于采用高分子复合材料，其寿命和消毒性能也受限制。因此，软性纤维胸腔镜多用于检查，很少用于胸腔镜手术。

2. 冷光源

光源系统是现代胸腔镜的重要组成部分。光源性能的好坏直接涉及图像质量、安全性和经济性。目前，胸腔镜用的冷光源系统主要有两大系列：卤素灯冷光源和氙灯冷光源。卤素灯的特点是价格较低，灯泡的经济性好，同时亮度、色温也可以满足使用要求。最好的光源是氙灯，亮度极高，与阳光色温相同，灯泡寿命长，有两种调光方式，缺点是价格较高。

3. 摄像系统

胸腔镜的电视摄像系统是在整套设备中极其关键的设备。近几年，基于电荷耦合器（CCD）技术、数字电路和计算机图像处理技术的突飞猛进，电视胸腔镜摄像系统有了长足的发展。对于临床使用者来说，最为重要的是图像像素（清晰度）、色彩还原能力、图像处理能力、图像的记录功能及使用的方便性。摄像系统的基本组成包括图像处理中心、摄像头和适配器。图像处理中心是主机系统，图像由光学视管送到适配器（光学系统），由适配器成像在摄像头的 CCD 上。由 CCD 将光学信号转换成电信号输出给图像处理中心。经过模拟／数字（A/D）转换和图像处理／放大，再将信号输出给监视器／数字影像记录仪／录像机或彩色热升华打印机。术者可以通过监视器观察、操作，通过数字影像记录仪或录像机取得图像记录。360°可弯曲电子胸腔镜和电子胸腔镜不需要光学视管，它的摄像头就在镜子的先端部，直接摄取图像，由于不需要复杂的柱状透镜系统，它的图像清晰度、色彩还原性都非常出色（图 9-2）。

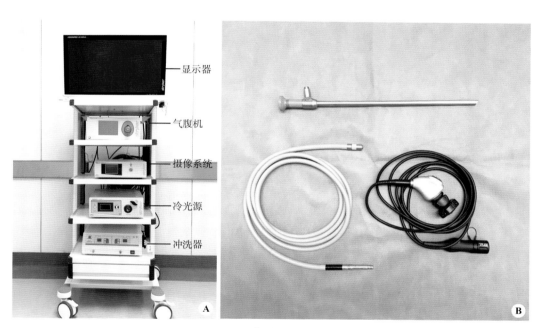

图 9-2　胸腔镜成像系统

（二）手术器械

1. 穿刺套管

最常用的穿刺套管为 5.5mm、10.5mm 和 11.5mm 的 3 种套管。胸腔镜常用 10.5mm 套管，若使用内镜缝合切开器须配备 11.5mm 套管。有软套管和硬套管两种。为减少术后胸壁疼痛，通常采用软套管。

2. 内镜手术器械（图 9-3）

内镜手术器械包括组织抓钳、分离钳、直或弯形内镜剪刀、血管施夹器、内镜缝合切开器、爪形肺叶牵开器、直头或弯头持针器、单极和双极电凝器、标本袋。

三、适应证和禁忌证

VATS 可避免大切口入路，最大限度减少医源性损害，获得最佳的临床疗效。但开展胸腔镜脊柱结核前路手术，不仅须牢固掌握脊柱结核治疗的基础理论和基本技能，遵循脊柱结核治疗的基本原则，严格把握手术适应证，还必须具备相应的微创手术条件，并通过系统临床前培训获得熟练的胸腔镜手术技能，方可取得预期疗效。因此，合理地把握手术的适应证和禁忌证非常重要，以下列举的为开展该手术的常见适应证和禁忌证。

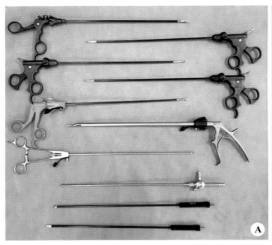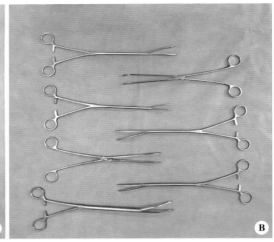

图 9-3   内镜手术器械

（一）适应证

（1）较大而不易吸收的寒性脓肿。

（2）明显的死骨或空洞。

（3）经久不愈的窦道。

（4）脊髓神经受压的症状、体征。

（5）脊椎骨或椎间盘严重破坏，并影响脊柱稳定性。

（6）非典型性结核诊断性活检。

（二）禁忌证

（1）患者其他脏器有活动性结核或严重疾病伴功能不良。

（2）全身中毒症状重，伴严重贫血，不能耐受手术。

（3）抗结核药物效果不佳，并产生耐药性。

（4）不能耐受单肺通气，有慢性阻塞性肺疾病或肺间质纤维化。

（5）合并严重传染性疾病（如病毒性肝炎、艾滋病病毒携带者）、肝肾功能不良、糖尿病、凝血功能障碍者。

（6）严重心脑血管疾病患者。

（7）既往手术区域有手术史或脓胸病史，导致胸腔严重粘连者。

四、麻醉和手术体位

进行 VATS 时须采用侧卧位并形成人工气胸，其生理特点与普通全身麻醉截然不同，因此对行 VATS 的患者应做全面术前评估，重点应放在呼吸系统和循环系统。吸烟、高龄、冠心病、过度肥胖、肺功能损害均为 VATS 麻醉处理的危险因素。吸烟患者呼吸道分泌物增加，抑制支气管黏膜上皮细胞的纤毛运动，使呼吸道分泌物不易排出。吸烟可使碳氧血红蛋白（CO_2-Hb）含量增加，血液氧合能力下降，组织供氧量减少，术后易产生肺不张和低氧血症。术前禁烟 48 小时，可降低 CO_2-Hb 含量；术前禁烟 2 周以上，可改善分泌物的清除能力。高龄患者心血管系统疾病和慢性肺部疾病的发病率明显升高，机体其他功能明显下降。年龄超过 70 岁者术后肺不张的危险性明显增加，超过 80 岁者近 60% 须术后呼吸支持 24 小时以上。心血管系统的危险性取决于冠心病的严重程度、左心室功能、年龄及其他并发症（如糖尿病、肾功能不全、心律失常等）。运动试验有助于心血管系统危险性的判断。运动试验阳性者应进一步行运动同位素心肌扫描或运动超声心动图检查，必要时进行心导管检查，严重冠心病则须先行冠心病治疗。肥胖者的肺顺应性下降，功能残气量降低，闭合气量增加，术中易发生低氧血症，其血流迟滞，血内脂肪酸增加，易出现血栓栓塞。

1. 麻醉

双腔气管插管单肺通气全身麻醉。

2. 手术体位

患者取主要病变侧向上侧卧位，病变节段部位垫高，头侧和髋侧放低，术侧上肢屈曲 90° 外展固定，以利于手术区域肋间隙张开，便于手术操作。

五、手术入路和工作通道建立

（一）标准"锁孔"电视胸腔镜外科手术（T₂～T₁₂节段）

$（一）标准"锁孔"电视胸腔镜外科手术（T_2\sim T_{12}节段）$

上胸椎（$T_2\sim T_5$）取病椎和相应肋间隙于腋中线处做操作切口，于操作切口低1个肋间隙的腋前线处做光源切口，低2个肋间隙的腋后线处做吸引切口。中胸椎（$T_6\sim T_9$）取病椎相应肋间隙于腋后线处做操作切口，于操作切口高2个肋间隙的腋前线处做光源切口，于操作切口低2个肋间隙的腋中线处做吸引切口。下胸椎（$T_{10}\sim T_{12}$）取病椎相应肋间隙于腋后线处做操作切口，于操作切口高2个肋间隙的腋中线处做光源切口，于操作切口低2个肋间隙的腋中线处做吸引切口。

首先在第6或第7肋间腋中线做15mm切口，逐层切开，分离至胸腔，作为胸腔镜进入孔。胸腔镜进入前应小心分离胸膜粘连，缓慢插入后观察胸腔解剖结构及肺萎陷情况，根据病变部位于上、中或下胸段分别在胸腔镜锁孔的头侧或尾侧相应肋间隙腋前线做2个5～15mm切口，作为操作孔和吸引孔，两孔相距1～2个肋间隙。在胸腔镜引导下用组织分离钳或电凝钩分离、切断胸膜粘连，使术侧肺充分萎陷，提供良好手术空间。镜下辨别清楚椎旁脓肿与腹侧大血管关系，将椎旁脓肿表面壁胸膜沿纵轴方向分离切开，认清脓肿壁上节段性肋横动脉、静脉，在远离椎间孔部位、椎体中央电凝后双重结扎。小口切开脓肿壁，吸尽脓液及干酪样组织后，再扩大脓肿壁切口，显露病椎，用胸腔镜操作器械将坏死椎间盘、死骨、结核炎性肉芽组织清除，彻底减压脊髓。椎间缺损可在操作口取小段肋骨或自体髂骨做植骨融合，必要时做内固定。止血，冲洗创口，恢复患侧肺叶通气，置入胸腔闭式引流管，缝合各个锁孔。

（二）小切口微侵袭电视胸腔镜外科手术

根据病变部位在上、中及下胸段做胸腔镜进入孔。在胸腔镜进入孔头侧或尾侧1～2个肋间隙病变相对应处的腋后线分别做3.5～5cm切口，用显微窥器撑开作为操作和吸引通道，进入胸腔后在胸腔镜下观察椎旁脓肿大小，认清脓肿壁上的肋横血管，依次给予结扎。纵行切开脓肿壁，

吸除结核性脓液、干酪样组织和坏死组织，脓壁下剥离，显露病椎椎体及病椎上、下椎体。用骨刀或磨钻切除病椎处肋头，显露病椎的椎弓根。用不同型号刮匙进行病灶清除，清除病椎的死骨、坏死椎间盘和结核性组织。仔细显露和减压脊髓，尤其注意清除对侧的椎旁脓肿。病灶范围广泛时，必须注意保护神经根。病灶清除彻底后，在病灶上、下椎体外侧方用骨刀开槽，取肋骨或髂骨块植骨，同时应用钉棒系统或钉板系统内固定。冲洗胸腔，全面检查胸腔内组织，置胸腔引流管。

六、基本手术技术

（一）手术通道建立和切口选择

患者麻醉和体位放置后，通过C形臂进行体表手术通道定位。根据病变和手术的不同，选择标准"锁孔"VATS或小切口微侵袭VATS。选择病变优势侧进入，如病变无左右侧严重程度区别，则根据胸腔解剖特点选择手术入路，上、中胸椎以右侧手术入路能较易显露手术视野，下胸椎选择左侧手术入路较易显露。

（二）组织分离

VATS操作毕竟与开胸手术及单视野操作的传统腔镜手术有很大区别，它是一种特殊的需要手眼配合的技术。非胸腔镜手术医生很难将胸腔结构的立体形态和屏幕上的二维图像联合起来。通过屏幕，熟练进行手眼配合操作，才能对组织进行正确分离、处理。进入胸腔后，须将萎缩的肺叶向前方牵开，显露椎体、后胸壁。右侧入路时，危险的组织结构是奇静脉、交感神经干、肋间血管和胸导管。左侧入路时，危险组织结构是主动脉、半奇静脉、交感神经链和肋间血管。不管从哪侧入路，总需要切开胸膜，充分剥离软组织，仔细分辨奇静脉、半奇静脉、交感神经链、胸导管等，分离并牵开。胸腔镜下的组织分离方法有如下几种。

1. 钝性分离

钝性分离是VATS常用的分离方法。

（1）手指分离法：主要用手指分离粘连胸膜，其特点为手感好、安全性高。

（2）剥离器分离法：胸腔镜组织剥离器包括

分离钩、分离钳、剥离器等，其对神经、血管的分离具有快速、安全的特性。

（3）分离钳分离法：内镜组织分离钳是常用分离器械，可以对神经、血管及不同组织进行精细分离。

（4）"花生米"剥离子分离法：开胸用的"花生米"剥离法同样可用于 VATS，是比较有效的分离方法。

（5）圆钝吸引器头分离法：用圆钝吸引器头分离既可吸尽创面出血、积血和积液，保持分离面清楚，又可加快剥离速度和提高准确性，是一种十分有效的剥离工具。

2. 锐性分离

胸腔镜剪是锐性分离的主要器械。腔镜剪刀形状、大小各式各样，在分离时可及时电凝小血管而不需要更换器械，可加快分离速度，增加安全性，但反复电灼会导致刀刃变钝。

3. 单极和双极电凝器分离

单极和双极电凝器分离是 VATS 常用方法，其特点是分离速度快、止血效果好、安全可靠。应用单极电凝器应注意绝缘性，以免出现意外。双极电凝器较为安全，但电凝时烧焦的组织使层次模糊，解剖结构不清，影响进一步分离。

4. 激光分离

激光分离是理想的分离方法，快捷且不出血。较为常用的是 Nd ∶ YAG 激光，有接触式和非接触式，常用的是非接触式。激光分离应采取严格的防护措施。

（三）止血

大量渗血或出血会影响手术视野和操作，所以组织止血是一项非常重要的操作。非直视下的止血，必须把握钳夹操作技术与烧灼技术，以免引起过度灼伤组织或止血不成功。目前，VATS 止血方法有以下几种。

1. 电凝止血

电凝止血是最常用的方法，效果可靠、速度快，适用于渗血、小血管出血，但烧灼组织易产生烟雾，从而影响观察。目前，已有带吸引装置的电凝止血器械，可以吸去烟雾及灼烧处的积血。电凝止血器械有电刀铲、电刀钩、抓钳、分离钳、剪刀等，多数器械为单极电凝，所以电凝时应保持绝对绝缘，注意调整输出功率，以免烧灼时出现意外。双极电凝是目前较安全的电凝止血方法。

2. 钛夹止血

钛夹是适合中、小血管止血的常用止血器械。有各种型号钛夹，术中根据血管粗细、组织多少选择合适型号，不合适型号会影响止血质量，甚至造成金属夹脱落。

3. 氩气刀止血

氩气刀使用方便，凝固作用远高于电凝，对深部组织损伤小，氩气刀止血适合于渗血和小血管出血，但不适合中、大血管出血。

4. 激光凝固止血

凝光凝固效果好、凝固力强，非接触式激光止血方便。目前常用的止血激光器有 Nd ∶ YAG、钬激光、半导体激光等，但 VATS 手术用激光止血尚未广泛推广。

5. 压迫止血

压迫止血适用于大血管旁组织或椎管内渗血。该处电凝止血危险大，金属夹止血困难，可应用止血海绵或凝血酶原等止血。

（四）病灶清除

进入胸腔后将粘连的胸膜分离，手术侧肺充分萎陷，手术野显露充分。用电凝钩切开椎体侧方壁胸膜，显露椎体侧方脓肿及肋椎关节。经穿刺证实后将脓肿壁切开，脓液抽吸干净，脓肿壁炎性肉芽和失活组织用镜下刮勺清除。在脓肿壁切开后将椎间隙病变坏死椎间盘或死骨清除，注意处理、结扎肋间血管，以免造成大出血。处理椎间盘病变或椎管内脓肿时，须在内镜严密监视下进行，并预先显露椎间孔部位和椎管前方结构，防止损伤脊髓。

在病变相应椎体水平通过 1 个 3～4cm 小切口进入胸腔后，以前所述进行脓肿引流，显露病椎。先将病变处肋头用骨刀或磨钻切除，显露椎弓根并用枪式咬骨钳去除，以显露椎管、硬膜囊。用骨刀、刮匙、镜下高速气钻切除病椎和椎间盘组织。测量椎间骨缺损长度，并取相应长度自体三面皮质髂骨或以自体骨填充的钛网植入骨缺损区。在 C 形臂监视下，在上、下椎体侧方正中钻孔，并安置椎体固定器。注意椎体切除时，须先确定椎管前壁部位，内镜严密监视下小心切除脊髓前方骨性和椎间盘组织时，切勿向脊髓方向操作，防止损伤脊髓。椎体螺钉的安装须在 C 形臂监视下进行，以确保固定长度和置入方向的正确。

病灶清除时对压迫脊髓的死骨、坏死椎间盘及纤维组织束带应彻底清除，清除时应注意不能下压，刮匙尽量向上刮除病灶坏死组织。同时应注意清除对侧椎旁脓肿，刮匙操作应避免损伤脊髓和神经根。

病灶清除后，反复冲洗病灶区域，彻底止血。开槽必须在正常椎体上，植骨块应比凹槽大 1～2mm，紧嵌槽内，以免术后植骨滑出压迫脊髓。

（五）肋间血管处理

肋间血管的妥善结扎、切断是保证手术安全、顺利进行的基本要求，否则可导致术中、术后的大出血。术中在椎体侧方中部游离肋间血管并用电凝钳电凝切断或止血钛夹双重结扎后切断。而在脊柱结核病变中，因为椎旁脓肿形成和炎症反应，往往难以清晰显露肋间血管，可依肋头方向延伸估计肋间血管位置，然后在相应部位用电凝钳电凝切断。注意勿在椎间孔处电凝，以防造成脊髓缺血性损伤。

七、并发症的防治

（一）肺组织损伤

肺组织较脆弱，极易因牵拉过猛或锐器切割造成组织损伤。一旦发生肺实质损伤，须暂停手术，及时予以缝合处理。

（二）暂时性肋间神经痛

肋间隙的过度牵拉、压迫，术中切断肋间神经，术后均会出现暂时性肋间神经疼痛、感觉麻木。其防范措施如下：术中应用直径＜1.5cm 的工作套管；不要过度牵拉肋间隙。如术后出现肋间神经痛，可适当给予营养神经药物，如维生素 B_1 和维生素 B_{12}、甲钴胺针剂或片剂等。

（三）活动性出血

活动性出血主要原因为节段血管结扎不牢固而滑脱，或因电凝切断后电凝结痂脱落出血。其次是肋间血管被不正确套管置入损伤，手术时因套管压迫未发现出血，术后未处理肋间动静脉而出血。此外还有手术创面渗血。如发现活动性出血，则应在术中及时处理。术后一旦出现严重出血，则应毫不犹豫开胸止血。

（四）术后肺扩张不全

由于单侧肺通气时间过长，术侧肺长时间处于萎缩状态，术后肺膨胀不够，或未能发现术中微小组织损伤。术后产生术对侧肺叶不张，通气侧肺下叶因分泌物阻塞，术后未能及时吸除，亦可发生肺不张。术后应及时摄片观察肺不张情况，以便采取必要的治疗措施。

（五）感染

手术后感染常见原因有胸腔内感染病灶切除防护不够，或手术器械消毒不合格，无菌操作不规范，其中更多见于内镜器械有污染。一旦发生胸腔感染，必须同普通脓胸一样进行有效脓胸引流，选用敏感抗生素，加强支持疗法。必要时再次手术冲洗胸腔，置胸腔冲洗管。

（六）脊髓神经损伤

结核病灶清除时，去除死骨、坏死椎间盘或包裹性纤维组织松解时，容易损伤脊髓神经，产生严重临床后果。所以进行手术时，应熟悉临床解剖，规范手术操作，仔细分离组织，严禁单极电凝止血。

八、小结

20 世纪 90 年代，VATS 的发展为胸椎前路手术的微创化开辟了新的途径。其微创性、安全性、有效性已得到国内外研究证实。很多学者已将其应用于多种胸椎疾病的诊治中，包括病椎活检、胸椎椎间盘摘除、胸椎畸形前方松解矫正、椎体切除和内固定重建。近年来，国内外学者也将其应用于胸椎结核的诊治，并取得满意疗效。毫无疑问，VATS 较传统外科手术具有创伤小、术后恢复快等优点，但其技术与设备要求高也为人们所认识，早期应用存在一定难度和潜在的风险。VATS 与常规手术相比存在下列问题：①需要特殊的设备，如监视器、光源、抽吸和灌洗装置、电凝系统、普通镜下和特制脊柱前路手术操作器械、影像定位系统；②学习曲线较长，VATS 应用前需要术者有丰富的开胸手术经验，镜下解剖的学习和镜下操作的训练；③对麻醉要求高，单肺通气和术侧肺塌陷是保证胸腔镜手术成功的重要前提；④需要特殊的镜下内固定操作器械。研究证实，VATS 小切口技术不仅能取得标准"锁孔"VATS 同样的微创效果，而且能缩短技术掌握的学习曲线，并可应用常规手术器械进行有效手术，手术费用低，应用前景广阔。

　　总之，VATS 是一种新兴技术，代表着未来脊柱外科手术的发展方向。但其并非一门独立的新学科，而是一种比传统脊柱外科手术具有更小切口、更佳内环境稳定、更小全身和局部反应、更快组织愈合、更短康复时间和更好心理反应的微创手术技术。众多成功经验告诉我们，作为传统开放手术的一个有益和必要的补充，VATS 并不能完全取代和脱离传统脊柱外科技术。开展胸腔镜脊柱结核前路手术，不仅须牢固掌握脊柱结核治疗的基础理论和基本技能，遵循脊柱结核治疗的基本原则，严格把握手术适应证，还必须具备相应微创手术条件，并通过系统临床前培训获得熟练的胸腔镜手术技能，方可取得预期疗效。应用VATS 治疗脊柱结核，虽已取得早期优良结果，但远期疗效还有待于进一步观察研究。我们相信，随着设备的改进和技术水平的提高，以及治疗的进一步规范，VATS 将在脊柱结核的外科微创治疗中发挥更加重要和有效的作用。

第二节　腹腔镜技术在脊柱结核手术中的应用

　　腹腔镜外科手术以其创伤小、近乎无瘢痕、手术时间短、术后康复快等优势，备受世界医学界和社会的认同与青睐。目前，该技术已成功应用于普通外科、妇产科、泌尿外科、小儿外科的多个脏器的手术。1991 年，Obenchain 报道了 1 例腹腔镜下 $L_5 \sim S_1$ 椎间盘摘除术。Zuckerman 等于 1995 年报道了 17 例腹腔镜下前路 $L_4 \sim L_5$ 或 $L_5 \sim S_1$ 椎间隙椎体间融合器（BAK）融合术。随后，腹腔镜腰椎外科已由单一、简单病种的治疗向多元、复杂病种的治疗转变，腹腔镜与小切口技术结合的微创手术弥补了早期闭合腹腔镜腰椎手术

的不足及技术局限，进一步扩大了腹腔镜腰椎外科技术的应用范围。现在，腹腔镜技术的应用几乎囊括各种腰椎疾病的前路手术治疗。

一、应用解剖

　　前路腹腔镜腰椎入路需要对腹腔的解剖进行深入的了解，包括腹部的分界及标志，腹前壁的层次，腹膜的相关特征构造，与腰骶椎相关的腹膜后结构等。前入路须经过腹前外侧壁，牵开腹腔内脏器获得暴露，然后经腹腔或腹膜后间隙直达腰骶椎。

（一）腹腔内结构

　　穿过腹壁进入腹腔，膀胱排空后，腹腔深处的结构易于辨认。在女性，子宫位于膀胱后方，将子宫前移便可辨认乙状结肠和直肠，在子宫和乙状结肠外侧为子宫圆韧带、卵巢、输卵管，上述结构的深部，腹膜后间隙内有输尿管和卵巢动脉。在男性，输尿管出腹环后，沿骨盆侧壁行向后下方，至膀胱底后面。乙状结肠位于降结肠和直肠之间，是位于腰骶椎前方的重要结构，须牵拉乙状结肠方可暴露椎体，乙状结肠与降结肠无明显分界，由系膜连于盆腔左后壁，活动度大，易于移动。乙状结肠长约 40cm，在降入盆腔移行于直肠之前，在 L_4 水平向中线偏移。

　　右侧输尿管斜行跨越右髂外动脉进入盆腔，易于辨认。左侧输尿管位于乙状结肠系膜深面，在经腹膜入路时不易辨认。有少数患者左侧输尿管在 $L_5 \sim S_1$ 椎间盘水平直接跨越中线，警惕此种解剖变异有助于防止损伤。为暴露 $L_5 \sim S_1$ 椎间盘，可在乙状结肠、直肠交界处分离乙状结肠系膜，在髂血管分叉直达 $L_5 \sim S_1$ 椎间盘。向上延长乙状结肠系膜中部的切口或分离腹膜返折处的乙状结肠系膜可达左侧 $L_4 \sim L_5$ 椎间盘。乙状结肠的血管来自肠系膜下动脉，在止于直肠上动脉前分出 $3 \sim 4$ 个乙状结肠动脉分支，这些动脉在乙状结肠系膜内吻合成动脉弓，分支营养乙状结肠。

（二）腹膜后结构

　　分离乙状结肠肠系膜，可直达腹后壁和脊柱。脊柱的动脉具有明显的节段性，节段动脉的分支

之间存在纵行吻合链，分别位于椎体两侧、横突前外侧、椎弓后方、椎体后方、椎弓前面共5对形成绳梯式吻合，其中后两对位于椎管内，节段动脉间丰富的吻合有重要的代偿作用，手术时须分离结扎（图9-4A）。下腔静脉起自L₅椎体右侧，与降主动脉伴行。左髂总静脉跨越L₅椎体和L₄～L₅椎间盘，达下腔静脉，术中应注意保护。在此应注意腰椎附近的重要血管：腹主动脉叉，腹主动脉终端在L₄水平分为左、右髂总动脉，其分叉角度成年男性平均值为61.5°±1.1°，成年女性为63.7°±1.6°，距L₅～S₁椎间盘边缘（3.5±0.8）cm。髂总动脉，起始部由腹主动脉分出，平L₄椎体下缘，沿腰大肌内侧行向外下，骶髂关节处分为髂内动脉和髂外动脉。左髂总动脉的前方有输尿管和卵巢动脉经过，其后内方为左髂总静脉。骶正中动脉为单个动脉，起自腹主动脉后壁，在L₅椎体前面下降入盆腔，有时从骶正中动脉起始部发出一对第5腰动脉，又称腰最下动脉，术中应注意识别并加以保护（图9-4B）。骶正中静脉多为1支，

大多与骶正中动脉伴行，但两者位置关系不恒定，注入左或右髂内静脉的内下壁者最为多见，少数注入髂总静脉或下腔静脉。前纵韧带覆盖于椎体前表面。腰大肌位于脊柱腰骶段前两侧，起于腰椎体侧面横突及T₁₂～L₅椎间盘。副交感神经丛、腰小肌（出现率50%）起自T₁₂和L₁，止于髂耻隆起，作用为紧张髂筋膜。腰方肌位于腹后壁，在脊柱两侧，其内侧有腰大肌，后有竖脊肌，腰方肌起自髂嵴后部，向上止于第12肋和L₁～L₄横突。生殖股神经在腰大肌前穿出，在该肌前面下行。在腰大肌肌腱性起点的前方，椎体两侧可见交感神经。在骶骨中线及远端，副交感神经丛向前方延伸至主动脉，在主动脉分叉下方靠近骶筋膜，此丛在暴露L₅～S₁椎间隙时易受损伤，导致男性逆行射精。自左腰大肌中部致左髂总动脉、左髂总静脉间可显露L₄～L₅椎间盘，左侧输尿管在腹膜后下行，在向前跨越髂总动脉、静脉前，自外侧向中央略斜行于腰大肌前表面，应注意辨认及加以保护。

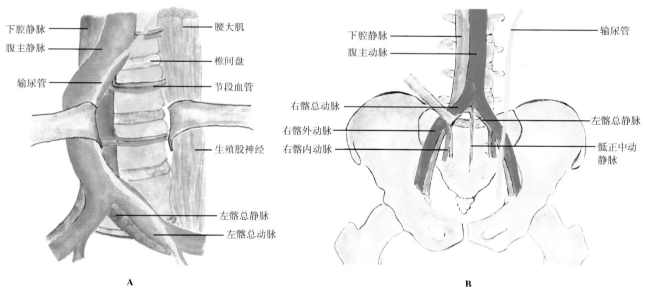

图9-4　腹膜后结构
A.腹膜后侧方结构；B.腹膜后骶正中结构

二、腹腔镜设备与器械

（一）腹腔镜成像设备

1. 内镜成像系统

（1）电视腹腔镜：在进行腹腔镜微创手术

时，通常使用高分辨的硬镜。现代腹腔镜管由杆式透镜、镜头前间隙及用于补偿周边失真的透镜组成。电视腹腔镜上装有可调节摄像头，其可将手术图像传送到信号处理器，并在监视器上显示。连接于腹腔镜的光纤将光线经腹腔镜传递至腹

腔。腹腔镜有不同直径（2.0～14.0mm）和视角（0°～70°）。直径10mm的25°腹腔镜视野广阔、图像分辨率高，尤为适用于腹腔镜腰椎微创手术。

（2）冷光源：腹腔镜系统的照明是由冷光源完成的。冷光源用的灯泡中充有卤素或氙气，其输出功率为70～400W。现在300W氙气灯泡已成为多数腹腔镜手术用的标准光源。其突出特点是光线强烈，色温5600～6000K，与太阳光类似；而且氙气光源具有出色的传播光谱，涵盖了从紫外线到红外线的整个波段。

（3）监视器和影像记录设备：由于腹腔镜手术时影像替代了医生的直觉视觉感受，因此高质量的视频系统尤为重要，监视器是影像链中的最后一环，对其质量要求应与摄像机相同。高分辨率的摄像机应连接高质量的监视器，否则就不能体现出高品质摄像机的优越性。此外，监视器应能显示不闪动、高分辨率的图像，同时要有良好的对比度和色彩。可应用录像机或图像工作站实时记录手术影像。

2. 气腹机

腹腔镜手术依赖于腹腔手术空间的建立，因此需要向腹腔内灌注二氧化碳气体，使前腹壁抬高，以获得良好的术野和操作空间。目前常应用全自动二氧化碳气腹机维持气腹。腹内压最好维持在8mmHg。理想的电子控制气腹机流速应达到30L/min，这样在腹腔吸抽时就不会使腹内压过于降低。

3. 冲洗吸引设备

腹腔镜手术时必须有良好的冲洗吸引设备。冲洗流速最少应达1L/min，吸引管内镜应该是在5～10mm可调，以便吸出烟雾、液体或血凝块。吸引头应有多个侧孔，以便快速吸出血块和大量液体。腹腔内冲洗应使用温热（37℃）等渗液体，最好使用生理盐水或乳酸林格液。可以在1000ml灌注液中加入3000U肝素，防止注入凉灌洗液时血块形成，也有助于吸引血块时使之破碎，易于吸出。

（二）手术器械

1. 穿刺套管

穿刺套管是内镜和手术器械的通道，均带有密封垫和活动阀门，防止气体漏出。有不同形状、大小和质地的穿刺套管，外径为3～35mm。理想的穿刺套管应满足下列条件：安全、易于控制、较少引起创伤；置入腹壁的套管应有良好的固定，在快速更换器械时不至于将套管一起拔出；套管密封性要好，防止过多气体泄漏。

2. 腹膜后分离气囊

腹膜后分离气囊是腹膜后入路的常用设备。将其置入腹膜后间隙，气囊内注水或注气，协助剥离腹膜和推开腹膜内器官以暴露术野。有些分离气囊中心有管道，以便放入腹腔镜。

3. 软组织解剖分离器械

该类器械包括软组织抓钳、组织分离钳、内镜分离钳、电钩、钛夹钳等。通常有很长的器械轴，达20～30cm。器械轴可旋转360°，使头端自由转换方向，方便腹腔内操作。

4. 内镜用脊柱手术工具

内镜用脊柱手术工具是开放手术工具的改进，通常长30～40cm，上面有刻度，以厘米为单位，其头部可稍微弯曲或成角。这些工具有Kerrison咬骨钳、椎间盘咬骨钳、刮匙、骨凿、嵌骨器、骨膜玻璃器、神经拉钩等（图9-5）。

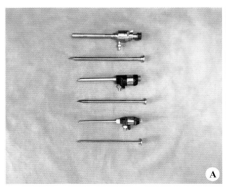
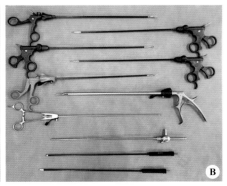

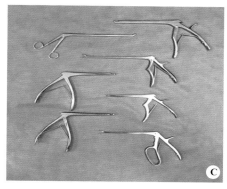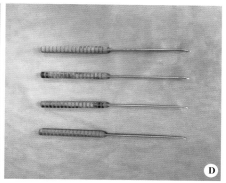

图 9-5 腹腔镜手术器械

A.腹壁穿刺器；B.软组织解剖分离器械；C、D.内镜用脊柱手术工具

三、适应证和禁忌证

腹腔镜手术可避免大切口入路，最大限度减少医源性损害，获得最佳的临床疗效。但开展腹腔镜脊柱结核前路手术，不仅须牢固掌握脊柱结核治疗的基础理论和基本技能，遵循脊柱结核治疗的基本原则，严格把握手术适应证，还必须具备相应微创手术条件，并通过系统临床前培训获得熟练的腹腔镜手术技能，方可取得预期疗效。因此，合理地把握手术适应证和禁忌证非常重要。

（一）适应证

（1）较大而不易吸收的寒性脓肿。

（2）明显的死骨或空洞。

（3）经久不愈的窦道。

（4）脊髓神经受压的症状、体征。

（5）脊椎骨或椎间盘严重破坏，并影响脊柱稳定性。

（6）非典型性结核诊断性活检。

（二）禁忌证

（1）患者其他脏器有活动性结核或严重疾病伴功能不良。

（2）全身中毒症状重，伴严重贫血，不能耐受手术。

（3）抗结核药物效果不佳，并产生耐药性。

（4）年龄过大或过小不能耐受手术。

（5）过度肥胖、多阶段严重病变、手术区既往有手术史和局部严重粘连。

四、麻醉和手术体位

（一）麻醉

1. 术前评估

术前主要应判断患者对人工气腹的耐受性。人工气腹的相对禁忌证包括颅内高压、低血容量、脑室腹腔分流术后等。心脏病患者应考虑腹内压增高和体位对血流动力学的影响，一般对缺血性心脏病的影响程度比对充血性或瓣膜性心脏病轻。由于术后影响小，呼吸功能不全的患者应用腹腔镜手术更具有优势，但术中管理困难加大。腹内压增高对肾血流不利，肾功能不全的患者应加强血流动力学管理，并避免应用有肾毒性的麻醉药物。

2. 麻醉

用气管内插管控制呼吸的全身麻醉最为常用和安全。

3. 术中监测

术中监测主要包括动脉血压、心率、心电图、血氧饱和度、呼吸末二氧化碳分压。心血管功能不稳定的患者，需要进行中心静脉压和肺动脉压监测。

4. 术中管理

调整呼吸参数，维持呼吸末二氧化碳分压于 35 ～ 40mmHg，一般通过增加肺泡气量 10% ～ 25% 即可。调节呼吸比、反比通气。妥善安置患者体位，避免神经损伤。尽可能减小患者倾斜度，一般不超过 15° ～ 20°。缓慢调节体位，避免血流动力学和呼吸剧烈变化。每次改变体位时应重新确认气管导管的位置。良好的肌松有助于提供更大的手术空间。术前应进行有效扩容，术中则需限制性输液。

（二）手术体位

L₂ 以下手术采取气管插管下全身麻醉，并根据病变部位的不同选择左侧或右侧仰卧 45° 卧位。对胸腰段病变手术，须进行胸 - 腹腔镜联合手术的病例则采取单肺通气全身麻醉，取侧卧体位。

五、手术入路和工作通道建立

腰椎结核手术均采用腹膜后入路，根据病变部位和手术目的不同而选择不同的手术入路。

（一）气腹经腹膜后途径

1. 手术通道建立

患者取右侧卧位，于腋后线肋脊角尾侧 4cm 处（第 12 肋尖端处）做一切口，钝性分离三层腹壁肌，切开腹横筋膜，分离腹膜后间隙，沿第 12 肋可达脊柱。经该切口在腹膜后间隙置入气囊，注入 300ml 生理盐水扩张腹膜后间隙。排出生理盐水，取出气囊，换 10mm 套管置入，放置腹腔镜。向腹膜后间隙注入二氧化碳，维持气压 8 ～ 10mmHg，在原切口尾侧腋中线、腋后线上再置入 2 个 5mm 套管，放置牵开、剥离器械，向中线牵开腹膜及腹腔内容物后，显露相应椎体及椎间盘（图 9-6）。

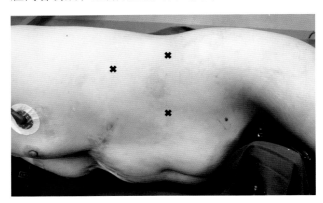

图 9-6　气腹经腹膜后途径

2. 椎体和椎间盘的显露

经观察通道用腹腔镜观察腰大肌、腹主动脉、下腔静脉、肾脏、输尿管、腹膜腔内容物；在腹腔镜引导下，钝性分离腹膜后脂肪，在腰大肌和腹主动脉之间的间隙进行分离达到病变部位，保护好输尿管及从腰大肌内缘穿出的腰神经丛，并向两侧牵开腰大肌和血管，用钛夹结扎显露腰椎节段动脉并切断，显露手术区椎体、椎间隙。

（二）非气腹经腹膜后途径

患者取仰卧或右侧卧位，左胁腹部下垫沙袋。腹部做 2 个切口，左胁腹部切口置入分离气囊和腹腔镜，位置在腋前线上第 11 肋与髂嵴连接中点处，第 2 个切口位于腹正中线附近，位置由需手术的椎体位置决定。此入路可以完成 T₁₂ ～ S₁ 椎体间融合、病灶清除等手术。

左胁腹部切口长约 15mm，分离腹侧壁肌肉，钝性分离腹内斜肌、腹横肌，显露腹膜外脂肪组织，也可以用手指辅助进行钝性分离。自切口内放入椭圆形的分离气囊至腹膜后间隙处，同时从气囊中央插管处放入腹腔镜，向气囊内充气，随着气囊膨胀，可以逐渐在镜下看到腹膜的轮廓及腹膜从腹前壁剥离的情况。须持续分离，使腹膜及腹内脏器移至中线位置，以便能放入前方的工作通道。腹膜后间隙暴露，腹膜自腹前壁内表面剥离后，从左胁腹部切口放入 10cm 长扇形提拉器，在腹腔镜直视下张开扇臂，将扇形提拉器连接于液压机械臂，通过提拉腹壁扩展操作空间。特制的气囊牵开器可经左胁腹部或前腹壁的工作通道置入腹膜后间隙，充气后用来帮助牵开腹膜及腹膜内脏器。

工作通道建立于前腹壁中线旁 2cm，做一长约 12mm 切口，位置取决于须显露的病变部位或椎间隙水平。切开皮肤，显露并切开腹直肌前鞘，向外侧牵开腹直肌，显露并切开腹直肌后鞘，在中线附近可见腹膜及其内容物，如果分离气囊不能提供充分暴露，也可以用手指进行钝性分离，以帮助将腹膜从腹壁内侧剥离。腹膜内包裹小肠，可用扇形牵开器牵开，如有必要还可以从工作通道置入气囊牵开器辅助操作。之后其余步骤与前述的经腹膜途径类似（图 9-7）。

需要注意的是，必须显露大血管，是否分离或牵开这些血管取决于须显露的椎间隙水平。L₅ ～ S₁ 椎间隙在腹主动脉分叉下显露，而 L₄ ～ L₅ 椎间隙及附近水平须向脊柱右侧牵开腹主动脉及下腔静脉。经皮穿刺的 Steinmann 针可用于保持大血管的牵开状态，手术中应注意辨认并保护大血管和输尿管以防损伤，交感和副交感神经丛在大血管前方向上延伸。如分离显露多个椎体还须钳夹相应的椎体节段血管，在 L₄ ～ L₅ 水平还应辨明、钳

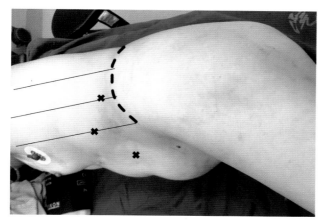

图 9-7　非气腹经腹膜后手术体位和入路

夹髂腰静脉。常规的腰椎椎间盘切除和终板的处理可通过工作通道施行，不同型号的刮匙均可在工作通道内应用。

六、基本手术技术

（一）充气式经腹膜后腹腔镜结核病灶清除术

该手术可应用于 L_1～L_5 单纯椎间隙破坏、腰大肌寒性脓肿的病灶清除，而无须行脊柱稳定性重建手术的病例。其手术通道的建立和腹膜后结构的分离显露参照气腹经腹膜后腹腔镜腰椎手术技术。

（二）胸 - 腹腔镜联合结核病灶清除术

该术式应用于胸腰段结核和下胸段结核合并腰大肌脓肿的病例。首先在胸壁腋前线第 7～8 肋间置一个直径 10mm 的胸腔镜观察孔，再在 T_{11}～T_{12} 椎体胸壁做一 20mm 切口达胸腔，作为下胸椎固定的手术操作口。在第 12 肋下缘第 1 腰椎相应腹壁表面做一 3～4cm 的斜切口，须进行脊柱前路重建的病例则采取腹腔镜辅助小切口的手术。该术式首先须在 C 形臂透视定位下，在病变椎体所对应腹壁逐层切开皮肤、皮下组织、腹外斜肌筋膜，分离腹内斜肌、腹横肌至腹膜，将腹膜向前推开，显露 L_1～L_2 椎体。

（三）腹腔镜辅助腹膜后小切口腰椎结核病灶清除及重建手术

该术式适合于 L_2～L_5 椎体结核手术，沿第

12 肋尖与耻骨结节连线做一个 3～4cm 切口，逐层切开皮肤、皮下组织、腹外斜肌筋膜，分离腹内斜肌、腹横肌至腹膜。经该切口在腹膜后间隙置入腹膜分离气囊，并注入 300ml 生理盐水，以向腹侧分离。推开腹膜，经腹腔镜观察腹膜后间隙充分显露后，将分离气囊排水取出，沿该切口放置微创腹壁牵开器，可通过牵开器进行手术操作和腹腔镜观察。也可另在小切口前侧 3cm 做一 10mm 切口，插入 10mm 套管作为腹腔镜观察通道。腹膜后间隙分离满意后，将腹膜、输尿管、卵巢或精索血管向前推开。显露腰大肌脓肿，经穿刺证实后，纵行切开腰大肌进行脓肿引流，用吸引器吸尽脓液，并将干酪样物质和肉芽组织等刮除。在脓肿壁内侧找到通向病灶的瘘孔，该处常有白色脓栓堵塞，多数瘘孔直通病灶。但少数瘘孔曲折而不直接与病椎相通，这样可借助术中 C 形臂透视下确定病灶位置，从脓肿内外寻找骨病灶。辨认椎体表面的节段腰动脉、静脉，将其双重结扎后切断。以病椎为中心，向上、下及前、后剥离骨膜，充分显露病变椎体和椎间盘，以髓核钳、刮匙、骨刀彻底清除死骨、干酪样坏死组织及坏死椎间盘。若骨缺损较多而影响脊柱稳定性，则取自体髂骨进行椎间植骨融合，并在椎体侧方以钉棒系统内固定。

七、并发症的防治

腹腔镜手术相较于传统的手术方式具有创伤小、恢复速度较快的特点，但是微创手术并不等于没有并发症，正视并发症，在深入分析并发症发生原因的基础上，选择恰当的防治方法，有助于降低腹腔镜并发症发生概率，更好地展现腹腔镜在脊柱结核临床治疗中的应用价值。结合临床实践及文献报道，腹膜损伤、血管损伤和神经损伤等并发症发生概率相对较高。在手术治疗过程中，需要特别注意对这些并发症的防治。下面将介绍几种常见的并发症防治策略。

（一）腹膜损伤

腹腔镜后腹膜入路腹膜损伤多发生于：未完全推开腹膜，腋前线穿刺点套管针穿破；炎症或其他原因致粘连严重，在分离过程中损伤；分离

肾周筋膜与腹膜间隙时损伤；也可因为解剖不清楚或动作粗暴，将腹膜撕破。腹膜损伤时，后腹腔气体进入腹腔内，增加了腹内压，腹膜内外压力差减少，导致后腹腔手术空间迅猛缩小，从而提高了手术难度，延长了手术时间，增加了潜在的手术风险。术中一旦发现后腹腔手术空间迅猛缩小，患者腹部膨隆明显，须检查是否存在腹膜损伤及损伤部位和大小。同时还应注意有无腹腔脏器损伤，必要时中转开腹手术探查。如果裂口较小，对腹膜后空间操作影响不大或手术即将完成，可不做处理，但对于较大破损，常须采取措施恢复腹膜损伤后的空间。此外，长期混合感染或二次手术以开放手术为妥。

（二）神经损伤

神经损伤分为手术体位造成的损伤和术中操作造成的损伤。手术体位造成的损伤包括：上肢过度外展，臂丛神经损伤；下肢腘窝受压，下肢小腿神经损伤。预防上肢神经损伤的措施包括：预防臂丛神经损伤可使用软垫肩托，固定手臂，防止过度外展。预防下肢神经损伤可将大腿支架调整到合适高度，不应过高，最好保持 $25° \sim 30°$，两支架之间保持 $30 \sim 50cm$；将双下肢置于支腿架上，尽量向水平方向调整，支腿架上窝部选用柔软护垫，这样可以最大限度防止股神经或坐骨神经及其分支胫神经、腓总神经损伤。术中操作造成的损伤常见的为股神经损伤。$L_2 \sim L_4$ 神经干行于腰大肌之后，向下外走行，组成股神经。股神经在髂嵴水平到腰大肌外缘，然后经其前方到腹股沟。当脓肿位于腰大肌深层时，神经干可暴露于脓肿中或前方。因此，腰大肌脓肿切开应尽可能偏内，先纵行切一小口后，再沿肌纤维分开。对于脓腔内条索状物，请勿随意切断。

（三）皮下气肿

腹膜外气肿很多与穿刺针的穿刺操作有关，正确掌握穿刺方法是关键，注意充气速度不宜过快，防止腹内压急骤升高。手术过程中应严格控制腹腔压力（IAP）在 $10 \sim 13mmHg$，尽量缩短手术时间。术中避免过多更换器械。术毕尽快将腹腔内气体排出，以避免或减少皮下气肿的发生。

（四）植骨块松动不融合

植骨块大小不合适、植骨块接触面骨质欠佳及长节段植骨，且局部稳定性不好的情况下，可能发生植骨块松动和吸收。因此，病椎应彻底切除至两端健康骨，取自体髂骨三面皮质骨移植。根据融合节段稳定性情况，选取适用、可靠的内固定。

八、小结

如前所述，选择性的积极外科手术结合抗结核药物联合化疗可有效地缩短治疗周期，减少长期化疗所产生的副作用，促进结核治愈，降低伤残，提高生活质量。这是脊柱结核现代治疗理念的重大进步。脊柱结核作为全身性结核的局部继发性病灶，是一种慢性消耗性疾病。传统开放前路手术的较大创伤对于本处于体能消耗和营养状况欠佳的患者无疑是雪上加霜。在取得优良治疗效果的同时，如何减少手术创伤是脊柱外科界广泛关注的问题。近年来，各种微创技术，特别是内镜手术设备的发展，以及胸腹腔镜在脊柱外科应用的经验增加，促使脊柱结核外科微创手术得到了迅速发展。

目前，腰椎结核内镜微创手术主要包括 CO_2 气腹腹膜后腹腔镜腰椎结核病灶清除术和半开放式腹膜后腹腔镜辅助小切口腰椎结核病灶清除术。Parker 和 McAfee 等于 1996 年首先报道了气腹经腹膜后腹腔镜腰椎前路病灶清除术。王冰等于 2002 年报道了该技术在腰椎结核前路病灶清除术的应用。笔者认为，气腹经腹膜后腹腔镜腰椎结核前路病灶清除手术对于简单椎间隙结核和腰大肌脓肿的外科治疗可取得比较满意的临床治疗效果，并能达到微创目的。但由于缺乏内镜技术专用的固定器械和术中气腹维持困难，以及手术技术复杂、学习曲线长、平均手术时间远超过常规开放手术，因此该技术不适合病变严重或须同时完成前路内固定重建病例。Adulkasem 等于 2002 年报道了腹腔镜辅助半开放小切口腰椎前路手术技术。Huang 等应用腹腔镜辅助半开放小切口腰椎前路手术技术成功进行 25 例腰椎前路重建手术，其中包括腰椎结核、肿瘤、骨折等复杂病变的前路切除和重建。腹腔镜辅助半开放小切口腰椎前路手术不仅具有内镜手术所具有的术野清晰、组织放大和微小创伤特点，还具有开放手术简单易行的优势。不需要许多特殊的手术器械，能有效处理复杂椎体病变，因此对于病变严重或须同时完成前路内固定重建病例，腹腔镜辅助半开放小切口腰椎前路手术是理性的选择。

腹腔镜技术在腰椎结核前路手术中的应用尚处在探索研究阶段，它不能完全取代传统手术，且开展时间较短，缺乏广泛、系统的前瞻性、多中心、随机临床试验研究。其远期疗效有待进一步观察。研究表明，腹腔镜手术的器械操作手感定位能力与传统开放手术完全不同，并缺乏三维立体视觉效果；手术技术要求更高，需要较长的学习曲线才可以达到熟练操作。腹腔镜技术在腰椎结核前路手术应用中具有一定的潜在风险。因此，选择腹腔镜腰椎前路手术时必须谨慎，应根据不同病理改变，合理运用腹腔镜前路手术，必须有经验丰富、操作熟练的医疗团队才能较好地完成该手术。

第三节 椎间孔镜技术在脊柱结核手术中的应用

脊柱结核的传统治疗包括非手术治疗和开放手术治疗。Walters 等认为通过绝对卧床休息、加强营养、规则抗结核药物治疗，绝大多数脊柱结核可通过非手术治疗治愈。但非手术治疗卧床时间长，病程易迁延，且易导致后期腰椎不稳、后凸畸形形成、假关节形成等，也有部分学者研究证明 CT 引导下病灶穿刺置管灌洗引流治疗脊柱结核已取得了较满意的疗效。但单纯置管灌洗引流不能直接清除病灶组织，且卧床时间长，病情易反复，结核杆菌易产生耐药性，同时 CT 或彩超下穿刺引流存在穿刺途径单一，引流管过细易致引流失败。

因此，多数学者主张行开放手术治疗。目前，传统的开放手术方式主要包括：前路、后路病灶清除植骨融合内固定术；前路病灶清除联合后路植骨内固定术。对于机体基础条件较好的年轻患者，传统开放手术可能是一种较好的选择，其可

以较为彻底地清除病灶并提供坚强的内固定，有利于椎间植骨融合和脊柱稳定性重建。但此术式不可避免地存在剥离组织多，创伤大，脊柱韧带复合体结构被破坏，神经根或脊髓损伤可能，同时内固定装置的置入也增加了术后感染风险及患者的经济负担。对于合并较大椎旁脓肿或经 CT 引导穿刺引流后因脓液黏稠引流失败，无法耐受手术或麻醉的老年体弱患者，此术式是一个挑战。因此，如何选择一种创伤小、疗效确切的治疗方式是目前治疗的难点。

1975 年，日本的 Hijikata 等率先采用经皮后外侧入路行髓核摘除术治疗腰椎间盘突出症，但术中无法直观看到椎间盘及邻近结构，有效率不足 75%。20 世纪 80 年代，Schreiber 等将内镜技术应用于经皮髓核摘除术，将关节镜置入椎间盘内，发现变性的椎间盘组织，直视下完成减压，但该方法仍然存在一定的危险性。1991 年，Kambin 通过对人体解剖学的深入研究，提出椎间孔安全三角区的概念，在椎间孔入路下使用内镜或关节镜，直视下摘除突出髓核，手术安全性得到提高。1997 年，Yeung 在此基础上研制出第三代经皮椎间孔镜系统（Yeung endoscopic spine system, YESS），由 Kambin 安全三角进入椎间盘，对椎间盘自内而外进行髓核摘除，其特点是由内向外进行椎间盘减压。该技术不进入硬膜外腔，这就决定了此技术的局限性，它主要适用于包容性椎间盘突出及椎间孔外侧的极外侧型突出。于是，2003 年德国 Thomas Hoogland 教授在此基础上，发明了经椎间孔内镜（transforaminal endoscopic spine system, TESS）技术，简称 TESS 技术，即经椎间孔进入硬膜外腔，自外而内摘除突出的椎间盘，直接进行神经根减压及松解，使减压过程更为清晰直接、精确、安全可靠。

随着椎间孔内镜技术日益成熟和微创理念的发展，同时配合压力水冲洗、激光、射频、磨钻等先进手术设备的使用，更进一步优化了手术过程，将椎间孔镜的适应证进一步扩大，其可用于椎间孔狭窄、侧隐窝狭窄、椎管狭窄、椎间盘突出脱垂等，其在治疗脊柱结核方面也具有较大优势。通过 Kambin 安全三角可以有多条穿刺途径，有效避免破坏脊柱稳定性，通过光纤视频系统可以直视下清除病灶组织，结合影像学检查可

以精准将引流管置入病灶中心及脓肿最低位置，通过灌注药物提高病灶内药物治疗浓度，及时将坏死组织、脓液引流。术中通过大量生理盐水冲洗，脓液、病原菌、炎性因子及坏死组织得到大部分清除。此术式未干扰脊柱的稳定性，通过内镜可精确、安全定位及清除病灶，术中取材进行病理检查或实验室检查为治疗提供依据，联合置管灌注药物可提高局部药物浓度，促进脊柱感染控制和治愈，并能及时将脓液、坏死组织引流排出。因此，椎间孔镜下病灶清除联合置管冲洗引流术可作为目前治疗脊柱结核的一种有效补充。

一、椎间孔镜下胸椎结核病灶清除术

脊柱结核发病率约占骨关节结核的70%，腰椎发病率最高，胸椎次之。胸椎结核发病率约占脊柱结核的39.6%。胸椎结核的治疗和其他部位的脊柱结核治疗一样，最关键的是抗结核药物治疗。手术治疗的目的是彻底清除病灶、恢复脊髓功能、稳定脊柱、矫正后凸畸形和防止畸形加重。

（一）应用解剖

熟悉脊柱解剖结构对于综合评估和治疗胸椎结核十分重要。在决定行内镜下胸椎结核病灶清除术前，应熟悉胸椎的结构特点。胸椎椎体自上而下逐渐增大；由于胸椎与肋骨相连，胸椎的活动度较颈椎和腰椎小；胸椎的椎管空间明显小于颈椎和腰椎；胸椎椎间孔较大，呈卵圆形，类似上腰椎椎间孔；胸椎硬膜囊内的结构与腰椎不同，胸椎硬膜囊内的神经根根丝较多，缓冲较少，使其对激光的热刺激更敏感，更易发生神经根损伤和硬膜囊撕裂。

胸段椎间孔的前后径除中胸段变化不大外，上、下胸段均依次增大；且胸神经根的横断面较小，椎间孔长度较短；加之胸椎与肋骨相连，椎间盘较薄，关节突的关节面呈冠状位；再则，前纵韧带、后纵韧带位于脊柱的前方、后方，坚实地固定着前薄后厚的椎间盘。这些因素限制了胸椎的运动，其活动范围较小，故胸段较少发生髓核突出。

（二）适应证和禁忌证

1. 适应证

适应证：①单纯化疗效果不明显者；②神经功能损伤Frankel分级在C级以下者；③骨质破坏累及前中柱，疼痛严重者；④后凸角＜30°者；⑤病变累及单运动节段者，多节段受累患者需要多处穿刺置入套管，会延长手术时间和增加放射线暴露量，并不符合微创理念。

2. 禁忌证

禁忌证：①椎体破坏严重者；②脊柱不稳者；③伴严重后凸畸形或有后凸畸形加重的趋势者；④合并截瘫者。

（三）手术步骤

1. 术前准备

CT和MRI对于术前计划及其制订是必不可少的，它们不仅有助于确定患者是否适合行微创手术，而且还可确定穿刺路径。在CT或MRI轴位片上测量皮肤进针点的具体方法：自椎弓根中点的纤维环处与关节突关节外侧缘之间向皮肤表面画一条直线，即为皮肤进针点。

2. 体位和麻醉

患者俯卧于可透视的手术台上，术者站于患侧。C形臂放置于对侧，显示器放置于患者头侧。术前半小时内注射咪达唑仑0.05mg/kg，术中根据需要可静脉追加一个剂量的咪达唑仑。患者处于清醒状态，整个手术操作过程中患者的反应可以及时反馈给医生，以避免造成神经损伤。使用1%利多卡因自皮肤至关节面逐层浸润麻醉，皮下约3ml，深筋膜约10ml，关节突周围约15ml，总量不超过40ml。

3. 穿刺技术

在侧位和前后位透视下准确定位手术节段，定位时可从骶骨或C_1节段开始计算。由于胸椎受胸腔及肋骨的影响，后外侧操作空间有限，因此在穿刺时，穿刺点与下腰椎相比应更靠近中线。在肋头和胸椎小关节之间穿刺至胸椎椎间盘是安全的，在术前CT轴位片上，自靶点经肋骨和关节突关节之间向皮肤画一条直线，直线与皮肤交点即为进针点。通常情况下，穿刺点在正中旁开4～7cm的范围内，与冠状面呈40°～45°角，与椎间隙方向保持平行（图 9-8）。对于体型较大的患者，穿刺点旁开的距离需要更大，以免清除椎体后方椎间病灶时损伤脊髓。由于胸膜位于肋骨前方，在操作过程中要始终保持穿刺针位于肋头后方。穿刺针经椎间孔到达纤维环表面，注射 1% 利多卡因 1 ~ 5ml，然后继续进针。必要时行椎间隙造影，亚甲蓝染色。

4. 椎间病灶造影

退出针芯，缓缓注入碘海醇、亚甲蓝和生理盐水混合液（2 : 1 : 2）2 ~ 3ml 行椎间病灶造影。注射的混合液通常会沿着间隙扩散。进一步将穿刺针进至椎间隙中央（图 9-9）。

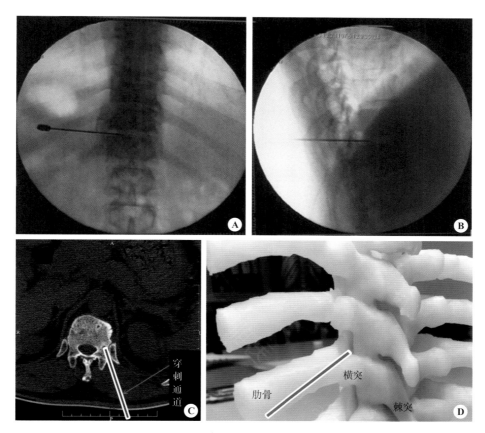

图 9-8 胸椎穿刺点及穿刺方向
A、B：术中穿刺影像；C.CT 水平位穿刺通道；D. 三维打印模型穿刺通道

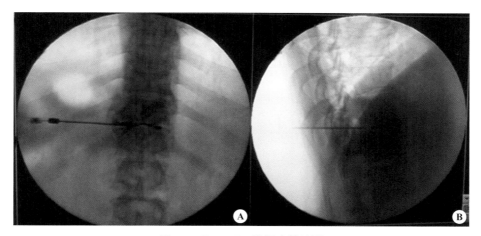

图 9-9 T$_{11}$ ~ T$_{12}$ 椎间病灶造影
A. 术中正位椎间病灶造影 X 线片；B. 术中侧位椎间病灶造影 X 线片

5. 锥形扩张器和工作套管的放置

将 0.8mm 的钝头导丝置入穿刺针，退出穿刺针。于皮肤表面切长 6mm 的切口。轻轻旋转置入 1～5mm 的逐级扩张管，建立皮下通道，部分患者在扩张管穿过纤维环时疼痛比较明显，可适当加用 1% 利多卡因 3～5ml。退出扩张管，在透视引导下沿导丝轻轻旋转置入锥形扩张器（图 9-10），直至关节突后外侧缘。置入工作套管，套管的斜口朝向内侧和尾侧，其头端在椎弓根中点连线的外侧抵住纤维环。经工作套管放入内镜（图 9-11）。

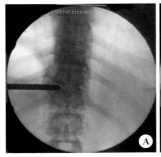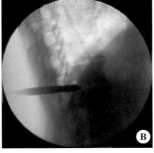

图 9-10　使用锥形扩张器扩张
A. 术中行扩张器扩张正位 X 线片；B. 术中行扩张器扩张侧位 X 线片

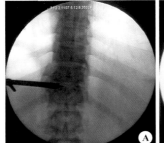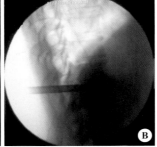

图 9-11　置入工作套管
A. 术中置入工作套管正位 X 线片；B. 术中置入工作套管侧位 X 线片

6. 内镜下操作步骤

（1）置入工作套管：置入工作套管时由浅入深，首先明确后方椎板及黄韧带位置，正确辨认内镜下图像的方位，以免误入椎管而损伤脊髓和出口神经根。放入内镜后，使用射频和激光消融遮挡视野的肌肉和软组织。镜下应该能够见到横突的远端和关节突关节的外侧缘，应减少脊髓外侧区域的操作，因此扩张管放置的位置十分关键。上胸椎置入工作套管时，如出现关节突或椎板阻挡方向调整困难，可先行椎间孔成形术。用一个长柄锥形高速磨钻切除上关节突的外侧面。

（2）初步减压：见到椎间盘后，在椎间孔部位切开纤维环。利用激光消融部分病灶组织，以打开纤维环下方的空间。初步减压后，稍退并向后倾斜工作套管，以暴露椎间孔处的硬膜外间隙。用激光或用内镜髓核钳将被挤出硬膜外间隙的残留病灶组织摘除。

（3）病灶清除、置管引流：轻轻旋转工作套管，也可用钝头探针将病灶组织挤入手术视野，用内镜髓核钳抓住炎性组织及死骨，将其取出（图 9-12）。检查椎间隙周围有无残留的病灶组织，确保脊髓和出口神经根无压迫。清除病灶后要充分冲洗术野，仔细止血。必要时放置 2 条引流管，其起到持续冲洗引流作用。最后轻轻旋转，缓慢退出工作套管。缝合皮肤切口，尽量避免冲洗时漏液，覆盖无菌辅料。

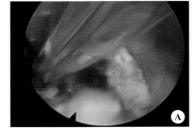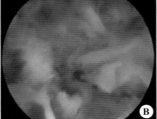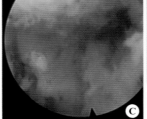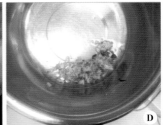

图 9-12　镜下清除病灶
A～C. 镜下清除病灶；D. 清除的病灶

（4）注意事项：胸椎结核往往有部分坏死物或死骨向椎管内突出情况，造成胸椎管储备空间和操作空间小，加之胸段脊髓血供和耐受性差，任何轻微损伤和干扰均可能导致脊髓损伤加重，甚至造成不可逆损伤。因此，在椎间孔成形、置管时，动作要缓慢、轻柔，避免突然落空损伤脊髓，在此期间密切观察患者下肢活动情况。如果清除的坏死组织较大，脊髓受压明显，此种情况下不建议直接对致压物进行摘除，应先于后纵韧带腹侧或椎间隙内摘除破碎的髓核组织，待脊髓压力减轻出现缓冲空间后再对直接致压物进行摘除，以防在钳夹拖拽大块坏死组织过程中加重脊髓损伤。椎间孔镜下视野范围有限，术者应熟悉镜下解剖位置，禁止髓核钳、射频等手术器械在视野显示不清晰、未辨明解剖结构时盲目操作。内镜下清除病灶过程中常合并出血，干扰视野，此时可调整水压及工作通道位置，同时使用射频仪器细致、耐心止血。在应用射频仪器止血过程中应注意避免射频仪器与硬膜囊直接接触，造成脊髓热损伤。

（四）术后处理

术后用每 500ml 生理盐水加异烟肼 0.1g 溶液灌洗，灌洗液 3000～5000ml/d，灌洗数天后，观察引流液中的脓液、坏死物质的变化，若有减少，则冲洗量改为 2000ml/d。保持冲洗引流管通畅，待冲洗液清亮、无脓性、血性物质流出，伤口周围无炎性表现且连续 3 次培养无细菌生长，患者体温恢复正常，ESR、CRP 逐渐下降，并灌注时间满 14 天后拆线拔管。先通过入水管缓慢注入异烟肼 3g，拔出水管，约 24 小时后改入水管为出水管，如引流量＜ 30ml/24h，则拔出入水管并拆线，其间给予足量抗结核药物。出院后 3 个月内每 2 周监测血常规、ESR、CRP 及肝肾功能。术后 1.5 个月、3 个月时复查，观察临床症状、体征和影像学表现（X 线检查、CT 及 MRI 或增强 MRI），评估胸椎稳定性、病变愈合及脓肿情况，一般术后卧床康复 1～2 个月后可在胸腰骶支具保护下下地活动。

（五）并发症的防治

椎间孔镜下胸椎结核病灶清除术可能发生严重的并发症，如局部血肿形成、神经根损伤、截瘫等。胸椎椎间盘和椎间孔的形状不同于腰椎椎间盘（比腰椎椎间盘更凹）。如果不清楚这些解剖学上的差异，就有可能造成神经损伤。

1. 胸髓损伤

胸髓（尤其是上胸髓）是脊髓血供的分水岭，易发生脊髓缺血，破坏胸髓脆弱的血供，有可能导致患者截瘫。

（1）危险因素：操作不当。

（2）临床表现：损伤脊髓节段以下出现感觉及功能障碍。

（3）处理：迅速解除压迫，必要时行开放手术，术后给予营养神经药物、理疗。

（4）预防：穿刺过程中，在前后位和斜位透视下，针尖须始终保持在肋头和椎弓根之间。应先行椎间盘内减压，然后向上撬起工作套管，摘除椎管内的病灶组织。严密观察患者的反应。

2. 硬脊膜撕裂

（1）危险因素：椎管内脓肿形成，局部粘连较重，组织脆性增加。

（2）处理：胶原蛋白封堵、严密缝合伤口、加压包扎；静脉滴注白蛋白，纠正水电解质失衡等促进漏口愈合；或转为开放手术进行修补；术后静卧。

（3）预防：术中切忌粗暴操作；在病灶组织取出时，切忌生拉硬拽。初学者，在使用器械时，要仔细辨别视野内的组织结构，并确保器械尖端位于操作视野内，避免误伤。

3. 神经根损伤

神经根损伤是经皮椎间孔镜技术的严重并发症。

（1）危险因素：操作不当，在经椎板入路手术，容易发生神经受牵连或受损。注射 1% 利多卡因，在保留神经疼痛反应的前提下，可减轻操作过程中的疼痛。CT 定位下操作较透视定位更安全。

（2）临床表现：神经根支配区相应肌肉肌力减退和皮肤感觉减弱。

（3）处理：给予营养神经等药物、理疗等。

（4）预防：仔细辨别组织结构，防止误损伤；取出大块病灶时，询问患者是否出现下肢根性疼痛。

4. 血气胸

血气胸非常少见。

（1）危险因素：操作不当。

（2）临床表现：小量的血气胸无明显症状。中量以上的血气胸因胸腔内血液积存压迫肺，影响通气功能，造成呼吸功能障碍；同时胸腔内大量出血压迫纵隔，纵隔移位，造成血液回流受阻，加重循环功能障碍。急性失血时，患者出现胸闷、气促、呼吸困难等症状，循环血量骤减，甚至出现血压下降等低血容量休克症状时，患者表现为脸色苍白、出冷汗、脉搏细速。

（3）处理：轻微者如单纯性小量闭合性气胸，肺萎陷在 20% ～ 25% 者，可待其自行吸收。大量出血或高压积气的严重血气胸须紧急处理，置管引流或行开放手术止血。

（4）预防：穿刺过程中，在前后位和斜位透视下，针尖须始终保持在肋头和椎弓根之间。

5. 术后混合感染

（1）危险因素：糖尿病患者；合并其他感染性疾病（上呼吸道感染、尿路感染等）、止血不彻底致血肿形成、多次手术、术中操作粗暴使组织损伤较严重等。

（2）临床表现：患者术后出现腰痛缓解后又加重，部分伴寒战、高热、腰背痛加剧，并有明显的神经根刺激症状，出现混合感染者因剧烈疼痛而不敢翻身，轻微的振动都可以触发抽搐状疼痛。体征则有腰部肌肉痉挛与压痛，活动障碍，原有的神经根刺激症状加重，做直腿抬高试验时甚至足跟难以离开床面。

（3）诊断：患者术后出现背部疼痛进行性加重，血化验提示白细胞计数、CRP 等逐渐升高，须考虑术后混合感染可能，必要时须进行局部引流液培养或血培养。

（4）处理：①药物治疗。继续抗结核治疗，确诊者加用足量抗生素并给予全身支持疗法。在全身与局部症状消退后还须口服抗生素 4 ～ 6 周。②局部引流液培养明确诊断。③手术治疗。手术适用于非手术治疗效果不佳或已出现截瘫的患者。手术方法有两种，即椎板切除减压术和病灶清除术。部分慢性病例症状反复出现，对出现脊椎不稳定表现者，可行病灶清除术或脊柱融合术。

（5）预防：无菌原则、控制水压、注意穿刺角度及方向、尽量缩短手术时间、预防性应用广谱抗生素。

6. 神经根损伤

神经根损伤是最常见的并发症。其表现为神经根支配区痛觉过敏或感觉异常，一般为一过性，通常发生于术后数天或数周。

（1）病因：术中过度刺激或损伤神经根和脊髓神经节是术后感觉异常的主要原因（神经根充血水肿和脊髓神经炎）。

（2）处理：给予营养神经药物、脱水和理疗等。

（3）预防：选择恰当的技术；避免过多刺激神经；对椎间孔进行适当的扩大；避免强行置管等。

二、椎间孔镜下腰椎结核病灶清除术

（一）应用解剖

1. 椎间孔的边界

椎间孔边界特点是其有两个可活动关节，即椎间盘和关节突关节。由于这两个关节可活动，因此椎间孔的大小具有动态变化的特点。椎间孔的边界如下。

（1）顶部为上一椎体的椎弓下切迹、黄韧带的外侧界。

（2）底部为下一椎体的椎弓上切迹、下一椎体的后上缘。

（3）前界为相邻椎体的后缘、椎间盘、后纵韧带的外侧伸展部分、前纵静脉窦。

（4）后界为关节突关节的上下关节突、黄韧带的外侧延伸部分。

（5）内侧边界为硬膜囊。

（6）外侧边界为筋膜层和髂腰肌。

2. 椎间孔的内容物

（1）脊髓神经（腹侧根和背侧根并入神经根袖）。

（2）硬膜根袖与椎间孔远端脊髓神经的神经外膜相延续。

（3）淋巴管。

（4）节段动脉的脊柱分支，进入椎间孔后分成 3 支，分别为腰椎后弓、神经、椎管内组织及椎体后部供血。

（5）椎管内和椎管外静脉丛之间的交通静脉。

（6）2 ～ 4 支脊膜返神经（窦椎神经）。

（7）包绕上述组织的脂肪组织。

椎间孔的特点是 L_2 ～ L_3 椎间孔的上下径最大，越往下，椎间孔的上下径越小。L_5 ～ S_1 椎间孔的上下径最小。不同节段腰椎椎间孔的前后径相对较恒定，一般小于上下径（但 L_5 ～ S_1 椎间孔的前后径大于上下径）。L_1 ～ L_4 的椎间孔呈倒梨形，L_5 ～ S_1 的椎间孔呈卵圆形。男性的椎间孔略大于女性。随着年龄增长和功能退变，椎间孔的大小也随之改变。

3. 椎间孔附属韧带

近来的研究认为，按其分布不同，椎间孔韧带可分为三类，即内侧韧带、孔内韧带和外侧韧带。

（1）内侧韧带：位于椎间孔的下方，连接椎间盘后外壁和上关节突的前面，该韧带横跨椎弓上切迹，与切迹形成一个小室，中间往往有静脉通过。

（2）孔内韧带：有三种类型。①韧带起自椎弓根的底部，分布至同一椎体的下缘。该韧带形成的室内往往有窦椎神经和脊动脉的分支通过。②韧带起自椎弓根后部与横突根部的夹角处，分布至同一椎体的后外侧壁。此室内有节段动脉的较大分支通过。③韧带起自上关节突的前上部，分布至上一椎体的后外侧壁。出口神经根即位于此韧带的上方。

（3）外侧韧带：均起自横突的底部，随后呈扇形向上、向下或横行分布至同一椎体或下一椎体。此韧带形成很多小室，中间有进出椎管的神经和血管通过。

经皮内镜下腰椎结核病灶清除术中，无须区分这些韧带，因为其对手术成功与否影响很小。

4. Kambin 安全三角

Kambin 安全三角的概念最早由 Parviz Kambin 博士于 1991 年提出。Kambin 安全三角的前方是出口神经根，后方是下一椎体的上关节突，内侧为下行神经根（图 9-13）。Kambin 安全三角是内镜管道到达病变部位之前须经过的安全区域。置入内镜套管最安全的区域是 Kambin 安全三角的内侧。在此部位，纤维环表面覆盖有脂肪组织。工作区的前方是出口神经根，下方是下一椎体的终板，内侧是被关节突关节遮盖的下行神经根和硬膜囊。在实际工作中，椎弓根和椎间盘常被作为经皮穿刺时的影像学参考标志。

（二）适应证和禁忌证

1. 适应证

适应证：①单纯化疗效果不明显的腰椎结核患者；②神经功能损伤 Frankel 分级在 C 级以下者；③骨质破坏累及前中柱，疼痛严重者；④后凸角＜ 30° 者；⑤病变累及单运动节段者，多节段受累患者需要多处穿刺置入套管，会大为延长手术时间和增加放射线暴露量，并不符合微创理念。

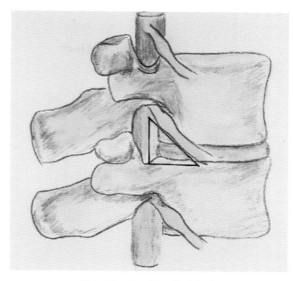

图 9-13　Kambin 安全三角

2. 禁忌证

禁忌证：①椎体破坏严重者；②脊柱不稳者；③伴严重后凸畸形或有后凸畸形加重趋势及合并截瘫的脊柱结核患者。

（三）手术步骤

1. 手术体位和麻醉

经皮内镜下腰椎结核病灶清除术在局部麻醉下完成，患者俯卧于手术台上，在 C 形臂透视下完成手术操作。采用 1% 利多卡因局部浸润麻醉，必要时加用咪达唑仑镇静，保持患者清醒，能与术者交流，以防神经损伤。

2. 皮肤定位

在前后位 X 线透视下用克氏针沿腰椎棘突中点标定一条纵线，再沿椎间隙中央标定一条横线，两线交点为正位像椎间盘中点。在上、下椎弓根之间标定纤维环穿刺安全三角区。在侧位 X 线透视下沿椎间盘的倾斜方向标定出椎间盘的侧位线，该侧位线与经椎间的横线之间的交点为穿刺点。$L_2 \sim L_3$ 和 $L_3 \sim L_4$ 的穿刺点位于棘突中线外侧 8 ～ 10cm；$L_4 \sim L_5$ 和 $L_5 \sim S_1$ 的穿刺点位于棘突中线外侧 12 ～ 14cm。根据患者椎间孔的大小和体型调整穿刺点的位置，椎间孔越小、身体越胖，穿刺点越偏外侧。两侧同时穿刺（图 9-14）。

3. 穿刺技术和硬膜外腔造影

1% 利多卡因局部麻醉后，在 C 形臂前后位透视下，用 18 号穿刺针向下倾斜 10°，使针体和上下终板的夹角为 10° 左右。可利用针尖的斜面微

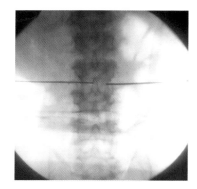

图 9-14 L₂～L₃ 椎间两侧同时进行穿刺

调穿刺针方向（针尖斜面朝背侧，进针时会向腹侧偏斜）。穿刺针第一次触及的骨面多为关节突的外侧面，此时应抬高针尾，在侧位 X 线透视引导下调整穿刺方向和角度，让针尖沿关节突的腹侧继续前进，直到椎间孔纤维环窗（Kambin 安全三角）。将针尖斜面转向背侧，有助于针尖滑过关节突的表面。第三步操作须在 C 形臂引导下完成。当穿刺针尖穿破纤维环时，可感到针尖有突破感。标准的穿刺点为 C 形臂正位透视下穿刺针尖位于上、下椎弓根中心点的连线上；侧位透视下穿刺针尖位于上、下椎体后缘连线上。这表明穿刺针尖正好位于 Kambin 安全三角区纤维环上。将穿刺针逐渐刺入椎间盘内。正位透视下穿刺针尖应位于棘突连线上，侧位透视下位于椎间盘中 1/3 内。准确穿刺十分重要，穿刺时须遵循以下原则：皮肤穿刺点和针道的局部麻醉应充分。完善的局部麻醉对顺利完成手术操作很重要。硬膜外腔可用 6～8ml 局部麻醉药浸润。在前后位透视下，针尖穿破纤维环的点应位于椎弓根内缘连线，在侧位透视下应位于椎体后缘连线。

4. 椎间病灶造影

椎间病灶造影采用碘海醇、亚甲蓝和生理盐水混合液（2：1：2）。

5. 器械置入

放入导丝，取出穿刺针。置入扩张管直至扩张管头端紧抵纤维环窗。握住扩张管，取走导丝。下一步是纤维环开窗。置入钝头锥形扩张器，置入时可用小锤轻轻敲入（这是最疼痛的步骤），直至在 C 形臂前后透视下锥形扩张器的头端超过棘突水平。沿扩张管，以旋转的方式置入 7mm 的斜口工作套管，直至纤维环。取走锥形扩张器，放入内镜。在前后位透视下，工作套管的斜面应向后、向下。操作时，患者腰背部或下肢疼痛的信息反馈对于避免损伤出口神经根很重要。在置入工作套管时，如果患者感到下肢疼痛，应将套管的开口端旋至面向出口神经根方向（图 9-15）。

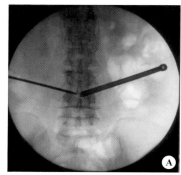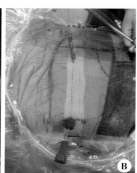

图 9-15 L₂～L₃ 椎间一侧置入工作套管，另一侧置入穿刺套管待置管用

A. 术中 X 线片；B. 手术操作

6. 病灶清除

内镜下椎间病灶清除术的基本原则是清除椎间脓肿、肉芽组织及死骨，使左右两侧互通。为了达到这一目标，须采用侧射激光系统、双极射频仪和髓核钳，分离出病灶炎性组织，并用髓核钳取出。自内向外、自后向前逐渐深入，直至椎体前方、上下椎体骨面无坏死及炎性组织，骨面渗血（图 9-16）。

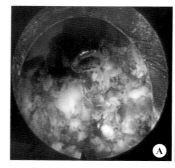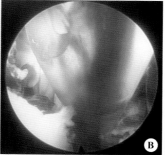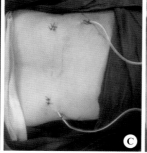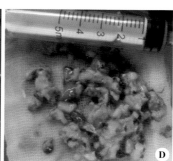

图 9-16 L₂～L₃ 椎间孔镜下病灶清除

A、B. 椎间孔镜下病灶清除；C. 置入引流管；D. 清除的病灶

（四）操作要点

放入内镜后见到硬膜外脂肪，可用双极射频头凝固脂肪。内镜下操作时须持续用含抗生素的冷生理盐水冲洗术野。根据视野清晰度，采用输注泵控制滴速。液体冲洗有许多优点：可快速清洗小出血点的出血，保持视野清晰；加用肾上腺素的冷生理盐水有助于止血；使用射频或激光时冲洗液有助于降温，避免热损伤；冲洗液中可加入抗生素，持续冲洗有助于抗感染。看到死骨可用髓核钳钳取；如果死骨较大，可以连同内镜一起从套管中取出。此时，术者可用髓核钳夹住死骨，保持工作套管不动，连同内镜和髓核钳一起将死骨从工作套管中取出。可以根据清除部位，向内侧、外侧或上下方转动工作套管，以便彻底清除。清除完毕，在两侧可各放置1条细管，可起到术后持续冲洗引流作用。

（五）术后处理

术后用生理盐水500ml加异烟肼0.1g灌洗，灌洗液体在3000ml/d以上，灌洗数天后，观察引流液中的脓液、坏死物质的变化，若有减少，则灌洗量改为2000ml/d。保持冲洗引流管通畅，待冲洗液清亮，无脓性、血性物质流出，伤口周围无炎性表现且连续3次培养无细菌生长，患者体温恢复正常，ESR、CRP逐渐下降，并灌注时间满14天后拆线拔管。先通过入水管缓慢注入异烟肼0.3g，拔出出水管，约24小时后改入水管为出水管，如引流量＜30ml/24h，则拔出入水管并拆线，其间给予足量抗结核药物。出院后3个月内每2周监测血常规、ESR、CRP及肝肾功能。术后1.5个月、3个月时复查，观察临床症状、体征和影像学表现（X线检查、CT及MRI或增强MRI），评估腰椎稳定性、病变愈合及脓肿情况，一般术后卧床康复1.5～3个月后可在胸腰骶支具保护下下地活动。

（六）并发症的防治

1. 神经损伤

（1）出口神经根损伤

1）可能原因：①经椎间孔入路穿刺贯通伤及后续的软组织扩张器、工作套管挤压；②工作套管从侧方的挤压；③TESSYS技术椎间孔成形时裸露环锯的直接损伤；④术中毗邻结构辨认不清、器械直接的误损伤；⑤术中射频、激光等导致的热损伤。

2）防范措施：①经椎间孔入路经皮内镜下手术采用局部麻醉；②局部麻醉时采用1%利多卡因溶液，低浓度、高容量浸润麻醉，即可获得满意的镇痛效果，同时保持神经根对疼痛的足够警觉性及反馈；③应避免"靶向穿刺"，应行YESS椎间盘内穿刺技术，先从椎间盘病灶内清除病灶，再对椎间盘外神经硬脊膜周围的病灶清除，避免对神经根硬脊膜损伤；④对患者反馈的疼痛要重视，实时调整穿刺针及工作套管位置；⑤镜下操作前需要仔细辨认毗邻结构，避免误伤；⑥使用射频、激光等热能止血时，避免在神经表面长时间烧灼止血，应该轻薄、短促、点射止血；⑦如果出口神经根不需要减压，不要常规显露出口神经根。

（2）走行神经根损伤

1）可能原因：①椎间孔成形时，成形器械对走行神经根的直接损伤；②内镜下使用器械超视距操作，尤其是头部可屈曲的髓核钳的使用；③镜下结构辨识不清楚导致的直接损伤。

2）防范措施：①经椎间孔入路手术宜在局部麻醉下进行，随时与患者沟通、交流，关注患者的疼痛反馈；②椎间孔成形时需要缓慢、轻柔及可控性操作，避免粗暴使用手术器械，尤其是暴力击打；③内镜下使用手术器械，其头部工作部分必须在内镜视野范围内，避免超视距操作；④内镜下使用锐性切割性器械前，必须明确辨识镜下结构及毗邻解剖，防止误伤。

（3）硬膜撕裂、马尾神经损伤

1）可能原因：①椎间孔成形时，成形部位为上关节突尖部，内侧紧邻硬膜囊，走行神经根尚未发出，不能提供可靠的疼痛反馈；②内镜下使用器械超视距操作，尤其是头部可屈曲的髓核钳的使用；③镜下结构辨识不清楚导致直接损伤。

2）防范措施：①经椎间孔入路手术宜在局部麻醉下进行，随时与患者沟通、交流，关注患者的疼痛反馈；②椎间孔成形部位应靠近上关节突根部腹侧；③内镜下使用手术器械，其头部工作部分必须在内镜视野范围内，避免超视距操作。

（4）分叉神经、变异神经根损伤

1）可能原因：①神经解剖变异；②全身麻醉下手术，患者无疼痛反馈，即使采用神经电生理监测，也不能精确提示变异神经受损状况。

2）防范措施：①术前详细评估手术区域的影像学资料，排除明显的神经解剖变异；②经椎间孔入路手术宜采用局部麻醉下手术；③术中如遇到无法解释的患者剧烈疼痛或肢体功能障碍，须果断终止手术，避免进一步损伤。

2. 血管损伤

（1）椎管内血管损伤致术后椎管内血肿：椎管内静脉丛、节段动脉脊柱分支等血管损伤主要会引起术中视野不清，经过术中严格止血一般不会导致严重后果。如果止血不彻底，术中有可能损伤周围神经组织，也可能会导致术后椎管内血肿，引起术后症状不缓解或加重，严重者可能需要翻修手术治疗。其防范措施包括：①轻柔操作，对手术操作区域进行预防性止血；②通过旋转套管及增加盐水灌注压清晰显露出血点，使用射频双极模式精准止血；③如果出血一时止血困难，可将工作套管置入椎间隙，先行椎间盘内清理，然后再进入椎管内操作（椎间盘内 - 椎间盘外操作技术），受损血管往往会自发止血；④必要时术毕放置引流管。

（2）腰椎节段血管损伤：腰椎节段血管损伤可导致腹膜后血肿，严重时可能需要行开放手术止血。其损伤多为经椎间孔入路穿刺不当所致。穿刺针过于偏腹侧及头侧可直接损伤节段血管，TESSYS 椎间孔成形部位在上关节突尖部，该部位有分支动脉经过，亦有损伤导致血肿可能。其防范措施包括规范穿刺部位及技术，在侧位 X 线透视监视下穿刺目标为下位椎体后上缘，避免穿刺针偏向腹侧及头侧；如果行椎间孔成形，成形部位应该选择上关节突根部腹侧，避开节段动脉分支走行区域。

（3）腹腔大血管损伤：经皮内镜下手术导致腹腔大血管损伤非常罕见，轻者导致腹膜后血肿，重者导致患者死亡。其原因大多是穿刺置管或手术器械行椎间病灶清理时穿破前方纤维环直接损伤腹主动脉或下腔静脉及其分支血管。其防范措

施包括：①规范穿刺部位及技术，在侧位 X 线透视监视下穿刺，目标为下位椎体后上缘，避免穿刺针偏向腹侧；②将工作套管末端"半潜"于后纤维环，同时监视椎间隙内及椎管内结构；③严格控制器械进入椎间隙内的深度，避免器械过深，刺破前纤维环导致腹腔血管或脏器损伤；④清理病灶时尽量使用开口较大的髓核钳，开口进、闭口出，避免刺破前纤维环；⑤当术中有任何疑问或异常情况时，及时行 X 线透视确定工作套管及器械位置。

3. 腹腔脏器损伤

经皮内镜下腰椎手术导致腹腔脏器损伤多为经椎间孔入路穿刺不当所致。其防范措施包括：①详细评估术前工作区域影像学资料，根据手术节段个体化设计穿刺点及穿刺路径；②规范穿刺部位及技术，在侧位 X 线透视监视下穿刺，第一目标为下位椎体上关节突外侧缘，然后穿刺针沿上关节突前外侧面滑向椎间孔，避免穿刺针偏向腹侧。

4. 术中器械故障、碎裂，异物残留

器械使用不当、老化等因素都可能导致术中器械故障、碎裂，异物残留。其防范措施包括：①规范器械的使用方法；②常规储备备用器械，保证手术完成；③及时报废老化器械；④术中及时完整取出碎裂器械；⑤术毕常规检查器械完整性，做好器械的清洗、维护和保养。

5. 术后感染加重或混合感染

术后感染加重或混合感染同本节"椎间孔镜下胸椎结核病灶清除术"。

6. 术后腰椎关节突关节综合征

术后腰椎关节突关节综合征的可能原因：①病灶清除术后椎间隙高度下降，后方关节突关节应力负荷加重，导致退行性关节突关节炎；② TESSYS 椎间孔成形技术中切除上关节突尖部，导致关节突关节稳定性受损，术后关节突关节力学紊乱，继发术后创伤性关节突关节炎；③ TESSYS 椎间孔成形术直接损伤上关节突尖部，损伤关节突关节囊，该部位关节囊内滑膜皱襞富含痛觉神经末梢，TESSYS 椎间孔成形术后，滑膜皱襞外露，疼痛感受器受刺激，产生术后关节突关节源性疼痛。其防范措施包括：①腰椎椎间孔成形术不宜常规施行，仅对移位程度较高的或

其他比较复杂的椎间盘突出症使用；②施行腰椎间孔成形术时，避免损伤上关节突尖部，成形部位宜选择上关节突根部腹侧，同时避免过度切除上关节突以免损伤关节突关节；③如需施行较大椎间孔扩大成形，明显损伤关节突关节，可预防性行该关节突关节的支配脊髓神经背内侧支切除术。

第四节 经皮置钉技术在脊柱结核手术中的应用

1963 年，Roy-Camille 等首次报道运用椎弓根螺钉治疗胸腰椎骨折。此后的几十年时间，开放性后路短节段椎弓根螺钉内固定技术在脊柱外科手术中得到广泛应用。并且取得了较好的治疗效果。但术后长期随访发现，有部分患者出现术后腰背部疼痛、僵直等症状，有的甚至影响日常生活，这些术后并发症随着脊柱内固定术的不断开展而引起临床医生的重视。通过随访、对比及前瞻性和回顾性研究发现，开放性手术时术中大范围地剥离椎旁腰背肌群和长时间牵拉术区肌群，容易发生腰背部肌肉血供不足，引起部分缺血性坏死；同时大范围地剥离椎旁肌容易对脊髓神经后支造成损伤。这是术后患者出现腰背部疼痛、肌肉萎缩及纤维化的原因。另外，腰背部肌肉失神经支配导致腰背肌无力，产生肌肉萎缩，严重者甚至导致迟发性脊柱不稳定。

为了解决这些问题，胸腰椎微创技术在临床越来越受重视。经皮椎弓根螺钉微创内固定术相对传统开放手术产生的上述术后并发症明显减少，因此在脊柱手术中越来越受到术者和患者的欢迎。1982 年，Magerl 在治疗腰椎骨折时第一次应用经皮腰椎穿刺的手术方式进行椎弓根螺钉临时外固定技术，这是腰椎微创术的首创。随后，Dick 等将 Magerl 的经皮腰椎穿刺椎弓根螺钉内固定技术改进，使脊柱经皮内固定技术得到进一步发展。Mathews 在 1995 年在 X 线透视下进行了经皮腰椎椎弓根螺钉内固定并使用连接棒纵向连接手术，这是脊柱微创内固定真正意义上的实现，但还是存在着欠缺，如由于当时该技术将椎弓根螺钉连接棒置入太浅，基本处于皮下，很多患者术后出

现术区皮肤愈合不良，甚至出现皮肤破溃、感染等。另外，连接棒离椎体过远产生后柱力矩过长，连接棒要承担的张力变大，部分钉棒出现断裂。因此，当时该技术并未得到广泛应用。直到 2002 年，Foley 等在前辈经验的基础上研究出新的经皮椎弓根螺钉内固定操作系统，即 Sextant 椎弓根螺钉系统。通过 Sextant 系统，能将椎弓根连接棒置入腰背肌肌肉深层，克服了 Mathews 微创系统因连接棒过浅所带来的术区疼痛、皮肤破溃、力矩过长等问题。该套系统的发明使经皮椎弓根内固定术发生了重大的改变，微创系统在脊柱手术中的优势也逐渐得到体现并在临床中得到广泛应用，脊柱微创手术也逐渐成为当今脊柱手术的主流手术方式。目前，微创经皮椎弓根螺钉内固定术一般是从最长肌和多裂肌之间入路，通过微创通道直达关节突进行操作，甚至不需要将过多的多裂肌从椎板上剥离，因此多裂肌失神经的风险得到降低。另外，也无须像开放性手术一样进行大范围剥离，有效地保留了骨膜与肌肉之间的血管，术中、术后出血明显减少。闫国良等报道使用经皮微创系统情况下微创组患者术后肌酸磷酸激酶指标比传统开放手术组要低，而肌酸磷酸激酶为肌肉损伤的主要观察指标，术后腰背肌疼痛等并发症亦明显减少。

经皮置钉技术创伤小、失血少、组织损伤轻，特别适用于体质较差、手术耐受性差的老年脊柱结核患者。内固定术后可让患者早期下床活动，利于脊柱结核患者康复，避免卧床带来的诸多并发症。如抗结核药物无法控制结核病灶，二期行病灶清除术，手术分期进行，提高手术的安全性。

一、适应证和禁忌证

（一）适应证

（1）适用于早期活动型脊柱结核。

（2）未累及椎管，不伴有神经功能障碍或神经功能损伤较轻 Frankel 分级 C 级以下。

（3）椎体破坏，但仍能提供有效支撑。

（4）伴有较大脓肿患者可先行 B 超或 CT 引导下穿刺，排出脓液，病灶内应用链霉素。

（5）椎体破坏塌陷严重，须行前路结构重建

恢复支撑，可先行后路经皮内固定再行前路手术。

（6）相对适应证：无法耐受开放手术的脊柱结核患者，如年老体弱、白血病、过敏性紫癜、肝硬化、系统性红斑狼疮、肾病综合征、低蛋白血症、长期使用免疫抑制剂（肾移植术后）、垂体切除术后激素替代等。

（二）禁忌证

（1）脊髓神经压迫严重，神经功能损害须行椎管减压患者。

（2）严重贫血、心肺功能低下不能耐受麻醉者。

（3）脊柱结核引起大的缺损、后凸畸形、脊柱不稳等。

二、手术技巧

1. 患者体位

患者取俯卧位，使用可透视床，软垫保护锁骨、胸壁及髂嵴。

2. 透视定位

首先利用正位和侧位透视辨别和定位正确的节段；调整C形臂，确保位于目标节段的正确位置，确认正位上目标节段的上终板的前后缘重叠成一条线，上下终板保持平行，棘突位于椎弓根连线的中点。用3根细克氏针定位目标节段的双侧椎弓根体表投影位置，克氏针交叉点投影位置位于椎弓根体表投影（"猫眼"或"泪滴"）外侧缘中点。

3. 切口

标记点旁开至少1～1.5cm的切口，切开皮肤及深筋膜。根据患者肥胖程度及体型调整旁开距离，皮肤切口可选择横行或纵行，深筋膜纵向切开（图9-17）。

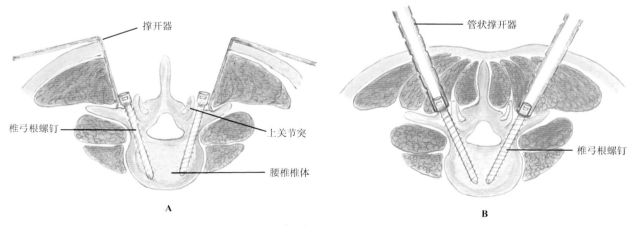

图 9-17　经皮置钉技术同传统入路差别

A. 传统入路置钉；B. 经皮置钉技术

4. 透视穿刺

引导穿刺针进入上关节突和横突相连处的进针点，将穿刺针尖端轻敲入目标节段的骨性结构，穿破皮质即可，切勿过深，正位透视下穿刺针尖位于椎弓根外侧缘中点。行侧位透视见穿刺点及角度无误，继续拧入穿刺针，使其正位透视下到达椎弓根中点位置，但是不能超过3/4，继续拧入穿刺针，侧位进入椎体后缘，正位透视不能超过椎弓根内侧缘。注意穿刺针刻度，再进入2cm后，穿刺针的尖端应该穿过椎弓根，进入椎体

（图9-18）。

5. 置入导丝

移除穿刺针内芯，选择钝头导丝，将导丝插入穿刺针内，直至超出穿刺针尖部以获得骨性固定，持针器固定导丝，再持续入1cm。正侧位透视确保导丝没有穿破椎弓根或椎体前壁。可选择带刻度导丝或在导丝上行5mm一刻度标记，术中可用这些标记监控导丝无意间地过深拧入，特别是在骨质疏松患者，多节段置钉最好置入螺钉前先在所有节段置入导丝。

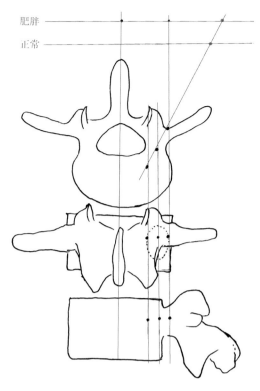

图 9-18 不同穿刺深度椎体内对照

6. 扩张及丝攻

先用持针器夹持住导丝，边旋转边后退移除穿刺针，防止导丝被针管带出。逐级置入扩张套筒保护软组织后，保留外扩张套筒，开口后置入丝攻进行攻丝，注意查看丝攻上的深度和导丝上的垂直标记，以避免不经意地过度拧入和旋转。丝攻上的深度标记可以用来确定螺钉长度。移除攻丝，操作过程中持针器固定导丝防止导丝滑出或随攻丝深入穿破椎体前壁。建议透视以监控丝攻进入的深度，并确保导丝没有不经意前移，使用球探，沿导丝周围探测椎弓根是否完整。不要攻丝至导丝尖端，因为骨质会挤入丝攻远端孔内，导致导丝无法把持骨质后松脱。导丝可能会和丝攻一起不经意移位。使用时注意不要折弯或扭曲导丝，笔者习惯使用比螺钉直径细 0.5cm 的丝攻。

7. 置入螺钉

将装配好的螺钉使用上钉器顺时针拧入至骨面，手感已无法再拧入，侧位透视监测螺钉深度，拧入螺钉时仍用持针器夹持导丝固定防止随螺钉深入，螺钉进入椎体后即可移除导丝。使用万向

螺钉时拧入无法再进时可回旋螺钉半圈，避免螺钉尾部完全贴合骨面失去万向功能，单节段手术时，确保螺钉尾部一致。多节段手术时，螺钉尾曲线要和钛棒曲线一致。

8. 安装连接棒

选择长度合适的钛棒，可根据生理弧度进行预弯。持棒器的杆位于螺钉大叶片之间，先置入另一端螺塞并预紧。松开持棒器顶端孔内的紧固件，向远端移动持棒器，使其与连接杆脱离并取走，锁紧螺帽（C 形臂透视正侧位可确定棒的位置）。

三、术后处理

（1）继续抗结核治疗。

（2）术后以俯卧位为主，定时改变体位，即交替采用俯卧位和侧卧位，防止骨突部受压。

（3）严密监测生命体征与伤口引流、出血情况及双下肢运动感觉和反射。

（4）在术前、术后第 1 周及以后每 2～4 周检测血常规、肝肾功能、ESR、CRP 等，并比较各项指标变化。

（5）在术前、术后 1 周及术后每 3 个月完成脊柱正侧位片、椎体 CT 及 MRI 检查，测量其 Cobb 角；评估生活质量：SF-36 调查问卷、疼痛视觉模拟评分（VAS）及 Frankel 分级等。

通过上述参数的观察，可了解脊柱结核中毒症状消失情况，病灶修复、后凸畸形矫正及脊髓功能恢复情况。术后 5 天即可在胸腰骶支具保护下下地活动。

四、并发症的防治

（1）术前规划及准备：必须严格把握手术适应证，完善术前影像学检查，特别是需要治疗节段的 CT 平扫及矢状位重建，这样通过不同影像学检查可以在术前规划时预估选用螺钉的直径及长度，以及明确患者有无椎弓根变异。

（2）强调经皮椎弓根螺钉置入必须在透视引导下完成，标准正侧位检查准确定位螺钉置入点和监控螺钉置入轨迹，才能避免错误放置导致神经损伤。置入螺钉后正位透视螺钉尾部绝对不能超过椎体中线。

（3）行单向经皮椎弓根螺钉固定时，在冠状面和矢状面上，应保持2枚螺钉的尾端在同一水平面上，否则将导致钉棒置入困难与错位。

（4）患者骨质疏松，椎体结核破坏前柱导致支撑力不够，可能发生置入螺钉松动，因此患者必须在胸腰骶支具的保护下下床活动。术后坚持规范全程应用抗结核药物，控制结核病灶，并应用抗骨质疏松药物；结核病灶抗结核化疗控制不佳时，则应二期行前路病灶清除。

第五节　经皮寒性脓肿冲洗引流术

经皮寒性脓肿冲洗引流术（percutaneous catheter drainage of tuberculous abscesses, PCD）首先是针对腹腔化脓性感染脓肿形成而创建的术式，至今已有数百年的历史，对髂腰肌寒性脓肿治疗的研究报道较多。1984年，van Sonnenberg等报道了250例腹腔脓肿经皮脓肿引流术的结果，治愈和部分成功总计227/250（90.8%）。1988年，Clementsen报道了2例腰大肌寒性脓肿患者经抗结核化疗没有改善，他们通过超声引导下猪尾导管进行经皮引流治疗，获得满意疗效。1993年，西班牙Pombo报道用CT置管引流加灌注给药的方法治疗腰大肌脓肿6例，5个单侧和1个双侧，经后路或侧路穿刺途径彻底引流，脓肿引流量为70～700ml，平均引流7天，无手术并发症出现，引流后患者即获局部症状改善。CT随访3～9个月，仅有1例因不规则用药导致复发，需要再次穿刺灌注引流。1997年，Gupta等应用B超研究了27例髂腰肌结核脓肿形成的病例，其中3例单纯应用局部脓肿抽吸术，24例采用PCD术式，平均引流11天。在此24例中有6例出现复发，复发的原因主要是术后抗结核药物使用不规则、脊柱存在活跃结核病灶等。予以单纯细针抽吸术结合规则足量抗结核处理后，所有患者均取得良好疗效。Dinc等借助CT引导进行了脊柱髂腰肌、骨盆、臀部的结核及非结核性脓肿的穿刺引流治疗，并认为CT引导下的经皮灌注引流术对于直径3cm以上边界清楚的髂腰肌寒性脓肿是一项有效并且安全的术式。

上述研究已证实影像学引导的穿刺灌注冲洗引流术对于脊柱结核脓肿治疗的有效性和实用性。

其意义在于：①持续灌注冲洗可以稀释病原体的密度，降低病原体的致病能力；②微创手术放置灌注冲洗管手术创伤小，有利于患者康复；③持续灌注冲洗稀释病灶内炎症因子、渗出物和细菌，有助于抑制导致组织损伤的变态反应；④持续灌注冲洗避免血肿形成，防止细菌繁殖和炎症扩散，并减少瘢痕组织的形成。但应清醒地认识到，该技术虽有一般微创技术的优点，但不可取代传统外科手术治疗。其有一定的局限性、适应证有限、形成窦道的风险大，临床应用远期疗效有待观察。特别对于脓肿较大、脓液黏稠、坏死组织较多的病例，往往难以达到彻底引流，复发率较高。因此，应严格选择手术适应证，结合应用有效、规范的抗结核药物是取得良好治疗效果的基本要素。

2002年，Dinc等报道了21例髂腰肌寒性脓肿患者，其中19例伴脊柱结核，患者接受了CT引导下经皮置管引流及抗结核药物治疗，并接受了至少1年的临床和影像学随访。结果：经皮导管置入术在所有病例中均成功，无手术并发症。根据CT发现，最初实现了所有脓肿的彻底引流。随访期间，21例患者中有6例（29%）在拔除导管后1个月和3个月内复发。4名患者接受2次，2名患者接受了3次置管引流手术。由于阻塞或脱位调整了4个导管。持续引流时间为5～36天（平均14.9天）。随访12～52个月（平均24个月），没有患者（包括复发患者）由于经皮引流不足需要手术引流和清创。2015年，Yin等报道了27名脊柱结核儿童接受CT引导下经皮导管低剂量引流局部化疗联合抗结核治疗，平均随访31个月，所有患者没有检测到窦道形成，该治疗反应良好，神经功能在术后有显著改善。由此得出：CT引导下经皮置管和低剂量灌注是治疗儿童脊柱结核简便、安全、有效和创伤小的方法。2017年，Li等回顾性分析了2009～2012年通过CT引导经皮置管并接受个体化疗的48例脊柱结核伴椎旁脓肿患者的资料，椎旁脓肿来自胸椎12例、腰椎20例、胸腰椎10例和腰骶6例。随访终点时ESR、CRP、视觉模拟评分、后凸角和Oswestry残疾指数值等显著降低，所有患者均达到临床愈合，无复发。其认为CT引导经皮置管连续给予个体化疗对于伴椎旁脓肿的脊柱结核是安全有效的治疗，值得进一步研究。

一、适应证和禁忌证

（一）适应证

经皮穿刺脊柱结核寒性脓肿冲洗引流术主要用于脊柱或椎旁的深部脓肿形成者，其适应证如下。

（1）单纯椎体内结核。

（2）椎旁或腰大肌脓肿。

（3）病灶内死骨形成。

（4）病灶清除术后复发。

（5）病灶清除术后复发，窦道形成。

（6）合并轻度神经压迫症状。

（7）全身情况差无法耐受根治手术。

（二）禁忌证

（1）椎体破坏严重。

（2）脊柱不稳。

（3）伴严重后凸畸形或有后凸畸形加重的趋势。

（4）合并截瘫的脊柱结核。

二、术前准备

高纤维、高热量、高蛋白饮食，以增强患者免疫力；常规每天给予异烟肼 5～10mg/kg、利福平 10mg/kg、乙胺丁醇 15mg/kg（顿服）全身抗结核药物治疗；完善各项术前检查，对于重度贫血患者予以少量多次输血，以纠正贫血。手术前进行 CT 定位，选择穿刺位置及深度。

三、手术技巧

根据脓肿的位置引流管放置于脊柱骨病灶中或腰大肌、髂窝的脓肿内。原发病灶内破坏不大者单纯置管即可，有死骨和坏死组织者先清除死骨、坏死组织，再置管冲洗。连续性多椎体结核均在原发病灶、较重的一个间隙和流注脓肿内置管。

在 CT 或 B 超的引导下穿刺，术前应设计好引流管的体表位置，仔细选择皮肤穿刺点，同时测量确定进针深度。局部麻醉后，先用带针芯的穿刺针进入脓腔，穿刺过程中应避免损伤重要器官和结构，如大血管、心脏等，穿刺到位后，吸取少量脓液，然后顺针管放入引导钢丝至脓腔中，

若脓肿壁较厚，可用扩张器扩张。导丝置入后，拔出穿刺针，顺导丝置入引流管至脓腔中。引流管最好用不透 X 线的双腔管，以便透视检查其位置。引流管放置到位后，拔出引导钢丝。引流管固定于皮肤上，检查脓液引流是否通畅，并进行脓液结核细菌学检查和抗结核药敏试验。术后脓腔要进行抗结核药物和生理盐水冲洗，冲洗可单纯依靠引流管进行，亦可另置细管进行灌注冲洗。手术中应注意，穿刺以安全和引流通畅为前提。

在穿刺点和入路的选择上，应参考影像学检查结果，颈椎取前方内脏鞘与动脉鞘穿刺入路；胸椎从横突上方进入椎间隙和椎旁脓肿；腰椎从 Kambin 安全三角进入椎间隙；从腰大肌皮肤投射点直接进入脓肿。穿刺过程中应避免损伤重要器官和结构，导管应置入脓腔最低位，不扭曲或成角，确保引流通畅。引流管必须要有充分的强度，不能塌陷，并能在体内留置数周；引流管管径必须足够大，以便充分引流黏稠脓液；引流管近端必须充分开口，避免堵塞并与脓腔充分接触。放管前不宜吸脓过多，以免使脓腔缩小导致置管困难；放管后加强护理，防止引流管阻塞、扭曲或脱落。灌洗时推入液体要轻缓，同时应记录液体出入量，避免液体过多残留使脓腔压力过大，出现病灶扩散。保证灌注冲洗局部化疗过程中引流管通畅（图 9-19）。

以腰椎为例，从 Kambin 安全三角（安全三角椎弓根外侧入路）进针穿刺，穿刺点皮肤切开 0.5cm 左右的切口。先经皮用同轴套管针穿刺目标椎间隙及椎旁脓肿，注入少量造影剂，使其轮廓显示清晰。置入导丝于脓腔内，在导丝引导下穿刺针逐级扩张达 5.0mm 工作套管，从扩张管中清除脓液、肉芽组织、坏死组织及部分死骨，同时送病理检查。然后置入 8.5F 多孔"猪尾巴"引流管，用异烟肼＋生理盐水反复冲洗引流，尽量将病灶冲洗彻底。留置"猪尾巴"引流管（具体数目根据病灶多少及椎体破坏程度而定，一般 1～3 条），术后常规行局部抗结核药物灌洗。

四、术后处理

1. 抗结核治疗

术后继续强化全身抗结核治疗 9～12 个月。

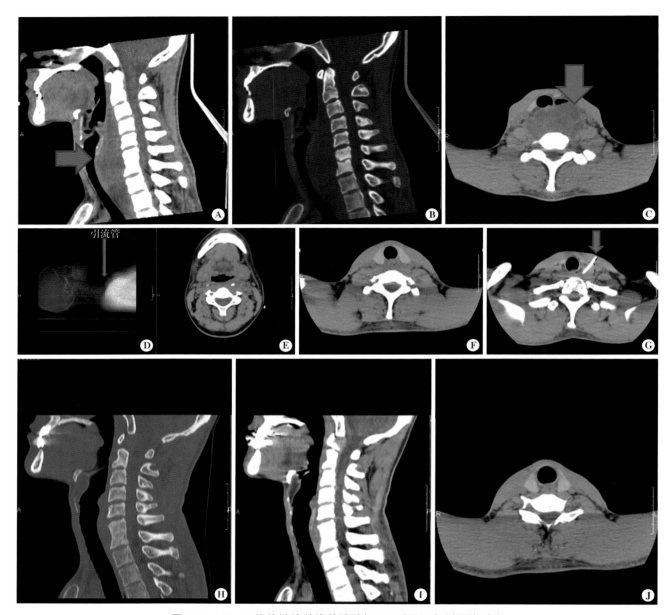

图 9-19 C₆~C₇ 椎体结核并椎前脓肿行 CT 引导下穿刺置管引流

患者，男，32 岁，主诉为吞咽不适 1 个月。A ～ C.C₆ ～ C₇ 椎体结核并椎前脓肿形成（箭头所示为脓肿位置）；D ～ G.CT 引导下椎前脓肿穿刺置管引流（箭头所示为引流管位置）；H ～ J. 患者术后 14 个月复查的影像学结果

2. 灌洗引流

局部持续灌注异烟肼冲洗病灶，最后局部注入 0.1g 异烟肼，每天 2 次；一般症状消失，灌洗液体清亮，ESR、CRP、体温正常后改为每天 1 次；最后的 15 天，隔天 1 次。一般需要治疗 10 ～ 12 周。注意无菌操作，防止交叉感染。在冲洗灌注的过程中，严格记录灌洗液出入量，避免冲洗时入量超过流出量导致人为脓肿流注。定期复查 ESR、CRP、肝功能等，进行影像学检查。所有患者根据

病情及 ESR、CRP 及冲洗液颜色决定停止冲洗时间。一般症状消失，灌洗液体清亮，ESR、CRP、体温正常 1 ～ 2 周停止冲洗。

3. 支具保护

有骨破坏患者均须佩戴支具保护，平均 3 个月根据患者佩戴情况进行调节，一般支具治疗 3 ～ 9 个月。对于脊柱稳定性好、疼痛轻、椎体破坏程度轻的患者，在定制外固定支具保护下，灌洗期间适当下地活动，但仍以卧床为主；其他

患者灌洗期间要求严格卧床，停止冲洗后，在支具外固定的保护下适当下地活动，避免对抗性运动。

五、并发症的防治

治疗中可能出现的并发症及防治如下。

（1）穿刺针误入硬膜囊，引起结核扩散等严重的后果。操作时要考虑局部解剖的特殊性，前期操作时须多透视或扫描，及时调整穿刺角度，如图像显示已经进入硬膜囊内可回抽是否有脑脊液流出，进一步明确。

（2）有椎体不稳时，需要长期卧床，患者的自律性差、不配合，从而导致治疗失败，此类情况须行开放手术治疗。

（3）灌洗液体出入量不同。应该停止冲洗，进行检查，常规处理后不能改善则需要重新置管。

（4）引流管不畅或堵塞在置管引流患者中经常发生，可能同坏死物堵塞有关，故术前应仔细评估，如身体条件许可，尽量选择椎间孔镜下病灶清除再灌洗引流。预防的方法为置管完成后马上开始冲洗引流，告知家属经常挤压引流管，必要时降低冲洗量或拔出引流管。

（5）引流管脱离或不慎将引流管拔出，此时应根据病情决定是重新置管还是仅须保留现有的引流管。如果微创治疗后临床症状不缓解，或临床症状有加重者，可以改变治疗方法，结合开放病灶清除、植骨固定手术。

（汪翼凡　应小樟　郑　琦）

参 考 文 献

白一冰，徐岭，赵文亮，等，2012. 经皮腰椎间孔镜手术的穿刺定位策略. 中国微创外科杂志，12（6）：540-543.

池永龙，徐华梓，毛方敏，等，1998. 扩大操作口电视辅助内窥镜下脊柱前路手术的探讨（附14例报告）. 中国脊柱脊髓杂志，12（8）：6.

池永龙，2006. 脊柱微创外科学. 北京：人民军医出版社，138-168，214-228.

吕国华，王冰，李晶，等，2002. 胸腔镜技术在胸椎结核前路手术的应用. 中国脊柱脊髓杂志，12：250-253.

吕国华，王冰，李启贤，2001. 腹腔镜微创技术在腰椎滑脱症前路椎间融合术中的应用. 中国内镜杂志，7（5）：23-24.

钱济先，高浩然，李存孝，等，2014. 后路经皮椎弓根螺钉内固定联合前路病灶清除植骨融合术治疗胸腰椎结核脊柱后凸畸形. 中医正骨，26（3）：33-35.

王善金，杨明杰，潘杰，等，2013. 微创经皮椎弓根螺钉技术应用进展. 中国矫形外科杂志，21（5）：479-481.

徐仲林，蒋赞利，2015. 经皮椎间孔镜技术的发展、治疗范围、并发症及特点. 东南大学学报（医学版），34（3）：452-455.

张朝跃，李小如，2001. 借助腹腔镜行腰椎结核病灶清除术. 中国内镜杂志，7（2）：36-37.

张光铂，吴启秋，郑华，等，2007. 脊柱结核病学. 北京：人民军医出版社：194-210.

周英杰，孟宪杰，2016. 微创经皮椎弓根螺钉内固定治疗胸腰椎骨折的研究进展. 中华创伤杂志，32（5）：464-468.

Adulkasem W, Surangsrirat W, 2002. Early experience of endoscopy-assisted anterior spinal surgery. J Orthop Surg, 10（2）：152-159.

Barbagallo GM, Certo F, Visocchi M, et al, 2015. Multilevel mini-open TLIFs and percutaneous pedicle screw fixation: description of a simple technical nuance used to increase intraoperative safety and improve workflow. Tips and tricks and review of the literature. Neurosurg Rev, 38（2）：343-354；discussion 354.

Boos N, Kalberer F, Schoeb O, 2001. Retroperioneal endoscopy-assisted miniaparotomy for anterior lumbar interbody fusion: technical feasibility and complications. Spine, 26（2）：1-6.

Dinc H, Ahmetoglu A, Baykal S, et al, 2002. Image-guided percutaneous drainage of tuberculous iliopsoas and spondylodiskitic abscesses: midterm results. Radiology, 225（2）：353-358.

Hanaoka N, Kawasaki Y, Sakai T, et al, 2006. Percutaneous drainage and continuous irrigation in patients with severe pyogenic spondylitis, abscess formation, and marked bone destruction. J Neurosurg Spine, 4（5）：374-379.

Huang TJ, Hsu R W, Chen S H, et al, 2000. Video-assisted thoracoscopic surgery in managing tuberculous spondylitis. Clin Orthop, 379：143-153

Ito M, Abumi K, Kotani Y, et al, 2007. Clinical outcome of posterolateral endoscopic surgery for pyogenic spondylodiscitis: results of 15 patients with serious comorbid conditions. Spine（Phila PA 1976），32（2）：200-206.

Kim CW, Siemionow K, Anderson DG, et al, 2011. The current state of minimally. invasive spine surgery. Lnstr Course Lect, 60：353-370.

Lai Z, Shi S, Fei J, et al, 2018. A comparative study to evaluate the feasibility of preoperative percutaneous catheter drainage for the treatment of lumbar spinal tuberculosis with psoas abscess. J Orthop Surg Res, 13（1）：290.

Li J, Huang X, Chen F, et al, 2017. Computed tomography-guided catheterization drainage to cure spinal tuberculosis with individualized chemotherapy. Orthopedics, 40（3）：e443-e449.

Licberman IH, Willsher PC, Litwin DE, et al, 2000. Transperi-toncal laparoscopic exposure for lumbar interbody fusion. Spine, 25：509-515.

Magerl FP, 1984. Stabilization of the lower thoracic and lumbar spine with external skeletal fixation. Clin Orthop Relat Res, （189）：125-141.

Mobbs RJ, Sivabalan P, Li J, 2011. Technique, challenges and indications for percutaneous pedicle screw fixation. J Clin Neurosci, 18（6）：741-749.

Obenchaim TG, 1991. Laparoscopic discectomy: case report. J Laparoendosc Surg, 1：145-149.

Picetti GD, Pang D, 2004. Thoracoscopic technique for the trement of scoliosis. Childs Nerv Syst, 20：862-810.

Shibuya S, Komatsubara S, Yamamoto T, et al, 2009. Percutaneous discectomy-continuous irrigation and drainage for tuberculous lumbar spondylitis: a report of two cases. Case Rep Med, 2009：632981.

Tofuku K, Koga H, Komiya S, 2014. Percutaneous drainage combined with hyperbaric oxygen therapy for pyogenic spondylitis with iliopsoas abscess. Asian Spine J, 8（3）：253-259.

Turel MK, Kerolus M, Deutsch H, 2017. The role of minimally invasive spine surgery in the management of pyogenic spinal discitis. J Craniovertebr Junction Spine, 8(1): 39-43.

Wang QY, Huang MG, Ou DQ, et al, 2017. One-stage extreme lateral interbody fusion and percutaneous pedicle screw fixation in lumbar spine tuberculosis. J Musculoskelet Neuronal Interact, 17(1): 450-455.

Yang H, Song F, Zhang L, et al, 2016. Management of spine tuberculosis with chemotherapy and percutaneous pedicle screws in adjacent vertebrae: aretrospective study of 34 cases. Spine (Phila PA 1976), 41(23): E1415-E1420.

Yin XH, Zhang HQ, Hu XK, et al, 2015. Treatment of pediatric spinal tuberculosis abscess with percutaneous drainage and low-dose local antituberculous therapy: a preliminary report. Childs Nerv Syst, 31(7): 1149-1155.

第十章
颈 椎 结 核

第一节　解剖概要

　　颈椎共由 7 块颈椎骨组成，除第一颈椎和第二颈椎外，其他颈椎之间都夹有一个椎间盘，加上第七颈椎和第一胸椎之间的椎间盘，颈椎共有 6 个椎间盘。除第一颈椎和第二颈椎结构有所特殊外，其余颈椎与胸椎、腰椎大致相似，均由椎体、椎弓、突起（包括横突、上下关节突和棘突）等基本结构组成。椎体在前，椎弓在后，两者环绕共同形成椎孔。所有的椎孔相连就构成了椎管，脊髓就容纳其中。颈椎又是脊柱椎骨中体积最小，但灵活性最大、活动频率最高、负重较大的节段（图 10-1）。

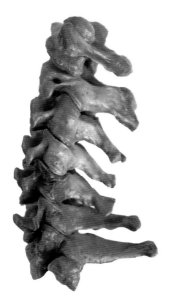

图 10-1　颈椎解剖

（一）寰椎

　　第一颈椎又称寰椎，为环形，没有椎体、棘突和上关节突，而由前弓、后弓和两个侧块构成。

寰椎无椎体，代以前弓和枢椎的齿突共同代表其椎体，可以说寰椎围绕自身的椎体而旋转。寰椎有前后两弓及两侧块，后弓又分为两部分。寰椎的前弓较短，与其下位的颈椎椎体在一条线上，它的正中后面有一凹形关节面，与齿突构成关节，称为寰齿关节。前结节甚为突出，向下，前纵韧带和左、右头长肌从其越过。后弓相当于棘突的部分，只留有一个小结节，向上、向后，作为左、右头后小直肌的附着点。前弓、后弓均上下扁平，较为脆弱，在侧块的后方有一沟，以通过椎动脉。每个侧块有上、下两个关节面。上关节面呈椭圆形，向内凹，与枕骨髁相关节；下关节面呈圆形，与枢椎的上关节面相关节。从侧块的内面伸出一个结节，作为齿突后面韧带附着之用。寰椎的横突作为寰椎旋转运动的支点，较长，也较大，有许多肌肉附着，其尖端不分叉，大小仅次于腰椎的横突，横突内有一圆孔以通过椎动脉。从整个颈椎看，寰椎的椎孔相当大，在骨折脱位后，其间的脊髓尚有回旋的余地（图 10-2）。

（二）枢椎

　　第二颈椎又称枢椎。它和一般的颈椎相似，但椎体上方有齿状的隆突称为齿状突，此齿状突可视为寰椎的椎体。齿状突根部的后方，有寰横韧带，但此韧带较细小；齿状突前面有一关节面，与寰椎前弓构成寰齿关节。上关节面位于椎体和椎根连结处上方的粗大稍出的骨块上，朝向上、后，稍外方，与寰椎的下关节面构成寰枢关节；第二颈脊髓神经位于该关节的后方，与下位颈脊髓神经和椎间关节的位置关系不同。枢椎的椎板较厚，其棘突较其下位者长而粗大，在 X 线片上看到上部颈椎有最大棘突者即为第二颈椎。枢椎的横突较小，方向朝下，只具有一个明显的后结节（图 10-3）。

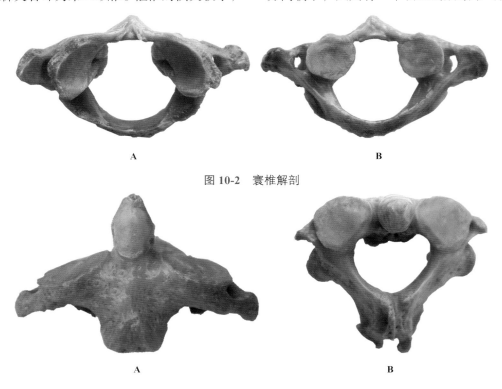

A   B

图 10-2　寰椎解剖

A   B

图 10-3　枢椎解剖

第二节　上颈椎结核

上颈椎结核较少见，有 C_1 侧块结核，C_2 齿状突结核，$C_1 \sim C_2$ 椎间结核等，仅占脊柱结核的 $0.3\% \sim 1\%$。寰枢椎是颈椎活动度最大的部位，关节韧带丰富，且紧邻延髓。上颈椎结核可能造成广泛的骨与软组织破坏，从而导致严重的颈椎不稳定和延髓、脊髓受压，严重者可导致患者出现四肢瘫痪，甚至呼吸肌麻痹而死亡，必须及时进行诊断和处理。有枕寰枢椎不稳的，建议行后路寰枕间融合、后路寰枢椎融合和后路寰枢椎加枕骨融合，并采用内固定。前方有较大脓肿需要切开引流的可在颈前路小切口下行脓肿切开引流手术。如果脓肿在咽后壁，影响吞咽功能，也可在咽后行切开引流或穿刺。如果寰枢椎结核有较大脓肿及死骨等必须暴露病变寰枢椎进行病灶清除，可采用颈前胸锁乳突肌前缘斜切口后，乳突后方延长来暴露寰枢椎的前外侧，该手术入路比较方便。也可以采用外侧咽后入路（胸锁乳突肌下侧方手术入路）进行病灶清除。上颈椎的手术入路：①外侧咽后入路（乳突下侧方入路）；②内侧经咽后入路（前方经咽后入路）；③经口咽入路；④寰枕关节后方入路；⑤后正中入路。

（一）经口咽部穿刺、外固定术

【适应证】　没有影响颈椎稳定性的寰枢椎结核，病灶有较大脓肿形成。

【术前准备】　术前规范抗结核治疗。

【麻醉】　局部麻醉。

【体位】　患者取仰卧位。

【操作步骤】　尽量张大口，术者用碘伏消毒咽喉壁黏膜，用 9 号或 16 号针头于咽后正中线脓肿突出处刺入咽后脓肿，缓缓抽尽脓液。注意进针切勿偏离咽后正中线，因咽后正中线两旁有血管通过，易损伤出血。

【术后处理】　应用外固定维持颈椎稳定，继续行抗结核治疗。

（二）经口咽部病灶清除、外固定术

【适应证】　寰椎前弓、枢椎齿突或椎体结核，并有咽后壁脓肿，引起吞咽困难，或压迫脊髓引起瘫痪者。

【术前准备】 规范抗结核治疗，对颈椎稳定性有影响者须采用颈托、支架或石膏保护。病情较重或已发生截瘫者，应绝对卧床。必要时行枕颌带或颅骨牵引，或采用颈托外固定，术前3天用庆大霉素药液漱口。

【麻醉】 先在局部麻醉下行气管切开，在气管切开处插管行全身麻醉。

【体位】 患者取仰卧位，头部垫头圈、两肩间和颈根部垫软枕，使颈部后伸，但不可过伸；头部两侧各放置一个小沙袋固定；有颅骨牵引者术中仍保持牵引。

【操作步骤】

（1）用开口器将口张开，口腔和咽后壁黏膜用0.1%新洁尔灭溶液或采用0.05%有效碘伏消毒。

（2）切口：用压舌器下压舌根，并把悬雍垂缝于软腭上，再用细纱条将食管和气管入口暂时封闭，防止脓液或血液流入。用9号针头试行穿刺。在咽后壁脓肿隆起正中处（该中线区无特殊血管），以尖刀先纵行切开1cm，吸尽脓液，然后再将切口延长3～4cm（图10-4A）。

（3）手术操作

1）显露：切开脓肿壁和韧带，自骨膜下向两侧剥离，用粗线各缝合两针牵向两侧，显露椎体前部及病灶（图10-4B）。

2）病灶清除：直视下吸尽脓液，刮除死骨、肉芽和干酪样坏死组织，这时在骨膜下分别向两侧剥离，注意不要超过寰椎侧块，以免损伤椎动脉。在刮除病灶后方时应注意勿损伤脊髓。

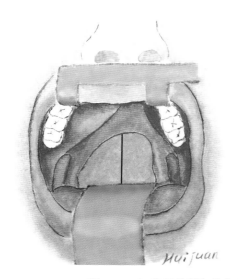 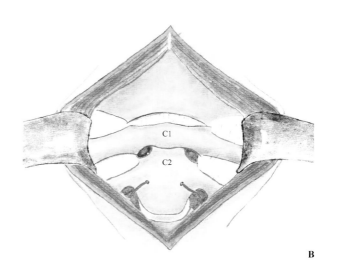

图10-4 A.牵开软腭和悬雍垂即可显露上颈段；B.咽后壁切开术后的显露

3）植骨：一般寰椎前弓结核或枢椎齿突结核在病灶清除后，没有足够的植骨床，可以不植骨。枢椎椎体结核病灶清除后，可以取自体髂骨，修整后植于寰椎前弓和C$_3$椎体之间。

4）缝合：冲洗伤口，放入抗结核药物，用可吸收线缝合黏膜和软组织瓣。

5）术后行颈托外固定。

【术后处理】 继续抗结核治疗，术后3天内静脉补液并应用抗生素，局部情况好转后可进流质饮食。气管插管，待3～5天后，可试行堵管，24～48小时后，如呼吸、排痰和发音功能良好，即可拔除气管插管。外固定架固定6～12周，具体时间依病变类型而定。如术中对脊髓有某些扰动或刺激，术中即给予甲泼尼龙静脉滴注，同时给予奥美拉唑静脉滴注预防上消化道出血，术后10天拆线。

【注意事项】 由于解剖关系，手术野显露有限，刮除病灶不易彻底，且寰椎前弓松质骨少，如植骨块太大，切口不易缝合，这些都将影响植骨成活，因此手术适应证要严格选择。经口腔入路最为简单，但和创伤较大的上颌骨、下颌骨切开黏膜内手术一样，具有鼻咽部感染、窦道形成的风险，感染严重者可引起脑炎或脑膜炎。前路植骨空间有限，固定困难，对破坏严重病例，通常联合后路枕-颈，寰枢椎植骨融合固定术。

病例 10-1（图 10-5）

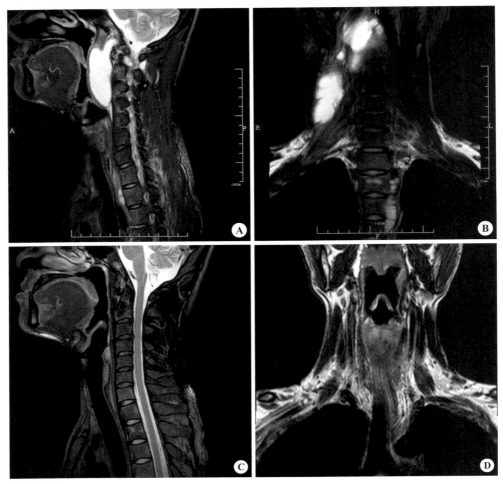

图 10-5　男，51 岁，头颈部疼痛活动受限 3 个月，加重伴吞咽困难 3 天。A、B. 术前 MRI 示 C₁ ～ C₂ 椎体结核，伴咽后
　　　　壁椎旁脓肿形成；C、D. 行前路病灶清除颈托固定术后 6 个月复查，MRI 示病灶区已无明显脓肿

（三）外侧咽后入路病灶清除术

【适应证】　寰椎前弓、枢椎齿突或椎体结核，并有咽后壁脓肿，引起吞咽困难，或压迫脊髓引起瘫痪者，伴有颈椎稳定性破坏者。

【术前准备】　术前规范抗结核治疗。

【麻醉】　气管插管，全身麻醉。

【体位】　患者取仰卧位。

【操作步骤】

（1）颈部后伸并向对侧旋转约 30°。为了更好地暴露，可将耳垂翻转，缝在皮肤上。

（2）切口：做"曲棍样"切口，先横行绕过乳突后方，然后沿胸锁乳突肌前缘继续向远端切开（图 10-6）。

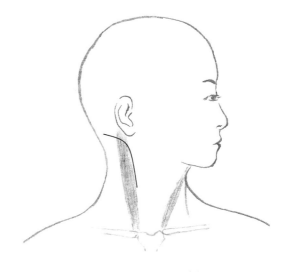

图 10-6　外侧咽后入路切口

（3）手术操作

1）显露：沿皮肤切口，分离皮下组织及颈阔肌，在皮下组织中找到耳大神经，并向两端游离以利于牵拉，牵拉或切断耳大神经可能会产生一个轻微的感觉缺失。胸锁乳突肌上方可见到颈外静脉，必要时可以结扎。为了更好地暴露，可将胸锁乳突肌自乳突处切断，或者垂直其前缘方向进行部分切断，这种方法对于有限暴露颈部、肌肉不发达、体重较轻患者无须使用。然后显露颈总动脉、颈内静脉和多个淋巴结，同时能够看到在乳突下方 3cm 处，向下走行经胸锁乳突肌的副神经。对于仅须暴露出 $C_1 \sim C_2$ 区域的手术，可将该神经包括颈动脉鞘一起牵向内侧。为了向远端更广泛暴露，可将该神经从颈静脉处游离，并向外后方牵开，随后翻转胸锁乳突肌。C_1 横突比其他颈椎横突更向外突出，很容易触诊，该区域的几个淋巴可以切除，在横突前缘和颈动脉鞘后缘之间向内侧进一步分离过程中应避免椎动脉损伤，通过界面间疏松组织的钝性分离，椎前筋膜及肌肉组织分开，咽后间隙随之打开。为了充分显露病椎，有必要剥离切除颈前肌肉，即覆盖于寰枢椎外侧关节的颈长肌和头长肌。$C_1 \sim C_2$ 复合体的前弓及侧块很容易通过观察横突、横向的寰椎弓和垂直中线的枢椎棘突来确认，向上牵拉时务必小心，避免损伤面神经，向上暴露的极限是二腹肌后腹。将放置于对侧横突的牵开器远端翘起，$C_1 \sim C_2$ 复合体的前方完全暴露。

2）病灶清除：直视下吸尽脓液，刮除死骨、肉芽组织和干酪样坏死组织，这时在骨膜下分别向两侧剥离，注意不要超过寰椎侧块，以免损伤椎动脉。在刮除病灶后方时应注意勿损伤脊髓（图 10-7）。

3）植骨：一般寰椎前弓结核或枢椎齿突结核在病灶清除后，没有足够的植骨床，可以不植骨。枢椎椎体结核病灶清除后，可以取自体髂骨，修整后植于寰椎前弓和 C_3 之间。

4）缝合：冲洗伤口，用可吸收线缝合黏膜和软组织瓣，缝合胸锁乳突肌、颈阔肌和皮肤。为预防脑脊液漏，也可以缝合椎前筋膜和肌肉。

【术后处理】 术后 3 天内静脉补液并应用抗生素，颈托固定 6 ～ 12 周，具体时间依病变类型而定。如术中对脊髓有某些扰动或刺激，术中即给予甲泼尼龙静脉滴注，同时给予奥美拉唑静脉滴注预防上消化道出血，术后 10 天拆线。

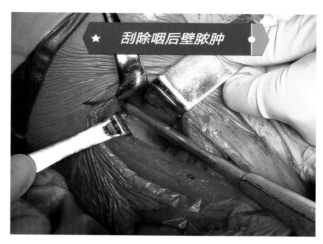

图 10-7 术中刮除咽后壁脓肿，进行病灶清除

（四）后正中入路上颈椎内固定术

【适应证】 寰椎前弓、枢椎齿突或椎体结核，并有咽后壁脓肿，引起吞咽困难，或压迫脊髓引起瘫痪者，伴有颈椎稳定性破坏者。

【术前准备】 规范抗结核治疗，对颈椎稳定性有影响者须采用颈托、支架或石膏保护。病情较重或已发生截瘫者应绝对卧床，必要时行枕颌带或颅骨牵引。

【麻醉】 气管插管，全身麻醉。

【体位】 先俯卧位，将头置于可调式头架上，或俯卧于石膏床内，头颈部取中立略屈位为宜。

【操作步骤】

（1）切口：自枕骨粗隆上方 2cm 至 C_4 做后正中直切口，依次切开皮肤、皮下组织。显露时宜先分别自上而下显露枕部和自下而上显露 $C_2 \sim C_3$ 椎板，沿 C_2 上方切开头长肌，显露寰椎后弓并锐性分离后弓两侧各 10 ～ 15mm，上方达枕骨大孔上缘。辨认 C_2 和 C_3 棘突后沿棘突一侧，切开项韧带、肌膜和颈后肌群附着部，以手指探查确定椎板后再以骨膜剥离器沿棘突和椎板做骨膜下剥离，应用干纱布条填塞止血。将枢椎椎板上缘附着肌止点切断剥离，用自动拉钩将枕部和颈部肌肉牵开。

（2）剥离过程中始终保持与骨面接触，以避免损伤椎动脉。

（3）C_2 神经后支发出枕大神经，术中须予以暴露分离。如需行后路融合，棘间韧带应彻底切除。

（4）置入枕骨螺钉：用直径为 2.5mm 的钻头

在初始长度设定为 8mm 的可调式钻套导引下钻孔，钻到设定长度以后，每次增加钻套长度 2mm，直到钻透对侧皮质。钻透对侧皮质后通过枕颈固定杆上的螺孔测量螺钉长度。用上述方法通过枕颈固定杆上的螺孔位置钻 3 个螺钉孔，测深、攻丝并拧入螺钉。置入尾端侧块螺钉，通过固定夹测深、攻丝后拧入最尾端的侧块螺钉。枕骨螺钉获得坚强固定的最佳位置位于颅中线区域，中线以外的骨皮质逐渐变薄。为了避免损伤颅内静脉窦，螺钉不能在枕外隆凸或其上方置入。钻孔及拧入螺钉时应避免损伤小脑。硬脑膜破裂引起脑脊液渗漏的情况并不少见，处理方法是将螺钉拧入钻孔内，也可选择骨蜡封闭。

（5）置入中间螺钉：在 C_2 与最尾端固定夹之间调整相应的固定夹位置，同法测深、攻丝后置入侧块螺钉，最后拧紧固定夹的紧固螺钉。

（6）进行椎板间植骨融合。

（7）逐层缝合切口，放置引流管 1 根。

【术后处理】　术后 3 天内静脉补液并应用抗生素，颈托固定 6～12 周，具体时间依病变类型而定。如术中对脊髓有某些扰动或刺激，术中即给予甲泼尼龙静脉滴注，同时给予奥美拉唑静脉滴注，预防上消化道出血，术后 10 天拆线。

病例 10-2（图 10-8）

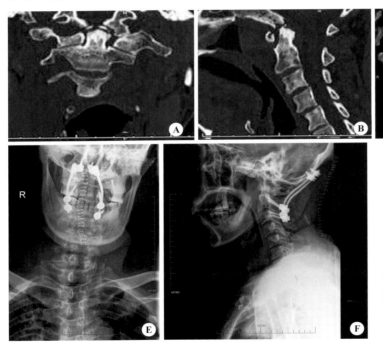

图 10-8　男，64 岁。主诉为头颈部疼痛、活动受限 1 月余。A、B. 术前 CT 示寰枢椎破坏；C、D. 术前 MRI 示寰枢椎破坏伴脓肿形成；E、F. 行后正中入路枕颈融合内固定术，示患者内固定位置满意

（五）经颌下入路病灶清除、寰枢椎内固定

【适应证】　寰椎前弓、枢椎齿突或椎体结核，并有咽后壁脓肿，引起吞咽困难，或压迫脊髓引起瘫痪者，伴有颈椎稳定性破坏者。

【术前准备】　规范抗结核治疗，对颈椎稳定性有影响者须采用颈托、支架或石膏保护。病情较重或已发生截瘫者应绝对卧床，必要时行枕颌带或颅骨牵引。

【麻醉】　气管插管，全身麻醉。

【体位】　患者取仰卧位，垫肩，头部尽量后伸并稍转向右侧，颈部取伸展位。

【操作步骤】

1. 经颌下入路病灶清除

（1）切口：采取单侧颌下切口，于胸锁乳突肌上部内侧，下颌与颈交界，相当于甲状软骨水平处斜行向颈前中线做皮肤切口。

（2）显露：于甲状腺前肌和胸锁乳突肌之间钝性分离，将颈动脉鞘和胸锁乳突肌牵向外侧，甲状腺前肌、甲状腺及喉头向内侧牵开，显露甲状腺上动脉和喉上神经并加以保护。剪开椎前筋膜后即可暴露至 C_2～C_3 椎间盘，继续向上分离可达枢椎椎体，暴露结核病灶区。

（3）病灶清除：根据术前影像学资料和术中所见，对枢椎骨结核病灶进行彻底切除，充分刮

除直至健康骨质，修整结核病灶切除区域。植入髂骨块于寰椎前弓与 C_3 椎体上终板之间；同时可暴露双侧寰枢外侧关节面，用打磨钻去除关节软骨制造植骨床，再用自体髂骨或同种异体骨颗粒植入双侧寰枢外侧关节间隙中并嵌紧。

（4）逐层缝合切口，放置引流管 1 根。

2. 寰枢椎内固定

（1）切口：取颈部背侧正中切口。

（2）显露：骨膜下剥离显露后方颈椎至关节突外侧缘。去除需要融合区域的寰枢椎关节囊，确认侧块的边界，包括上、下关节面，外侧缘和与椎板交界的内沟。选取侧块中心内侧 1mm 处作为进钉点，用磨钻去除骨皮质。开道时，将电钻导向器放于下位椎体的棘突中点，对于用单皮质骨螺钉固定的大多数患者，用手钻钻出深 14mm 的孔道。如果准备用双皮质骨螺钉固定，则在当前孔道的基础上深度增加 2mm。对孔道的每一步操作之后，都要用球探探知孔道，并感知其皮质骨。理想的孔道内侧紧贴椎动脉，如果钻孔时方向太靠内侧，则可能损伤椎动脉。置入所有的螺钉，去除侧块和椎板的骨皮质，磨去小关节的皮质骨，裁剪并预弯合适的金属棒，将金属棒置入螺钉尾槽内，用螺帽锁紧。

逐层缝合伤口，并放置引流管（图 10-9）。

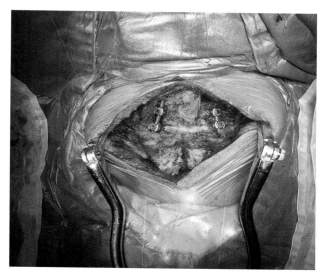

图 10-9 术中寰枢椎固定

【术后处理】 术后 3 天内静脉补液并应用抗生素，颈托固定 6～12 周，具体时间依病变类型而定。如术中对脊髓有扰动或刺激，术中即给予甲泼尼龙静脉滴注，同时给予奥美拉唑静脉滴注，预防上消化道出血，术后 10 天拆线。

病例 10-3（图 10-10）

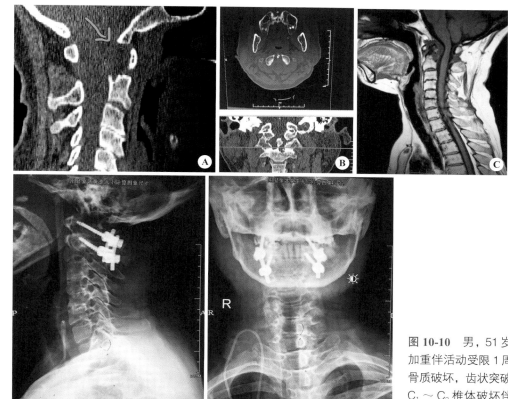

图 10-10 男，51 岁。主诉为头颈部疼痛 1 年余，加重伴活动受限 1 周。A、B. 术前 CT 示 $C_1 \sim C_2$ 骨质破坏，齿状突破坏明显；C、D. 术前 MRI 示 $C_1 \sim C_2$ 椎体破坏伴脓肿形成；E、F. 术后寰枢椎固定 X 线正侧位片示内固定位置满意

第三节　中下颈椎结核

中下颈椎（C$_3$～C$_7$）结核的病灶绝大多数位于椎体，主要由于椎体易劳损，椎体上肌肉附着少，椎体内松质骨成分多，椎体营养动脉多为终末动脉。病灶发生于椎体附件非常少见，约占 6.3%。单纯椎弓根结核仅占 1%，但附件结核易侵犯脊髓，引起压迫症状。椎间盘无血液运行，故无原发性椎间盘结核，但容易被结核杆菌破坏。由于颈椎椎体窄小，且活动度大，颈椎结核的椎体破坏迅速，较快出现椎体塌陷、颈椎失稳、后凸畸形。

颈椎结核病变进行性发展形成的脓肿及颈椎畸形可压迫脊髓，而导致高位截瘫。未经有效治疗的颈椎结核可形成颈部寒性脓肿，甚至进一步形成皮肤窦道，其所造成的病残十分严重。中下颈椎的结核病灶清除相对脊柱交界段容易暴露。通常采用胸锁乳突肌前缘行形标准前外侧入路，提供 C$_1$～T$_2$ 椎体的手术暴露。根据结核病灶涉及椎体的节段范围，可采用单纯的前路自体植骨或钛笼植骨前路钢板固定（图 10-11、图 10-12），或前路植骨后路椎弓根螺钉或侧块螺钉固定（图 10-13），单路固定不可靠时也可行前后路固定（图 10-14）。

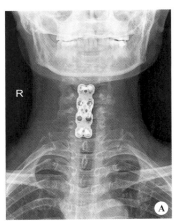 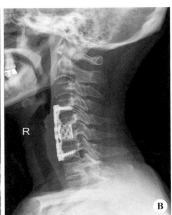

图 10-11　C$_4$～C$_5$ 椎体结核前路病灶清除钛网植骨钢板内固定

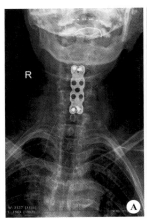 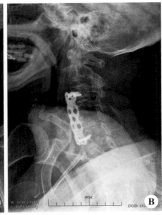

图 10-12　C$_4$～C$_5$ 椎体结核前路病灶清除，自体髂骨植骨钢板内固定

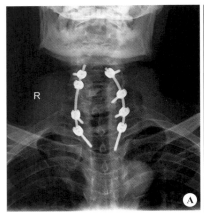 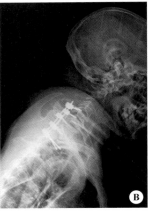

图 10-13　C$_6$～C$_7$ 椎体结核前路病灶清除，单纯后路侧块螺钉固定

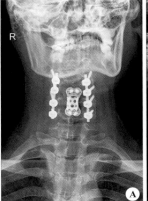 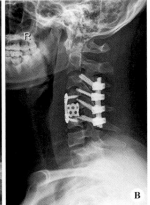

图 10-14　前路病灶清除钛网植骨，后路侧块螺钉内固定

（一）颈前外侧斜行切口入路前路病灶清除术（扩大的颈前入路）

【适应证】　C$_3$～C$_7$ 椎体结核，椎体有死骨及脓液形成的患者。

【术前准备】　气管、食管推移训练。术前

5～7 天开始推移气管和食管并超过中线，每次持续 10～20 分钟，逐渐增加至 30～45 分钟。

【麻醉】　全身麻醉。

【体位】　患者取仰卧位，头部垫头圈、两肩间和颈根部垫软枕，以维持颈部的位置。头颈自然向后伸，但不可过伸，以免加重神经症状。如取右侧切口，头转向左侧，头两侧各放置一个小沙袋固定。有神经症状或截瘫者术前行枕颌带或颅骨牵引，上半身抬高约 15°，以减轻头颈部静脉充血。

【操作步骤】

1. 切口

（1）颈前斜切口：为了便于术者操作，不易误伤喉返神经，通常多选择右侧。胸骨柄切迹为基线，沿右侧胸锁乳突肌前缘下行，以骨病灶为中心，切口可上下移动，成人约 10cm；病灶和寒性脓肿偏左者，则选择左侧。

（2）颈前横切口：切口水平高度根据影像片病灶的部位而定，起自手术侧胸锁乳突肌后缘中点越过颈中线达对侧 2cm，全长 5 ～ 7cm，颈部短粗者应适当延长。具体可根据手术医生自身的习惯，选择横行或斜行切口（图 10-15）。

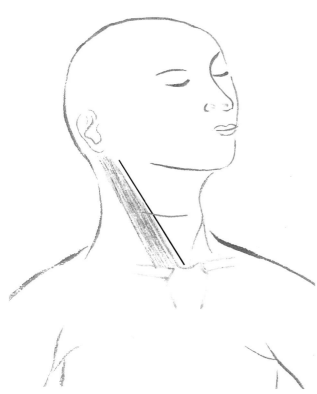

图 10-15 颈前外侧入路：黑线为胸锁乳突肌前缘斜行切口，绿线为甲状软骨水平位置 C₄ ～ C₅ 节段横行切口

2. 手术操作

（1）显露：沿皮肤切口方向切开颈阔肌，或纵向分开该肌以获得更广泛的显露，浅静脉分支

及颈外静脉有碍操作者也可切断结扎或电凝止血。锐性和钝性松解颈浅筋膜，特别是采取横切口时，纵行松解的范围要大于横向，否则影响椎体前方显露。注意：分离过程中注意保护颈阔肌下方的颈外静脉及颈前静脉。确认胸锁乳突肌前缘，纵行切开颈深筋膜的浅层，沿肌肉前沿做钝性分离。显露并切开颈前筋膜。小心钝性分离颈动脉鞘内侧包绕肩胛舌骨肌的颈深筋膜中层，通过触摸动脉搏动确定颈动脉鞘的位置。于其内侧以手指上下钝性分离至椎前筋膜。要显露 C₃ ～ C₅ 病灶时，从肩胛舌骨肌上方进入；显露 C₆ ～ C₇ 时，则从肩胛舌骨肌下方进入，一般无须切断此肌。将颈动脉鞘与胸锁乳突肌牵向外侧，而内脏鞘（甲状腺、气管和食管）向内侧牵拉，即可显露椎前筋膜。若椎前有脓肿，局部隆起，筋膜表面多见有水肿和出血点，试行穿刺抽脓，确定病灶的位置。或在 C 形臂下透视确定病椎位置。以病变椎体为中心，沿椎体中线切开剥离，在骨膜下游离至椎体两侧的颈长肌直达前纵韧带。再纵行扩大筋膜的切口显露椎体（图 10-16、图 10-17）。

颈前外侧入路切口可以采用横切口，也可以采用沿胸锁乳突肌前缘的斜行切口，多数术者偏向气管右侧入路，也可采用左侧入路。如切口向上后延长可以和外侧经咽后入路相重合，行 C₁ ～ C₂ 前外侧暴露。向下延长至胸骨柄，可暴露 T₂，切除部分胸骨柄甚至可以暴露 T₃，向外牵拉从颈血管外侧入路可以暴露颈椎前外侧和椎动脉，以修补椎动脉破裂。病灶清除操作要点：①用手指触摸椎前软组织，确定脓肿的部位和范围，必要时可试探穿刺；②在脓肿正中切开，以免损伤位于椎旁的颈交感神经和膈神经；③脓肿壁尽量切除干净，椎体病变应清除彻底，直至周围出血的健康骨质为止；④切开脓肿壁后吸净脓液，将死骨、坏死组织和肉芽组织等彻底清除。

（2）病灶清除：直视下进行病灶刮除，包括死骨、结核性肉芽组织、干酪样坏死组织及椎间盘。病灶清除及减压必须彻底，可以见到椎体骨创面有新鲜渗血。局部以双氧水和冰盐水反复冲洗，并放置 1g 链霉素。

（3）植骨融合：取三面骨皮质的自体髂骨，修整后紧密嵌入骨窗部，并使之于椎体前缘平整，也可用钛笼植骨融合。

（4）选择合适的颈椎前路钢板置于椎前，必要时预弯钢板，上端螺钉开口器钻入方向为头端偏12°，向内倾斜10°，上下端各拧入2根螺钉固定，透视显示植骨块位置佳，螺钉长度及方向合适，

再予以锁定。

（5）缝合：放置负压引流管，逐层缝合切口。

【术后处理】 术后24小时后拔出部分引流管，48小时拔除引流管，并开始进食。颈围保护3个月，卧床休息时可以取下。

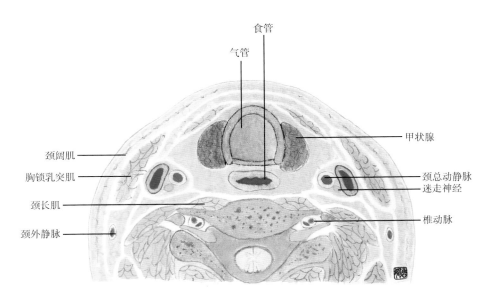

图 10-16　C₅ 椎体横断面显示的颈椎入路

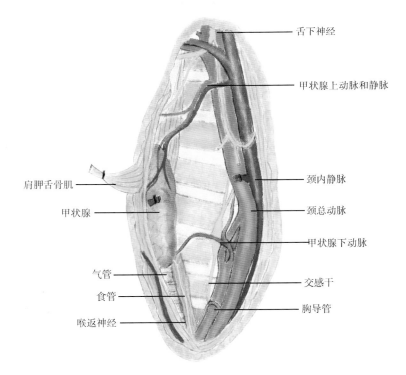

图 10-17　左侧颈前入路解剖

病例 10-4（图 10-18）

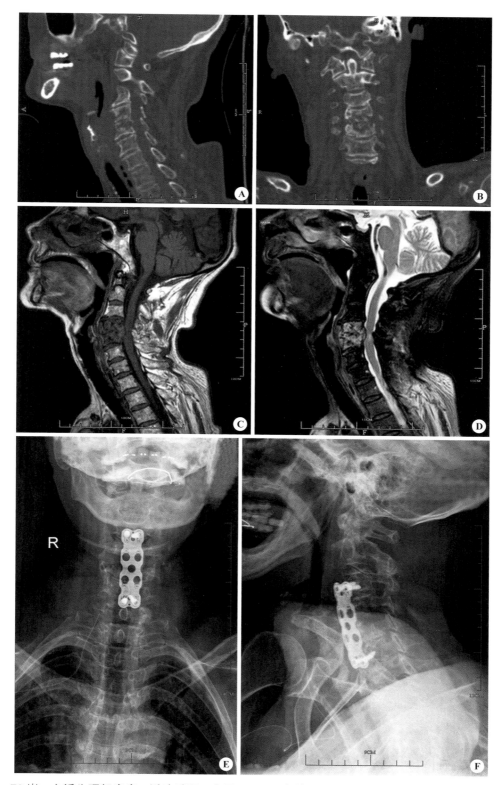

图 10-18 女，76 岁。主诉为颈部疼痛、活动受限 3 个月，A、B. 术前 CT 示 $C_4 \sim C_5$ 椎体破坏伴死骨形成；C、D. 术前 MRI 示 $C_4 \sim C_5$ 结核破坏伴脓肿形成，脊髓受压；E、F. 行前路病灶清除自体髂骨植骨前路钢板内固定术，复查 X 线片示内固定和植骨块位置满意

病例 10-5（图 10-19）

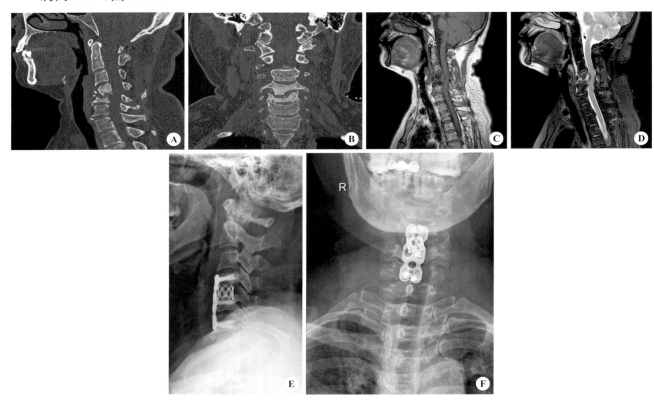

图 10-19　女，30 岁。主诉为颈部疼痛、活动受限半年加重 1 个月。A、B. C₄～C₅ 椎体结核椎体骨质破坏，矢状位 C₄ 椎体向前移位；C、D. 术前 MRI 示 C₄～C₅ 椎体破坏伴脓肿形成，脊髓受压；E、F. 行前路病灶清除钛网植骨前路钢板内固定术，术后复查 X 线片示 C₄ 椎体向前移位已经矫正，内固定位置满意

病例 10-6（图 10-20）

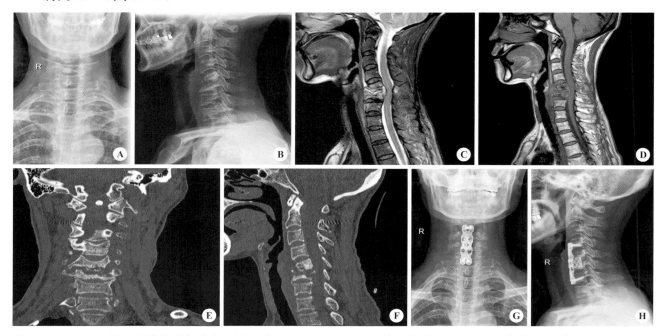

图 10-20　女，72 岁。主诉为颈部疼痛、活动受限 2 个月。A、B. 术前 X 线检查示 C₄～C₅ 椎体骨质破坏；C、D. 术前 MRI 示 C₄～C₅ 椎体骨质破坏伴脓肿形成，脊髓受压；E、F. 术前 CT 示 C₄～C₅ 椎体骨质破坏；G、H：行前路病灶清除钛网植骨钢板内固定术，术后复查 X 线片示颈椎畸形已经矫正，内固定位置满意

（二）单纯后路植骨融合内固定术

【适应证】 颈椎结核椎体无明显骨破坏，脓肿无明显压迫脊髓，无须进行病灶清除者。

【术前准备】 规范抗结核治疗，对颈椎稳定性有影响者须采用颈托、支架或石膏保护。病情较严重或已发生截瘫者应绝对卧床，必要时行枕颌带或颅骨牵引。

【麻醉】 气管插管下全身麻醉。

【体位】 患者取俯卧位，将头置于可调式头架上，或俯卧于石膏床内，头颈部取中立略屈位为宜。

【操作步骤】

1. 侧块螺钉固定

（1）切口：取颈部背侧正中切口。

（2）显露：骨膜下剥离显露后方颈椎至关节突外侧缘。去除需要融合区域的关节囊，确认侧块的边界，包括上下关节面、外侧缘和与椎板交界的内沟。选取侧块中心内侧 1mm 处作为进钉点，用磨钻去除骨皮质。C$_3$ ～ C$_6$ 的侧块钻孔时，方向为向外倾斜 25° ～ 35°，向头侧倾斜 25°。开道时，将电钻导向器放于下位椎体的棘突中点，对于用单皮质骨螺钉固定的大多数患者，用手钻钻出深为 14mm 的孔道。如果准备用双皮质骨螺钉固定，则在当前孔道的基础上深度增加 2mm。对孔道的每一步操作之后，都要用球探来探知孔道，并感知其皮质骨。理想的孔道内侧紧贴椎动脉，如果钻孔时方向太靠内侧，则可能损伤椎动脉。置入所有的螺钉，磨除需要融合节段小关节的皮质骨，关节间隙植入颗粒松质骨。裁剪并预弯合适的棒，将棒置入螺钉头内，用螺帽锁紧。逐层缝合伤口，并放置引流管。

【术后处理】 佩戴颈托固定 6 ～ 12 周，具

体时间依病变类型而定。当行日常清洁及休息时可取下围领。术后 10 天拆线。

2. 椎弓根螺钉固定

（1）切口：取颈部背侧正中切口。

（2）显露：骨膜下剥离显露后方颈椎至关节突外侧缘。去除需要融合区域的关节囊，确认侧块的边界，包括上下关节面、外侧缘和与椎板交界的内沟。术前须仔细分析和测量椎弓根的大小、方向。椎弓根的进钉点刚好位于侧块中心的外侧。穿透骨皮质，用椎弓根探子钻入椎弓根，椎弓根探子的方向是向内侧倾斜 30° ～ 40°。置入所有的螺钉，去除侧块和椎板的骨皮质，磨去小关节的皮质骨，裁剪并预弯合适的棒，将棒置入螺钉头内，用螺帽锁紧。逐层缝合伤口，并放置引流管。

【术后处理】 佩戴围领 6 ～ 12 周，具体时间依病变类型而定。当行日常清洁及休息时可取下围领。术后 10 天拆线。

（三）后前路手术方式

【适应证】 颈椎多椎体结核须行病灶清除术，或同时植骨、前路颈椎钢板内固定术。

【术前准备】 规范抗结核治疗，对颈椎稳定性有影响者须采用颈托、支架或石膏保护。病情较严重或已发生截瘫者应绝对卧床，必要时行枕颌带或颅骨牵引。

【麻醉】 气管插管下全身麻醉。

【体位】 先俯卧位，再仰卧位。

【操作步骤】

（1）后路手术（单纯后路植骨融合内固定术）。

（2）前路手术 [颈前外侧斜行切口入路前路病灶清除内固定术（扩大的颈前入路）]。

病例 10-7（图 10-21）

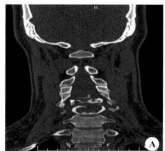
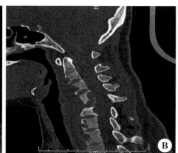
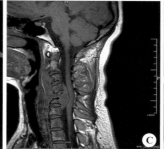
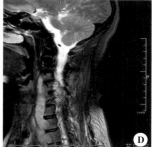

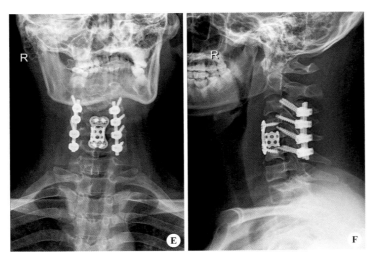

图 10-21　男，42 岁。主诉为颈部疼痛、活动受限 6 个月加重 3 周。A、B. 术前 CT 示 $C_2 \sim C_6$ 椎体结核椎体骨质破坏；C、D. 术前 MRI 示颈椎多段椎体结核，伴脓肿形成；E、F. 前路病灶清除钛网植骨后路侧块螺钉固定，术后复查 X 线片示颈椎畸形已经矫正，内固定位置满意

（赖　震　马鹏飞）

参 考 文 献

金大地，2007. 再谈脊柱结核的外科治疗. 中华外科杂志，45（8）：1225-1226.

马远征，2007. 脊柱结核的治疗应遵循个体化综合治疗原则. 中华外科杂志，45（18）：1227-1229.

石仕元，赖震，费骏，等，2015. 手术治疗颈椎结核患者 29 例的临床疗效分析. 中国防痨杂志，37（3）：256-260.

王自立，金卫东，乔永东，等，2005. 超短程化疗方案及病变椎体部分切除术治疗脊柱结核. 中华骨科杂志，25（2）：79-85.

韦锋，刘晓光，刘忠军，等，2011. 上颈椎结核的诊断与治疗. 中国脊柱脊髓杂志，21（10）：802-806.

张卫红，吴启秋，林羽，等，1998. 病灶清除术治疗 109 例脊椎结核失败原因分析. 中华结核和呼吸杂志，21（3）：181-183.

Jain AK, Dhammi IK, Prashad B, et al, 2008. Simultaneous anterior decompression and posterior instrumentation of the tuberculous spine using an anterolateral extrapleural approach. JBJS（Br），90（11）：1477-1481.

Lee C, Dorcil J, Radomisli TE, 2004. Nonunion of the spine: a review. Clin Orthop Relat Res，（419）：71-75.

Oguz E, Sehirlioglu A, Altinmakas M, et a1, 2008. A new classification and guide for Surgical treatment of spinal tuberculosis. Int Orthop, 32（1）：127-133.

第一节 概 述

颈胸段结核通常指 C_6 ～ T_3 节段的结核杆菌感染，发生率较颈枕段高，但在所有脊椎结核中的发病率仍偏低，约占 5%。由于颈胸段特殊的解剖和生物力学特性，相应椎体前方有胸骨、锁骨、肋骨等阻挡，同时在上纵隔内有包括主动脉弓及其他大血管、气管、食管及神经丛等软组织阻挡，使得在实施结核病灶清除、植骨融合手术操作时难度增高，操作困难，对于颈短粗的患者则难度更大，手术入路的选择显得尤为重要。在操作中应尽量避免锁骨下动脉、锁骨下静脉、胸导管、迷走神经等重要组织损伤（图 11-1）。

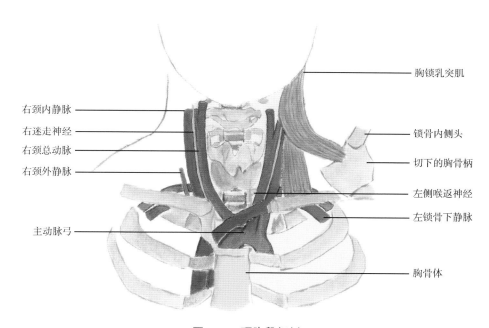

右颈内静脉

右迷走神经

右颈总动脉

右颈外静脉

主动脉弓

胸锁乳突肌

锁骨内侧头

切下的胸骨柄

左侧喉返神经

左锁骨下静脉

胸骨体

图 11-1 颈胸段解剖

颈胸段的前方入路可分为锁骨上入路（颈前外侧斜行或横行切口入路）、经锁骨与胸骨柄入路、经胸骨与胸腔入路。一般情况下，C_7 ～ T_1 节段可以采用标准的颈椎前路手术切口进行暴露，有些胸骨柄较低的患者，T_2 和 T_3 椎体上半部分通过此入路也可以暴露；传统的经全胸骨劈开入路可以显露 T_4 以上的病变，但该入路难以显露 T_4 以下的病变，且手术创伤大、出血量相对较多、术后恢复慢且并发症多，根据文献检索，该术式死亡率、感染率高，不建议在临床上常规使用。T_3 ～ T_4 椎体结核病灶清除可以选用胸后外侧入路，也可以采用经锁骨与胸骨柄入路，在得到满意的术野暴露情况下，同时可以减少创伤，并降低术后并发症发生率。1960年，Hodgson等首次提出了经腋下切除第三肋经胸腔暴露椎体侧前方及周围纵隔血管治疗脊柱结核的方法，该入路可以暴露$T_2 \sim T_4$椎体。

由于颈胸段前方入路及单纯后路椎板切除等手术方式存在一定的局限性，因此后方及侧后方入路不断地发展，手术入路很多。1954年，Capener报道了侧方胸廓切开术；2001年，Larson等将其改良为暴露下胸椎的外侧腔入路（lateral extracavitary approach, LECA）；2002年，Fessler等将其改良为外侧肩胛旁胸膜外入路来显露上胸椎；1984年，Menard首先报道了通过肋横突切除术治疗颈胸交界处脊柱结核的病例。目前，主要后路术式可分为经椎弓根入路、切除肋横突入路、肩胛旁胸膜外入路（LECA入路的变形）等。外侧肩胛旁胸膜外入路主要暴露上胸椎，故在本章不予描述。经椎弓根入路较单纯后路椎板切除有所改进，但仍较难充分显露椎体前中柱结构。LECA是经胸椎侧后方进入，由于肩胛带的阻挡，其不能充分显露颈胸段及上胸椎的前外侧，因而存在一定局限性。肋横突切除术可以使术者在操作中暴露一侧脊柱椎体前侧方，但显露不够充分。笔者采用扩大的胸椎后外侧入路可更好地满足椎体暴露的范围，清除椎体和椎间隙的病灶，实现椎管侧前方减压，并在其间进行植骨融合手术。

第二节　解剖概要

颈胸段的解剖难点主要在于前路入路。当行前路手术时，主要障碍包括胸骨、上纵隔内的内容物、血管及神经。胸骨柄或整个胸骨的劈开通常并不是必需的。胸骨上切迹的水平投影位置大多位于$T_2 \sim T_3$水平。当病变位于胸骨上切迹下方时，才需要劈开胸骨，尽可能减少胸骨的创伤，如需要，可切除部分胸骨。为了尽可能避免或减少气胸的发生，在劈开胸骨时，应注意胸膜的保护，首先在胸骨后方分离胸膜，同时缓慢轻柔地向两侧进行剥离。

颈胸段前方的重要血管及神经主要包括椎动脉、甲状腺下动脉、胸膜顶、锁骨下静脉、胸导管、头臂静脉、锁骨下动脉、颈总动脉、主动脉弓、喉返神经和迷走神经等。

（1）椎动脉：发自锁骨下动脉第一部分后上方，一般自C_6横突孔穿入，亦有个别从C_7、C_5或C_4横突孔穿入者，绕过寰椎侧块后方，跨过寰椎后方的椎动脉沟，转向上方经枕骨大孔进入颅腔。

（2）双侧头臂静脉：汇合点位置是决定手术显露范围大小的关键。国内学者对我国人群标本进行了测量，左右头臂静脉与前正中线的夹角，性别之间没有明显差异，左侧夹角明显大于右侧。左头臂静脉起始位置位于左胸锁关节后方的左静脉角，发出的三大分支与头臂干相交于前正中线附近，且在右下斜跨主动脉弓时发出，和右头臂静脉汇合成上腔静脉，汇合点位于胸骨与右侧第一肋软骨结合处的后方。在前方左侧入路时，必须注意勿损伤左头臂静脉，首先应找到它的标志：左静脉角、头臂静脉与头臂干的交点。

（3）奇静脉：沿食管后方和胸主动脉右侧上行，在上腔静脉的左侧，上腔静脉穿心包之前注入。注入点所在椎体水平：T_4水平为最多，占67%。因此，对于病变椎体位于颈胸段偏下部位时，采取经右侧胸腔入路能够更好地显露病灶。

（4）胸膜顶：分内、外两部分，内侧为颈长肌内侧缘、气管、第1肋肋头、颈胸神经节、锁骨下动脉的上升段；外侧为臂丛、第1肋内侧缘、前斜角肌、中斜角肌。

（5）胸导管：在T_5椎体水平由椎体右侧越过中线逐渐向左侧移行，在T_4水平紧贴纵隔胸膜及椎体左前方垂直上行到T_2逐渐向左上方移行，绝大多数在$C_7 \sim T_1$水平越过后方的椎动脉、椎静脉，与交感干、膈神经和锁骨下动脉共同形成弓状向下方注入左侧颈静脉角或锁骨下静脉内侧段。所以，如病灶在T_2水平以上，那建议采用偏左侧部分劈开胸骨柄入路或左侧低位下颈椎前方入路；若在T_2水平以下，由于胸导管是沿着椎体左前方及纵隔胸膜而上行，笔者建议采取右侧胸腔入路，能够更好地避开胸导管，减少损伤概率。

（6）主动脉弓顶点：其大多位于T_3椎体水平，约占70%。上腔静脉的起点在椎体T_3水平最多，其次是$T_3 \sim T_4$。

（7）交感干：颈交感干位于颈动脉鞘的后方，颈椎横突的前方，从上到下经过椎体前方筋膜和颈长肌之间，第6颈椎前方便是颈中神经节的位置，在第 1 肋颈的前方，便是星状神经节，大部分是颈下神经节与第 1 胸神经节融合而成的结构；再往下行，便是胸交感干结构，紧贴肋头的前表面，穿行胸内筋膜和纵隔胸膜，其内侧为 $T_1 \sim T_3$ 水平高度。

（8）喉返神经：一般向内上方走行，进入气管食管沟的水平位置各不相同。左喉返神经无脏筋膜穿入点，直接在颈部于气管沟内走行；右喉返神经走行相对复杂，分上下两段走行，上段位于脏筋膜内，下段在脏筋膜外，呈斜行，因此，右喉返神经穿越脏筋膜。因为左喉返神经位置更低，所以采取左侧入路为宜，同时需要注意喉返神经的变异。

颈胸段后路解剖较前路相对简单。颈胸交界区的后侧主要由斜方肌、菱形肌、后上锯肌与后下锯肌所覆盖。由于颈椎椎弓根横径小，椎弓根螺钉容易损伤椎动脉及侧方神经根，故较少使用，一般采用侧块螺钉进行固定，C_7 以下使用椎弓根螺钉进行固定。

第三节 颈胸段结核手术入路

一、锁骨上入路（颈前外侧斜行或横行切口入路）

【适应证】 $C_3 \sim T_2$ 椎体结核，椎体有死骨及脓液形成的患者。该入路可显露 $C_3 \sim T_2$ 椎体，进行病灶清除，并进行内固定植入，必要时可行前路清除病灶、植骨联合后路固定手术。

【术前准备】 术前常规化疗 2 ~ 4 周，常规用吡嗪酰胺、异烟肼、利福平和乙胺丁醇四联治疗。一般结核中毒症状改善，体温低于 37.5℃，营养不良基本纠正，红细胞沉降率低于 60mm/h，或红细胞沉降率和 CRP 有显著下降后即可进行手术。术前常规检查以病椎为中心，行 CT 三维重建和 MRI 检查以了解病灶范围，以及病灶浸润压迫脊髓情况。另外，术前可以进行气管、食管推移训练：术前 5 ~ 7 天开始推移气管、食管并超过中线，每次持续 10 ~ 20 分钟，逐渐增加至 30 ~ 45 分钟。患者在床上训练大小便，以适应术后卧床休息。

【麻醉】 气管插管下全身麻醉。

【体位】 患者取仰卧位，肩下垫枕，使得颈部轻度后仰，双臂紧贴躯干，并使用宽胶布或其他工具将双侧肩部下拉固定，以便术中操作与 C 形臂透视。

【操作步骤】

1. 切口

$C_6 \sim T_2$ 椎体结核在锁骨上两横指，沿着颈部的中线到胸锁乳突肌的外缘做一平行锁骨方向的切口，方向平行于锁骨的走行。根据操作习惯，也可以胸骨上切迹为起点，沿胸锁乳突肌内缘向头侧做纵行切口（图 11-2）。

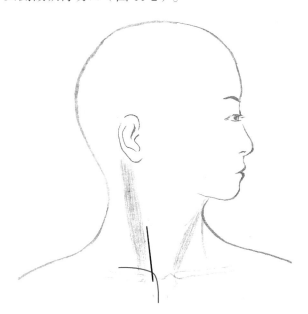

图 11-2 颈胸段结核前路切口：黑线为颈前纵行切口，蓝线为经锁骨与胸骨柄入路切口

2. 手术操作

以颈前斜切口为例。

（1）显露：沿右侧胸锁乳突肌内侧缘由外上方斜向内下方切开皮肤、皮下组织，纵行切开颈阔肌，显露肩胛舌骨肌，如妨碍操作可将其切断。颈动脉鞘内有颈动脉、颈静脉和神经，位于胸锁乳突肌前下方，颈内脏鞘包括甲状腺、气管和食管，外周包以纤维包膜。用长镊提起胸锁乳突肌内侧与颈内脏鞘之间联合筋膜切开，两鞘之间有一层疏松的结缔组织，沿间隙用手指上下松解，分离至椎体前方的一侧颈前肌表面，将颈内脏鞘拉向内侧，显露椎体。注意椎体结核的炎性反应致食管和颈前筋膜粘连，小心分离，不要误伤食管。

喉返神经纵行于甲状腺下动脉远侧分叉处。因此，在结扎该动脉时必须靠近主干部，以避免损伤喉返神经。喉返神经不必刻意分离，以免损伤导致声音嘶哑。甲状腺下动脉通常位于 C_6 椎体水平，在显露过程中恰遇甲状腺下动脉于中央部，阻碍深部的进一步显露，可双重结扎并切断。其他无名小动脉及静脉可做相应的结扎或电凝，确保血管结扎或电凝可靠，防止术中结扎线松脱及术后出血。暴露椎体后，用定位针插入椎间盘或病灶，予以 C 形臂透视定位，明确病椎。

（2）病灶处理：沿正中线切开脓壁，吸尽脓液，即可显露病灶。直视下进行病灶清除，必须将死骨、结核性肉芽组织、干酪样坏死组织及椎间盘彻底清除，直至见到椎体骨的创面有新鲜渗血为止。然后使用双氧水、生理盐水、聚维酮碘稀释液反复冲洗，可在创口内放置链霉素或异烟肼局部用药。在这一过程中，首先应当在椎间隙内置入定位针，术中透视确认节段正确，然后进行病灶处理。

（3）植骨融合：病灶清除完成后，用骨凿和刮匙清理植骨床，取自体髂骨、钛笼或其他植骨材料置入植骨床内，修整后紧密嵌入植骨床，并使之与椎体前缘平齐。

（4）内固定置入：选择合适的颈椎前路钢板置于椎体前方，必要时预弯钢板。钢板大小应保证螺钉能钻入椎体。防止螺钉穿入融合平面上下的椎间盘内，尽量避免钢板跨越正常的椎间盘。

置入螺钉的深度切勿超过预先钻孔深度，一般不宜超过 16mm。螺钉全部拧入后，拧入锁定螺钉，锁定钢板。术中采用 C 形臂透视定位检查钢板与螺钉的位置及长度是否合适。前路钢板不能放置或强度不够者，可以再选择后路钉棒固定。

（5）缝合：对切口进行仔细清创及止血，反复冲洗切口后，在切口内留置引流管，以充分引流，逐层缝合关闭切口。

【术后处理】

（1）监测生命体征变化：密切观察并记录患者的心率、心律、血压、呼吸、尿量及引流量。

（2）功能锻炼：使用颈托予以固定，术后疼痛缓解即可以进行翻身活动，四肢进行肌肉主动活动。无神经症状者，卧床 1～2 周后，可佩戴支具下床活动。支具佩戴 2～4 个月。

（3）加强营养支持治疗，增加全身抵抗力，并监督患者化疗，定期复查血常规和生化指标，监测病情变化。

（4）引流量 < 50ml/24h，可给予拔管，通常术后 48～72 小时拔除引流管，术后 10～14 天拆线。应予以 X 线片复查。

（5）术后常规给予抗生素预防感染，根据情况一般使用 24～72 小时。

病例 11-1（图 11-3）

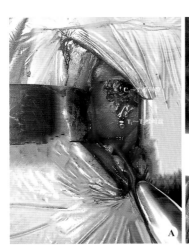 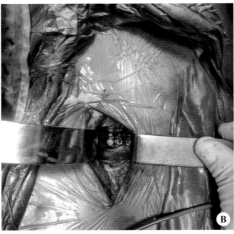 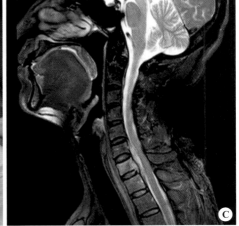

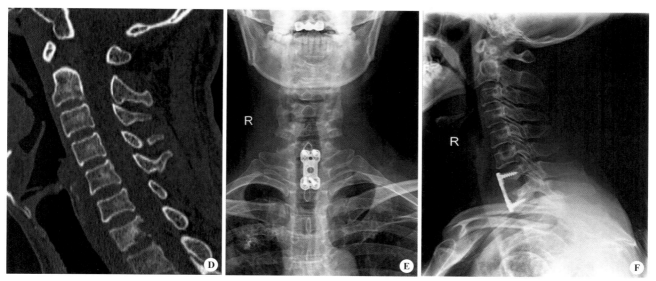

图 11-3　男，56 岁。C$_6$～T$_1$ 椎体结核单纯前路病灶清除，取髂骨植骨，颈前路钢板内固定术。A. 术中暴露至 T$_1$～T$_2$ 椎间隙；B. 术中钢板固定；C. 术前 MRI；D. 术前 CT；E. 术后 X 线正位片；F. 术后 X 线侧位片

病例 11-2（图 11-4）

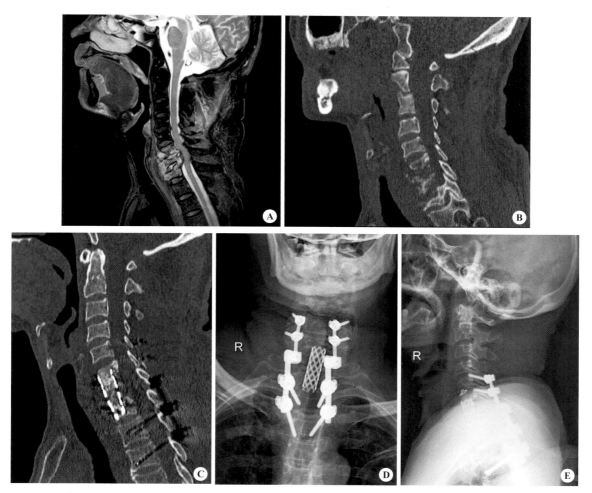

图 11-4　男，60 岁。C$_6$-C$_7$-T$_1$ 椎体结核骨质破坏严重，仅存 C$_6$ 上椎板和 T$_1$ 下椎板，脊髓压迫明显、截瘫。行前路病灶清除和钛网植骨，后路颈椎侧块螺钉和胸椎椎弓根钉固定术。A. 术前 MRI；B. 术前 CT；C. 术后 CT；D. 术后 X 线正位片；E. 术后 X 线侧位片

二、经锁骨胸骨柄入路

【适应证】 C$_5$～T$_3$椎体结核，椎体有死骨及脓液形成的患者。此入路主要可显露 C$_5$～T$_3$的椎体。

【术前准备】 同锁骨上入路。

【麻醉】 气管插管下全身麻醉。

【体位】 患者取仰卧位，头转向右侧，双臂紧贴躯干，并使用宽胶布或其他工具将双侧肩部下拉固定，以便术中操作与透视。

【操作步骤】

1. 切口

切口平行于左锁骨内侧 1/3 上 2cm 处，走向锁骨上窝，转向锁骨中线，止于胸骨角（图 11-2）。

2. 手术操作

（1）显露：切开皮肤、皮下组织，钝性分离颈阔肌及胸锁乳突肌，保留胸锁乳突肌在胸骨柄和锁骨上的附着点，切除内侧 1/3 锁骨和胸骨柄的上部，并将其进行保留，用于术后回植固定。在气管、食管、颈动脉鞘间隙间暴露病椎，在椎间隙内置入定位针，术中透视确认节段正确。

（2）病灶清除：直视下进行病灶清除，必须将死骨、结核性肉芽组织、干酪样坏死组织及椎间盘彻底清除，直至见到椎体骨的创面有新鲜渗血为止。然后使用双氧水、生理盐水、聚维酮碘稀释液反复冲洗，可在创口内放置链霉素或异烟肼局部用药。

（3）植骨融合：同锁骨上入路。

（4）内固定置入：同锁骨上入路。

（5）缝合关闭切口：对切口进行仔细清创及止血，反复冲洗切口后，在切口内留置引流管，以充分引流，逐层缝合关闭切口。

注意不要损伤气管、食管、颈总动脉、左侧头臂静脉、喉返神经、膈神经和胸导管，以免出现严重并发症。

【术后处理】 同锁骨上入路。

【主要优点、缺点】

（1）主要优点：前方暴露，直视下手术，手术视野清晰，不容易损伤重要神经和血管等组织，如喉返神经、胸导管等；胸骨部分劈开，创伤较小，并发症少，植骨融合及术后恢复快；不经过胸腔，减少对肺部的侵袭；脊柱的后柱结构没有遭受破坏，有利于脊柱的稳定。

（2）主要缺点：术后可能会出现锁骨和胸骨不愈合；左侧的升主动脉和右心房限制了手术向下扩展，导致暴露 T$_4$以下比较困难；术中胸骨柄的撑开可致使头臂静脉的过度牵张甚至断裂。如果切除部分胸骨柄或胸锁关节能够清除病灶，就不需要切开胸骨柄和锁骨入路。

三、后路经肋横突入路

【适应证】 ①脊柱结构不稳定，病灶主要位于椎体侧后方；②局部后凸畸形；③局部疼痛剧烈，药物治疗无效；④体质差无法耐受前路或前后联合入路手术的患者。该入路主要可显露 C$_7$～T$_3$的椎体。

【术前准备】 同锁骨上入路。

【麻醉】 气管插管下全身麻醉。

【体位】 患者取俯卧位，双臂紧贴躯干，并使用宽胶布或其他工具将双侧肩部下拉固定，以便术中操作与 C 形臂透视。

【操作步骤】

1. 切口

可选择以病椎为中心，距棘突 2～3cm 处为顶点，在拟显露节段表面做一弧形切口，也可选择正中直线切口。根据病变部位和所需显露范围大小决定切口的长短。术中也可根据棘突特点进行定位。C$_3$～C$_5$棘突呈分叉状，但较 C$_2$明显减小；C$_6$已无分叉，呈单棘突状；C$_7$棘突既大又长，可作为体表及术中定位的标志之一。

2. 手术操作

（1）显露：沿设计切口方向切开皮肤及皮下组织，分离斜方肌、菱形肌直至暴露至肋角。分离暴露包括竖脊肌、横突棘肌在内的深部椎旁肌肉组织直至暴露肋横突关节，进行骨膜下分离，暴露须切除的近端肋骨与横突，切除横突。肋头依靠坚韧的韧带组织与椎体相连，用骨剥离子将其松解、游离后，将其翘起，使用肋骨剥离子对肋骨前方进行骨膜下分离，此时需要注意保护肋骨下方的血管神经束，以免发生肋间动脉及肋间神经损伤。使用锋利的肋骨剪切除的部分肋骨保留用于植骨，并修平肋骨断端，以免刺伤胸膜。切除时注意保护胸膜，如胸膜破裂，予以缝合，并在术后留置胸腔闭式引流管。切除肋骨后即可看到椎间孔内走行的神经血管束。必要时可离断结扎。向外侧牵开胸膜，暴露椎体与椎间隙。

注意事项：完成每一节段暴露后，用有标记线的纱布填塞刚显露的术野，以减少出血；动作轻柔，保护胸膜，减少胸膜破裂或肺脏损伤；当后部结构达到满意显露后，术中C形臂透视定位确认。

（2）内固定置入：术中常规使用C形臂进行透视定位，确定病椎。由于颈椎的解剖特点，椎弓根横径小，椎弓根螺钉容易损伤椎动脉及侧方神经根，仔细操作使用。颈椎侧块由上向下直径逐渐变细，C_7是一个过渡性椎体，侧块最为细长，进而移行为胸椎横突。相反，椎弓根从颈椎到胸椎却是逐渐增粗。上胸椎的椎弓根较颈椎明显增粗。$C_5 \sim T_2$的椎弓根与椎体之间的成角，由45°～38°逐渐变小，临床上在置入该节段的椎弓根螺钉时一定要特别注意调整角度，以免造成重要血管、神经损伤。在相应椎体使用侧块螺钉或椎弓根螺钉进行固定，$C_3 \sim C_6$推荐使用侧块螺钉，目前后路颈胸段内固定的关键点就是C_7螺钉的置入，C_7侧块较小，螺钉置入深度浅，固定不够牢靠，而且较易损伤神经根，故而推荐使用椎弓根螺钉。如果由于术中情况限制，C_7椎弓根螺钉置钉困难，则应用C_6、C_7两个节段的侧块螺钉进行固定，其联合强度与C_7椎弓根螺钉相似，只是对抗轴向旋转的能力稍差。C_6椎弓根螺钉的进针点为侧块背面的中上1/4和中外1/4垂线的交点，进针角度为与矢状面呈40°～50°角，水平面与上下终板平行。C_7椎弓根螺钉的进针点为侧块垂直线中线和中上1/4水平线的交点偏上方，进针角度为与矢状面呈30°～40°角，水平面与上下终板平行。螺钉深度一般18～20mm。$T_1 \sim T_3$椎弓根螺钉的置入，胸椎上关节突外侧缘与横突交界区的尾端约3mm处，矢状面螺钉方向与椎体所在平面的生理曲线垂直，或与矢状面呈20°～30°角，水平面与上下终板平行，沿这一通道将螺钉直接置入。

（3）病灶清除：首先将手术床倾斜30°，术侧在上。用刮匙和骨刀逐步清除脓液、干酪样坏死组织、肉芽组织、死骨和坏死的椎间盘，直至肉眼观察切除的断面骨质较为正常。

（4）植骨：取刚剪下的备用肋骨或取自体髂骨，亦可使用钛笼或其他植骨支撑材料置入植骨床内。

（5）缝合关闭切口：对切口进行仔细清创及止血，用双氧水、生理盐水和聚维酮碘稀释液冲洗切口，可使用链霉素和（或）异烟肼局部注药，在切口内留置引流管，以充分引流。

【术后处理】 同锁骨上入路。

【主要优点、缺点】

（1）主要优点：后路手术创伤较小，安全性较高，尤其是棘突及附件受累的患者。

（2）主要缺点：由于肌肉的剥离，竖脊肌萎缩风险增加；可能出现血气胸的情况，术后需要密切监视。

四、上胸椎后外侧经肋骨横突胸膜外入路

和肋横突入路相比，该入路扩大了肋骨切除的范围，可满足椎体暴露的范围。该入路将在第十二章中详细描述。

（石仕元 朱 博）

参考文献

刘屹林，王利民，宋跃明，等，2008.颈胸段前路手术中喉返神经的应用解剖.中国脊柱脊髓杂志，18（2）：130-133.

谢肇，许建中，周强，等，2007.改良前方入路手术治疗颈胸段椎体病变.中国修复重建外科杂志，21（4）：371-373.

张烽，王素春，段广超，等，2007.颈胸段脊柱椎体周围重要脉管结构的应用解剖.中国临床解剖学杂志，25（3）：236-242.

张泽华，许建中，谭祖健，等，2006.改良前方入路结核病灶清除、同种异体骨移植、内固定治疗颈胸段脊柱结核.中国脊柱脊髓杂志，16（1）：41-44.

An HS, Coppes MA, 1997. Posterior cervical fixation for fracture and degenerative disc disease. Clin Orthop Relat Res, 3（35）: 101-111.

Coffer HB, Cotler JM, Alden ME, et al, 1990. The medical and economic impact of closed cervical spine dislocations. Spine, 15（6）: 448-452.

Kaya RA, Turkmenoglu ON, Koc ON, et al, 2006. A perspective for the selection of surgical approaches in patients with upper thoracic and cervicothoracic junction instabilities. Surg Neurol, 65（5）: 454-463.

Mihir B, Vinod L, Umesh M, et al, 2006. Anterior instrumentation of the cervicothoracic vertebrae: approach based on clinical and radiologic criteria. Spine, 31（9）: 244-249.

Stanescu S, Ebraheim NA, Yeasting R, et al, 1994. Morphometric evaluation of the cervico-thoracic junction. Practical considerations for posterior fixation of the spine. Spine, 19（18）: 2082-2088.

第十二章
胸椎结核

根据国内外文献报道，胸椎结核占全身骨与关节结核的比率并无确切的数字。胸椎结核的发病率可能与椎体的负重大、易劳损、椎体上肌肉附着少、椎体内骨松质结构、椎体的滋养动脉多为终末动脉、结核杆菌容易停留在椎体部位等因素有关。胸椎结核伴有背部疼痛，其中下胸椎病变引起的疼痛有时可表现为腰骶部疼痛。全身临床表现同其他脊柱节段病变，如午后低热、夜间盗汗、食欲缺乏、易疲劳、身体消瘦等全身结核中毒症状，儿童常有夜啼、呆滞或性情急躁等，如诊治不及时，可造成椎体骨质破坏、塌陷、后凸畸形，晚期结核坏死组织、脓肿、死骨可通过椎间隙或破坏的椎体突入椎管，压迫脊髓及神经，出现损伤平面以下感觉减退或消失和双下肢痉挛性截瘫。除此之外，中、上胸段胸髓损伤因部分肋间肌瘫痪可出现呼吸困难，下胸段胸髓损伤则会引起腹壁反射减弱或亢进。T_6节段以上损伤可出现交感神经阻滞综合征，如血管张力丧失、血压下降、脉搏缓慢、体温随外界变动等。

第一节　解剖概要

胸部是由胸壁、胸膜和胸腔内器官3个部分组成。胸腔由胸廓和膈围成，上界为胸廓上口，与颈部相连，下界由膈和腹腔隔离，胸腔内有纵隔及左右两侧的胸腔。胸膜分为脏胸膜和壁胸膜，两者之间形成胸腔，内有少量浆液，可减少呼吸时胸膜间的摩擦。胸壁由胸骨、胸椎和肋骨构成的骨性胸廓，以及附着在其外面的肌群、软组织和皮肤组成。胸椎椎体由上至下逐渐增大，并且与肋骨接触形成椎体上下肋凹和横突肋凹，而第1、10～12肋仅与

一个椎体相关节（图12-1）；胸椎的关节突近似冠状位，与冠状面呈约20°，这种结构有利于胸椎侧屈、旋转活动，但屈伸运动由于受到肋骨框架的影响而明显受限。躯干的前屈、后伸及侧弯多发生在腰椎区域，而躯干的旋转主要发生在胸椎。伴随胸椎运动的还有肋骨和胸骨。

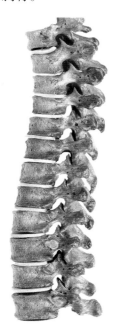

图 12-1　胸椎解剖

1. 背部肌肉概要

（1）浅层背肌：由浅入深可分为三层，第一层由斜方肌和背阔肌构成，第二层由肩胛提肌、小菱形肌和大菱形肌构成，第三层由上后锯肌、下后锯肌构成。浅层所有肌肉均由脊神经前支所支配。

（2）深层背肌：由浅入深包括夹肌（浅群肌）、竖脊肌（中群肌）和横突肌群（深肌群，包括半棘肌、

多裂肌、回旋肌）。竖脊肌的作用主要是参与脊柱的后伸和侧弯；横突肌群的作用主要为向对侧旋转脊柱，一些附着于肋骨的深层肌肉也参与呼吸运动。上述诸肌均为脊神经后支支配。

（3）肋间肌：位于两肋之间，包括肋间外肌、肋间内肌和肋间最内肌。

1）肋间外肌：位于肋间隙浅层，肌纤维方向为从后上斜向前下方，在肋间隙前端向前续为肋间外膜。

2）肋间内肌：位于肋间外肌的深面，肌纤维方向为从外下方斜向内上方，在肋角处向后续为肋间内膜。

3）肋间最内肌：位于肋间内肌的深面，仅存在于肋间隙中 1/3，在肋间隙前、后部无此肌，肌纤维方向与肋间内肌相同。其中，肋间动静脉、肋间神经在肋间最内肌与肋间内肌中间通过。

2. 主要的神经、血管分布（图 12-2）

（1）胸主动脉：在第 4 胸椎下缘处接主动脉弓，沿脊柱下行，穿膈的主动脉裂孔移行为腹主动脉。胸主动脉的分支为脏支和壁支，后者又分为肋间后动脉、肋下动脉和膈上动脉。

（2）胸椎的动脉：第 3～12 胸椎的血供主要来自于胸主动脉的肋间后动脉分支供应，第 1～2 胸椎则由肋颈干发出的最上肋间动脉、甲状腺下动脉分支和椎动脉降支供应。每个胸椎椎体的滋养动脉共有三群：两群分别由椎体左右前外侧进入，一群由椎体后面中央进入。

（3）肋间动脉：第 1、2 对由肋颈干发出的最上肋间动脉供应，第 3～12 对由胸主动脉直接发出的肋间后动脉供应。第 3～11 对行于肋间，第 12 肋间后动脉位于肋下亦称为肋下动脉。肋间后动脉在前方与胸廓内动脉的分支吻合。

（4）奇静脉：起自右腰升静脉，在右侧和食管后方上升，沿途收集大部分右肋间后静脉、半奇静脉、副半奇静脉，以及食管胸部、心包、支气管的静脉，至第 4 胸椎高度弯向前方形成奇静脉弓，跨过右肺根上方注入上腔静脉。

（5）半奇静脉：起自左腰升静脉向上穿左膈脚延续形成，沿胸椎体左侧上行，达第 8 胸椎体高度经主动脉和食管后方向右跨越脊柱，注入奇静脉。

（6）副半奇静脉：在脊柱左侧下行，与第 7 胸椎平面注入半奇静脉或奇静脉，收集左侧上部肋间后静脉的血液。

（7）肋间神经：第 1～11 对胸神经前支行于相应的肋间隙中，称为肋间神经，伴肋间动静脉走行，在近腋前线处发出外侧皮支，本干前行至胸骨外侧缘约 1cm 处浅出，易名前皮支；第 2 肋间神经外侧皮支称为肋间臂神经。第 12 胸神经前支行于第 12 肋下方，称肋下神经。

（8）胸交感干：通常由 10～12 个交感神经节及节间支组成，其上段在肋头和肋间后血管的前面，向下逐渐内移至椎体两侧。

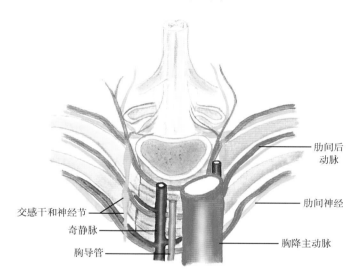

图 12-2 胸椎的神经和血管

3. 食管、胸导管

（1）食管：位于气管与脊柱之间，稍偏左侧，下行至第 4 胸椎水平达主动脉弓末端的右侧，进而在胸主动脉的右侧下降入后纵隔，沿心包后方下行至第 7 胸椎又向左侧偏斜，在胸主动脉前方向左侧下行，至第 10 胸椎高度穿膈的食管裂孔移行为食管腹部。

（2）胸导管：胸导管腹部起自乳糜池，经主动脉裂孔入后纵隔续为胸导管胸部。胸导管胸部在食管后方、胸主动脉与奇静脉之间上行，于第 4～5 胸椎水平略向左斜行，沿食管左缘，紧贴左纵隔胸膜上升经胸廓上口至颈根部左侧，与胸导管颈部相续。

第二节 胸椎后外侧经肋骨横突胸膜外入路

一、概述

1954 年，Capener 报道了侧方胸廓切开术，通过切除部分肋骨，可以广泛地显露胸椎侧后方结构。1976 年，此技术被 Larson 等改良为用于显露下胸椎的后外侧胸膜腔外入路（LECA 入路）。1984 年，Menard 报道了肋横突切除入路治疗颈胸交界处脊柱结核的病例。为了充分保护背部肌肉，更好地显露病灶，石仕元团队对该入路进行了改进，命名为胸椎后外侧肋骨横突胸膜外入路，并将该入路应用到上、下段胸椎结核的病灶清除、植骨融合及后路内固定手术。该入路软组织创伤更小，病灶显露术区更大，手术中解剖相对简单，术者容易掌握应用，并可应用到 $T_2 \sim L_1$ 的椎体结核病灶清除植骨融合手术。

笔者所在科室自 2015 年 6 月至 2018 年 6 月采用胸椎侧后方入路治疗胸椎结核患者 267 例。其中，男性 159 例，女性 108 例，年龄 23 ~ 86 岁，中位年龄 57.9 岁；病变节段分布于 $T_2 \sim T_{12}$，其中累及 2 个椎体的患者 215 例，累及 3 个椎体的患者 52 例。术前按照 Frankel 截瘫分级：A 级 3 例，B 级 9 例，C 级 6 例，D 级 7 例，E 级 242 例。术前 Cobb 角 18° ~ 52°，平均 30.8°。所有患者术前均行胸椎 X 线、CT、MRI 等影像学检查，以及 ESR、CRP、肝功能、肾功能、血常规等检查，242 例术前行病灶穿刺 Gene-Xpert、细菌培养、病理检查。术前均行常规四联 [异烟肼（H）、利福平（R）、吡嗪酰胺（Z）、乙胺丁醇（E）] 抗结核药物及护肝治疗 3 周左右，纠正低蛋白血症及贫血，待 ESR 降至 60mm/h 以下或呈稳定下降趋势时进行手术。

术后保持引流管通畅，术后 48 ~ 72 小时拔除引流管。截瘫的患者术后予以 20% 甘露醇 125ml，每 8 小时 1 次静脉滴注治疗 1 周。术后 1 周可根据神经功能恢复情况佩戴背心支具下床行走，可以根据具体情况使用支具 1 ~ 3 个月。术后 4 个月仍采用术前抗结核药物方案，第 5 个月开始停吡嗪酰胺，继续 HRE 方案治疗 14 个月。术后 4 周每周复查血常规、ESR、CRP、肝功能、肾功能，4 周后每月复查 1 次，停药后每 3 个月复查 1 次。注意护肝治疗，如发现肝功能异常、白细胞计数减少等药物不良反应，应及时调整抗结核治疗方案，对症治疗。每 3 个月进行 CT 复查，观察植骨融合等情况。

本组 267 例，手术时间 3 ~ 3.6 小时，中位数 3.2 小时，出血量 400 ~ 650ml，中位数 460ml。术后 3 例切口未 I 期愈合，换药 4 ~ 7 周后愈合；随访时间 1.5 ~ 4 年，中位数 2.1 年；植骨融合时间为 3 ~ 5 个月，中位数 3.5 个月；无内固定松动、断裂等并发症。其中 6 例术后病灶未愈，再次出现脓肿，予以调整抗结核药物，再次病灶清除引流后治愈。6 例中有 3 例耐药结核。末次随访神经功能均基本恢复正常，1 例患者术后 4 年随访，腓肠肌肌张力高，穿平跟鞋行走稍跛行。脊柱后凸畸形均得到不同程度矫正，术后融合节段后凸角 5° ~ 17°，中位数为 7.5°。

二、手术方法

【适应证】
（1）$T_3 \sim L_1$ 椎体结核。
（2）有胸膜粘连不宜行经胸腔入路手术的胸椎结核。
（3）心肺功能较差，全身情况不宜耐受开胸手术者。
（4）对于老年胸椎结核患者可优先考虑。
【麻醉】 气管插管下全身麻醉。
【体位】 取俯卧位，垫胸垫。
【操作方法】 C 形臂透视下定位病椎。选择骨质破坏重、脓肿大、症状重的一侧入路，有胸膜增厚者尽可能选择胸膜肥厚侧入路，两侧无差别者选择右侧。

上段胸椎结核（T_7 以上节段）切口以病椎平面为中心做后正中线旁纵行弧形切口，弧形顶端靠近肩胛骨内缘（图 12-3）。切开皮肤，将皮肤及皮下组织向内游离至棘突（图 12-4），沿棘突边缘切开深筋膜，剥离椎旁肌，显露椎板及关节突。根据术前计划植入椎弓根螺钉，上、下关节突间及病椎椎板间植骨，矫形固定。同一切口内沿斜方肌肌纤维走行方向将腰背筋膜和斜方肌 "T" 形切开（图 12-5、图 12-6），牵开斜方肌及其下的菱形肌，显露竖脊肌（图 12-7）。将竖脊肌在肋骨表面钝性分离并牵向棘突侧。显露上胸壁需要切除的肋骨。

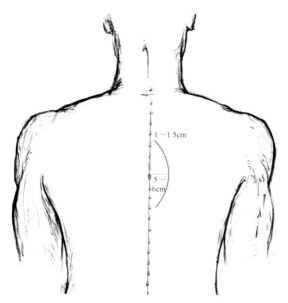

图 12-3　胸椎后外侧入路切口

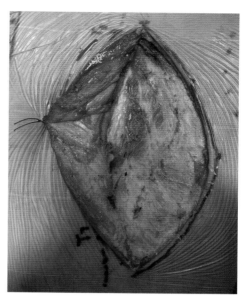

图 12-4　切开皮肤及皮下组织并向内游离至
棘突

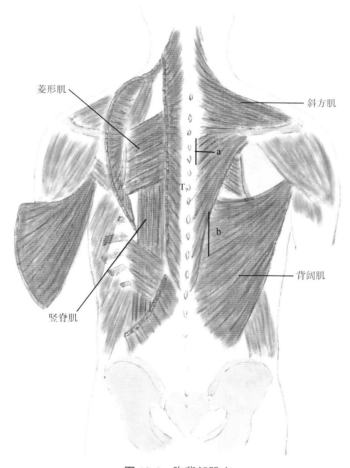

图 12-5　胸背部肌肉

a. 上胸椎斜方肌 "T" 形切开；b. 下胸椎沿斜方肌外缘向内牵开

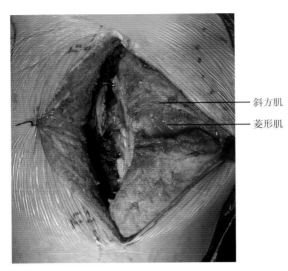

斜方肌
菱形肌

图 12-6 上胸椎斜方肌 "T" 形切开

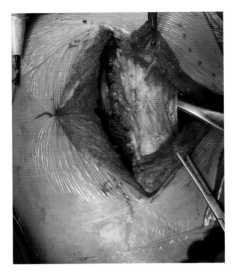

图 12-7 牵开斜方肌及菱形肌显露竖脊肌

下胸椎结核（T_7 以下节段）以病椎平面为中心，从后正中线旁开 1 ～ 1.5cm 为起点做纵行弧形切口，弧线顶端距正中线 5 ～ 6cm（图 12-8），切开皮肤，将皮肤及皮下组织向内游离至棘突，沿棘突边缘切开深筋膜，剥离椎旁肌（图 12-9），显露椎板和关节突。根据术前计划置入椎弓根螺钉，上、下关节突间及病椎椎板间植骨（图 12-10），矫形固定，缝合竖脊肌及深筋膜。在同一切口内，显露斜方肌和背阔肌，在斜方肌外侧缘向内牵开斜方肌（图 12-5），沿背阔肌肌纤维走行方向钝性分开背阔肌显露竖脊肌。由外至内从肋骨上钝性分离竖脊肌，并将竖脊肌向棘突侧牵开，显露横突、关节突及需要切除的肋骨（图 12-11）。

确认需要切除的肋骨节段无误，用骨膜剥离

器沿肋骨环形骨膜下剥离至距肋椎关节 8 ～ 10cm，注意剥离肋间肌的方向：在肋骨上方由内向外剥离，肋骨下方由外向内剥离。在肋骨角处用肋骨剪剪断肋骨，用齿钳提起近端肋骨，用骨膜剥离器剥离近端肋骨前方的骨膜。用咬骨钳咬除横突，用骨刀沿肋横突关节间隙锐性切断肋横突间韧带，游离肋骨，切断肋椎韧带，取出 8 ～ 10cm 受累节段的肋骨（图 12-12）。要注意始终保持在骨膜下、胸膜外剥离，同时注意保护肋间神经血管束。横突前方是椎弓根，椎弓根上下是椎间孔。如果不慎损伤胸膜，应及时修补缝合胸膜，手术结束时放置胸腔闭式引流管。

将手术台向术者对侧旋转 20°，可获得更好的背部手术视野。仔细辨认椎弓根、椎间孔和肋间

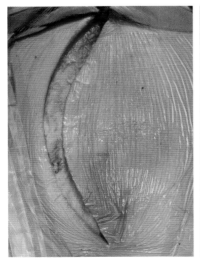

图 12-8 从后正中线旁开 1 ～ 1.5cm 为起点做纵行弧形切口

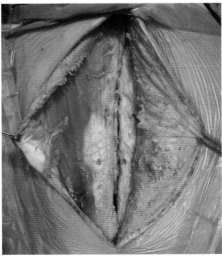

图 12-9 沿棘突边缘切开深筋膜，剥离椎旁肌

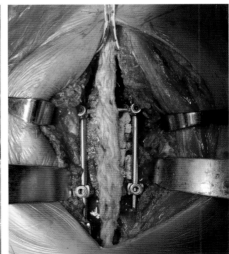

图 12-10 置入椎弓根螺钉，上、下关节突间及病椎椎板间植骨

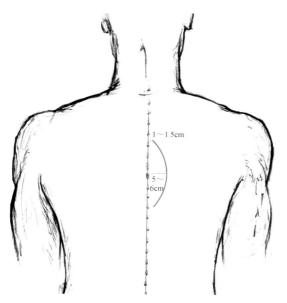

图 12-3 胸椎后外侧入路切口

1～1.5cm

5～6cm

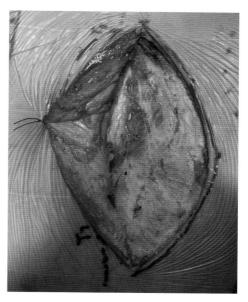

图 12-4 切开皮肤及皮下组织并向内游离至棘突

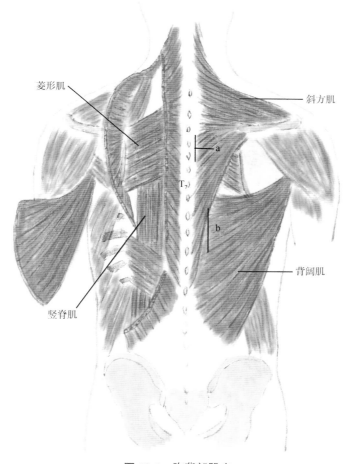

菱形肌

斜方肌

a

T₇

b

竖脊肌

背阔肌

图 12-5 胸背部肌肉

a. 上胸椎斜方肌 "T" 形切开；b. 下胸椎沿斜方肌外缘向内牵开

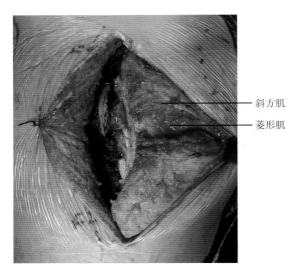

图 12-6　上胸椎斜方肌"T"形切开

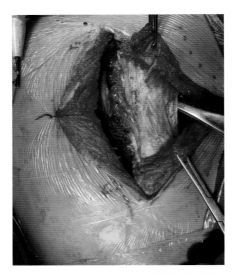

斜方肌
菱形肌

图 12-7　牵开斜方肌及菱形肌显露竖脊肌

　　下胸椎结核（T₇以下节段）以病椎平面为中心，从后正中线旁开 1 ～ 1.5cm 为起点做纵行弧形切口，弧线顶端距正中线 5 ～ 6cm（图 12-8），切开皮肤，将皮肤及皮下组织向内游离至棘突，沿棘突边缘切开深筋膜，剥离椎旁肌（图 12-9），显露椎板和关节突。根据术前计划置入椎弓根螺钉，上、下关节突间及病椎椎板间植骨（图 12-10），矫形固定，缝合竖脊肌及深筋膜。在同一切口内，显露斜方肌和背阔肌，在斜方肌外侧缘向内牵开斜方肌（图 12-5），沿背阔肌肌纤维走行方向钝性分开背阔肌显露竖脊肌。由外至内从肋骨上钝性分离竖脊肌，并将竖脊肌向棘突侧牵开，显露横突、关节突及需要切除的肋骨（图 12-11）。

　　确认需要切除的肋骨节段无误，用骨膜剥离

器沿肋骨环形骨膜下剥离至距肋椎关节 8 ～ 10cm，注意剥离肋间肌的方向：在肋骨上方由内向外剥离，肋骨下方由外向内剥离。在肋骨角处用肋骨剪剪断肋骨，用齿钳提起近端肋骨，用骨膜剥离器剥离近端肋骨前方的骨膜。用咬骨钳咬除横突，用骨刀沿肋横突关节间隙锐性切断肋横突间韧带，游离肋骨，切断肋椎韧带，取出 8 ～ 10cm 受累节段的肋骨（图 12-12）。要注意始终保持在骨膜下、胸膜外剥离，同时注意保护肋间神经血管束。横突前方是椎弓根，椎弓根上下是椎间孔。如果不慎损伤胸膜，应及时修补缝合胸膜，手术结束时放置胸腔闭式引流管。

　　将手术台向术者对侧旋转 20°，可获得更好的背部手术视野。仔细辨认椎弓根、椎间孔和肋间

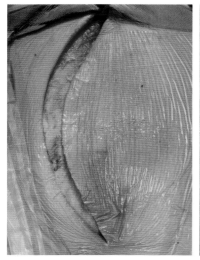

图 12-8　从后正中线旁开 1 ～ 1.5cm 为起点做纵行弧形切口

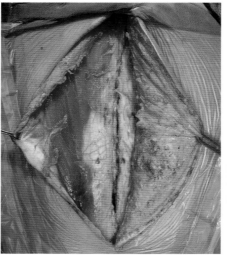

图 12-9　沿棘突边缘切开深筋膜，剥离椎旁肌

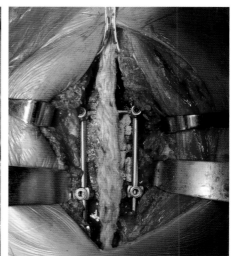

图 12-10　置入椎弓根螺钉，上、下关节突间及病椎椎板间植骨

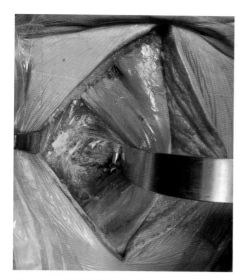

图 12-11　竖脊肌向棘突侧牵开，显露横
突、关节突及需要切除的肋骨

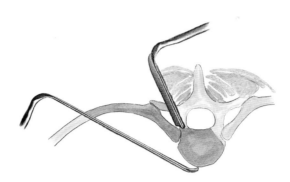

图 12-12　切除病椎横突及相应节段 8 ～ 10cm 肋骨，
可显露胸椎结核病灶

神经血管束解剖结构后，以椎间孔为定位参照。沿着相对无主要血管神经的途径由椎弓根至椎体向前进行显露。必要时结扎横过脓肿壁或椎体的节段血管。因节段动脉分出的根动脉提供脊髓血供，因此连续结扎 2 个以上节段动脉可能会影响脊髓血供，造成截瘫可能。有术中神经电生理监测的医院，建议在行多个节段动脉结扎前先试行将节段动脉夹闭 10 ～ 15 分钟，观测神经电生理变化，确定切除该动脉是否会对脊髓功能造成影响。充分显露病椎椎体，彻底清除病灶脓液、结核性肉芽肿、死骨，送病理学检查，并取脓液做结核杆菌培养和药敏试验。清除病变椎间盘，凿除病变硬化骨至正常骨质，对伴有截瘫的患者行椎管侧前方减压，解除脊髓压迫。病灶清除彻底后，在上、下正常椎体间用自体肋骨或髂骨或钛网支撑植骨（图 12-13）。在 C 形臂透视下确认植骨块位置满意。大量聚维酮碘稀释液冲洗病灶，并用明胶海绵包裹链霉素粉置入病灶周围。置入引流管 1 根，逐层缝合关闭切口。

【注意事项】

（1）因视野有限，应选择脓肿较大、骨质破坏较重的一侧进行手术。

（2）固定的范围一般包括病灶上、下各 2 个节段，合并骨质疏松或病灶累及 2 个以上椎体者应增加固定节段；下胸椎可在病椎行 CBT 螺钉固定，上胸椎可用椎板钉或椎弓根短钉加强固定，这样不但可以增加力学稳定性，也可以减少固定的节段。

（3）术中显露时应尽量紧贴椎体皮质剥离，

避免损伤胸膜，以免污染胸腔。

（4）注意保护肋间血管和神经。

（5）彻底清除病灶内坏死组织。

（6）术中用明胶海绵块包裹链霉素置于病灶处，以提高局部抗结核药物的浓度。

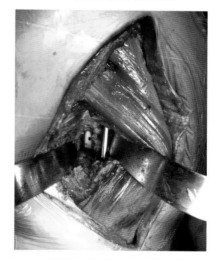

图 12-13　彻底清除病灶后，在椎间缺损区支撑植骨

【术后处理】

（1）所切除的病变组织送病理检查，脓液送真菌培养、细菌培养 + 药敏试验、Xpert MTB/RIF、960 快速培养。

（2）术后严密监测体温、血压、呼吸、脉搏等生命体征的变化，密切观察胸腔积液、血气胸，以及下肢感觉、运动功能恢复情况。术后 3 ～ 7天应复查胸部 X 线片，有较多胸腔积液者应及时放置引流管进行引流。

（3）当切口 24 小时引流量在 50ml 以内时则拔除引流管，定期换药，2 周后拆线。

（4）术后 1 周内复查胸椎正侧位 X 线片，嘱患者早期可以在床上做四肢肌肉收缩的功能锻炼以预防深静脉血栓形成及肌肉萎缩。术后 2 周，根据神经功能恢复情况可以在佩戴支具的情况下站立及下地负重行走，逐步增加活动量，一般支具需要维持保护 12 ～ 18 周。

（5）每月复查血常规、ESR、肝肾功能、CRP，出院后每 3 个月门诊定期复查胸椎正侧位 X 线及 CT（或 MRI），以了解内固定位置、植骨融合情况、脓肿吸收情况、炎症指标变化及肝功能受损情况。

【优点】

（1）手术创伤小，不经过胸腔，可减小术中对呼吸和循环系统的影响，减少结核病灶对胸腔的污染。

（2）同一体位、同一切口即可完成病灶清除、植骨、经椎弓根固定和矫正脊柱后凸畸形操作。

（3）可进行长节段固定，可用于累及多节段、跳跃性胸椎结核患者。

（4）可对上胸椎和胸腰段结核进行病灶清除，避免采用胸腹联合手术等创伤大的手术方式。

【缺点】 手术视野相对经胸腔入路较小，在显露、减压时可能会增加血管及脊髓损伤的风险，清除切口对侧的病灶较为困难。

病例 12-1（图 12-14）

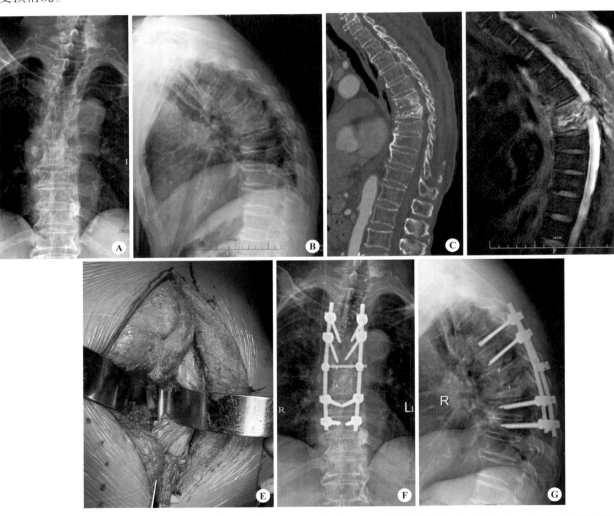

图 12-14 男，86 岁，主诉为胸背部疼痛伴活动受限 3 月余，拟"T_6 ～ T_7 椎体结核待查"入院。A、B. 术前 X 线正侧位片。C. 术前 CT 矢状位重建均提示 T_6 ～ T_7 椎体骨质破坏楔形改变。D.MRI T_2 加权像提示 T_6 ～ T_7 椎体信号改变，骨质破坏伴椎旁及椎管内脓肿形成。入院后予以病椎穿刺活检，病理结果提示肉芽肿性炎症，Xpert MTB/RIF 检测阳性，利福平敏感，证实为胸椎结核，予以 HRZE 方案抗结核治疗 3 周后行后路椎弓根螺钉固定加病灶清除植骨融合术。E. 经后外侧肋骨横突胸膜外入路病灶清除植骨融合术。F、G. 术后复查 X 线正侧位片

病例 12-2（图 12-15）

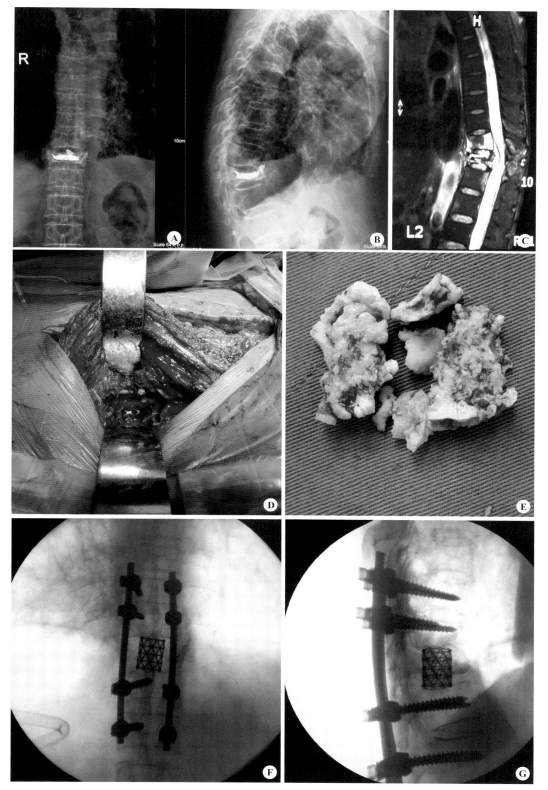

图 12-15　女，81 岁，主诉胸椎椎体成形术后疼痛 8 月余。A、B. 入院时 X 线正侧位片，示 T$_{11}$ 椎体楔形变，行椎体骨水泥灌注术后改变。C. 入院时 MRI 示 T$_{10}$～T$_{11}$ 椎体骨质破坏伴椎旁脓肿形成。入院后予以病灶穿刺活检，Xpert MTB/RIF 检测证实胸椎结核。经正规 HRZE 方案抗结核治疗 3 周后，在全身麻醉下行经后外侧入路椎弓根螺钉固定，胸椎结核病灶清除加钛笼支撑植骨融合术。D. 病灶清除后椎间予以钛笼植骨融合。E. 术中取出的骨水泥。F、G. 术后复查 X 线正侧位片，示病灶彻底清除内固定及钛笼位置满意

第三节 前路手术方式、方法

一、经胸腔入路

【适应证】

（1）适用于 $T_2 \sim T_{11}$ 节段脊柱结核，以 $T_6 \sim T_{10}$ 最为常用。

（2）患者年纪较轻，全身情况较好。

（3）无严重呼吸及循环系统基础疾病。

（4）适合于附件未破坏、病变破坏或手术操作通常涉及 3 个以下节段的胸椎结核。

（5）后凸畸形较轻，脊髓压迫主要来自前方的患者。

【麻醉】 气管插管下全身麻醉。如果采用小切口进胸手术，建议麻醉用双腔气管导管，术中可以行单肺通气，术野显露更加清楚。

【体位】 患者侧卧位，对于中、上部胸椎病变，右侧进胸能避开左侧纵隔上部的颈总动脉及锁骨下动脉等重要结构，可以获得更大的操作空间，所以大多采用左侧卧位。而对于下胸椎病变，由于肝脏及膈肌的影响，一般选择左侧入路，所以采用右侧卧位。腋下垫一软枕，骨盆前后方用体位固定支架固定，或者使用宽带固定骨盆和下肢，以维持患者侧卧体位。术侧上肢伸向前上方并固定。

【操作方法】 上胸椎可行切除第 3 肋经胸腔入路。切口自 T_1 水平竖脊肌外缘起向下呈弧形绕过肩胛下角 2 ~ 3cm 沿第 3 肋至腋前线（图 12-16）。切开皮肤及深筋膜，钝性分离肩胛区肌肉与背部肌肉之间的疏松组织，向内牵开斜方肌及菱形肌。切开固定肩胛骨的各层肌肉，用肩胛骨拉钩将肩胛骨向头外侧牵开。显露并确认第 3 肋。

中、下胸椎切口通常沿病变椎体以上 1 ~ 2 个节段的肋骨走行，自竖脊肌外侧缘开始，沿肋骨向外至腋前线（图 12-17），此切口偏后有利于更好地暴露病椎，长度 10 ~ 15cm。如果是多节段的病变，可根据实际情况适当延长切口以保证足够的手术视野，但总的原则是在保证术者能安全舒适地进行手术操作的基础上，尽可能缩小切口的范围。切开皮肤及皮下组织后，采用 Muscle-Spring 小切口技术，保留背阔肌，牵开背阔肌，在其深面显露目标肋骨。

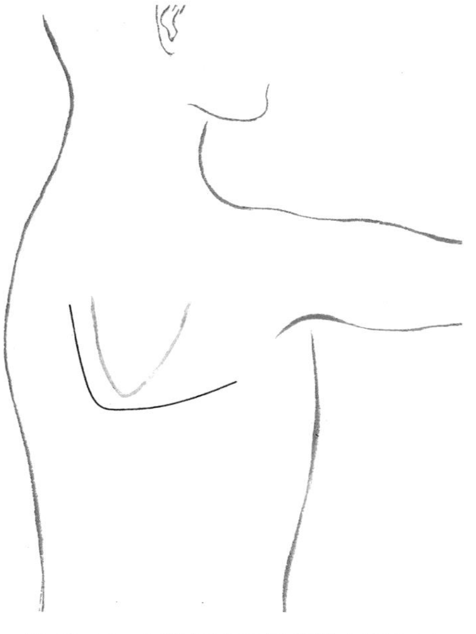

图 12-16 切除第 3 肋经胸腔入路切口

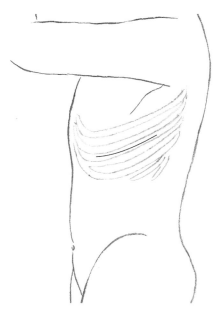

图 12-17 中、下胸经胸腔入路切口

沿确定的肋骨纵行切开肋骨膜，其上缘由内向外，下缘由外向内用骨膜剥离器于骨膜下游离肋骨，避免损伤肋间神经和血管，用肋骨剪依次剪断近、远端肋骨。切除 10 ~ 12cm 肋骨，将断

端修平并用骨蜡止血，切下的肋骨可用作植骨。进胸的过程中，可提前通知麻醉医师进行单肺通气，避免进入胸腔时误伤肺组织。遇到胸腔有粘连时，首先使用"花生米"或手指钝性剥离，对

于致密的粘连带，可使用电刀进行分离，通过交替进行钝性和锐性分离，将脏胸膜与壁胸膜分离，在分离过程中及时妥善止血，保持术野清晰，动作轻柔仔细，尽量避免损伤肺组织。用开胸器在盐水纱布的保护下撑开胸腔。用棉垫推开肺脏，钝性分离脓肿壁、前纵韧带等，充分显露病椎。用 5ml 注射器穿刺，证实脓液，切开脓肿。用吸引器吸尽稀薄脓液，沿纵轴彻底打开脓腔（注意此过程中需要结扎病椎节段动、静脉，充分显露脓腔）。由于手术节段的不同，从主动脉发出的节段血管走行可能会存在上升、水平、下降或回返等情况，一般情况下，习惯分别游离椎体上的节段血管并在神经孔的外面进行彻底结扎。在节段间的血管中，单侧循环发生在椎间孔处，这些血管在外侧椎体上结扎后不影响血液循环，对于脊髓的血供不会产生严重影响，但也要在保证充分显露的前提下尽可能少地进行结扎，因为胸椎脊髓的血供相对较薄弱，过多地结扎节段血管也有增加脊髓缺血风险的可能。用刮匙彻底清除脓腔内干酪样坏死组织、坏死椎间盘及死骨。用骨凿切除硬化、坏死、增生的骨质至上下椎体较健康骨质，见椎体松质骨创面有新鲜渗血。取肋骨或同侧髂骨，矫正后凸畸形后，植骨，安装内固定系统。反复冲洗脓腔及胸腔，用明胶海绵包裹链霉素粉置入病灶周围。于第 7 肋间放置 1 根胸腔引流管，一般情况下胸腔引流管口朝向肺尖，以便术后排气使肺充分扩张，放置好引流管后通知麻醉医师鼓肺观察肺的扩张情况，行胸腔闭式引流，然后逐层缝合关闭切口。

【术后处理】 术后患者卧床，需要定期翻身以避免压疮形成，同时继续行抗结核药物治疗。术后需要患者主动咳嗽促使肺的复张，并使用雾化、拍背排痰等治疗方法防止相关肺部并发症的发生，还需要积极活动下肢以防止深静脉血栓形成。若患者因疼痛不敢咳嗽或翻身，则须积极镇痛。术后胸腔引流管引流量小于 50～100ml/d，同时胸部 X 线片提示肺膨胀良好，无明显胸腔积液时，可以拔除胸腔引流管。术后 1 周后复查胸椎 X 线，内固定位置满意可戴胸腰支具下床活动。

【注意事项】
（1）笔者对经胸腔入路的切口进行了改良，切口起自竖脊肌外缘，止于腋前线，与常规切口相比更靠后，这样可以用更小的切口来显露胸椎。

（2）切除肋骨时定位要正确：一般上胸段以第 3 肋为主，可显露 T_1～T_4 节段椎体病灶；下胸段以第 7 肋或第 8 肋为主。

（3）剥离肋骨时，在肋间肌附着点与肋骨形成的锐角处开始剥离肋间肌和骨膜，在肋骨上缘剥离肋骨时由背后往前剥，肋骨下缘由胸前往后剥离比较容易，也减少胸膜损伤破裂的可能。

（4）胸膜切开后，如胸膜有粘连，用手指或湿纱布球轻轻地剥离。

（5）在切开椎体前纵隔胸膜，显露椎体时，须缝合结扎椎体前肋间血管，以免出血。

（6）关闭胸腔时应常规放置胸腔引流管。

【优点】
（1）良好的术野，充分地显露结核病灶局部，视野清晰，操作空间较大，术中损伤重要血管及脊髓的风险相对减小。

（2）可通过一个切口完成彻底的病灶清除、脊髓减压、椎体间植骨融合及内固定重建稳定等手术操作。

（3）使脊柱的正常后柱结构得到保护，保留了脊柱后部结构及稳定性。

（4）采用 Muscle-Spring 小切口技术，保留背阔肌可缩短术后康复时间，改善上肢功能。

（5）术前一定要仔细评估胸部有无肺粘连，严重粘连者不宜行进胸手术。

【缺点】
（1）前路开胸手术可能出现肺部并发症，如肺炎、气胸、肺不张、胸腔积液、胸导管损伤等。

（2）如存在胸腔粘连会使前路手术难度显著增加，也会增加术中损伤肺叶等并发症的发生。

（3）上胸椎由于有肩胛骨阻挡，手术显露欠佳，操作困难。

（4）对于有基础心脏疾病、肺部疾病或肺功能较差者，可能不能耐受前入路手术。

（5）经胸手术会干扰呼吸和循环系统，且术后并发症较多，管理难度相对较大。

（6）如病变节段较多，前路固定的力学稳定性会相应减弱。

（7）后凸畸形的矫正效果欠佳。

【禁忌证】

（1）严重胸膜粘连。

（2）心肺功能差。

（3）全身营养状况差。

病例 12-3（图 12-18）

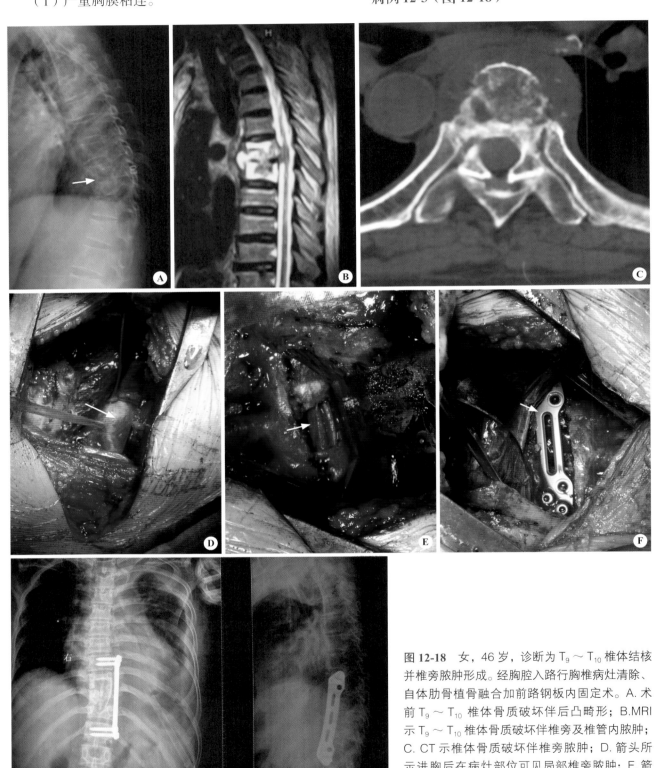

图 12-18　女，46 岁，诊断为 $T_9 \sim T_{10}$ 椎体结核并椎旁脓肿形成。经胸腔入路行胸椎病灶清除、自体肋骨植骨融合加前路钢板内固定术。A. 术前 $T_9 \sim T_{10}$ 椎体骨质破坏伴后凸畸形；B.MRI 示 $T_9 \sim T_{10}$ 椎体骨质破坏伴椎旁及椎管内脓肿；C. CT 示椎体骨质破坏伴椎旁脓肿；D. 箭头所示进胸后在病灶部位可见局部椎旁脓肿；E. 箭头所示经病灶清除后在椎间予以自体肋骨植骨；F. 予前路钢板（Z-plate）固定；G、H. 术后 X 线复查提示术后 Cobb 角改善，内固定位置满意

病例 12-4（图 12-19）

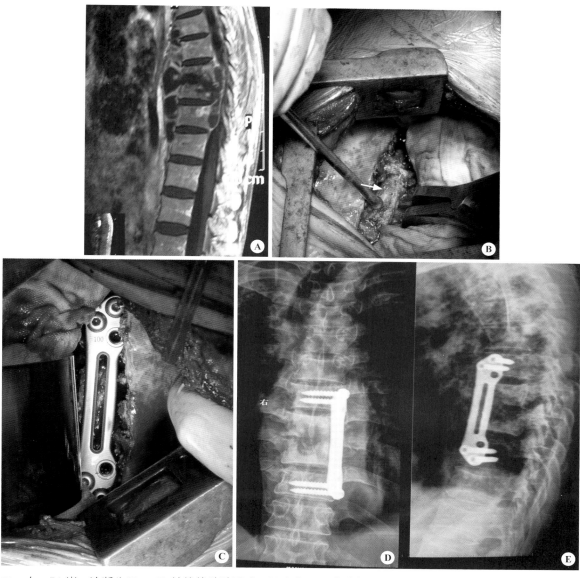

图 12-19　女，51 岁，诊断为 $T_8 \sim T_9$ 结核伴脓肿形成；不全瘫；双肺继发性肺结核。经 HRZE 方案抗结核治疗 2 周后，行经胸腔结核病灶清除、自体髂骨植骨融合加前路钢板内固定手术。A. 术前 MRI 示 $T_8 \sim T_9$ 椎体骨质破坏，椎旁及椎管内脓肿形成，压迫脊髓；B. 经胸腔入路结核病灶清除后予自体髂骨支撑植骨；C. 予以前路钢板（Z-plate）固定；D、E. 术后 X 线复查示 Cobb 角改善，内固定位置良好

二、经胸膜外入路

【适应证】

（1）适合 $T_2 \sim T_{12}$ 的胸椎结核。

（2）合并胸膜炎、胸膜粘连肥厚者，因选择经胸腔入路困难者应用本手术方法最适宜。

（3）全身状态或肺功能差，不宜行开胸手术者。

【麻醉】　气管插管下全身麻醉。

【体位】　患者取侧卧位，以相对脓肿较大、骨质破坏严重侧为手术侧，腋下、腰部垫枕，妥善固定。

【操作方法】　对 $T_1 \sim T_4$ 结核，切口起自肩胛冈水平，沿肩胛骨内侧缘和棘突之间向远端延长，至肩胛骨下角呈弧形转向前下方，止于胸侧壁的腋前线处；中、下胸椎结核切口位于受累节段对应的肋骨上近端 2 个肋骨节段。自竖脊肌外缘开始，沿肋骨走行方向至腋前线附近终止。依次切开皮肤、皮下组织和深筋膜，将皮瓣适当向

两侧游离并牵开，逐层切开背阔肌、斜方肌、菱形肌，牵开肌肉显露肋骨。根据病椎节段，切开相应肋骨骨膜并在骨膜下进行剥离，将所需切除的肋骨，从肋骨角至腋前线一段肋骨切断。在肋骨床上小心切开肋骨骨膜，显露壁胸膜，用纱布包住手指在胸膜外脂肪层钝性剥离壁胸膜，剥离范围至少包括上、下各 2 根肋骨，后方达脓肿及椎体前沿，用胸廓撑开器扩大手术野。显露脓肿壁，用 5ml 注射器穿刺，证实脓液，切开脓肿。用吸引器吸尽稀薄脓液，纵向切开脓肿壁，用刮匙彻底清除脓腔内干酪样坏死组织、死骨。清理植骨床至上、下椎体健康骨质，见椎体松质骨创面有新鲜渗血（注意椎管前壁厚度）。用撑开器适度撑开病灶间隙，矫正后凸畸形，可植入剪取下来的肋骨，或取同侧髂骨进行支撑植骨，也可以用填塞自体或同种异体骨粒的钛笼进行支撑。缝合脓肿壁，用生理盐水、异烟肼稀释液冲洗病灶，并用明胶海绵包裹链霉素粉置入病灶周围。置入引流管 1 根，逐层缝合胸壁切口。

【注意事项】 术中应仔细操作，防止对胸膜造成损伤；一旦不慎撕破胸膜，应立即缝合。

【术后处理】 术后卧床休息，注意定期翻身预防压疮。当 24 小时引流量小于 50ml，可拔除引流管。术后需要加强对肺部护理，鼓励患者深呼吸、咳嗽，预防肺部感染及肺不张。术后 2 周可佩戴胸腰支具下地活动。

【优点】

（1）未打开胸腔，病灶脓汁及细菌不易污染胸腔组织，从而更有利于避免肺脏炎症感染的发生和胸腔继发感染的可能性。

（2）胸腔、肺组织不易受手术者的损伤，从而更有利于萎缩肺组织的膨胀，保证了肺脏的气体交换功能正常进行，使机体内重要脏器（脑、心、肝、肾）的供氧有充分的保证，更有利于术后恢复，减少了并发症的发生。

（3）手术创伤较小，操作不复杂，手术时间较短，出血较少，对患者的心肺功能影响小，也便于术后管理。

【缺点】

（1）术中易撕裂胸膜。

（2）术后引流不畅时易形成血肿及纤维性包裹。

第四节　后路手术方式、方法

一、椎板切除入路

【适应证】

（1）椎体后方附件结核，经非手术治疗无效，或复查病灶有扩大趋势者。

（2）椎体后方附件结核压迫脊髓神经者，或者瘫痪进展迅速不适合病变广泛切除者。

（3）尤其适用于椎管内脓肿局限于单个脊柱运动单元，骨质破坏缺损及病灶清除数目小于 2 个椎体者。

【麻醉】 气管插管下全身麻醉。

【体位】 患者取俯卧位。

【操作方法】 以病变节段为中心，做长约15cm 后正中纵行切口，依次切开皮肤、深筋膜，沿棘突剥离竖脊肌，显露病椎椎板及后路病灶。清除软组织脓肿及炎性肉芽组织，用椎板咬骨钳咬除病椎椎板和黄韧带，清除病灶（脓液、肉芽组织、死骨等），显露硬膜囊，用生理盐水、异烟肼稀释液反复冲洗。彻底止血，在病灶内放置包裹链霉素的明胶海绵，留置引流管 1 根，逐层缝合关闭切口。

【术后处理】 术后卧床休息，注意卧床并发症的预防。当 24 小时引流液少于 50ml，可拔除引流管。术后 2 周在胸腰支具保护下下地活动。

【注意事项】 尽量保留棘突、棘突间韧带及关节突等后柱结构，加强脊柱稳定性。

【优点】 入路简单，在彻底清除病灶和有效减压的基础上，最大程度地保持脊柱解剖结构的完整和稳定。同时可减少手术时间及住院费用，使得患者能早期活动，从而避免长期卧床所导致的并发症。

【缺点】 该术式对于胸椎前中柱结构无法进行显露，故仅能用于胸椎后柱结构病灶的清除和后路的椎管减压，适应证较为狭窄。

二、经椎弓根入路

【适应证】 尤其适用于双侧椎旁脓肿，椎间破坏明显且偏于一侧，伴神经症状、严重后凸畸形及后方窦道形成的胸椎结核患者。

【麻醉】 气管插管下全身麻醉。

【体位】 患者取仰卧位。

【操作方法】 以病椎为中心，取后正中切口，依次切开皮肤、皮下组织，充分显露病椎及上下1～2个正常节段的椎板、横突及部分肋骨；按照术前计划先在相邻节段椎体置入椎弓根螺钉。选取椎体破坏严重侧或有神经压迫严重一侧进行病灶清除。采用刮匙刮除患椎椎弓根内的松质骨，保留椎弓根周围骨皮质的完整，然后通过椎弓根进入病椎，用刮匙刮除病灶内的肉芽组织、死骨，并吸出寒性脓肿。可以适当切除椎弓根的外侧壁和上壁骨皮质，以便更大范围地刮除椎体中央的病灶。若病椎两侧均有破坏，可分别从两侧椎弓根进入以达到充分病椎清除。用生理盐水、异烟肼稀释液反复冲洗病灶。根据病灶骨缺损情况可行经椎弓根的自体或同种异体骨粒的病灶内打压植骨。安装钛棒，固定椎弓根螺钉，冲洗切口，放置引流管，逐层关闭切口。

【术后处理】 术后卧床休息，注意卧床并发症的预防。当24小时引流液少于50ml，可拔除引流管。术后2周在胸腰支具保护下下地活动。

【注意事项】 术中注意不要损伤椎弓根内侧壁及下壁，以免损伤脊髓及神经根。

【优点】 该术式创伤小，基本不损伤正常的骨性结构及血管和神经组织。

【缺点】 该术式主要适用于腰椎。因胸椎椎弓根左右径较小，经椎弓根病灶清除范围受到限制，故在胸椎，该术式对椎体破坏严重且需要大范围病灶清除及重建脊柱前柱稳定性的病例不适用。

三、后路广泛切除入路

该入路可以提供更大的后外侧空间及足够的空间进行前方支撑植骨。该入路切除一侧或双侧的棘突、椎板、横突、关节突、椎弓根，广泛显露硬膜囊，然后从椎弓根进入脊椎前方行病灶清除术；同时，在同一入路进行矫形、减压、植骨及内固定。许多学者认为，对脊柱结核而言，这种入路将后方正常结构全部切除，显露范围过大，是否能进一步缩小，尚需要深入的研究。

第五节 后前路手术方式

此入路为后路矫形、器械内固定，前路病灶清除、减压、植骨融合。后前路手术方式可以达到较好的病灶清除、后凸矫形，但存在创伤较大、并发症多、费用高、手术时间长的缺陷。后前路联合手术可以根据患者全身情况选择一期完成，或因患者全身情况不能耐受长时间手术可以先行后路固定，二期再行前路病灶清除手术。此外，也可以根据患者病情或术者手术经验选择不同的手术入路组合。临床上应结合患者病情状况，权衡利弊，选择最适合的手术入路和手术方式。

一、前方入路

（一）经胸腔入路

经胸腔入路可参照本章第三节相关内容。

（二）经胸膜外入路

经胸膜外入路可参照本章第三节相关内容。

二、后方入路

（一）后正中入路

术中显露所需节段的后方结构，剥离棘突旁肌肉组织并保护，寻找进针点，置入椎弓根钉，依靠体位、手法、器械进行矫形，但对脊柱后方软组织损伤较大。随着脊柱外科的发展，严格把握适应证后，可行后路微创手术进行矫形和内固定。

（二）经多裂肌入路（Wiltse 入路）

Wiltse 入路为经多裂肌与最长肌肌间入路，可避免常规后路手术对椎旁肌的广泛剥离，对肌肉损伤小，便于患者术后的康复，近年来重新受到脊柱外科医生的关注。但 Wiltse 入路自后外侧肌间隙显露，术中无法显露棘突、椎板及椎管内容物。因此，在结核病灶累及椎弓根、椎板、棘突、椎旁肌或病灶侵入椎管须术中行椎板切除脊髓减压及椎体附件病灶清除时，Wiltse 入路不能取得满意的疗效。对于该类患者，仍须选择后正中常规入路，以达到病灶彻底清除、脊髓减压的目的。

除上述手术入路以外，亦有电视胸腔镜外科手术（VATS）辅助下小切口治疗、经椎间孔镜技术等治疗胸椎结核的微创手术方式，详见本书第九章微创技术介绍。

第六节　术后并发症及处理

（一）肺组织损伤

肺组织损伤多见于胸椎结核合并结核性胸膜炎、肺结核和其他导致胸膜粘连的疾病患者。一旦发生肺组织损伤则较易出现漏气或出血，检查有无漏气最适宜的方法是鼓肺试验。对于较为严重的损伤，须行缝合修补。对于微小的脏胸膜损伤，可不予处理，术后行胸腔闭式引流即可。

（二）术中、术后大出血

术中出血的主要原因有血管损伤、手术创面难以控制的广泛渗血，尤其是上胸椎结核等可能引起胸膜广泛粘连的患者。分离粘连胸膜的渗血、椎体创面的渗血及椎管减压硬膜囊粘连分离引起椎管内血管的出血，以及脊柱节段血管可能被脓肿推向表面与脓肿壁粘连，误伤出血等可能使得术中失血较多。对于这类患者，术中应仔细辨认节段血管并将其游离，在远离椎间孔部位结扎，每一步操作都必须充分止血。术前建立有效的多静脉通道，对预计出血风险较大的患者术前备血，配备有经验的麻醉医生在术中维持循环稳定并有效地处理循环不稳时的相关危急情况，防止发生更为严重的并发症。

术后出血主要原因为节段血管结扎不牢固甚至滑脱，或因电凝止血后电凝结痂脱落出血。胸腔或椎体创面术后渗血，当渗血出血量超过2500ml可认定为活动性出血。术中应进行有效的电凝、结扎或缝合，对于较粗的血管尽量结扎，避免电凝结痂脱落风险；保持胸腔引流管通畅，定期观察并记录引流量，给予输液、止血、输血等处理，防止发生失血性休克。对于创面渗血，一般经止血等治疗后可好转，不须开胸止血。一旦出现严重的活动性出血甚至失血性休克情况，则应立即急诊开胸止血。

（三）气胸

术后气胸发生的主要原因为术中肺组织损伤，包括分离胸腔粘连时的肺损伤和行胸膜外手术时胸膜的损伤。对于大的损伤，须在术中及时修补。术后均须行胸腔闭式引流术，及时引出胸腔内积气，促进肺复张，待肺复张及损伤修复后可拔除胸腔引流管。对于单纯胸膜损伤而无肺组织损伤时，可嘱麻醉医生尽可能鼓肺后缝合胸膜破口，如肺复张良好，可不行胸腔闭式引流，术后复查胸部X线片等即可。

（四）肺不张、肺炎

由于术中术侧单肺通气，手术时间长，术侧肺叶长时间处于萎陷状态，术毕肺扩张不足，而致术后肺不张。其原因可能有：①麻醉行气管插管时，气管导管可引起黏膜下出血，甚至因黏膜压迫坏死等不良并发症。拔管时气道及口腔内分泌物未充分清除亦可能是术后肺部并发症的重要原因。机械通气时肺的功能性残气减少，须增加气道压以获得较佳的通气效益，而较高的气道压有导致气压伤的可能，主要表现为气道扩张和（或）肺泡破裂或形成肺水肿。上述因素及口咽部的正常菌群都为肺部感染提供了条件与机会。②胸椎结核患者术后胸部疼痛减弱，患者深呼吸及有效的咳嗽排痰易致痰液阻塞微小气道甚至大气道而致肺不张，致病原微生物繁殖及异物存留。③术前患者存在较严重的肺部基础疾病及免疫功能低下。这一系列原因使得患者容易发生术后肺不张和肺部感染，因此术前应尽可能地改善患者一般情况及肺部情况，戒烟及进行肺部功能锻炼等。围术期合理有效地应用雾化吸入制剂及抗生素。气管插管时要轻柔，拔管时充分吸除气道及口腔分泌物，并尽可能地缩短手术时间及机械通气时间，术毕时嘱麻醉医生尽量鼓肺，使术侧肺叶尽可能扩张。发现肺不张并发症时，应鼓励患者有效咳嗽咳痰，及时排出支气管或气管分泌物，有针对性地早期应用敏感抗生素并辅以良好的体位引流排痰及雾化吸入帮助排痰，必要时可在支气管镜下吸出分泌物。严密观察通气情况和血氧饱和度情况，如出现呼吸衰竭情况，须考虑进一步行气管插管和机械通气治疗。术后加强抗生素应用，以防感染。

（五）胸腔积液、胸腔感染

胸椎结核术后，因患者卧床时间较长，营养状态差，免疫功能差，术中胸内感染病灶切除时防护欠佳，手术器械消毒不严格及术中无菌操作不合格等原因，可致胸腔感染，胸腔积液。发现胸腔积液时，可在 B 超引导下行胸腔穿刺引流；合并感染时，须选用敏感抗生素，并加强支持疗法。必要时再次行胸腔镜手术清洗胸腔，清除胸内积脓和沉积的纤维膜。

（六）肋间神经痛

肋间神经痛是多种因素引起的并发症，其主要原因有①肋间隙过度牵拉或压迫使肋间神经暂时性受损或因术中切断肋间神经；②肋骨头被切除前反复电烧灼；③术后胸腔引流管压迫肋间神经等。上述因素会致术后出现肋间神经疼痛，感觉麻木、迟钝。防治措施：肋间隙勿过度牵拉，松紧度适当；避免对肋骨头重复电凝烧灼，应用软质胸腔引流管，术后尽早拔除胸腔引流管。若出现术后肋间神经痛，适当给予营养神经药物，如甲钴胺、维生素 B_1 和维生素 B_{12} 等。

（七）乳糜胸

术后乳糜胸因术中胸导管损伤所致，发生概率极低。胸导管是人体最大的淋巴管，全长 30～45cm，直径 2～7mm，灰白色半透明，壁薄，缺乏韧性。损伤胸导管或其较大的分支，淋巴液外漏形成乳糜胸。大量乳糜液的丢失，可导致水、电解质紊乱，营养物质丢失，全身营养衰竭。所以，术中不宜使用电刀等凝固胸导管破口。寻找胸导管破口时，切勿对胸导管周围组织解剖得过于干净。结扎线要松紧适度，以免线结切割或滑脱。运用胸腔镜，找到胸导管破口后，在破口两端用钛夹双重或多重夹闭导管，或用简易打结器双重结扎，裂口再用生物纤维蛋白凝胶涂抹封闭胸导管破口。如果术中找不到胸导管破口，可以在左右膈上较低位置解剖正常胸导管，进行结扎或夹闭。同样使用生物胶黏合纵隔胸膜断面。左侧胸导管损伤常在主动脉弓上，寻找破口和结扎导管都比较困难，须切开纵隔胸膜，游离牵拉食管，在左锁骨下动脉后方寻找胸导管给予结扎或夹闭。

如果术后胸腔引流出大量乳糜液，应禁食 1 周，注意水、电解质紊乱程度，严密观察记录乳糜液流出量，待引流的乳糜液小于 100ml/d，可以逐渐进流质饮食，后改半流食。若非手术治疗后乳糜液无减少，须行手术治疗，结扎胸导管。

（费 骏 徐 侃 俞 飞）

参 考 文 献

崔旭，马远征，陈兴，等，2011. 脊柱结核前后路不同术式的选择及其疗效. 中国脊柱脊髓杂志，21(10): 807-812.

费骏，赖震，石仕元，等，2013. 经肋横突入路病灶清除植骨加后路椎弓根内固定治疗进展性胸椎结核. 中医正骨，25(6): 58-60, 62.

林斌，陈志文，张毕，等，2014. 肩胛下胸腔入路与后外侧入路上胸椎结核手术的对照研究. 中华骨科杂志，34(9): 923-929.

王炳强，2009. 脊柱外科手术技术. 北京：北京大学医学出版社：136-142.

Cabbabe EB, Cabbabe SW, 2009. Surgical management of the symptomatic unstable sternum with pectoralis major muscle flaps. Plast Reconstr Surg, 123(5): 1495-1498.

Cui X, Ma XZ, Chen X, et al, 2013. Outcomes of different surgical procedures in the treatment of spinal tuberculosis in adults. Med Princ Pract, 22(4): 346-350.

Lin B, Shi JS, Zhang HS, et al, 2015. Subscapularis transthoracic versus posterolateral approaches in the surgical management of upper thoracic tuberculosis: a prospective, randomized controlled study. Medicine (Baltimore), 94(47): e1900.

Lü G, Wang B, Li J, et al, 2012. Anterior debridement and reconstruction via thoracoscopy-assisted mini-open approach for the treatment of thoracic spinal tuberculosis: minimum 5-year follow-up. Eur Spine J, 21: 463-469.

Thavaneswaran P, Rudkin GE, Cooter RD, et al, 2010. Brief reports: paravertebral block for anesthesia: a systematic review. Anesth Analg, 110(6): 1740-1744.

Tokuno J, Shoji T, Sumitomo R, et al, 2017. Preoperative detection of pleural adhesions by respiratory dynamic computed tomography. World J Surg Oncol, 15(1): 212.

Wang LJ, Zhang HQ, Tang MX, et al, 2017. Comparison of three surgical approaches for thoracic spinal tuberculosis in adult: minimum 5-year follow up. Spine (Phila PA 1976), 42(11): 808-817.

Wu W, Lyu J, Liu X, et al, 2018. Surgical treatment of thoracic spinal tuberculosis: a multicenter retrospective study. World Neurosurg, 110: e842-e850.

Zhong W, Xiong G, Wang B, et al, 2015. Surgical management for thoracic spinal tuberculosis posterior only versus anterior video-assisted thoracoscopic surgery. PLoS One, 10(3): e0119759.

第十三章
胸腰段脊柱结核

胸腰段位于下胸椎与腰椎的连接部位，常指 $T_{10} \sim L_2$，包括脊柱结核在内的许多胸腰椎疾病均好发于该解剖部位，其结核发生率约占脊柱结核的 30%。由于躯干活动应力多集中于此，所以胸腰段结核极易发生结核复发和矫正角度丢失，又因为胸腰段脊柱是胸腔与腹腔的交界所在，周围解剖结构复杂，所以手术难度较大，易导致手术失败。脊柱结核手术治疗的目的是彻底清除局部病灶，恢复神经脊髓功能，重建脊柱稳定性和正常序列。前路手术可以直接达到彻底病灶清除和植骨融合的目的，所以前路手术常用于各种非后凸畸形性脊柱结核的治疗。但由于前路手术具有创伤大、操作复杂、并发症高及术后稳定性较差等缺点，其临床应用存在一定困难。单纯后路手术治疗活动性脊柱结核临床应用较少，也存在较多争议，争议焦点包括彻底病灶清除、脊髓神经损伤和植骨等问题。前-后或后-前联合入路具备前路和后路手术的优点，在达到彻底结核病灶清除，充分植骨融合的基础上，可以获得良好的畸形矫正并维持脊柱的稳定性。经前路进行病灶清除、椎管减压、植骨融合，经后路进行畸形矫正、器械内固定，已经成为治疗胸腰段脊柱结核手术治疗的主流选择。胸腰段脊柱结核的手术入路包括前路手术、侧前路手术及后路手术，手术方案的选择主要依据病变累及部位、范围、椎体破坏情况、后凸畸形及患者的一般情况进行综合评估。胸腰段脊柱结核一般应用侧前路手术进行病灶清除及植骨融合。胸腰段侧前方入路多由肾脏手术切口演变而来，可统称为肾切口，而腰部径路又有第 12 肋下切口、第 11 肋间切口、第 11 肋骨切除或第 12 肋骨切除等手术切口。因胸腰段结核较为常见，显露胸腰段的方法目前广泛采用胸腹联合切口，该切口创面较大，膈肌切断后易形成膈疝、肠梗阻及腹壁无力等并发症。因此笔者对涉及胸腰段结核手术入路进行了微创化改良，使切口更小，显露更清楚。其中，$T_{10} \sim T_{12}$ 节段采用经肋骨横突胸膜外入路；$T_{12} \sim L_1$ 节段根据 L_1 的病变破坏程度，分别采用经第 12 肋胸腹膜外入路及经腋中线切第 11 肋的胸腹膜外入路；$T_{12} \sim L_2$ 节段采用经腋中线切第 11 肋的胸腹膜外入路。

第一节 解剖概要

1. 膈肌

膈肌为一向上隆凸的薄肌，位于胸腔、腹腔之间，封闭胸廓下口。膈穹窿右高左低，膈上面覆以膈胸膜筋膜、壁胸膜或心包壁层，隔着胸膜与肺底相邻，中央部与心包愈合。膈下面右半肝叶、左半与肝左外叶及胃和脾相邻。膈中央部为腱膜，称中心腱，周围部为肌纤维。根据肌纤维起始部位不同分为胸骨部、肋部和腰部。胸骨部起自胸骨后面，分 2 个小束。肋部以多数肌齿起自下 6 个肋软骨的内向，与腹横肌的肌齿相互交错，腰部内侧份的肌纤维形成左脚和右脚，中间纤维起自 L_2 椎体侧面，外侧纤维起自内、外侧弓状韧带。内侧弓状韧带为张于 $L_1 \sim L_2$ 椎体侧面与 L_1 横突之间的腱弓，外侧弓状韧带为张于 L_1 横突和第 12 肋间的腱弓，膈与胸壁间形成的间隙是形成肋膈隐窝的基础，膈的各部起始点间缺乏肌纤维，常形成肌间裂隙。裂隙的上、下面仅覆盖筋膜和胸膜或腹膜，是膈的薄弱区。

2. 肋间动、静脉

胸壁动脉分肋间前动脉及肋间后动脉，两者

来源不同，彼此吻合形成胸廓内动脉，是锁骨下动脉第 1 段分支，紧贴胸膜向前下内走行，至第 6 肋间隙分为内、外两支，外支为膈肌动脉，第 7～9 肋间前支即由其分出。内支为终支，即腹壁上动脉，下行在腹直肌鞘内，与由髂外动脉发出的腹壁下动脉相吻合。第 12 肋间后动脉因位于肋下，称为肋下动脉。肋间静脉与肋间动脉伴行，汇入胸廓内静脉。

3. 胸腰段脊柱外侧重要肌层

腰段脊柱外侧即腰部的深层，有腰方肌、腰大肌、腹横肌的起始部及腰丛的神经支。腰方肌起自下方的髂棘和髂腰韧带，向上止于第 12 肋，位于胸腰筋膜中层及前层之间，前层即腰方肌筋膜，属腹内筋膜的一部分。在腰方肌筋膜与肾后筋膜之间为腹膜后疏松组织，在肾前、后筋膜之间为肾周组织，肾前筋膜与腹膜壁层之间为结肠周组织。腰大肌位于腰椎椎体与横突之间的沟内，起自 T_{12} 及全部腰椎的侧向、椎间盘、横突根部及横过腰动脉的腱弓，此肌向下沿骨盆缘向下外侧走行，在腹股沟韧带之下进入大腿，止于股骨的小转子。腹肌参与腹前壁、外侧壁和后壁的构成。在前侧有腹直肌，居腹直肌鞘内。外侧自外向内有两层斜肌和一层横肌，即腹外斜肌、腹内斜肌和腹横肌，其肌纤维方向与肋肌相似。两侧腹肌在正中线上以腱膜状白线相连，上方起自胸骨剑突，向下附于耻骨联合。

4. 胸腰段脊柱外侧的重要神经

腰丛由第 1～3 腰神经前支和第 4 腰神经前支的一部分合成，位于腰大肌的肌质内，在腰椎横突之前。在腰大肌的内、外及前侧有腰丛各支穿出，自其内缘穿出者为闭孔神经，其外缘穿出者自上而下为髂腹下神经、髂腹股沟神经、股外侧皮神经及股神经，自其前侧肌腱中穿出者为生殖股神经，各神经均位于髂腰筋膜之后。髂腹下神经及髂腹股沟神经均由腰大肌外缘穿出，向下外方经肾脏后面走行，以后髂腹下神经越过腰方肌穿腹横肌至腹前壁。髂腹股沟神经则越过腰方肌与髂肌而至髂棘，穿腹横肌及腹内斜肌，由腹股沟管浅环穿出。生殖股神经穿腰大肌沿肌纤维方向下行，至腹股沟韧带上方，又分为生殖支和股支，股外侧皮神经由腰大肌外侧缘中部穿出。股神经为腰丛最大支，向下行于腰大肌与髂肌的

间隙内，在腹股沟深面经股动脉外侧入股，在盆腔发出分支至髂肌。副股神经是腰丛在股神经与闭孔神经之间发出的额外支，在腰大肌的浅面，髂腰肌筋膜的深面，下行入股部。闭孔神经由腰大肌内缘出现，沿骨盆内侧壁向下经闭孔入股。腰交感干神经节独立存在时，多位于相应椎体水平，或在同位椎体与下位椎体之间，其位置及数目变异较多。

第二节 手术方式

一、前路手术方式

（一）胸腹联合入路

【适应证】 本入路可显露 T_{10}、T_{11}、T_{12}、L_1、L_2 椎体，特别适用于临床常见的 T_{12}～L_2 椎体的前路病灶清除减压和脊柱重建手术，通常采用左侧入路。

【术前准备】 术前有效抗结核治疗及营养支持治疗，必要时备血术中使用。

【麻醉】 宜采用气管插管下全身麻醉。

【体位】 患者侧卧于手术床上，左侧在上。双上肢向前平伸，置于双层上肢托架上。右侧腋下垫软枕，以免右侧肩部及腋下的神经血管束受压。腰下垫软枕或摇起手术床的腰桥，使患侧季肋与髂棘分开，骨盆前后方放置固定挡板，并使用约束带使患者保持端正侧卧体位。手术时可根据显露需要使床位向一侧倾斜，而改变患者体位为斜卧位或斜仰卧位（图 13-1）。

【操作步骤】 切口起于第 10 肋骨后方距竖脊肌外缘 1cm 处，沿第 10 肋骨斜行向前下腹壁延伸，止于脐上。切口起止点可根据病变部位、大小及性质确定。

1. 胸腰椎的显露

沿切口方向切开皮肤、皮下脂肪和深筋膜。在切口上段做胸椎的显露。依次电刀切开或缝扎切断背阔肌、下后锯肌、腰背筋膜后层，内牵竖脊肌外侧缘，向后拉开腰方肌。用电刀切开第 10 肋骨骨膜后行骨膜下剥离游离肋骨，保护肋间神经血管束，自肋骨的近肋横突关节处与远端肋软骨交界处剪断肋骨并移除。于第 10 肋骨骨床切开

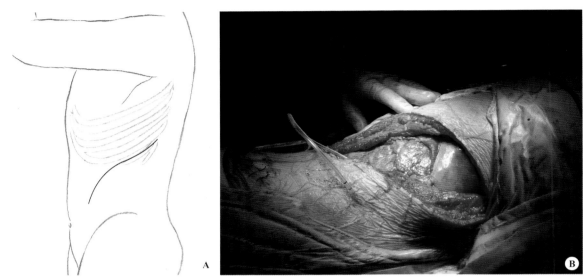

图 13-1　胸腹联合入路手术切口及体位
A. 胸腹联合入路手术切口及体位；B. 胸腹联合入路术中切口

胸膜进入胸腔或钝性分离胸膜达胸膜外，显露胸段脊柱。胸膜反折部与膈肌粘连很紧不易推移，应耐心分离，或沿内、外侧弓形韧带将膈肌起点离断，将膈肌和胸膜反折部一并向上推移，至露出椎旁脓肿为止。

2. 腰椎的显露

在切口的下段做腰段显露。腹外斜肌的腱膜和纤维常平行于切口，腹内斜肌纤维几乎和腹外斜肌纤维垂直，腹横肌位于腹横筋膜浅层。沿切口方向，分离腹外斜肌肌纤维和腹外斜肌腱膜。以血管钳分开腹横肌及其筋膜后，腹膜外脂肪即可膨出。以盐水纱布包裹手指或以小纱布球伸入此小切口，将腹膜与腹横筋膜分离，再用较大纱布球于腹膜外边分离边将切口两端的腹横肌与筋膜离断。随后将睾丸血管或卵巢血管、输尿管等随同腹膜及腹腔内容物推向中线，至显露腰大肌内缘、腹主动脉或下腔静脉为止。在显露过程中，如出现腹膜损伤，可立即用细丝线做连续或荷包缝合。钝性分开腰大肌即达腰椎椎体侧面。

在分离切口下端腹肌时应避免切开腹直肌鞘，以防进入腹腔。在切口下端还应避免损伤腹壁下动、静脉及男性患者精索。腰大肌脓肿较大时，髂外动、静脉可被推向腹壁，因而在腹股沟韧带的上方可触摸到髂外动脉的搏动。因此在切开下部腹壁肌肉时，应避免损伤髂外血管、腰大肌内缘的交感干、腰大肌内的腰骶神经丛及神经干，

以及位于腰大肌表面的生殖股神经。

3. 切开膈肌

从膈下把腹膜后壁及其前方的腹腔脏器轻推至腹前侧。从第 10 肋软骨的正中纵行劈开，两侧分别用缝线标记，切开肋骨末端的腹肌附丽点。劈开的肋软骨后方即为膈肌，是胸腹两腔的交界部位。直视下距止点 2.5cm 处从胸壁切开膈肌肋缘。为使关闭膈肌时准确对合，可边切开，边用缝线标记。至此，胸腹部切口即与术侧相连通。用自动牵开器撑开即可进行椎体侧前方病灶的进一步显露。作为分隔结构的膈肌，它与壁胸膜贴得很紧，在切开膈膜时注意保护肺脏下缘。在进腹腔时要注意，由于腹横筋膜和腹膜在前侧是连在一起的，分离时要小心，并辨认清膈肌两侧的胸腔、腹腔。

4. 显露病灶

（1）下胸椎病灶的显露：下胸椎病变椎体多已裸露，需要进一步显露病灶。切除病椎外 4cm 的肋骨头及肋骨，有脓肿时，切开脓肿以前应将手术野以外的胸腔用盐水纱垫保护好，以免外溢脓汁污染。椎旁脓肿大者波动明显，脓肿因受肋间动、静脉的约束而成竹节样外观，竹节样狭窄部即是肋间动、静脉的所在。在脓肿的前外侧距奇静脉或胸主动脉 1 ～ 2cm 处切开壁胸膜，在竹节样的膨隆部分切开脓肿壁，放出脓汁。此后再结扎、切断狭窄部分的血管。血管都处理完毕后，椎旁脓肿的前壁可以清晰地显露，如不够宽敞，

可在纵行切开线的中部或两端再横行向外切开3～4cm，使外侧脓肿壁形成"T"或"∩"形的瓣状。这样就可以将病椎的前部清晰地显露出来。无脓肿时直接显露膨隆的椎间盘，横行切开椎体表面软组织，结扎节段血管，显露病椎。

在脊柱胸腰段手术容易发生脊椎定位的差错。不可采用体表标志作为脊椎手术定位依据，触摸第12肋骨也不是精确的定位方法。定位依据：①术前已确认某一脊椎的椎板、棘突或关节突有病变，可以此作为该脊椎定位依据；②一般情况下，必须做术中的定位照片或C形臂透视检查，插针（或用其他金属物）在预定脊椎的棘突根部的头端做标记，根据照片所示判断该脊椎的确切位置，若原判断有误则根据照片重新定位以决定手术范围。

（2）上腰椎病变可切开腰大肌脓肿吸净脓液，彻底搔刮脓肿壁，由脓肿壁寻找通向骨病灶的瘘孔，以确定骨病灶的位置，也可先于与病椎相邻的上、下正常椎间盘开始向病椎显露。分开腰大肌肌纤维，露出白色凸起的椎间盘，平行椎间盘于椎体两端切开椎体骨膜，经此切口用直角钳于骨膜下分离，横过椎体中部的节段血管，钳夹、结扎、切断后再缝扎牢固。根据术前设计，同法处理需要显露的病椎与正常椎体。然后以电刀纵行切开各椎体表面软组织后，骨膜下分离，完全显露病椎与正常椎体的侧前方。

【术后处理】

1. 监测生命体征变化

密切观察患者的呼吸、心率、血压、尿量、引流量等情况，特别应注意双下肢神经症状的变化。

2. 胸腔闭式引流的管理

放置胸腔闭式引流管的患者，麻醉清醒后即将床头抬高，以利于引流。鼓励患者咳嗽、咳痰、做深呼吸、练习吹气球，以便使肺充分膨胀。痰液黏稠不易咳出者可雾化吸入，改变体位以利于排痰。术后第二天拍胸部X线片（可予以床边拍片以减少搬动），了解肺膨胀情况，胸腔内有无积气、积液。若肺已完全膨胀，胸腔内空气已排出，渗液已停止，即可拔出引流管，一般在术后24～48小时。

3. 活动恢复及功能锻炼

伤口置小沙袋或盐袋压迫，腹部腹带加压包扎缓解疼痛。术后疼痛缓解即可平衡翻身，四肢肌肉进行主动活动，预防下肢深静脉血栓形成。无截瘫者，卧床4～6周后，佩戴支具下床活动，支具佩戴2～4个月。

4. 恢复正常生活、工作

术后4个月复查,若骨性融合可恢复正常生活、工作。

5. 督导化疗、定期复查

具体化疗方案及术后复查内容参见相关章节。

病例13-1（图13-2）

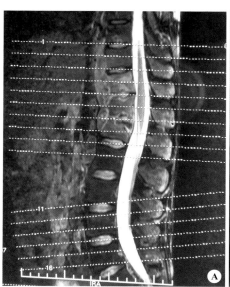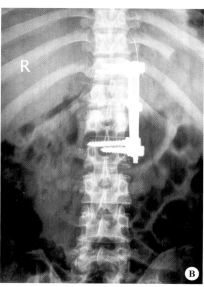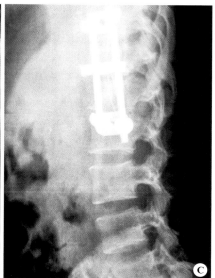

图13-2 男,22岁,诊断为T$_{11}$～L$_1$椎体结核,行胸腹联合入路病灶清除、自体髂骨植骨前路钢板内固定术。A.术前MRI; B.术后X线正位片；C.术后X线侧位片

（二）膈上入路

【适应证】 本入路可显露 T_{10} ～ T_{11} 椎体病灶。

【术前准备】 同胸腹联合入路。

【麻醉】 宜采用气管插管下全身麻醉。

【体位】 同胸腹联合入路。

【操作步骤】 此入路仅适用于 T_{12} 以上部位操作的显露。把膈肌在 T_{12} 椎体的附着部切断，不切断膈肌在胸壁的附着，不进入腹部。对于 T_{10} ～ T_{11} 病变，采用切除第9肋的入路；对于 T_{11} ～ T_{12} 病变，则采取切除第10肋的入路。向下推开膈肌脚后可充分显露病变节段。

1. 切口

切口起自竖脊肌外缘，止于腋前线。一般长 20 ～ 25cm。沿切口方向切开浅深筋膜，根据病变部位将需要切除的肋骨准确定位。然后切开肋骨骨膜，用上顺下逆的方法行骨膜下剥离，用肋骨剪刀把游离肋骨切除。剪下的肋骨用盐水纱布包好，留作植骨用。之后采取胸膜外或经胸入路。粘连较轻者可取胸膜外途径，于肋骨床切开肋骨骨膜后，在壁胸膜外分离，直至病椎表面。但由于胸膜十分菲薄，多很难成功。如果粘连较重，则选取经胸途径，在肋骨床和壁胸膜切开一小口，使空气徐徐进入胸腔，肺脏即自行萎缩下陷，如肺与胸膜粘连严重，可用盐水纱布球将肺向上、向中线推开，并填塞一块盐水纱布保护肺脏。放置开胸器，将切口逐渐撑开，注意力量不可太大，以免造成肋骨骨折。如果病变位于 T_{10} ～ T_{12}，则不再需要特别的显露，如病变位于 T_{11} ～ L_1，则需要横行切断 L_1 椎体前侧附着的膈肌脚、外侧及横突上附着的腰肌起点，并向远侧推开。

2. 病椎显露

病椎显露参见前述"胸腹联合入路"的"显露病灶"部分。

【术后处理】 同胸腹联合入路。

（三）膈下入路

【适应证】 本入路可显露 T_{12} ～ L_1 椎体病灶。

【术前准备】 同胸腹联合入路。

【麻醉】 宜采用气管插管下全身麻醉。

【体位】 同胸腹联合入路。

【操作步骤】 如果手术操作仅涉及 L_1 及其以下椎体时，可选用切除第12肋的腹膜外途径，到达 L_1 椎体，把膈肌脚从 L_1 椎体前方、侧方附着部切断，将腰大肌自椎体侧方切断，然后以骨膜剥离器将其向上推开膈肌脚，向下推开腰大肌即可显露 L_1 椎体侧前方。该切口为单纯经腹膜外入路，具体入路方式参见前述"胸腹联合入路"部分。

【注意事项】

1. 术中准确定位

第12肋的长短大小须经X线片核实，不可误认第11肋骨为第12肋骨，因前侧胸壁胸膜很薄，操作时务必轻柔，以免损伤胸膜引起气胸。

2. 防止胸膜撕破

对于胸膜外显露，要防止胸膜撕破。①分离肋骨骨膜时，要紧贴肋骨仔细分离；②胸膜反折部的解剖位置及其与周围组织的关系必须清楚才能正确操作，否则容易撕破；③用骨膜剥离器分离椎体骨膜。如果发生气胸应立即缝合胸膜破口。

3. 防止大血管损伤

①不能用力牵拉拉钩，以免损伤腰动静脉；②取出与前纵韧带粘连的小块死骨时不可暴力牵拉，否则容易伤及下腔静脉引起大出血；③病灶前缘若有巨大骨桥时，椎体前下腔静脉处于紧张状态，伸入器械剥离时可能引起大出血，要慎之又慎。

4. 保护好脊髓

清除后方病灶时，操作要求轻柔，以免损伤脊髓。

5. 原位缝合膈肌切口

结扎对应的标记线以闭合切开的肋软骨及膈肌。

【术后处理】 同胸腹联合入路。

二、后路手术方式

通过后正中切口的后侧入路可以显露胸腰结合部的后方结构，显露过程基本同颈椎、胸椎和腰骶椎。它是显露棘突、椎板和椎小关节突的最直接入路，另外也可通过椎板切除在大范围内探查椎管和减压。大多数情况下，胸腰段的脊柱结核病灶位于脊柱前部，单纯选择脊柱的后侧入路的情况较少。

胸腰段后方入路常用的有后正中入路和后外侧入路。后正中入路又分为单纯后正中入路和扩大的后正中入路；后外侧入路又分为肋横突入路和外侧胸膜外入路。

（一）单纯后正中入路（又称为椎板切除入路）

【适应证】 后正中切口入路适用于病灶位于

脊椎后方的胸腰段结核或是一期后路内固定、前路病灶清除术的患者，需要后路行截骨矫形的患者。椎板切除入路中椎板切除只能显露后方的硬膜外腔，故适用于无椎体病变的附件结核及后方脊髓受压的病例。杨寅等对经前路病灶清除椎间植骨内固定术的研究发现，由于脊柱结核病灶多位于脊柱前方，故选择前路手术可更好地清除病灶，并使椎管减压更加彻底，而后路手术可能导致脊柱健康结构遭到破坏，并造成脊柱不稳定，继而对患者造成灾难性后果。但现阶段研究表明，前后路、前路及后路手术均可对脊柱结核取得良好的治疗疗效。张宏其等行单纯后路病灶清除、椎体间植骨融合术从后方入路，可以在硬膜囊外侧实现直视下的椎体270°范围的操作，减压彻底充分，能达到前路手术所能清除的病灶范围，同时不易损伤脊髓及马尾，操作相对简单，仅需一个切口，一次手术，解决前后路术式需2次手术才能达到的手术目的，最大限度地减少手术创伤和费用。而单纯后路的适应证为病变主要累及一个脊柱功能单元（结核病灶累及椎间隙为主，椎间隙上、下椎体部分受累；且病变椎间隙不超过2个），椎旁脓肿不大，估计能彻底清除者。

【术前准备】 同胸腹联合入路。

【麻醉】 宜采用气管插管下全身麻醉。

【体位】 患者俯卧于手术台上或跪卧于加垫的脊柱手术架上，通过腹部悬空以使硬膜外静脉丛萎陷，从而降低静脉内压力，减少术中出血。用海绵垫将胸部及两侧髂嵴垫高，使腰呈轻度后伸位。要注意保护眼球、膝关节和其他的骨突起部位及会阴部，以防压伤（图13-3）。

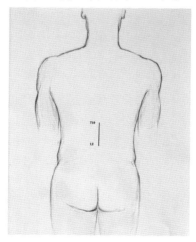

图 13-3 后正中切口及体位

【操作步骤】

1. 切口

以病变节段棘突为中心后正中纵行切口，长度为病变节段相邻上下各一正常椎体。术前通过X线片或C形臂定位。术前及术中须查看影像学资料，最重要的是通过腰椎正侧位片，确定有无腰骶关节的异常和骶椎腰化。

2. 显露

沿切口用手术刀或电刀纵行切开浅筋膜、腰背筋膜和棘上韧带至棘突尖上，再经棘突、椎板、关节突关节后方行骨膜下剥离椎旁肌，显露后部结构。重复上述操作直至要求的脊椎数目均被显露，同法显露对侧。立即使用纱布填塞每一段刚显露的术野，以减少出血。当后部结构显露满意时，术中透视定位。若必要，可将竖脊肌向外翻开至横突尖来显露。显露棘突时应由远侧向近侧进行，因为这样可以将肌肉从棘突上呈锐角方向剥离下来，如果按相反方向显露，刀刃或骨膜剥离子很容易顺着纤维方向进到肌肉、分断血管，增加出血。

【注意事项】 单纯后方入路对病灶的显露较困难，尤其合并有椎旁脓肿时更甚。椎旁肌的剥离损伤其神经和血供而形成瘢痕组织，这将导致软组织长入椎板切除的部位和已显露的硬脊膜及神经根，使椎板切除后瘢痕形成。这将造成二次手术显露困难，因在二次显露切除瘢痕组织时，容易引起硬脊膜撕裂和神经根损伤。

（二）扩大的后正中入路

扩大的后正中入路因具体方式不同，又可分为后路经椎弓根入路及类似于PLIF、TLIF的手术入路。

1. 经椎弓根入路

经椎弓根入路主要用于压迫来自前方或侧方的脊髓神经功能障碍、椎体前方至少一半完整、后凸畸形较轻的腰椎结核患者。

经椎弓根入路是从后方切除单侧或双侧椎弓根进入病椎，单侧椎弓根切除能提供从后正中线到略超过前正中线大于180°的侧方显露，双侧椎弓根切除则能提供360°的操作空间。由于肋骨和脊椎后方肌肉的影响，经椎弓根入路向前方行大块髂骨支撑植骨或cage植入很困难，因此，这种入路对椎体破坏严重且需要大范围重建脊柱前柱稳定性的病例不甚适用（图13-4）。

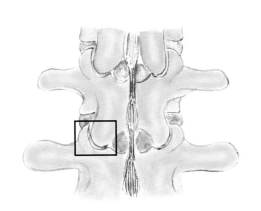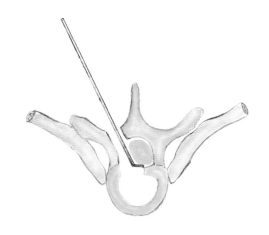

A　　　　　　　　　　　　　　　　　　　　　　　　B

图 13-4　后正中经椎弓根入路
A. 行关节突关节切除；B. 行病灶清除

单侧经椎弓根入路主要适用于椎体一侧破坏而对侧较为健康、后凸畸形较轻的病例；手术仅能进行有限的前路清创，难以进行较大的前路重建。当患者存在广泛的椎间盘及其上、下椎体骨质破坏且同时有神经功能障碍或后凸畸形较为明显时，需要采用双侧经椎弓根入路。

2. 类似于 PLIF、TLIF 的手术入路

此入路适用于死骨、脓肿范围不大，椎体破坏不重的单间隙病变。

采用常规后正中切口，通过常规剥离竖脊肌途径进行显露，也可以采用 Wiltse 入路。由于腰椎结核须行双侧内固定，故选择 Wiltse 入路时，皮肤切口可选择后正中切口或双侧棘突旁切口。到达肌肉层后可分别于棘突两侧操作，于最长肌与多裂肌之间进入，显露横突与关节突。

类似 PLIF 入路要求切除棘突、椎板和关节突关节的一部分。一般须切除双侧关节突关节的 1/2 ～ 3/4，不主张进行全关节突关节切除。然后利用椎弓根螺钉适度撑开椎间隙，进行前方病灶清除及植骨的操作。由于从后路将起源于 L_1 椎体的髂腰肌和膈肌分离下来十分困难，故该入路多应用于 L_2 以下的腰椎结核手术。

类似 TLIF 入路是指经椎间孔入路进行手术。采用与类似 PLIF 入路相似的方法到达病椎，不同的是背部手术径路更靠中线外侧。切除单侧或双侧关节突关节。此入路不仅减少了手术中对肌肉的剥离，而且最大限度地减少了显露椎体、椎间盘操作时对神经的干扰。该入路对脊柱创伤更小，对神经更安全。

【适应证】　胸腰段（T_{10}～L_2）活动性脊柱结核，椎旁形成寒性脓肿，病灶内有较大死骨和死腔，脊柱不稳定或伴有神经功能障碍，脊柱结核合并后凸畸形或畸形进行性加重。

【术前准备】　同胸腹联合入路。

【麻醉】　宜采用气管插管下全身麻醉。

【体位】　同后正中入路。

【操作步骤】

1. 病灶清除

（1）椎体外侧病灶清除：用特殊深部拉钩将胸膜向前外侧牵开，保护椎前血管及其他软组织，先刮除脓肿，尤其注意脓肿上端、下端和对侧，刮除对侧脓肿时可用弯度较大的侧向刮匙。搔刮脓肿壁时不可用力过猛，以免刮破胸膜或纵隔内的重要组织，如大血管、胸导管等，但要求彻底清除脓肿内的干酪样坏死物质、肉芽组织、死骨，骨膜下型病变等。操作完成后用生理盐水加压反复冲洗。

（2）椎体、椎管病灶清除：切开后纵韧带，用不同角度的刮匙从侧前方彻底清除干酪样坏死组织、肉芽组织、死骨、硬化骨质等，用骨刀将上方病椎的下缘、下方病椎的上缘修整，以备恰当植骨之用。用骨刀前必须明确患者体位，了解脊髓的位置，以避免脊髓损伤而致的严重后果。对于椎体前缘的骨膜下型病变不能遗漏。对于椎管累及者，需要切除该侧关节突关节，切除椎板至椎弓根内侧缘，以刮匙刮除坏死骨质，向后方刮除时要轻，以防器械突入椎管。大量双氧水及生理盐水冲洗，可用软质导管辅助冲洗，配合吸引清除深处脓液及坏死组织。

2. 减压、矫形

在病灶清除的同时进行减压操作，确保椎管通畅、无硬膜囊受压迫。并完成后凸畸形的矫正。

3. 植骨融合

病灶清除结束后，修整好病椎上、下对应骨面（要求创面渗血），将病椎一侧先行撑开，测量病椎骨缺损的高度，切取合适的自体髂骨、肋骨嵌入椎体骨缺损处，进行植骨。要求放置稳固牢靠，防止移动、压迫椎前后方重要组织。

4. 内固定

根据不同情况，可选择以下不同方法。

（1）病灶清除前置钉，病灶清除后安放连接棒，适用于如果在进入病灶的过程中仅切除一侧的椎板、关节突、椎弓根，脊柱稳定性较好者。

（2）病灶清除前双侧置钉，对侧先上连接棒并锁紧临时固定，病灶清除侧暂不上连接棒，待病灶清除完毕后，再与对侧互相交替进行，以防病灶清除中脊柱移位。适用于后路广泛切除、脊椎不稳者。

5. 缝合

脊柱手术后仔细止血，用生理盐水冲洗伤口。彻底止血，经胸膜外入路完成操作后，向切口内注入生理盐水并使肺膨胀，检查是否有漏气。若有漏气，需要在鼓肺时将胸膜裂口缝合。放置负压引流管，逐层关闭切口。若胸膜破裂大，修补后可放胸腔闭式引流。

【术后处理】 后路手术术后处理除常规术后处理外，尚须注意以下情况。

1. 取平卧位，胸腰结合部支具制动，注意平衡翻身。

2. 观察引流液量和性状，以防出血和脑脊液漏的发生。

（三）肋横突入路

【适应证】 肋横突入路最初用于胸椎结核的椎旁脓肿引流。该入路切除内侧 4cm 左右的肋骨及肋骨头，以获得更大的向前到达椎体的通路。该入路可提供更大的后外侧空间，可以完成前方椎体间骨缺损的支撑植骨。该入路适用于病变局限于 1～2 个平面的胸椎结核，在单一切口可完成病灶清除、减压、矫形和植骨融合手术，而对于病变破坏更重的病例，须行双侧肋横突切除，否则难以清晰显露前方病灶。经后外侧的肋骨横突切除入路，可用于 T_{10}～T_{12} 椎体病变切除或硬脊膜囊的前外侧减压术及椎体结核病灶清除术。手术可先行后正中入路脊柱融合术或固定融合术，再通过肋横突入路行病灶清除术，亦可单纯后外侧肋横突入路行病灶清除、减压、植骨、内固定及矫形术。

【术前准备】 同胸腹联合入路。

【麻醉】 宜采用气管插管下全身麻醉。

【体位】 同后正中入路体位。

【操作步骤】

1. 切口

以病椎为中心，距棘突中心旁 5～7cm 处做一弧形切口，沿切口方向切开前筋膜（图 13-5）。

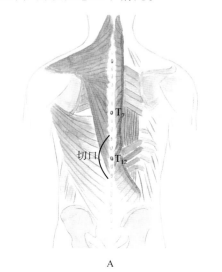

A

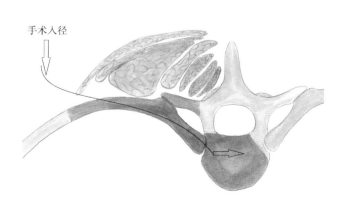

B

图 13-5 后正中经肋横突入路

蓝色区为切除的肋骨、横突、椎体；A. 手术切口；B. 切除部分肋骨

2. 显露病灶

剥离内侧皮瓣,沿脊柱缘纵行切开斜方肌、菱形肌附着处,并将其牵向外侧。在距棘突 5cm 竖脊肌较薄处纵行切开,将该肌分别向内、外侧牵开,显露肋骨。切开将要切除的肋骨骨膜 7～8cm,并在骨膜下剥离,距离肋骨颈 3～4cm 处剪断肋骨,用尖嘴咬骨钳或扣可钳夹住肋骨的近侧端向外牵拉,切断肋椎关节,用直柄骨刀或蛾眉凿翘起肋骨头或颈,注意不要损伤胸膜,将整个肋骨头、颈取出,此时或可见椎旁脓液流出。吸除脓液后,找出肋间动静脉予以结扎,尽可能保留肋间神经,特别是支配中、下腹壁的神经,以免术后发生腹壁疝。有时因病情须扩大手术视野,可同时切除病灶中心上、下肋骨。但为了维持脊柱稳定性,在不影响显露病灶的原则下,应尽可能地保留肋骨头和横突。

3. 病灶清除

用骨膜剥离器或手指将椎旁软组织及纵隔胸膜,沿脊柱外侧逐渐向椎体前侧钝性剥离以显露病灶。病灶彻底清除后,冲洗局部,当椎旁脓肿大或术中渗血较多时,术毕可放置引流管。

4. 植骨融合、减压、矫形内固定

显露病椎,彻底清除病灶,于病椎上、下各显露 1～2 个正常椎体,置钉,适当撑开,矫正后凸畸形,将整块肋骨或髂骨植入事先准备的骨槽内,短节段的选用自体肋骨或髂骨,长节段的应用钛笼较好,因为钛笼具有较好的支撑性。对于胸腰段采用常规钉板系统固定(Z-plate 内固定装置),对个别长节段的可采用双钉棒系统固定。适度矫正后凸畸形,多节段胸腰椎结核在术前通常有较大的后凸,应用椎体撑开器可较好地矫正后凸畸形,通常可将后凸角度矫正至接近正常。但要依据术中胸椎的弹性程度予以矫正,不可过分强调矫正度数,以免发生神经血管及正常椎体损伤。前路支撑植骨并内固定可以很好地纠正脊柱后凸畸形。行后路椎弓根螺钉内固定纠正后凸畸形时,为防止断棒或螺钉拔出,至少需要病变椎体上、下各两对螺钉固定,意味着 4 个节段的融合。前路手术则通常仅融合病变椎体即可。对于病灶清除后椎体剩余较少,不足以容纳 2 颗螺钉,即便采用单钉棒系统固定,亦可取得良好效果。

5. 逐层缝合至皮肤,固定引流管。

【术后处理】 患者仰卧于病床上,按时协助翻身,预防压疮和坠积性肺炎。若患者突发胸闷气促,咳嗽加重,甚至血氧饱和度明显下降,很有可能是因为术中胸膜破坏所致血、气胸,及时摄胸片,并予以胸腔闭式引流等对症处理,一般预后良好。

(四)外侧胸膜外入路(扩大肋横突入路)

【适应证】 外侧胸膜外入路其实是肋横突切除入路的外侧扩大,它是将距中线 10～12cm 的肋骨切除。此入路可以提供更大的后外侧空间,可以从侧面切除 2～3 个整块椎体,并提供足够的空间进行前方支撑植骨。尽管这种方法最先用于脊柱结核病灶清除术,但现在主要用于存在严重脊柱后凸畸形的脊柱结核的畸形矫正和重建。这一入路适用于胸椎和腰椎结核,尤其更适用于胸椎结核。因为胸椎椎体前外侧缺乏肌肉组织,而且可以牺牲肋间神经以便更好地显露。在胸腰段和腰椎,为达到更好的前显露,需要切开起于椎体前面和侧面的肌肉(包括 L_1 的膈肌),另外腰大肌内的腰神经应谨慎处理,以防术后出现神经功能障碍。此入路上方因肩胛骨的存在,不适用于 T_4 以上的上胸椎。下方因髂骨的存在,L_4 以下也不适用。由于外侧胸膜外入路是在肋横突切除入路基础上进一步向外扩展,下面以外侧胸膜外入路为例进行介绍。

【术前准备】 同胸腹联合入路。

【麻醉】 气管插管下全身麻醉。

【体位】 俯卧位。

【操作步骤】

1. 切口显露

以病变节段棘突为中心做后正中纵行切口,长度为相邻病变节段上、下各一个正常脊椎。通过 C 形臂定位,可使手术切口长度更精确。切口直接经浅深筋膜到达棘突及腰背筋膜。经棘突、椎板、关节突关节后方行骨膜下剥离椎旁肌,继续向外侧显露可将竖脊肌向外翻开至横突尖,显露横突远端及肋骨后段,至椎旁 10cm 的肋骨。根据病椎数目与内固定的设计决定显露的长度。

2. 肋骨、横突切除

在显露的横突中用咬骨钳咬除病椎的横突。肋骨剪断后肋骨远端如有骨尖突出，可用咬骨钳咬平，再慢慢地将远端放下，防止肋骨远端因弹性作用突然下沉，而划破胸膜。然后用带齿血管钳钳夹提起肋骨近端，稍加旋转摇动牵引拔出。结扎肋间血管，必要时切除该段肋间神经。切除肋骨头后，将胸膜自胸壁向前方用盐水纱布球推开，更大地显露椎体侧面及前方。

3. 病灶显露

椎旁脓肿较大的病例，此时即有脓液流出。如未流出脓液，可用骨膜剥离器将椎体骨膜和前纵韧带向前方推开，即可进入病灶，将示指尖端伸入病灶内，探索椎体破坏情况及骨病灶的准确位置，以便决定向上或向下再切除一段横突和肋骨。亦可旋转手术台，使患者背部与手术台平面成 70° ～ 80° 角，以便观察病椎。

4. 植骨融合

植骨融合可取髂骨或钛笼植骨融合术。从理论上讲，虽然大多数文献报道，髂骨块植骨由于三面骨皮质支撑，同时具有较多的松质骨，从而有较好的生物力学稳定性和骨相容性，报道其融合率均在 90% 以上。但也有相反的观点认为髂骨块的骨融合只与有血运密切接触的椎体相容，而远期更容易出现植骨块中心缺血性骨坏死。也有报道认为，使用切除的肋骨捆绑植骨同样取得满意疗效。李沫等研究认为，肋骨捆绑植骨有以下优点：①固定塑形后的肋骨骨板，可增加植骨与上下椎体的接触面及提高融合率，且肋骨弧度与胸椎生理后凸接近；②可防止植骨块滑落或突入椎管，减少并发症；③无须取自体大块髂骨，避免供区出现并发症；④相对钛网，更为经济，如患者因某些原因（窦道形成、内置物反应等）需要手术取出内固定时，手术难度相对较低。但目前关于将捆绑病椎旁肋骨植骨融合的研究均是小样本、回顾性研究，同时取病椎旁肋骨植骨是否会使结核加重及其远期疗效都不明确。因此，该项技术的应用，需要进行进一步观察、更深入研究。

5. 内固定

内固定同肋横突入路。

三、后前路联合入路手术方式

【适应证】 适用于胸腰段结核且病灶累及多段椎体的结核，可完成前路病灶清除、椎管减压、植骨融合及后路固定、椎体（椎板间）融合及后凸畸形的矫正。

【术前准备】 同胸腹联合入路。

【麻醉】 气管插管下全身麻醉。

【体位】 后方入路采用俯卧位；前方入路采用侧卧位。

【操作步骤】

1. 后路矫形、内固定术

后正中入路，按照术前计划显露所需手术节段的后方结构，于椎弓根置钉后，依靠体位、手法、器械矫形。最后，将内固定器械妥善安装锁紧。也可以同时行后外侧植骨融合，有条件者可行后路微创手术进行矫形、内固定。

2. 前路病灶清除、减压、植骨融合术

具体的手术入路及相应的操作方法可参照本章前路手术。

【术后处理】 参照后正中入路和胸腹联合入路。

第三节 胸腰段脊柱结核精准化手术方案的选择

胸腰段（T_{10} ～ L_2）解剖结构特殊，因为胸腰段为胸椎向腰椎移行的区域，解剖结构既与胸椎不同，又有别于腰椎，因而该节段的手术入路较为特殊。笔者采用精准化的手术方式对该特殊节段进行手术入路的选择，即 T_{10} ～ T_{12} 节段采用后外侧经肋骨横突胸膜外入路；T_{12} ～ L_1 节段根据 L_1 的病变破坏程度，分别采用经第 12 肋骨横突胸膜外入路及采用腋中线经第 11 肋骨腹膜后入路；T_{12} ～ L_2 节段采用腋中线经第 11 肋骨腹膜后入路。这种精准化的手术方式既能清晰显露，又能减轻手术创伤。现将该手术方式介绍如下。

（一）T_{10} ～ T_{12} 节段结核手术切口入路（后外侧经肋骨横突胸膜外入路）

【适应证】 适用于 T_{10} ～ T_{12} 椎体结核。

【切口描述】 详见第十二章第二节胸椎后外侧经肋骨横突胸膜外入路。

【术前准备】 同胸腹联合入路。

【麻醉】 气管插管下全身麻醉。

【体位】 俯卧位。术中为操作方便及显露充分可调整手术床倾斜方向。

【操作步骤】 定位病椎,自病椎的肋横突关节外侧 5cm 纵行向内至棘突旁 1cm 左右切一 10～15cm 长弧形切口(视术前评估固定节段而定),牵开皮瓣。为避免长期拉钩牵拉皮瓣,可使用缝线将皮瓣临时固定,并用湿纱布覆盖保护。切开深筋膜,沿棘突剥离竖脊肌,显露椎板和关节突。在 C 形臂透视下植入椎弓根螺钉,利用椎弓根内固定系统的撑开原理矫正脊柱后凸畸形。当后路固定完成后,再切除病椎横突,缝合竖脊肌及深筋膜,将脊间肌和竖脊肌拉向内侧(脊突侧),剥离病灶节段肋骨上的软组织,在距后正中线 8cm 处剪断肋骨,切断肋横突韧带,取出肋骨近端,紧贴椎体骨面钝性剥离椎体上的壁胸膜(注意保护胸膜及肋间血管、神经)。必要时结扎彻底清除脓液、死骨、干酪样坏死物质及坏死的椎间盘等坏死组织,直至露出较健康骨面,并进行脊髓减压,用切下的肋骨或自体髂骨在骨缺损区植骨。用异烟肼稀释液冲洗病灶,并用明胶海绵包裹链霉素粉置入病灶周围。置入负压引流管 1～2 根,紧密缝合关闭切口。

【术后处理】

(1)常规抗结核治疗。

(2)注意观察术区出血情况,如有活动性出血需及时检查处理。

(3)术后一周内建议胸部 CT 检查,胸腔积液需要引流则放置闭式胸腔引流管。

(4)根据手术内固定强度和患者自身体质指导术后康复。

(二)T_{12}～L_1 节段结核手术切口入路(后外侧经第 12 肋骨横突胸膜外入路及腋中线经第 11 肋骨腹膜后入路)

【适应证】 适用于 T_{12}～L_1 椎体结核。

【切口描述】 详见第十二章第二节胸椎后外侧经肋骨横突胸膜外入路。

【术前准备】 同胸腹联合入路。

【麻醉】 气管插管下全身麻醉。

【体位】 与前述 T_{10}～T_{12} 椎体结核手术相同。

【操作步骤】 与前述 T_{10}～T_{12} 椎体结核手术操作相似,只是切除的肋骨不同。需要注意的是,术中根据 L_1 椎体的破坏程度不同而采用不同的手术切口,如椎体破坏以 L_1 椎体横突以上为主则采用后外侧经肋骨横突胸膜外入路,如骨质破坏含 T_{12}、L_1 椎体全部则采用腋中线经第 11 肋骨腹膜后入路。此外,T_{12}～L_1 椎间出口根为胸 12 神经根,如病灶清除时不慎伤及胸 12 神经根,也大多无临床症状,与下肢肌力和感觉无关,故不予特殊处理。

【术后处理】 同前一手术入路。

(三)T_{12}～L_2 节段结核手术切口入路(腋中线经第 11 肋骨腹膜后入路)

【适应证】 适用于 T_{12}、L_1、L_2 椎体结核。

【切口描述】 以第 11 肋体表投影腋中线水平向前延伸 6～8cm,根据患者胖瘦程度调整切口长短。

【术前准备】 同胸腹联合入路。

【麻醉】 气管插管下全身麻醉。

【体位】 后路固定取俯卧位,后路手术完成后再取侧卧位,切口通常取左侧入路。

【操作步骤】 先取俯卧位,于病变椎体相邻正常椎体置入椎弓根螺钉;如病椎椎体破坏小于 1/2,则可于病椎椎弓根前处椎体未破坏一侧置入椎弓根螺钉。恢复椎体高度和矫正后凸畸形。随后患者取侧卧位,重新消毒布巾。切口自腋中线第 11 肋水平,沿第 11 肋方向至第 11 肋软骨前方 4～5cm,切口共长 8～10cm。切开皮肤及浅筋膜,沿肌纤维方向分离腹外斜肌、腹内斜肌,沿第 11 肋中轴线切开骨膜,进行骨膜下剥离,切除 4～5cm。沿腹内斜肌肌纤维方向线性分离,在肋骨下是腹内斜肌筋膜组织,仔细切开,可见腹膜外脂肪。钝性分离腹膜外脂肪,推开腹壁肌层深面的腹膜,将腹膜和肾脏推向前方,充分显露膈肌的侧方和后方,显露腰大肌和椎体旁组织,腰大肌及膈肌脚部分交叉止于 L_1～L_2 椎体前侧方,术中可做纵行切开剥离,可充分显露 T_{12}、L_1 和 L_2 椎体及椎间盘,术中结扎椎体中间的节段血管,防止出血。沿椎体表面向内外、上下剥离,充分显露病灶,清除侵入椎管的干酪样坏死组织、炎性肉芽组织、游离死骨及病灶周边硬化骨,直至"亚正常骨"。用生理盐水反复冲洗,根据骨缺损情况取自体髂骨植骨或钛笼植骨融合。检查有无腹膜和胸膜损伤,如有损伤可以修补。若有胸膜损伤,术后放置胸腔负压引流管。病灶可放置链霉素和明胶海绵,置管引流,分层缝合切口。

【术后处理】 同前一手术入路。

病例13-1(图13-6):患者,77岁,农民,

因"腰痛半年余,食欲缺乏伴发热3个月余"入院。患者于半年前出现腰痛,未予重视,未就诊。3个月前开始出现食欲减退,间断低热,伴夜间盗汗,胸部CT示"两肺散发病灶",腰椎MRI示"腰椎椎体信号异常伴软组织肿块,伴病理性骨折"。查血结核感染T细胞(TSPOT)阳性,CT引导下腰椎病灶穿刺活检,病理提示"未见明确肿瘤",考虑胸腰段结核。

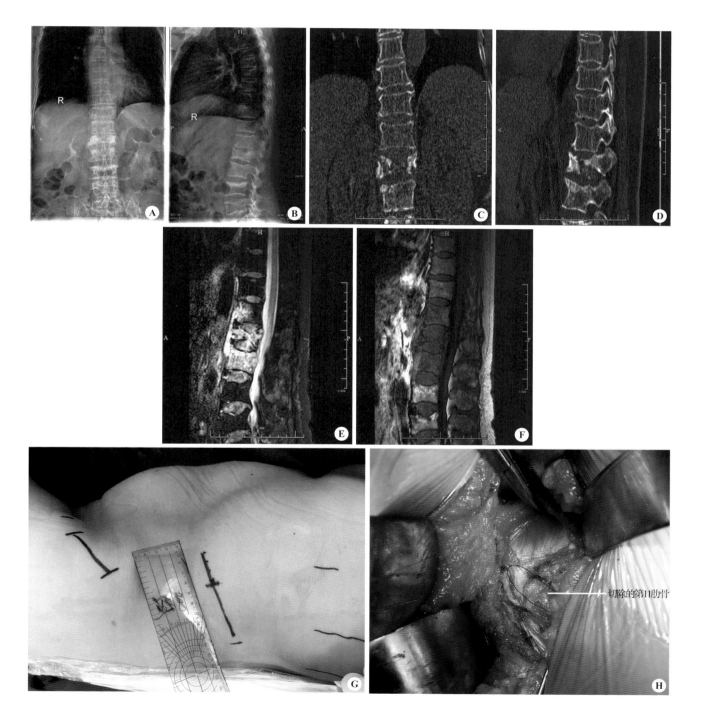

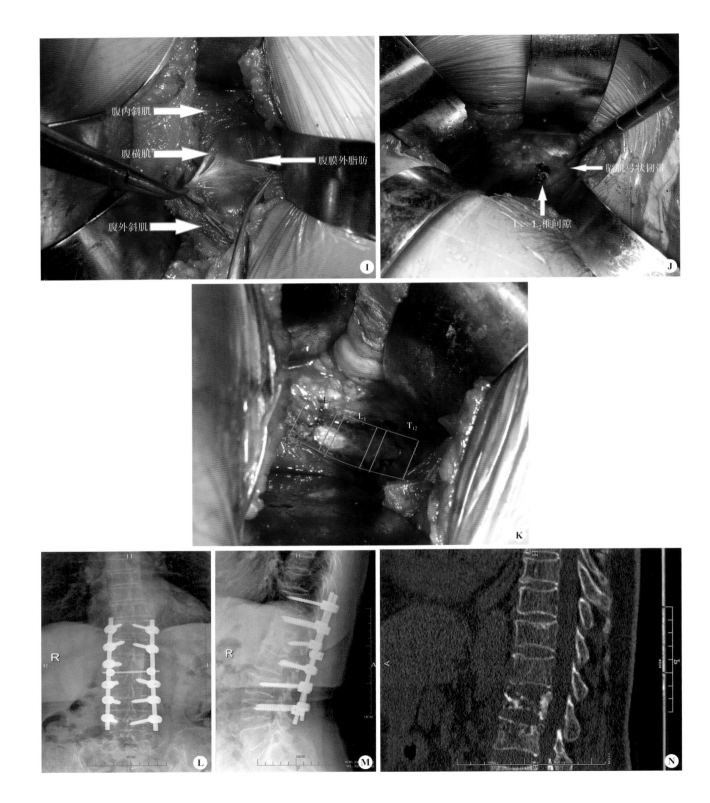

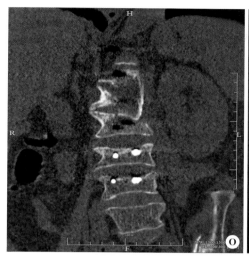
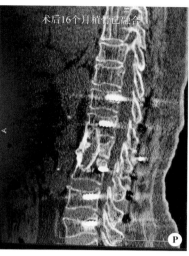
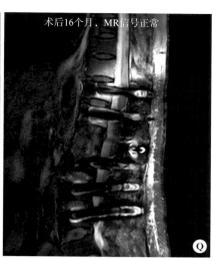

图13-6　A、B.术前X线示L₁椎体骨质破坏，呈楔形变；C、D.术前CT示L₁椎体骨质破坏，局部存在死骨及硬化骨；E、F.术前MRI示T₁₂~L₂椎体信号改变，椎旁脓肿形成及椎管内占位；G.侧卧位前路切除部分第11肋切口；H.切除第11肋骨远端4~5cm；I.切除部分第11肋后逐层进入病椎；J.清晰显露病椎并定位；K.完成病灶清除后取髂骨植骨；L、M.术后X线表现；N~Q.术后16个月显示病椎间植骨已融合，病椎及周围MR信号正常

（胡德新　石仕元　胡金平）

参 考 文 献

金卫东，王骞，王自立，等，2014.彻底与非彻底病灶清除术治疗脊柱结核的比较.中华骨科杂志，34（2）：196-203.

李沐，杜俊杰，罗卓荆，等，2014.一期前路病灶清除联合自体肋骨植骨融合内固定治疗胸椎结核.脊柱外科杂志，12（6）：348-352.

施建党，刘园园，王骞，等，2016.病椎固定治疗胸、腰椎结核的疗效分析.中华骨科杂志，36（11）：681-690.

施建党，王骞，王自立，2016.胸、腰椎结核融合及内固定范围的合理选择.中华骨科杂志，36（11）：745-752.

汪翼凡，郑琦，刘飞，等，2016.胸椎结核手术捆绑式多折段肋骨植骨和髂骨植骨比较分析.浙江中西医结合杂志，26（6）：547-549.

王德元，李智钢，邓永忠，等，2015.前后路内固定手术治疗胸腰段脊柱结核的临床研究.华南国防医学杂志，29（2）：99-100，110.

王自立，施建党，2014.胸、腰椎脊柱结核手术方式选择的基本问题.中华骨科杂志，34（2）：232-239.

杨寅，张延平，贺京京，等，2016.一期侧前路双钉棒系统固定治疗腰骶段脊柱结核.中华骨科杂志，36（4）：208-214.

张宏其，郭超峰，唐明星，等，2014.一期后路病灶清除、异形钛网椎间植骨融合治疗胸、腰椎结核.中华骨科杂志，34（2）：102-108.

张宏其，郭虎兵，陈筱，等，2012.单纯一期后路病灶清除椎体间植骨融合内固定治疗胸椎结核的临床研究.中国矫形外科杂志，20（1）：

34-40.

Benli IT, Kaya A, Acaroglu E, 2017. Anterior instrumentation in tuberculous spondylitis: is it effective and safe? Clin Orthop Relat Res, （460）: 108-116.

Jain AK, Jain S, 2012. Instrumented stabilization in spinal tuberculosis. Int Orthop, 36（2）: 285-292.

Jutte P, 2017. Spinal tuberculosis, a Dutch perspctive: special reference to surgery. J Bone Joint Surg Br, 91（9）: 305-306.

Mankin HJ, Henry JMD, 2001. Tuberculosis of bone and joints: the Red king lives. Curt Opin Orthop, 12（6）: 489-498.

Meena S, Mittal S, Chowdhary B, 2014. Spinal tuberculosis: which is the best surgical approach? Med Princ Pract, 23（1）: 96.

Moon MS, 2014. Tuberculosis of spine: current views in diagnosis and management. Asian Spine J, 8（1）: 97-111.

Muheremu A, Niu X, Wu Z, et al, 2015. Study on anterior and posterior approaches for spinal tuberculosis: a meta-analysis. Eur J Orthop Surg Traumatol, 25 Suppl 1: S69-S76.

Soares do Brito J, Batista N, Tirado A, et al, 2013. Surgical treatment of spinal tuberculosis: an orthopedic service experience. Acta Med Port, 26（4）: 349-356.

Tuli SM, 2007. Tuberculosis of the spine: a historical review. Clin Orthop Rel Res, 460: 29-38.

第十四章
腰椎结核

腰椎结核在脊柱结核中最为常见。其最早的治疗方法是单纯手术病灶清除植骨，也有学者行单纯的后路内固定术。随着对结核杆菌特性的深入研究和脊柱结核治疗的进步，前路病灶清除植骨融合加前路钢板固定或后路椎弓根钉棒固定已普遍应用。腰椎结核常见的手术入路有前外侧腹部斜切口（倒"八"字）入路（图 14-1），可以行前路 $L_2 \sim L_5$ 椎体的显露和内固定；前方经腹膜外入路，适用于 $L_2 \sim S_1$ 节段的椎体结核，尤适用于腰骶段椎体结核手术；腹部脐下正中和旁正中入路，可以行 $L_5 \sim S_1$ 椎体的显露和内固定；腰椎后路正中切口经关节突、椎弓根、椎板的入路可行单节段结核病灶的清除、植骨融合和内固定。笔者等采用腋中线腹部小切口腹膜后入路（图 14-2），从腹外斜肌、腹内斜肌、腹横肌肌纹理间钝性分离，经后腹膜处理腰椎椎体，创伤小，可行 $T_{12} \sim L_5$ 椎体的显露，值得推荐应用。

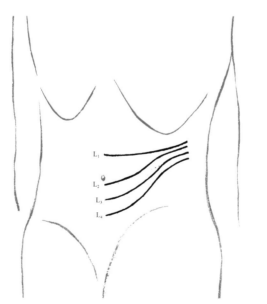

图 14-1　前外侧腹部斜切口（倒"八"字）入路　　图 14-2　腋中线腹部小切口腹膜后入路

第一节　解剖概要

一、前路解剖

腰椎的解剖难点主要在于前路入路。人体腰椎前路有着较为复杂的解剖结构，且常见变异现象，尤其是腰骶部的静脉变异更大，一旦出血，不容易止血。当行前路手术时，下腔静脉、椎前腹主动脉、输尿管及交感干神经是主要风险所在。腰椎前方的重要血管及神经主要包括腹主动脉、下腔静脉、腰动脉、髂总动静脉、骶正中动脉、髂腰静脉、腰升静脉、腰神经、腰交感干和生殖股神经。

（一）腹主动脉

腹主动脉于膈肌的主动脉裂孔续于胸主动脉，在脊柱前缘下行，末端位于 L_3、L_4 椎间盘至 L_5 椎体中 1/3 处，平均为 L_4 椎体下 1/3 处。腹主动脉末端位于 L_4 的人群占 70.1%，在 L_4 椎间盘平面的人群占 12.3%，在 L_5 平面的人群占 17.6%。腹主动脉的分叉夹角为 60°～75°，女性大于男性。根据腹主动脉分叉的位置和左髂总静脉与下腔静脉汇合处与 L_4～L_5 椎间隙上边缘的关系分类：低分叉/低汇合型占 22.3%，高分叉/高汇合型占 36.2%，高分叉/低汇合型占 40.4%，三类共占 98.9%。腹主动脉在平 L_2 平面以下依次发出肾动脉、肠系膜下动脉、睾丸（或卵巢）动脉、腰动脉等分支。

行腰椎前方手术时需要向一侧牵拉腹主动脉，应防止损伤。术中应注意定时触摸足背动脉的搏动情况，如搏动消失应立即检查，必要时做血管造影检查。若术野有明显大出血，首先压迫止血，压住血管破口的两端予以缝合。临床上经前路行 L_5、S_1 手术时须测量腹主动脉分叉点至 L_5 下缘的距离，以决定手术操作区域。

（二）下腔静脉

下腔静脉在 L_5 或 L_4 椎体前方，由左、右髂总静脉汇合而成。下腔静脉起始点与左髂总动脉相邻；前方有肠系膜根部及其内的血管神经斜行跨过，在十二指肠水平部以下有后腹膜覆盖；后方有下 3 个腰椎椎体及其椎间盘、前纵韧带、右侧的腰大肌、右交感干和右侧第 3、4 对腰动脉；右侧有输尿管、十二指肠降部、右肾内侧缘和肝右叶；左侧有主动脉、右膈肌脚和肝尾叶。

（三）腰动脉（节段血管）

腰动脉从腹主动脉的后外侧发出，常有 4 对，第 1 对腰动脉起点约有 83.9% 位于 L_1 中份至 L_2，第 2 对腰动脉的起点约有 84.8% 位于 L_2 中份，第 3 对腰动脉起点约有 93.9% 位于 L_3 中份，第 4 对腰动脉起点约有 90.9% 位于 L_4 中上份。腰动脉从腹主动脉发出后，走行于相应椎体的后外侧、交感干的后方，在相邻椎体横突间进入腹后壁的肌肉。右腰动脉行于下腔静脉的后方。右第 1、2 腰动脉和左第 1 腰动脉分别位于相应膈脚的后方。两侧腰动脉都经过腰大肌腱弓的深面走在腰大肌和腰丛的后方，上 3 对腰动脉位于腰方肌的后方，第 4 对腰动脉常在腰方肌的前方。腰动脉有前支、背支和脊支 3 个主要分支。

腰椎前方手术常需要结扎腰动脉，右侧腰动脉走行于下腔静脉后方，结扎右侧腰动脉时应特别注意勿损伤下腔静脉。术中腰动脉一旦损伤，出血凶猛，止血困难，可用血管造影技术找到出血位置后行介入栓塞止血。

（四）髂总动静脉

髂总动脉自腹主动脉分出，沿腰大肌内侧缘斜向外下，止于同侧骶髂关节前方，续分成髂外、髂内动脉。成年男性左髂总动脉长度为（4.63±0.13）cm，成年女性左髂总动脉长度为（4.30±0.19）cm。成年男性右髂总动脉长度为（4.23±0.13）cm，成年女性右髂总动脉长度为（4.05±0.22）cm。

髂总动脉在沿途发出一些不恒定的小支，值得注意的是，髂总动脉常存在外侧支，其出现率国外约为 35%，国内约为 30.76%，多起于髂总动脉远侧 1/3 段。髂腰动脉偶有起于髂总动脉远侧 1/3 段，出现率约为 1.26%。因此，临床上行 L_4、L_5 前路手术，需要游离髂总动脉时，应警惕存在外侧支、髂腰动脉这两种变异情况，应妥善结扎。

髂总静脉由髂外和髂内静脉汇合而成，左髂总静脉长 5.23cm，右髂总静脉长 3.5cm。髂总静脉起点至 L_5 下缘的距离，成年男性为 2.2cm，成年女性为 2.4cm。

（五）骶正中血管

骶正中血管自腹主动脉终端后上方发出，在 L_5、骶骨、尾骨前方沿中线下行。前方有交感神经的腹下丛，且在 L_5 水平还有髂总静脉越过。进行 L_5～S_1 前路手术时，应特别注意骶正中血管，并妥善处理，如果出血应压迫止血，不宜电凝，以避免电凝对腹下神经丛的热灼伤。

（六）髂腰静脉

腰静脉有 4 对，但变异较多。腰静脉背侧属支收集腰肌和腰部皮肤的血液，并与奇静脉和半奇静脉的属支相吻合。腰静脉腹侧属支收集后壁、外侧壁和前壁的血液。在脊柱附近，腰静脉引流椎静脉丛的血液，并通过腰升静脉与椎静脉丛相通。第3、4对腰静脉位置较恒定，从相应椎体的两侧向前，自后方汇入下腔静脉。左腰静脉位于腹主动脉的后方，行径较长。

（七）腰升静脉

腰升静脉向上注入奇静脉或半奇静脉，向下注入髂静脉，向内借腰静脉注入下腔静脉，其上端在 L_1 椎体中份，走行于横突根与椎体相交处，在椎间孔高度则走行于椎间孔前缘的骨膜表面，前方为腰大肌所覆盖。腰升静脉变异多，在手术暴露或牵拉血管时容易损伤。手术中准确辨认腰椎前方节段血管及其变异并及时结扎是避免术中撕裂血管引起大出血或术后出血的关键。

（八）腰神经

腰神经在椎间孔内由前根和后根组成。自上而下腰神经根和硬脊膜形成的夹角逐渐变小，神经根自发出点到椎间管内口的长度逐渐增加，神经根的直径自上而下逐渐变大。腰神经分为脊膜支、交通支、前支和后支。后支主干长 5～10mm，以第5腰神经后支主干最长，第1腰神经后支主干最短。第1～4腰神经后内侧支在下位腰椎横突后面，向下行于横突及上关节突所形成的沟内，绕过上关节突的外侧缘进入后内侧骨纤维管，分布于关节连线内侧的关节囊、韧带及肌肉。第5腰神经后内侧支进入骶骨上关节突、骶翼间沟下行，进入腰神经后内侧骨纤维管。后外侧支由后支发出，较粗，与血管伴行，出后支骨纤维孔，沿横突背面向外下斜行，经竖脊肌穿腰背筋膜至皮下。

（九）腰交感干

腰交感干的左干与腹主动脉相邻，其下段位于左髂总静脉后方；右干位于下腔静脉后方，偶有第1、2腰静脉越过，右干的下段位于右髂总静脉后方。

（十）生殖股神经

生殖股神经起源于 L_1～L_2 脊神经前支，穿过腰大肌，沿其前面下降，在髂总动脉外侧、输尿管后侧分为股支和生殖支。股支沿髂外动脉下降，经腹股沟韧带深面，在股血管鞘内沿股动脉外侧至股部，在腹股沟韧带稍下方穿股血管鞘前壁及阔筋膜，或自卵圆窝穿出，成为皮神经，分布于大腿内侧、股三角部的皮肤。生殖支为感觉、运动混合神经，于髂外动脉的外侧下降，发分支支配腰大肌，主干下降经腹股沟腹环，绕腹壁下动脉外侧进入腹股沟管。男性与精索伴行（女性与子宫圆韧带伴行）分布于睾丸引带、提睾肌、睾丸鞘膜及阴囊（或大阴唇）的皮肤。

（十一）腹内斜肌

腹内斜肌位于腹前外侧部的浅层，起始部呈锯齿状，起自下位8个肋骨的外面，肌束由外上斜向前下方，后部肌束向下止于髂嵴前部，上中部肌束向内移行于腱膜，经腹直肌的前面，并参与构成腹直肌鞘的前层，至腹正中线终于白线。

（十二）腹外斜肌

腹外斜肌位于腹外斜肌的深面，肌纤维方向与腹外斜肌相反，肌纤维由后外下向前内上斜行，肌质逐渐为腱膜，与腹外斜肌腱膜相交织，止于腹白线。

（十三）腹直肌

腹直肌位于腹前壁正中线的两旁，居腹直肌鞘内，为上宽下窄的带形多腹肌，起自耻骨联合和耻骨嵴，肌纤维向上止于胸骨剑突和第5～7肋软骨前面。肌的全长被3～4条横行的腱划分成多个肌腹。

（十四）腹横肌

沿肌纤维方向，钝性分离腹内斜肌可见腹横肌，位于腹部诸肌的最内层，肌纤维方向自上向下几乎是平行走向，该肌起于腰椎横突和肋弓内侧面，与膈的附着部相接。该肌较薄，肌质部分不发达，向下以腱膜止于腹白线。

（十五）腰大肌

腰大肌由纤维束联结到所有腰椎横突的前侧

及 $L_1 \sim L_4$ 椎间盘的前内侧方，依据腰大肌与腰椎连接位置的不同点，连接到腰椎横突的称为后肌束，而连接到椎间盘的称为前肌束。前肌束与后肌束分别拥有不同的肌纤维走向与长度，前肌束的纤维长 $3 \sim 8cm$，而后肌束的纤维则长 $3 \sim 5cm$。这些肌束的走向是由上内侧向下外侧走行，在腰大肌向下走的路线中，其下内侧筋膜会增厚，并且与盆底肌筋膜相连，与联合腱、腹横肌、腹内斜肌产生联系，当腰大肌通过骨盆缘后，在腹股沟韧带下方进入大腿，抵止于股骨小转子上。腰大肌是腰椎结核手术过程中重要的解剖标志。

二、后路解剖

腰椎后路解剖较前路相对简单，自外向内分别是腰方肌、髂肋肌、最长肌和多裂肌。其中多裂肌是躯干肌中的重要肌群，主要起稳定脊柱的作用，术中应注意保护。

多裂肌是脊柱的内在肌，腰骶段多裂肌被包绕在胸腰筋膜的浅层及中层形成的肌鞘内，内侧贴近棘突、棘间韧带及棘间肌，腹侧贴近椎板，外侧与最长肌相邻。Rosatelli 等研究发现，$L_1 \sim L_4$ 的多裂肌包含三层（浅层、中层及深层），而 L_5 的多裂肌只有两层（浅层及深层）。浅层多裂肌起于 $L_1 \sim L_5$ 棘突，向外下走行，跨过多个节段止于 L_5、S_1 的乳突，以及骶骨和髂骨。L_1 浅层多裂肌起自 L_1 棘突，止于 L_5、S_1 乳突和髂后上棘；L_2 浅层多裂肌起于 L_2 棘突，止于 S_1 乳突及髂后上棘；L_3 浅层多裂肌起于 L_3 棘突，止于 $S_1 \sim S_3$ 背侧；L_4 浅层多裂肌起于 L_4 棘突，止于 $S_2 \sim S_4$ 后面；L_5 浅层多裂肌止于 $S_3 \sim S_4$ 骶骨后面。中层多裂肌起于 $L_1 \sim L_4$ 的棘突，L_1、L_2、L_3 远端分别止于 L_4、L_5 及 S_1 的乳头，L_4 中层多裂肌远端止于 S_2 背面，而 L_5 没有中层多裂肌。深层多裂肌起源于 $L_1 \sim L_5$ 的椎板，跨过两个节段后分别止于 L_3、L_4、L_5 及 S_1 的乳突。由于中层多裂肌较薄，与浅层均起于棘突，跨越两个以上的节段止于远方椎体乳突或骶骨后方，依据结构和功能，一些学者将中层并入浅层，即把腰骶段的多裂肌分为浅层和深层。

第二节 手术方式

一、前路手术方式

前入路对侧前方的病变部位显露清晰，可在直视下彻底清除腰椎结核的骨病灶及位于椎旁、腰大肌、髂窝等部位的寒性脓肿。同时，亦可在直视下清除压迫脊髓、马尾神经、神经根的骨嵴、坏死的椎间盘、脓肿、肉芽组织、死骨及干酪样坏死物等致压因素，一个切口下就能够完成病灶清除、植骨融合及内固定。但是前方手术的解剖较后路复杂，长节段显露后，并发症相对较多。如果固定节段过长、椎体骨质疏松会影响内固定的强度。目前临床上常用的前路切口主要包括：①腋中线腹部小切口腹膜后入路；②前外侧腹部斜切口（倒"八"字）入路；③前方经腹膜外入路等。

【适应证】

（1）附件未破坏、椎体破坏及其手术操作涉及 $L_1 \sim S_1$ 椎间隙的腰椎结核。

（2）椎体结核合并寒性脓肿者。

（3）合并脊髓、马尾、神经损伤，须行前路减压者。

【麻醉】 气管插管下全身麻醉。

【体位】 行腋中线腹部小切口腹膜后入路和前外侧腹部斜切口（倒"八"字）入路患者取侧卧或半侧卧于手术台，病变严重侧在上。两侧病变程度区别不大时，多选右侧卧位，左侧入路，以避开肝脏和下腔静脉。骨盆后用骨盆固定架维持体位，术侧肘关节屈曲悬吊固定在头部横架上，保持下肢屈髋、屈膝，以稳定骨盆和减轻腰大肌张力，双下肢固定时注意保护腓总神经。在两腿之间放置两个垫枕，可以增加稳定性和防止压疮发生。行前方经腹膜外入路患者取仰卧或斜卧于手术台。患者采用仰卧位，在手术侧腰背下置垫枕以抬高腰部，使肋下缘与髂峰之间的距离增多，以利于手术操作。

【操作步骤】

1. 腋中线腹部小切口腹膜后入路

腋中线腹部小切口腹膜后入路，可以准确、充分地显露 $L_1 \sim L_5$ 椎体。通过钝性分离腹外斜肌、腹内斜肌、腹横肌、腰大肌等显露病椎，避免了前外侧腹部斜切口（倒"八"字）入路对腹壁肌层的直接离断（图 14-3），减小了腹壁肌肉的损伤，以及术后肌层的瘢痕粘连。

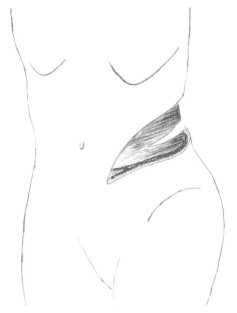

图 14-3　前外侧腹部斜切口（倒"八"字）入路对腹壁肌层的直接离断

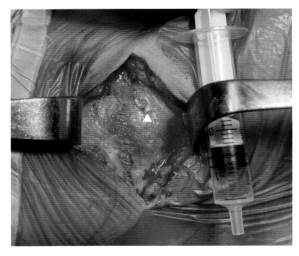

图 14-4　切开皮肤、浅筋膜，见腹外斜肌（三角箭头示）

3）分离腹内斜肌及腹横肌：腹内斜肌及腹横肌纤维走行方向与腹外斜肌交叉，沿肌纤维方向钝性分离腹内斜肌。在分开腹内斜肌后，可见横行方向的腹横肌（图 14-6）。

4）显露腹膜及腹膜外脂肪：腹横肌是十分薄的一层肌纤维，用血管钳钝性分离即可见腹膜及腹膜外脂肪（图 14-7）。在下腹部，特别是腹股

（1）切口：切口方向平行于腋中线与第 11 肋交点与耻骨联合的连线，根据病变节段及术前 C 形臂定位标记确定切口部位，不同节段可通过平行上下移动一个椎体的高度。$L_1 \sim L_2$ 节段选择切除第 11 肋骨头部 4cm，再向肋骨前延伸 4cm 切口，共 8cm；$L_2 \sim L_3$ 节段及 $L_4 \sim L_5$ 节段根据节段高低选择，切口起自腋中线向前下方延伸（术中根据显露情况，切口可适当向两端延长）；$L_5 \sim S_1$ 节段选择脐下正中切口，如果涉及 $L_4 \sim L_5$ 和 $L_5 \sim S_1$ 两个间隙三个椎体，可以向外延伸切口成倒"L"形（图 14-2）。

（2）腰椎显露

1）切开皮肤及浅筋膜：直至腹外斜肌筋膜（图 14-4）。由于腹部皮下筋膜脂肪厚度因人而异，在此层内无重要的血管及神经结构，只有腹壁浅动脉、静脉的分支，结扎切断即可。

2）腹外斜肌的显露：将皮瓣向两侧牵开保护，顺腹外斜肌方向切开腹外斜肌腱膜，钝性分离肌纤维，并牵向两侧。上部沿腹外斜肌纤维方向劈开此肌，下部将腹外斜肌腱膜剪开，见其内的腹内斜肌（图 14-5）。

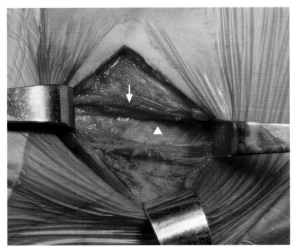

图 14-5　钝性分离腹外斜肌（短箭头示），见腹内斜肌（三角箭头示）

沟区含较多的脂肪组织，输尿管及输精管均在此层内。由于腹膜外脂肪的存在，使得腹膜与腰大肌容易分离，用盐水纱布将腹膜及脂肪组织钝性剥离，推向中线，显露蠕动的输尿管、髂血管及至其外侧的腰大肌（图 14-8）。用盐水纱布覆盖，保护好腹膜、输尿管。

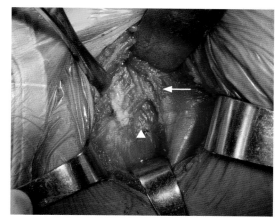

图 14-6 钝性分离腹内斜肌（短箭头示），见腹横肌（三角箭头示）

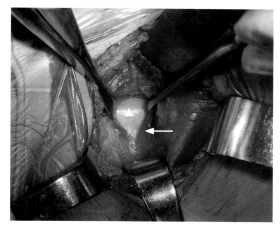

图 14-7 钝性分离腹横肌（短箭头示），见腹膜外脂肪（三角箭头示）

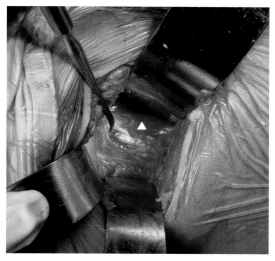

图 14-8 将腹膜连同输尿管向内牵拉，显露腰大肌（三角前头示）

5）脓肿处理：用刀由上向下纵行划开腰大肌表面鞘膜（即脓肿壁外膜），于脓肿上方用尖止血钳捅开小口，用吸引器吸净脓液，用手指插入脓肿口，顺腰大肌纤维方向，向下钝性分开脓肿壁，注意勿损伤腰大肌表面的股生殖神经、腹外侧皮神经、髂腹下神经及髂腹股沟神经。将脓肿壁向两侧牵开，仔细搔刮脓肿壁上脓苔，将脓肿内干酪、肉芽及死骨渣搔刮干净。搔刮腰大肌脓肿后壁时要轻柔，以防损伤腰丛神经。将腰大肌向后方剥离，充分显露病变椎体。

（3）病椎显露、病灶清除植骨融合：如果有脓肿可以先用针头穿刺确认，也可以透视下定位病椎，从中间向两侧刮除病灶，扩大范围。到椎体中央注意探查节段血管，直角钳骨膜下分离横过椎体中部的节段血管，钳夹、结扎、切断后再结扎或缝扎。刮除病灶后，用骨刀凿平植骨床植骨（图 14-9）。

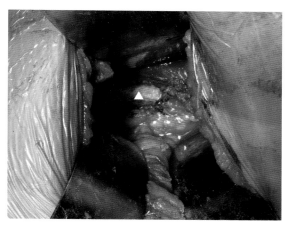

图 14-9 刮除病灶，修整植骨床，髂骨块（三角箭头示）植骨

（4）关闭切口：整个切口仔细止血，用生理盐水反复冲洗伤口。病灶内放置引流管一根，经切口旁皮肤穿出，末端接引流瓶，可见层次分明的腹外斜肌、腹内斜肌及腹横肌（图 14-10），逐层缝合切口（图 14-11），用 1 号丝线将引流管固定于皮肤。

（5）注意事项及相关解剖

1）对于前外侧入路，左侧切口比右侧更为常用，因为脾和主动脉邻近操作比肝脏及下腔静脉邻近操作更安全，而且肝脏被很多韧带固定住，术中难以牵开。

2）保持在腹膜外操作，腹膜因炎症刺激常比较菲薄，而且与附近软组织粘连比较紧，一旦腹膜不慎分破，必须立即严密缝合，防止腹腔脏器疝出，同时谨防将结核杆菌污染腹腔。

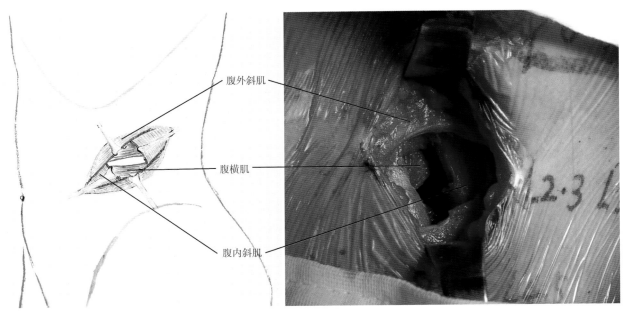

图 14-10 冲洗切口，准备缝合，见层次分明的腹外斜肌、腹内斜肌及腹横肌

图中标注：腹外斜肌、腹横肌、腹内斜肌

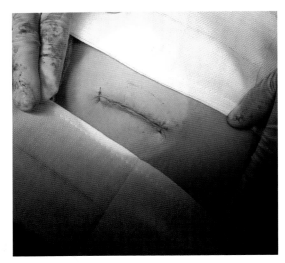

图 14-11 缝合切口

3）注意髂血管，如髂腰静脉等，在下腰椎前

方相对固定，而且多数与周围软组织粘连紧密，可以游离空间有限，切勿误伤，否则可能引起大出血，甚至危及患者生命。L₁～L₂手术显露时注意椎体前方的乳糜池，勿过于向对侧剥离而损伤。

4）结扎腰椎椎体节段动静脉应在主动脉和椎间孔的中点。避免太靠近主动脉和下腔静脉，也不能太靠近椎间孔，以防止椎间孔处节段动脉之间的循环支损伤而影响脊髓血供。

5）术前从磁共振横断面上评估血管与椎体的关系，术中从腰大肌前缘，向后方推开腰大肌。

6）清理破坏的椎间盘及死骨组织时，既要彻底减除椎管内压力，又要注意不必突破后纵韧带，以免损伤硬脊膜、马尾、神经根。

病例 14-1（图 14-12）

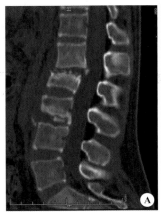
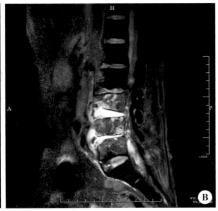
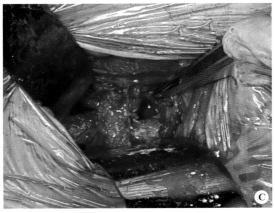

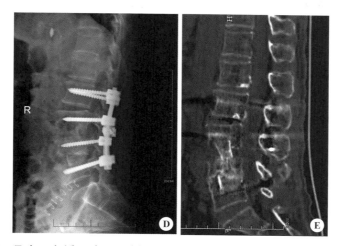

图 14-12 女，64 岁，腰痛 1 月余，自诉腰痛及双侧髋关节疼痛，站立时间长时疼痛明显。A. 术前 CT 示 $L_3 \sim L_4$、$L_4 \sim L_5$ 椎体骨质破坏，椎间隙狭窄；B. 术前 MRI 示 $L_3 \sim L_4$、$L_4 \sim L_5$ 椎体破坏伴脓肿形成；C. 术中同一切口下完成 $L_3 \sim L_4$、$L_4 \sim L_5$ 两个间隙三个椎体的病灶清除；D. 术后 1 周 X 线示内固定和植骨块位置满意；E：术后 1 年 CT 示植骨融合佳

病例 14-2（图 14-13）

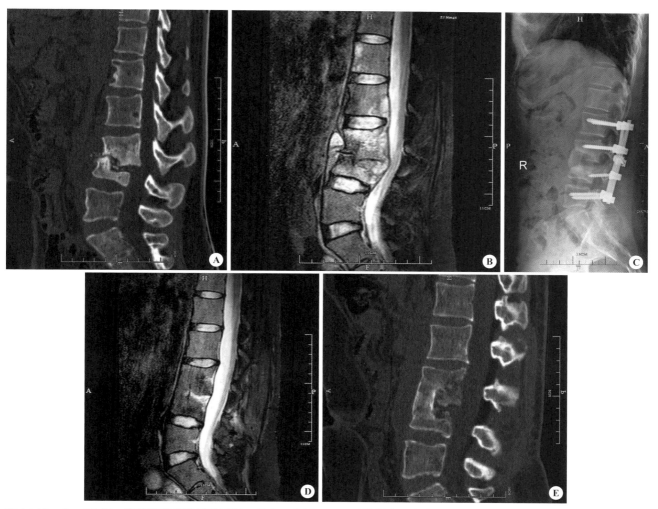

图 14-13 女，26 岁，腰背部疼痛伴活动受限 3 月余，自诉无双下肢放射痛及麻木。A. 术前 CT 示 $L_3 \sim L_4$ 椎体骨质破坏；B. 术前 MRI 示 $L_3 \sim L_4$ 椎体破坏伴脓肿形成；C. 术后 1 个月侧位 X 线片示内固定和植骨块位置满意；D.CT 示椎体间植骨已经完全融合；E. MRI 示脓肿已经完全吸收

2. 前外侧腹部斜切口（倒"八"字）入路

前外侧腹部斜切口（倒"八"字）入路适用于 $L_2 \sim L_5$ 椎体结核的病灶显露。切开腹内斜肌、腹外斜肌，分离腹横肌及腹横筋膜，从腹膜外分离显露腰大肌和椎体侧前方。但因该入路切口长，对腹壁肌肉损伤大，术后并发症也相应增加。

（1）切口：第12肋远端向前下方止于耻骨联合上方 $5 \sim 6$cm，根据显露腰椎部位不同，可将切口选在髂嵴至第12肋之间的不同平面。

（2）腰椎的显露：沿皮肤切口用电刀切开皮下组织、深筋膜、腹外斜肌、腹内斜肌、腹横肌和腹横筋膜，小心保护腹膜，通过钝性分离将腹膜向前翻转进入腹膜。当腹膜显露后，即做腹膜后壁分离。术者以包绕湿纱垫的手指将腹膜连同肠道缓慢沿腹膜壁层钝性剥离，越过髂腰肌抵椎体和椎间盘侧方。在分离时不可操之过急，均匀地向中线推进。腰大肌首先显露，稍内侧即腰大肌筋膜表面有输尿管斜向内下方。当接近中线时即见腹主动脉，腰椎椎体中部，可以显露椎体表面的腰动、静脉，为操作方便，可将其钳夹、切断和结扎。辨认出腰大肌、输尿管，连同腹膜后脂肪一起向前方下行，用 Deaver 拉钩保护椎体前大血管，若无腰大肌脓肿者，确认受累椎体后，从腰椎上向外钝性剥开腰大肌至显露病变椎体为止。若存在腰大肌脓肿者，探查腰大肌脓肿，用大号针管在脓肿处穿刺抽吸，确认后切开吸出脓液，彻底清除腰大肌脓肿后切除脓肿壁，将腰大肌向后方剥离，充分显露病椎。

（3）病椎显露、病灶清除植骨融合：参见前述本章"腋中线腹部小切口腹膜后入路"的"病椎显露、病灶清除植骨融合"部分。

（4）注意事项及相关解剖

1）腰丛的保护：根据需要可以将腰大肌前缘切开，用骨膜剥离子将腰大肌纤维向外下牵拉，即可显露椎体侧方，腰丛位于椎体侧方、横突前方的腰大肌内。在腰大肌表面有生殖股神经自表面向下纵行。腰椎结核合并腰大肌脓肿时，脓肿壁增厚，其表面的生殖股神经常难以辨认。所以，切开脓肿壁时应纵行切开，并钝性分离。在腰大肌内，腰丛分支呈丛样分布。腰大肌脓肿时脓腔内有许多条索样结构，这可能是腰丛神经的分支被浸泡在脓肿内形成的。所以，在刮除脓肿壁及处理这些条索时应注意先钝性分离，不要盲目钳夹、切断，以免造成神经损伤。临床上有时见到腰椎结核合并股外侧麻木，可能是清理腰大肌脓肿时腰丛损伤所致。

2）腰血管的处理：在显露腰椎椎体时，常须结扎切断椎体节段血管。由于该血管位于椎体中部的凹陷处，位置深在，处理不当易造成较多量的出血。用直角血管钳自上、下椎间盘处沿椎体侧方骨膜分离椎旁组织及椎体节段血管，使之游离，前后两把直角钳钳夹，先结扎、后切断。这样可以减少出血，保持术野清晰。

3）腰部交感神经保护：交感神经多位于腰椎椎体前侧方，上腹下丛亦位于椎体前面。故此处不宜用电凝或电刀切开及止血，可以用双极电凝处理出血点，以免灼伤神经丛，造成相应的功能障碍。在男性患者尤其注意，以免造成阳痿或逆向射精。

3. 前方经腹膜外入路

前方经腹膜外入路适用于 $L_2 \sim S_1$ 节段的椎体结核，尤适用于腰骶段椎体结核手术。

（1）切口：对大多数手术而言，宜从左侧进行手术操作，以避开腔静脉。自脐上 $3 \sim 4$cm 做脐与耻骨联合连线旁开 $3 \sim 4$cm 纵行切口（图14-14）。

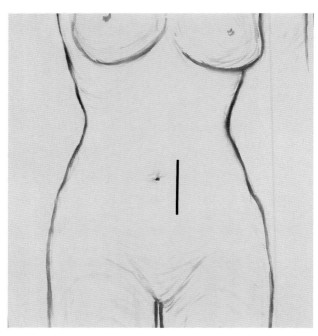

图14-14 腹直肌旁腹膜后切口

（2）腰椎显露

1）切开皮肤、皮下组织，显露腹直肌前鞘。

2）腹壁切开和腹膜的显露：沿腹直肌前鞘外缘做直线切开，显露腹直肌（图 14-15），将腹直肌牵向内侧后，见腹直肌后鞘。以长尖齿钳提起后鞘数次，证实无腹内肠管贴附于腹膜后，小心纵行切开，并沿切口向上下扩大后鞘切开范围，腹膜即显露。用血管钳钳夹并提起已切开的后鞘，仔细做钝性分离其深面的腹膜。术者再用手指包以湿纱布垫沿腹膜表面向外下方分离，直达外侧腹膜反折处，并将腹膜内脏器向中线牵开。

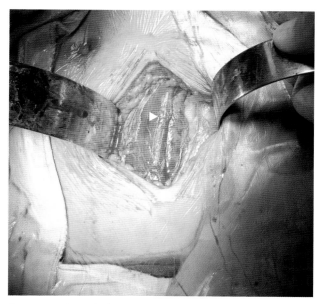

图 14-15 切开皮肤、皮下组织，打开腹直肌前鞘，见腹直肌（三角箭头示）

3）椎体及椎间盘显露：当显露腹膜后，即做腹膜后操作。顺着侧腹壁钝性分离进入腹膜后间隙，推开腹膜外脂肪，向后内侧推开腹直肌与腹膜及其内腹腔脏器，并用湿盐水纱垫保护，可见腰大肌及其前方的生殖股神经、输尿管、髂血管和位于中线的腹主动脉，注意保护，避免损伤。从腰大肌内侧缘游离牵向外侧开始显露腰椎，透视下定位病椎。若行 $L_5 \sim S_1$ 手术，找到髂总动脉分叉处，仔细分离，于病椎前方以注射针头穿刺，证实未误入血管后，切开椎前筋膜一小口，证实无血管再缓慢扩大。骶中动脉和静脉在其深面，须钳夹切断并结扎止血。切开前纵韧带及骨膜并向周围推开即可显露 $L_5 \sim S_1$ 间隙。

（3）病椎显露、病灶清除植骨融合：参见前述本章"脐中线腹部小切口腹膜后入路"的"病

椎显露、病灶清除植骨融合"部分。

（4）注意事项及相关解剖

1）上腹下神经丛在左髂动脉前方走行。此神经丛含有交感神经纤维，如有损伤可导致射精障碍而继发不育症。来源于 $L_2 \sim L_4$ 的节段副交感神经纤维加入下腹下神经丛（盆丛），负责阴茎的勃起功能，如有损伤可导致阳痿或尿潴留。所以，操作中应注意保护，以免造成男性性功能障碍，对女性则危害不大。

2）小心处理来源于骶静脉丛的骶前静脉。如果这些分支撕裂应缝合结扎。髂内静脉最好不要结扎，否则会增加盆腔静脉压，使静脉血淤滞。

3）钝性剥离腹膜时，如腹膜不慎撕裂，应立即修补，然后再进行下一步操作。

【术后处理】

（1）所切除的病变组织送病理检查，脓液送细菌培养＋药敏试验及 X-pert 等分子生物学检测。

（2）术后严密监测体温、血压、呼吸、脉搏等生命体征的变化，密切观察双下肢感觉、运动功能恢复情况。

（3）当切口 24 小时引流量在 30ml 以内则拔除引流管，定期换药，2 周后拆线。

（4）术后行联合、全程、适量、规则抗结核药物治疗。

（5）术后 1 周内复查腰椎正侧位 X 线片，根据患者情况进行康复训练。

（6）每月复查血常规、ESR、肝肾功能、CRP，出院后每 3 个月门诊定期复查腰椎正侧位 X 线片及 CT（或 MRI），以了解神经功能恢复、内固定位置及肝功能受损的情况。

二、后路手术方式

后路手术是脊柱科医生应用最多、较为熟悉的入路，而且后入路置入椎弓根螺钉较为容易，能够有效地进行后凸畸形的矫形，应避免内置物位于结核病灶中。近年来，后路病灶清除、植骨融合内固定治疗腰椎结核取得了较好的临床效果。有学者认为一期后路植骨融合内固定术较前路或前后联合入路手术具有手术时间短、出血少、损伤小、操作简单、并发症少、便于多节段操作、可双侧操作、固定牢固、可三柱融合、矫形满意、神经损伤风险小等优点。但后入路是绕过硬脊膜

从后侧方达到病灶，需要全部或部分切除脊柱后方的椎板、棘突、韧带等棘突韧带复合体，对脊柱整体的稳定破坏较大。

（一）椎弓根螺钉置钉入路

1. 传统后正中入路

传统后正中切口以病变节段为中心，切口直接经浅深筋膜到达棘突，从棘突顶点分离腰背筋膜，再经棘突、椎板、关节突关节后方行骨膜下剥离椎旁肌并保护，寻找进针点，置入椎弓根螺钉，依靠体位、手法、器械进行矫形。该入路对脊柱后方软组织损伤较大。

2. Wiltse 入路

Wiltse 入路为经多裂肌与最长肌肌间隙入路，可避免常规后路手术对椎旁肌的广泛剥离，对局部血管、神经、肌肉损伤小，完整保留腰椎后部肌肉和韧带，且对椎旁肌神经支配影响甚微，便于患者术后的康复。

Wiltse 入路自后外侧肌间隙显露，术中无法显露棘突、椎板及椎管内容物。因此，在结核病灶累及椎弓根、椎板、棘突、椎旁肌或病灶侵入椎管需要术中行椎板切除脊髓减压及椎体附件病灶清除时，Wiltse 不能取得满意的疗效。对于该类患者，仍须选择后正中常规入路，以达到病灶彻底清除、脊髓减压的目的。

取后正中皮肤切口，切开皮肤、皮下组织至腰背筋膜，腰背筋膜使用双切口，棘突旁开 2cm 切开腰背筋膜，将椎旁肌于腰背筋膜下潜行剥离，显露椎旁肌肌群。手指钝性分离多裂肌与最长肌肌间隙，肌间隙下即是上关节突与横突交界处，可看到或触及。用拉钩向两侧牵开即可完成对术区的显露。

多裂肌和最长肌的间隙到 $L_4 \sim L_5$ 节段以下逐渐分辨不清，两者之间肌纤维互相交织在一起，部分最长肌覆盖在多裂肌表面。此时需要我们仔细辨认多裂肌和最长肌，以最长肌肌束走行较长为标志，找到肌间隙后先用手指探查，直接触及上关节突结构，然后进行钝性分离。一般肌间隙比较容易分离进入，如分离困难则需要重新定位肌间隙。如果肌间隙无法触及，可大致定位后用电刀将部分最长肌切断后再进行分离。

（二）病灶清除入路

I. 椎板切除入路

【适应证】 椎板切除后只能显露后方的硬膜外腔。此入路不能进行脊髓的侧前方及前方减压。在前方椎体存在严重破坏的情况下，椎板切除入路反而造成更严重的脊柱不稳，进一步导致疼痛加剧、后凸畸形加重及继发性神经功能损害。所以，椎板切除入路对于单纯附件结核及后方脊髓受压的病例最为适宜。

【麻醉】 气管插管下全身麻醉。

【体位】 患者俯卧于手术台上或跪卧于加垫的脊柱手术架上，通过腹部悬空以使硬膜外静脉丛萎陷，从而降低静脉内压力，减少术中出血。用海绵垫将胸部及两侧髂嵴垫高，使腰呈轻度后伸位。要注意保护眼球、膝关节和其他的骨突起部位及会阴部，以防压伤。

【操作步骤】

（1）切口：以病椎节段棘突连线为中心，做后正中纵行切口。

（2）椎板的显露：切削肌肉附着点时沿骨面进行，既可减少出血，又很少遗留肌肉组织。在行椎板剥离后即可用干纱布填塞止血。两侧椎板显露后，用自动拉钩向两侧拉开竖脊肌，显露拟减压节段及其上下方的棘突、椎板。用尖刀及有齿长镊清理椎板表面，将残留肌纤维组织做彻底切除。肌肉出血可电凝止血，椎板出血可用骨蜡止血。

（3）显露及清除病灶：将棘突、椎板和关节突关节表面残存肌纤维等切除干净。根据减压范围，用棘突咬骨钳切除拟减压椎节的棘突，再以鹰嘴咬骨钳将其残存棘突切除。在拟减压节段远侧椎节的椎板下缘开始分离黄韧带与其附着处，轻轻用神经剥离子分离黄韧带和椎板，用椎板咬骨钳自下向上咬除拟切除的椎板，自椎板两侧分别咬除。助手同时用神经剥离子分离，以防硬膜与椎板粘连。狭窄严重者，可见硬膜外脂肪消失，硬膜表面有压痕。当达到椎板上缘时，该节椎板完全游离，并可切除。同法继续下椎板切除。

（4）关闭切口：整个切口仔细止血，用生理盐水反复冲洗。病灶内放置引流管一根，经切口旁皮肤穿出，末端接引流瓶，逐层缝合，用 1 号丝线将引流管固定于皮肤。

（5）注意事项

1）由于存在腰椎管狭窄，在切除椎板时，应注意保护硬膜及神经组织，避免损伤。

2）全椎板切除减压术对脊椎稳定性的破坏较大，所以术前、术中减压和稳定两个方面都必须考虑。术中应一边探查一边减压，一旦足够即告停止，要防止减压过度。

3）椎板显露时，宜以术者手指为先导，当切开筋膜手指触及椎板后，才可插入骨膜剥离器。骨膜下剥离不可伤及肌层，以减少出血。

4）如遇硬膜与椎板或黄韧带粘连，则必须仔细剥离后，再做椎板咬除，避免损伤或撕裂硬膜或伤及脊髓。

5）保持术野清晰，如遇骨面出血则用骨蜡止血，如有静脉丛出血则可充填明胶海绵止血。

Ⅱ. 经椎弓根入路

经椎弓根入路主要用于压迫来自前方或侧方的脊髓神经功能障碍、椎体前方至少一半完整、后凸畸形较轻的腰椎结核患者。

经椎弓根入路是从后方切除单侧或双侧椎弓根进入病椎，单侧椎弓根切除能提供从后正中线到略超过前正中线的大于180°的侧方显露，双侧椎弓根切除则能提供360°的操作空间。由于肋骨和脊椎后方肌肉的影响，经椎弓根入路向前方行大块髂骨支撑植骨植入很困难，因此，这种入路对椎体破坏严重且需要大范围重建脊柱前柱稳定性的病例不甚适用。

【适应证】 单侧经椎弓根入路主要适用于椎体一侧破坏而对侧较为健康、后凸畸形较轻的病例；手术仅能进行有限的前路清创，难以进行较大的前路重建。当患者存在广泛的椎间盘及其上、下椎体骨质破坏且同时有神经功能障碍或后凸畸形较为明显时，需要采用双侧经椎弓根入路。

【麻醉】 气管插管下全身麻醉。

【体位】 患者俯卧于手术台上或跪卧于加垫的脊柱手术架上，通过腹部悬空以使硬膜外静脉丛萎陷，从而降低静脉内压力，减少术中出血。用海绵垫将胸部及两侧髂嵴垫高，使腰呈轻度后伸位。要注意保护眼球、膝关节和其他的骨突起部位及会阴部，以防压伤。

【操作步骤】

（1）切口：以病椎节段棘突连线为中心，做后正中纵行切口。

（2）显露病灶：根据术前影像学等资料，将患者症状较为严重且椎体破坏明显的一侧作为减压侧，剥离竖脊肌以显露其病椎和相邻椎体的椎板，于病椎上、下1～2个椎体处植入椎弓根螺钉。于另一侧经肌间隙入路，显露关节突关节，植入椎弓根螺钉及固定棒，先行临时固定以维持患者减压期间脊柱稳定性。将患者减压侧椎弓根切除，并采用"蛋壳技术"切除椎弓根处进入椎体。

（3）病灶清除：彻底清除脓液、死骨、椎间盘、肉芽及干酪样坏死物质，认真探查病灶周围每个腔隙，用刮匙和骨刀剔除病灶硬化骨，直至肉眼所视断面有渗血为止。对脓肿壁可用干纱布反复擦拭，用冲洗枪大量生理盐水高压冲洗，进一步清除残留病灶。异烟肼浸泡切口。

（4）植骨：用骨刀将椎间植骨床修整，根据椎间缺损形态及长度，截取1～2段钛网，或者取相应高度的髂骨块，以自体骨粒填充（来自切除的健康椎板、棘突骨）；若自体骨不足，可将自体骨填充在两端，中间混入同种异体骨。安装非操作侧固定棒，并适度撑开螺钉以进一步扩大植骨通道，神经拉钩适度牵开硬膜囊及神经根，通过操作侧椎间孔至椎管通道依次植入钛网或髂骨块。C形臂正侧位透视确认钛网或髂骨块位置安装满意后，加压对侧钛棒以卡紧钛网，然后安装操作侧固定棒，抱紧螺钉进一步固定前方钛网。在固定节段椎板及椎间关节准备植骨床，充分植入自体及同种异体骨。

（5）关闭切口：整个切口仔细止血，用生理盐水反复冲洗伤口。病灶内放置引流管1根，经切口旁皮肤穿出，末端接引流瓶，逐层缝合，用1号丝线将引流管固定于皮肤。

Ⅲ. 类似PLIF的手术入路

该入路适用于死骨、脓肿范围不大、椎体破坏不重的单间隙病变。

【适应证】 类似PLIF的手术入路要求切除棘突、椎板和关节突关节的一部分。一般须切除双侧关节突关节的1/2～3/4，不主张进行全关节突关节切除。然后利用椎弓根螺钉适度撑开椎间隙，进行前方病灶清除及植骨的操作。由于从

后路将起源于 L_1 椎体的髂腰肌和膈肌分离下来十分困难，故该入路多应用于 L_2 以下的腰椎结核手术。

【麻醉】　气管插管下全身麻醉。

【体位】　患者俯卧于手术台上或跪卧于加垫的脊柱手术架上，通过腹部悬空以使硬膜外静脉丛萎陷，从而降低静脉内压力，减少术中出血。用海绵垫将胸部及两侧髂嵴垫高，使腰呈轻度后伸位。要注意保护眼球、膝关节和其他的骨突起部位及会阴部，以防压伤。

【操作步骤】

（1）切口：采用常规后正中切口，通过常规剥离竖脊肌途径进行显露，到达肌肉层后可分别于棘突两侧操作，于最长肌与多裂肌之间进入，显露横突与关节突。

（2）显露病灶：保留棘上韧带及棘间韧带，显露病椎及相邻上下椎体的棘突、椎板、关节突、横突，于相邻正常椎体内置入椎弓根螺钉，透视证实椎弓根螺钉位置正确。显露病变重的一侧病椎椎板及上、下关节突关节，椎板咬骨钳、髓核钳咬除病椎上下关节突，显露椎弓根范围，逐渐咬除椎弓根达椎体病灶。

（3）病灶清除：参见前述本章"经椎弓根入路"的"病灶清除"部分。

（4）植骨：参见前述本章"经椎弓根入路"的"植骨"部分。

（5）关闭切口：参见前述本章"经椎弓根入路"的"关闭切口"部分。

Ⅳ. 类似 TLIF 的手术入路

该入路是指经椎间孔入路进行手术。采用与类似 PLIF 入路相似的方法到达病椎，不同的是背部手术径路更靠中线外侧。切除单侧或双侧关节突关节。此入路不仅减少了手术中对肌肉的剥离，而且最大限度地减少了显露椎体、椎间盘操作时对神经的干扰。该入路对脊柱创伤更小，对神经更安全。

（1）切口：参见前述本章"类似 PLIF 的手术入路"的"切口"部分。

（2）显露病灶：切开皮肤、皮下组织及深筋膜，小心保护棘上和棘间韧带，紧贴椎板剥离棘突旁肌肉，直至显露横突。可同时剥离髂后上嵴的筋膜，用骨刀和刮匙取适量的松质骨。在病变间隙上下

按常规置入椎弓根螺钉，然后完全切除该间隙的上一椎体的下关节突和下一椎体的上关节突，清除下方的黄韧带及硬膜外脂肪，此时应特别小心经椎弓根下缘穿出椎间孔的神经根。如果有出血，可用双极电凝止血。止血充分后，可清晰地看见外侧 1/3 的椎间盘病灶、硬膜囊和神经根，此时无须牵拉神经根即可进行病灶清除。

（3）病灶清除：参见前述本章"经椎弓根入路"的"病灶清除"部分。

（4）植骨：参见前述本章"经椎弓根入路"的"植骨"部分。

（5）关闭切口：参见前述本章"经椎弓根入路"的"关闭切口"部分。

（三）后路广泛切除入路

该入路其实是椎板切除入路的进一步扩大，此入路可以提供更大的后外侧空间及足够的空间进行前方支撑植骨。

该入路切除一侧或双侧的棘突、椎板、横突、关节突、椎弓根，广泛显露硬膜囊，然后从椎弓根进入脊椎前方行病灶清除术；同时，在同一入路进行矫形、减压、植骨及内固定。许多学者认为，对脊柱结核而言，这种入路将后方正常结构全部切除，显露范围过大，是否能进一步缩小，尚需要进行深入的研究。

【麻醉】　气管插管下全身麻醉。

【体位】　患者俯卧于手术台上或跪卧于加垫的脊柱手术架上，通过腹部悬空以使硬膜外静脉丛萎陷，从而降低静脉内压力，减少术中出血。用海绵垫将胸部及两侧髂嵴垫高，使腰呈轻度后伸位。要注意保护眼球、膝关节和其他的骨突起部位及会阴部，以防压伤。

【操作步骤】

（1）切口：以病椎为中心做后正中切口。

（2）显露术野：切开皮肤、皮下组织及深筋膜，小心保护棘上和棘间韧带，紧贴椎板剥离棘突旁肌肉，直至显露横突。可同时剥离髂后上嵴的筋膜，用骨刀和刮匙取适量的松质骨。在病变间隙上、下按常规置入椎弓根螺钉，C 形臂确定螺钉位置满意后，将病椎附件显露至横突外侧缘，专用撑开器械撑开椎旁肌。

（3）显露病灶：切断病椎上、下棘间韧带，

切除病椎上位椎节棘突、部分椎板及黄韧带，充分显露硬脊膜及双侧神经根，再将下位椎节的上椎板及黄韧带清除，咬除上位椎节的下关节突，显露病椎上关节突，咬除病椎下关节突关节囊软组织，以锐利神经剥离子将该脊柱关节分离。将双侧横突腹侧肌肉组织剥离，直至椎弓根外侧缘。然后将一侧椎弓根截断，取出附件结构，显露椎体病椎。

（4）病灶清除：参见前述本章“经椎弓根入路”的“病灶清除”部分。

（5）植骨：参见前述本章“经椎弓根入路”的“植骨”部分。

（6）关闭切口：参见前述本章“经椎弓根入路”的“关闭切口”部分。

【注意事项及相关解剖】

（1）腰血管后外侧支自横突间自前向后走行在腰椎人字嵴凹内，其周围充满脂肪组织，此血管破裂是造成明显出血的主要原因之一。预防出血的方法是确定椎板外缘及人字嵴凹部位，在将肌肉向外侧牵拉过程中用纱布自中线向外侧剥离填塞，使该血管连同脂肪向外侧剥离，可以避免破裂出血。如果出血，可用尖镊钳住并电烧止血。如该血管断端回缩，在钳夹止血时注意不要将镊尖伸入至横突前面或肌肉深层电烧止血，这样有可能会灼伤腰丛神经。

（2）腰神经后支分为内侧支和外侧支。外侧支斜向外方走行，不在切口剥离的范围内，所以不会受到损伤。内侧支向后走行，分布于横突棘肌群和关节突关节，关节突关节支在乳突副突凹处走行，显露人字嵴时易受到损伤。但由于每个关节突关节要同时接受上下共3个节段的神经支配，所以损伤后影响不大，只要注意显露至关节突关节外缘即可，不会引起神经失用。

（3）注意切断硬膜与黄韧带之间的连接结构。该结构又称为霍夫曼韧带，于腰骶部明显，在硬脊膜外后部的正中、旁正中和侧方，该韧带将硬脊膜和椎板与黄韧带相连。膜椎韧带与硬膜附着处紧密结合，韧带的纤维束延入硬膜后壁并参与硬脊膜构成，用力牵扯则可使膜椎韧带连同部分附着部的硬膜后壁撕脱，使该部硬膜后壁变薄，甚至撕裂。手术咬除黄韧带时，该韧带受到强力牵拉，可使韧带附着部的硬膜发生撕裂或部分撕脱，局部变薄而继发硬膜假性囊肿。所以，手术中应先分离黄韧带和硬膜，寻找该连接结构并锐性分离切断，这样可以防止硬膜撕裂。

（4）硬膜外静脉丛破裂是出血的重要原因，用明胶海绵压迫即可止血。

（5）取平卧位，胸腰骶结合部支具制动，注意平衡翻身。

（6）观察引流液量和性状，以防出血和脑脊液漏的发生。

三、后前路手术方式

后路矫形、器械内固定、后外侧植骨融合、前路病灶清除、减压、病椎间植骨融合。

【麻醉】 气管插管下全身麻醉。

【体位】 后方入路体位同后路手术；前方操作体位同前路手术。

【操作步骤】

1. 后路矫形、内固定、后外侧植骨融合术

后路矫形、内固定、后外侧植骨融合术采用后正中入路，按照术前计划显露所需手术节段的后方结构，于椎弓根置钉后，依靠体位、手法、器械矫形。最后，将内固定器械妥善安装锁紧。也可以同时行后外侧植骨融合。有条件者可行后路微创手术进行矫形、内固定。

2. 前路病灶清除、减压、病椎间植骨融合术

前路病灶清除、减压、病椎间植骨融合术同前路手术，具体的手术入路及相应的操作方法可参照本章前路手术。

（石仕元　郑　琦　金阳辉）

参考文献

陈明，韩智敏，周扬，等，2014. 经腹直肌腹膜外入路在下腰椎结核治疗中的应用．中国脊柱脊髓杂志，24(1)：58-62.

崔旭，马远征，陈兴，等，2015. ILIF与TLIF治疗腰椎结核和布鲁杆菌病性脊柱炎的疗效比较．中国骨与关节损伤杂志，30(9)：934-937.

郭超峰，张宏其，高琪乐，等，2017. 单纯后路Ⅰ期病灶清除椎间钛网植骨融合内固定治疗成人腰椎结核．中国骨伤，30(5)：406-410.

刘列华，周强，兰阳军，2012. 腰椎前方手术入路椎前血管、神经的应用解剖．局解手术学杂志，21(6)：657-659.

王林峰，申勇，丁文元，等，2014. 腰椎结核的一期后路经椎间隙病灶清除内固定术．中华骨科杂志，34(2)：137-141.

胥少汀，葛宝丰，徐印坎，2014. 实用骨科学．北京：人民军医出版社：1590-1591.

赵庆凯，汤逊，徐永清，2015. 半椎板切除减压植骨融合内固定治疗腰椎结核.中国矫形外科杂志,23(11):976-980.

Aggarwal A, Salunke P, Shekhar BR, et al, 2013. The role of magnetic resonance imaging and positron emission tomography-computed tomography combined in differentiating benign from malignant lesions contributing to vertebral compression fractures. Surg Neurol Int, 4(Suppl 5): S323-S326.

Aggarwal P, Aggarwal D, 2013. CT and MRI in tuberculosis. Aust Fam Physician, 42(6): 361.

Currie S, Galer-Soler S, Barron D, et al, 2011. MRI characteristics of tuberculous spondylitis. Clin Radiol, 66(8): 778-787.

Moon MS, 2014. Tuberculosis of spine: current views in diagnosis and management. Asian Spine Journal, 8(1): 97-111.

Rosatelli AL, Ravichandiran K, Agur AM, 2008. Three-dimensional study of the musculotendinous architecture of lumbar multifidus and its functional implications. Clin Anat, 21(6): 539-546.

目前对于腰骶段结核的范围尚无一个概念性的定义，一般指 $L_4 \sim S_1$ 椎体的结核，腰骶段结核占脊柱结核的 2% ~ 3%。其主要临床表现为腰骶部疼痛，后期严重者可出现神经根或马尾损伤症状。相较于胸腰椎结核，腰骶段结核早期疼痛症状一般更为明显，近 20% 的患者伴有典型的临床症状，但表现轻重主要与患者的免疫系统相关，严重的病变可导致神经功能障碍和腰骶椎畸形。

腰骶段结核的影像学检查主要以 MRI、CT 等为主。MRI 检查对结核早期诊断敏感度高，易于直观判断脓肿范围。腰骶段结核容易产生于骶前、髂腰肌大范围脓肿，特别是脓肿巨大者容易通过股管向大腿前内方流注，而单纯骶椎结核因椎体周围无髂腰肌附着，因此 MRI 表现为脓肿多局限于椎体前方，或由骶骨前方向下流注，椎体两侧多无巨大脓肿。CT 检查对判断椎体骨质破坏程度及范围具有独特优势，特别是对明确手术指征、制订手术方案、判断病灶清除范围、植骨融合范围具有较大帮助。X 线检查早期改变不明显，腰骶椎结核骨破坏严重、出现明显椎间隙改变及椎体空洞、后凸畸形者，X 线检查可显现，特别是对判断腰骶椎畸形相较于 CT 及 MRI 更为直观。超声诊断对脓肿的部位及大小判断较为便捷，对于巨大脓肿者，同时可实现超声引导下置管引流。

目前对于腰骶段结核的治疗主要分为非手术治疗与手术治疗两大类。非手术治疗，关键是规范的抗结核药物治疗，常规抗结核治疗方案与骨关节结核相同。

在药物治疗的基础上，腰骶段结核手术治疗的作用尤为突出，其主要目的在于彻底病灶清除、缩短抗结核治疗疗程，重建脊柱稳定性，特别是

对于伴有神经症状者，需要通过手术纠正腰骶椎畸形，解除神经压迫。目前国内外多数学者认为，在明确手术指征的前提下，更提倡积极手术。对于腰骶椎结核患者，$L_5 \sim S_1$ 椎体是活动度较大的腰椎前凸与固定无活动的骶椎后凸转折部位，其剪切应力主要通过后方关节突传递。通过手术治疗纠正腰骶椎后凸畸形、恢复椎体高度，通过椎间植骨融合对抗局部剪切应力及脊柱轴向应力，对于维护和重建脊柱稳定性尤为重要。但复杂的解剖结构与特殊的生物力学特性，增加了腰骶段结核的手术治疗难度与风险。由于腰骶段是腰椎前凸和骶椎后凸的移行节段，从生物力学角度上讲，腰骶段椎体对稳定性的要求更高，若未及时有效治疗，容易遗留严重的脊柱畸形和神经功能障碍等严重后果。因此，腰骶椎破坏程度更须引起重视，适当放宽手术指征。一般建议 S_1 椎体破坏超过 1/3，腰椎破坏超过 1/3，应当及时采取植骨、内固定，以重建稳定性。但该部位前方解剖结构复杂，涉及腹腔动静脉、髂总血管、髂内外血管、骶正中血管、腰升静脉、髂腰静脉、腹下神经丛等重要结构，容易导致术中血管、神经损伤，病灶难以清除彻底。研究表明，腰骶段手术，术中血管神经损伤等风险大，致残率高，神经血管损伤并发症发生率高达 10% ~ 43%。另外，该部位承受负荷大，结构特异性高，髂骨的遮挡及骶骨的后弯致前路置钉困难，目前尚缺乏合适的前路内固定器材。因此，腰骶段结核的手术入路及内固定方式仍存在较多争议。

腰骶椎结核的常规手术方式主要有前路手术、后路手术和后前路联合手术。其主要手术方法有结核病灶清除、减压、脊柱矫形、椎间植骨和内

固定。腰骶椎结核手术方式的选择主要考虑两个方面：①如何重建脊柱稳定性；②怎样实现彻底的病灶清除。根据患者骨破坏程度，选择合适的前路或后路内固定手段，结合多样的植骨融合方法，实现脊柱稳定性的重建。同时，根据患者CT、MRI等相关影像学手段，判断病灶大小、累及范围及特点，选择合适的入路完成病灶清除及植骨。当然，术者对手术入路的熟练程度选择最合适于患者与术者的手术方式也至关重要。近年来，随着微创技术的发展，微创治疗对腰骶椎结核的治疗同样具有重要意义（参阅第九章脊柱结核的微创治疗）。

第一节　解剖概要

腰骶部前方相应水平的前侧腹壁解剖结构包括皮肤、皮下脂肪、腹直肌、腹外斜肌、腹内斜肌和腹横肌及腹直肌前后鞘，其中腹外斜肌、腹内斜肌和腹横肌构成侧腹壁。在脐上方，腹外斜肌肌腱膜在腹直肌前方穿过构成腹直肌鞘前层，腹内斜肌肌腱鞘在腹直肌前后交叉包绕，腹横肌肌腱膜在腹直肌后方穿过构成腹直肌后鞘。在脐下方，以半月线（弓状线）为界，半月线以远侧腹壁三层腱膜几乎均在腹直肌肌鞘前方经过，在腹膜与腹直肌之间仅存一薄层腹横筋膜（图15-1），腹直肌鞘后层由于腱膜中断而形成一凸向上方的弧形分界线，即弓状线。腹壁下血管发自髂外血管，走行于腹横筋膜与腹直肌之间内上方，血管位置偏外，因此腹壁正中几乎无大血管，常规前路正中切口几乎无腹壁血管损伤风险。

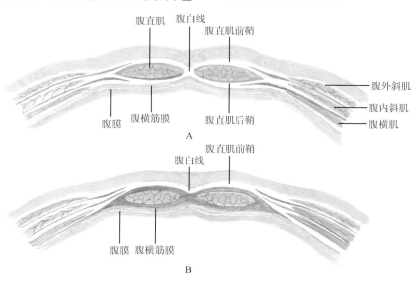

图 15-1　腹壁解剖截面
A. 弓状韧带上；B. 弓状韧带下

腰骶段水平腹膜后重要的解剖结构主要为腹主动脉、下腔静脉、髂总动静脉、髂内外动静脉、骶正中血管、腰升静脉及髂腰静脉、输尿管等。腹主动脉靠近椎间盘和椎体，沿脊柱左前方下行，一般在 $L_4 \sim L_5$ 椎间隙水平分叉为髂总动脉。在 $L_1 \sim L_4$ 椎体中部分别发出4对腰动脉（节段血管），供应椎体血管，且其位置相对固定。$L_5 \sim S_1$ 椎体周围血管不同，个体变异较大，血供来源也更为丰富，该部位不仅有骑跨的髂总动脉，同时还有腹主动脉根部发出的骶正中动脉。

下腔静脉沿脊柱右前方上行，由左、右髂总静脉汇合而成。髂总静脉汇合点一般亦在 $L_4 \sim L_5$ 椎间隙水平、髂总动脉分叉点稍偏低处。在 $L_1 \sim L_4$ 椎体中部有与腰动脉伴行的4对腰静脉汇入，但腰静脉在下腔静脉的汇入点不恒定。髂总静脉与髂腰静脉、腰升静脉相连（部分变异者，腰升静脉与髂腰静脉相连）。腰升静脉沿腰大肌内侧缘上行，与沿途腰静脉相交通。髂腰静脉主要引流下腰椎及髂骨区域静脉，其与腰升静脉在 L_5 椎体水平解剖变异通常较大。因此，该部位在手术操作时，部分学者建议必要时可予以结扎。骶正中静脉与骶正中动脉伴行，最终汇入左侧髂总静脉。

髂总动静脉分叉最终在腰骶椎前方形成"髂血管三角区"。$L_5 \sim S_1$ 椎间盘的手术路径通常在两个髂总血管之间形成的三角区进行，但骶正中血管从该区域通过，术中必要时可结扎。髂总血管分叉后从 L_5 椎体前方斜行向下，覆盖 L_5 椎体大部，通常情况下通过"髂血管三角区"只能完成对 L_5 下半椎体的显露，如术中须进一步显露 L_5 上半椎体，则须从髂总血管外上方来实现。而在对 L_5 上半椎、$L_4 \sim L_5$ 间隙进行显露时，对位于该部位的腰升静脉、髂腰静脉需要特别注意辨认与保护。腰升静脉是髂总静脉的第一个分支（图 15-2），术中如盲目牵拉或剥离，容易发生腰升静脉和髂腰静脉从髂总静脉后方撕脱的风险，造成不可控出血。该部位的大血管分叉及相应位置变异是常见的，术前可行下腔动静脉及髂部动静脉造影，通过重建血管及腰骶段椎体，判断血管与椎体的相互位置关系，提前预知可能存在的解剖变异

（图 15-3）。

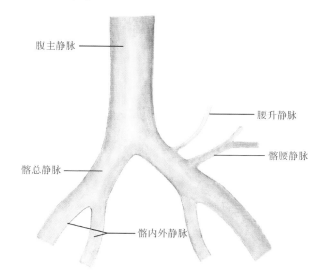

图 15-2 髂总静脉及分支

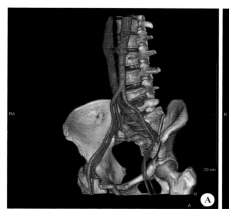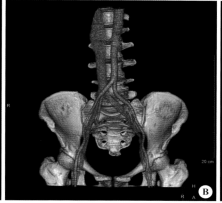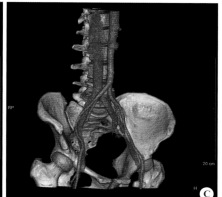

图 15-3 腰骶部血管 CT 造影

腰骶椎后腹膜神经结构主要为上腹下神经丛（HSP），又称为骶前神经丛（图 15-4），位于 L_5 椎体下 1/3 和骶椎体前上部、腹主动脉、骶骨岬、左髂动脉分叉的前方，向下连接腹下神经。其主干多位于腹中线左侧或骑跨腹中线，多跨于左髂总静脉。因此，建议术中从右至左完成分离牵拉。术中若损伤该神经丛，会造成男性的逆行射精、尿潴留或勃起功能障碍。

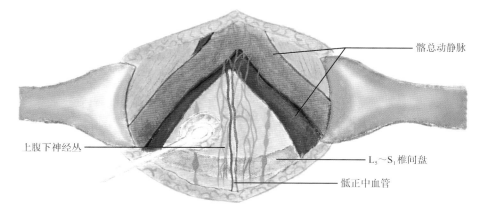

图 15-4 上腹下神经丛

第二节 手术方式

一、前路手术方式

前路手术方式主要是指单纯采用前路手术方式完成对腰骶段结核的结核病灶清除、减压、脊柱矫形、椎间植骨和内固定5种手术方法。

腰骶椎结核前路手术，根据显露方式不同主要分为腹膜外入路和经腹入路。腹膜外入路不经腹腔，对于无后腹膜手术病史、无后腹膜粘连者，采用该入路，可进一步减少对腹腔肠道影响，降低手术创伤和术后结核扩散感染的风险，同时加快术后胃肠道功能恢复。然而，对于既往有后腹膜手术病史，或因初次手术失败，须行二次手术显露腰骶椎前方者，必要时可选择经腹入路实现对腰骶椎结核的病灶显露。

腰骶椎结核前路手术根据不同切口选择，主要分为前方入路与外侧入路。前方入路主要实现对 $L_5 \sim S_1$ 节段的病灶显露，若进一步扩大切口亦可完成对下腰椎的显露。该入路从腹直肌正中腹白线旁进入，对腹壁肌层损伤小，是单纯 $L_5 \sim S_1$ 椎体结核的显露首选，但对腰骶椎多节段结核的病灶显露单纯通过该入路显露难度较大。而常规的前外侧入路则主要是提供对 $L_1 \sim S_1$ 椎体节段的显露。该入路切口长，创伤大，须离断较多腹壁肌层才能完成对腰骶椎多节段的同时显露。近年来，随着腰椎前路手术技术的提高和手术器械的进步，前路手术入路切口向越来越微小化的趋势发展。笔者提出采用腹壁肌间隙小切口入路实现了对腰椎及腰骶段椎的显露，取得了较好的疗效，值得临床借鉴。

腰骶段前路手术时，该部位涉及的解剖结构复杂，包括腹主动脉、下腔静脉、髂总血管、骶正中血管、腰升静脉、髂腰静脉等血管的显露，术前须明确髂总血管分叉的高低，术中仔细辨别，减少术中误伤。单纯 $L_4 \sim L_5$ 节段结核病灶清除植骨融合术，可采用常规的腹部外侧切口；单纯的 $L_5 \sim S_1$ 节段结核，可采用脐下正中经腹膜外入路；同时涉及 $L_4 \sim L_5$ 和 $S_1 \sim S_5$ 节段的结核病灶清除手术在同一视窗下显露较为困难，笔者通过1个切口2个视窗的手术入路，予以2个间隙病灶清

除植骨融合，临床应用较为方便。

（一）腰骶椎前方经腹膜外入路手术

【适应证】 主要适用于 $L_5 \sim S_1$ 椎间隙结核为主，骨质破坏范围在 L_5 下 1/2 椎体及 S_1 椎体、骶前巨大脓肿，或已行后路手术、术后复发或脓肿吸收不良的患者。可通过单纯前路手术实现对结核病灶的清除，对于部分椎体破坏者实施病灶清除及植骨，对于椎间隙破坏者完成椎间隙融合与固定。

【术前准备】 该入路治疗术前准备与常规腰骶部前路手术相同，术前清洁灌肠、会阴部备皮，特别须仔细清洗肚脐。需要注意的是，结核病灶内多有水肿和粘连，解剖不够清晰；该部位大血管多浸泡于结核脓液中，血管弹性差，脓肿形成后容易对原有解剖结构产生影响。因此，建议术前常规行髂总静脉造影，以判断血管与椎体相互关系。

【麻醉】 全身麻醉。

【体位】 仰卧位。

【操作步骤】 腰骶椎前方经腹膜外入路手术，可采用脐下经腹直内缘的正中切口，或脐下经腹直肌外缘的旁正中切口（图15-5）。

1. 腹正中切口的显露

自脐下腹正中纵行切开皮肤、筋膜，辨认显露腹直肌前鞘，在离腹白线左侧约 0.5cm 处纵行切开腹直肌前鞘，将腹直肌向外侧牵开后，显露腹直肌后鞘（弓状线以上水平有腹直肌后鞘，弓状线以下无腹直肌后鞘存在）（图15-6）。用血管钳或长尖镊提起腹直肌后鞘，证实无肠管等腹内容物附于腹膜后，小心纵行切开小口。用手指做上下钝性分离，逐渐分离扩大腹膜显露范围，或采用"纱布花生米"仔细分离腹直肌后鞘与腹膜。在完成腹直肌后鞘与腹膜分离后，继续钝性分离腹膜至腹膜后腰大肌前方。

2. 旁正中切口的显露

自脐下旁开 $2 \sim 3cm$ 处做纵行切口，切开皮肤及皮下筋膜，辨认显露腹直肌前鞘外缘，腹直肌前鞘外缘切开后，将腹直肌拉向内侧，显露腹直肌后鞘外缘。同样用血管钳或长尖镊提起腹直肌后鞘，证实无肠管等腹内容物附于腹膜后，小心纵行切开腹直肌后鞘外缘，逐渐分离显露腹膜直至腹膜后腰大肌前方。

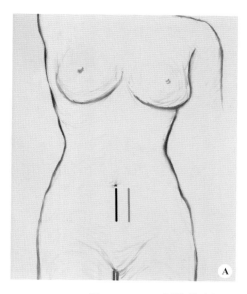
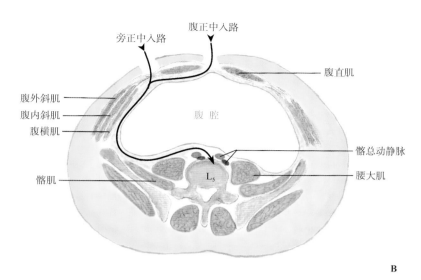

图 15-5　A. 腰骶椎前方切口（黑线正中切口，红线旁正中切口）；B. 正中及旁正中切口显露

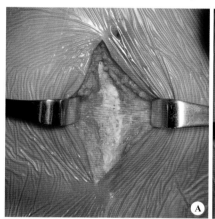
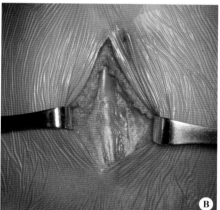
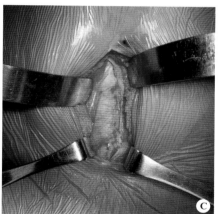

图 15-6　A. 腹直肌前鞘显露；B. 腹直肌显露；C. 腹直肌后鞘显露

3. 术野分离显露

分离 $L_5 \sim S_1$ 节段，牵开腹膜及腹腔内容物后，显露骶前血管分叉。因为髂血管三角区是一个顶点略向右偏的三角形空间，同时上腹下神经丛主干多位于骶前偏左侧，因此上腹下神经丛从右向左分离牵拉，对上腹下神经丛干扰更少，有利于神经的保护。推荐右侧入路推开椎前筋膜，显露 $L_5 \sim S_1$ 椎间隙，腹腔主动静脉，髂总、髂内外动静脉及骶正中血管（图 15-7）。切开椎前筋膜，清除 $L_5 \sim S_1$ 结核病灶，吸尽脓液。术中须注意避免损伤髂总动静脉，尤其是 L_5 下半椎侧方与髂总静脉紧贴。因为血管被结核脓肿浸润，弹性差，一旦撕裂缝合较为困难，应予以修补。同时对于骶正中动脉可根据病灶清除，需要选择性暴露与结扎，部分 L_5 椎体破坏超 2/3 或髂血管分叉偏低者，单纯通过髂总血管分叉难以做到完全很好

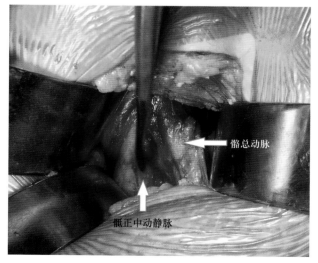

图 15-7　骶前血管术中显露

显露者，可选择髂总动血管外侧对 L_5 病椎进行暴露，从而能进一步处理植骨床。腰骶段结核前路

植骨首选自体髂骨块植骨，也可应用人工骨、钛网、融合器等其他融合手段和方法。

【术后处理】

（1）常规生命体征变化的监测：密切观察患者的呼吸、尿量、引流量等，远期随访男性须关注患者性功能、有无逆行射精等发生。

（2）负压引流管的管理：后路切口及前路切口，病灶内常规放置负压引流管，可在术后 12 ～ 24 小时后开放负压引流。推荐使用可控负压引流瓶，以便于术后早期控制负压吸引压力。非病灶内引流管常规放置 48 ～ 72 小时，引流量小于 50ml/d 后予以拔除。前路病灶内引流管放置时间可适当延长，但一般不建议超过 5 天，以防引流管通道内瘢痕形成，诱发引流管通道窦道形成。

（3）胃肠道功能的管理：术后 36 ～ 48 小时内常规禁食，待患者肛门排气后改流质饮食，并逐渐恢复至正常饮食。鼓励闭口呼吸，术后早期可嘱患者加强腹部顺时针按摩、神阙穴拔罐等促进胃肠道功能恢复（详见第二十二章）。

（4）功能锻炼：术后早期腹部可用腹带加压包扎缓解疼痛。术后疼痛缓解即可平衡翻身，四肢进行肌肉主动活动，预防下肢深静脉血栓形成。内固定可靠者，卧床 2 ～ 4 周后，佩戴支具下床活动，建议支具佩戴 2 ～ 3 个月。

（5）术后 3、6 个月复查 CT、MRI，评估病灶吸收情况及植骨融合情况。

病例 15-1（图 15-8）

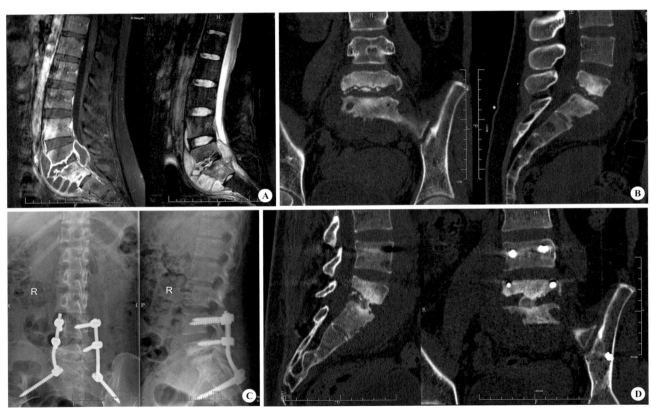

图 15-8　男，45 岁，行 L₅ ～ S₁ 后路椎弓根联合 S2AI 固定、前路腹膜外病灶清除、自体髂骨植骨术。A. 术前 MRI 影像，骶前脓肿形成；B. 术前 CT 影像，L₅ ～ S₁ 椎间隙破坏，死骨形成；C. 术后 X 线正侧位片；D. 术后植骨融合后 CT 影像

（二）腹正中倒"L"形切口腹膜外双视窗入路

【适应证】　腹正中倒"L"形切口，是同一切口下通过 2 个移动视窗的肌间隙腹膜外入路，主要适用于腰骶部多节段结核的前路病灶显露，病灶同时累及 L₃ ～ S₁ 节段。采用该入路手术显露较为简便，笔者通过该入路可以在同一肌间隙切口下完成对腰骶部多节段的同时显露。对于单纯脓肿，可以采用该入路实现脓肿的清除；对于腰骶部多节段破坏严重者，可结合后路内固定实现对腰骶段稳定性的重建及畸形的矫正。

【术前准备】 见本章第二节"腰骶椎前方经腹膜外入路手术"。

【麻醉】 全身麻醉。

【体位】 仰卧位。

【操作步骤】 取脐下正中切口，至脐后向左侧斜行切开皮肤及筋膜（图15-9），显露腹直肌前鞘，从腹白线左侧缘切开腹直肌前鞘，弓状线上有腹直肌后鞘也在白线边缘切开。在腹直肌内侧沿腹膜用手指或"纱布粽子"自外下方向后上方钝性分离腹膜，分离至腰大肌前缘。将腹内容物牵向右侧，显露髂总动静脉分叉、髂内外动静脉分叉、$L_5 \sim S_1$椎间隙。骶正中血管因结核病灶的影响，显露困难，可不必特意显露。触摸$L_5 \sim S_1$椎间隙，在右侧髂总动脉内侧$L_5 \sim S_1$椎间隙偏下位置插入7号针头定位，沿定位针头纵行

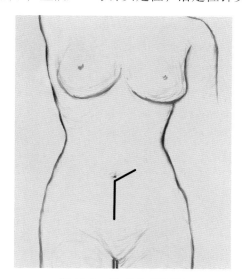

图15-9 倒"L"形切口

切开一小口，用神经剥离子扩大切口。明确无血管出血后，再逐步向四周扩大，显露$L_5 \sim S_1$椎间隙结核病灶，完成第一视窗的显露（图15-10）。

第一视窗显露后，清除部分结核病灶，进一步确认L_5椎体破坏范围及髂总静脉分叉位置，个别分叉较高的患者，在第一视窗内可完成对L_5下1/2椎体的显露。如果无法在第一视窗完成手术，再进一步显露位于髂总血管外侧的第二视窗，第二视窗的显露可以在腹直肌内侧，也可以从腹直肌外侧进入（图15-10）。

笔者建议，如果须显露$L_4 \sim L_5$间隙，在腹直肌内侧显露髂总血管外侧即可以进入第二视窗。如果须进一步显露$L_3 \sim L_4$间隙，可以从腹直肌外侧缘进行$L_3 \sim L_4$、$L_4 \sim L_5$间隙的显露。个别髂总血管分叉极低的患者，髂总血管外侧的第二视窗可同时完成$L_4 \sim L_5$、$L_5 \sim S_1$间隙的显露（图15-11）。通常要显露整个L_5病椎时，在髂总血管深面先刮除椎体病灶（图15-12），从左侧髂总血管外侧判断动脉的位置，内侧判断静脉的位置。判断静脉的位置比较困难，只要能清除病灶，准备好植骨床，不妨碍植骨操作，不必过于分离显露髂总静脉。在其下面操作，需要注意勿损伤髂总静脉，一旦损伤，应予以修复，而在L_5椎体显露时尚需要注意避免腰升静脉和髂腰静脉损伤出血。术中予以结扎（图15-13），可以避免在向内侧牵拉时造成髂腰静脉、腰升静脉的撕裂。完成此步骤后即可将左侧髂血管向内侧牵拉，向上分离主动脉左侧，其表面淋巴管与腹膜后软组织可以使用电刀或丝线结扎离断。

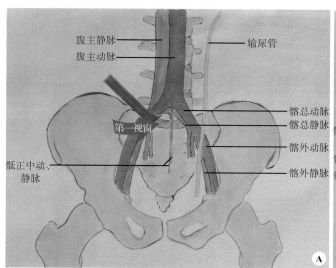

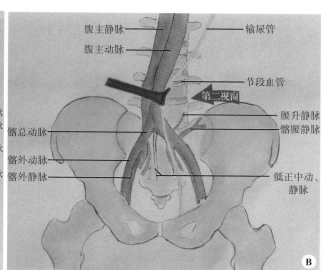

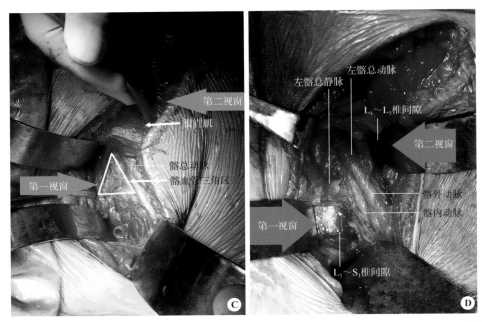

图 15-10 A.术野第一视窗显露；B.术野第二视窗显露；C.切口"双视窗"术；D.术野"双视窗"术中

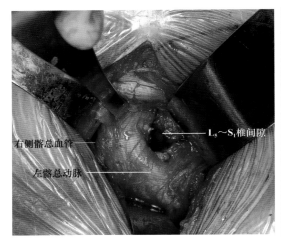

图 15-11 髂总血管外侧显露 $L_5 \sim S_1$ 椎体

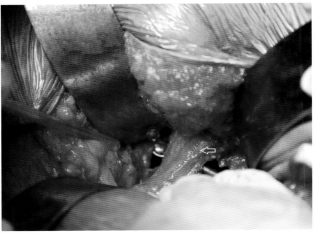

图 15-12 髂总血管深面操作术中（箭头为髂总血管）

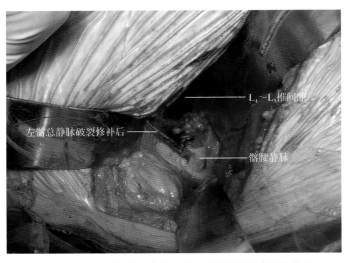

图 15-13 髂腰静脉术中的显露、髂总静脉破裂修补后

腰骶段结核常见髂窝较大的脓肿（图 15-14），尽量彻底清除脓肿坏死组织，并放置相应的引流管进行充分引流。

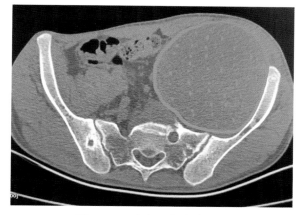

图 15-14 髂窝巨大脓肿影像

该入路的特点：①切口相对较小，不切断任何腹壁肌肉组织，对腹腔的影响小，减少了术后出现腹部症状的概率，术后恢复快。②手术风险减少。分别从髂总血管的内下方和外上方 2 个视窗显露 $L_3 \sim S_1$ 节段，在炎性浸润比较脆弱的髂总动脉、静脉下方操作，能最大程度地减少血管剥离和牵拉损伤。③手术操作方便，疗效可靠。采用"移动视窗"技术实现对腰椎及腰骶间隙的同时显露，因为分别在两个视窗下清除病灶，视野比较清晰，病灶清除较干净彻底，植骨床的准备比较充分，植骨方便，前柱的稳定性能得到重建，有利于术后的抗结核治疗和椎体间的融合。

病例 15-2（图 15-15）

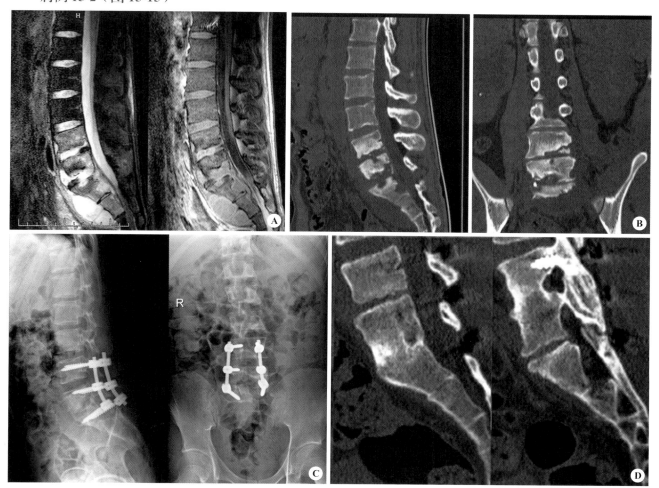

图 15-15 男，42 岁，行 $L_4 \sim S_1$ 后路椎弓根固定、前路腹膜外 $L_4 \sim L_5$ 和 $L_5 \sim S_1$ 病灶清除、自体髂骨植骨术。A. 术前 MRI 影像，骶前巨大脓肿形成；B. 术前 CT 影像，$L_4 \sim L_5$、$L_5 \sim S_1$ 椎间隙破坏，死骨形成；C. 术后 X 线正侧位片；D. 术后植骨融合后 CT 影像

【术后处理】 见本章第二节"腰骶椎前方经腹膜外入路手术"。

（三）倒"八"字切口腹膜外入路手术

倒"八"字切口腹膜外入路，又称为外侧腹膜外入路，通过该入路，可以提供对腰椎及 $L_5 \sim S_1$ 节段的同时显露，但该入路手术切口长，对腹壁肌肉直接进行离断，虽能较好地显露并清除病灶，容易掌握，但手术创伤大。对于初期开展该部位手术术者，使用该入路可降低显露难度，扩大病灶显露范围。

【适应证】 该入路为传统的腰椎结核前路腹膜外显露切口，一般可同时实现对腰椎及腰骶椎的显露。但该入路切口大，直接离断腹壁肌肉，对腹壁肌层损伤较大，虽手术适应证广泛，但有其他创伤更小的手术入路可选择替代。

【术前准备】 倒"八"字切口腹膜外入路作为传统的腰椎、骶椎前路手术入路，在进行常规前路手术术前准备的同时，须评估患者腹壁脂肪情况。如果患者过度肥胖，因前路切口更长，更易发生腹壁脂肪液化、切口延迟愈合等并发症。

【麻醉】 全身麻醉。

【体位】 取标准侧卧位于骨科专用手术床上。根据术者习惯，术中可以根据显露部位，适当调整侧卧位角度。如需显露 $L_5 \sim S_1$ 间隙，可将体位调整至平卧位。腰大肌结核脓肿的大小并非选择手术左右入路及体位的绝对因素，因为腹主动脉在左侧，一般采取左侧入路较为安全。术中屈髋、屈膝放松腰大肌，有助于降低髂腰肌张力，降低术中病灶显露难度。

【操作步骤】

1. 切口

术前可采取体外透视定位，然后在侧卧位下，可采用传统倒"八"字切口腹膜外入路进行病灶显露。一般从腋中线，沿第 12 肋与髂嵴之间做一弧形切口，切口一般呈斜弧形以便于皮肤的牵拉，向前延伸至脐与耻骨联合之间，切开腹内外斜肌、腹横肌后可见腹膜。

2. 分离

切开腹壁肌层后，分离辨认腹膜和腹膜后间隙，用手指或纱布轻柔分离后腹膜间隙，一般该部位腹膜较薄，所以术中须注意仔细分离，切勿

损伤腹膜。若出现腹膜损伤，及时予以缝合修复。可采用手指或包裹纱布的血管钳对腹横筋膜上的腹膜剥离，分离腹膜后，可通过辨认后腹膜脂肪对后腹膜间隙进行辨认定位。推开后腹膜脂肪后，椎体即位于双侧腰大肌的中间，用手指触摸腹主动脉和髂总动脉分叉，分叉处即为 $L_5 \sim S_1$ 椎间隙下方，具体因人而异，可根据术前 CT 血管造影决定。一般腰椎结核多伴有腰大肌脓肿，部分患者会因脓肿覆盖导致血管移位，因此术中须注意，勿盲目使用电刀进行分离，尽可能使用血管钳、剥离匙等对腰大肌进行钝性分离。无明显腰大肌脓肿者，建议显露腰大肌前缘，通过腰大肌前缘与腹主动脉及髂总动脉之间间隙进入，最终完成对病椎的显露。

对单纯腰骶椎结核，一般 L_4 以下椎体不需要对节段血管的结扎。但术中如果发现 L_4 椎体大部分破坏，在处理植骨床前，仍建议分离与结扎 L_4 椎体节段血管。对于 $L_4 \sim L_5$ 间隙，须注意斜跨的腰升静脉和部分变异的髂总静脉，该部位血管分离应特别小心，一般在椎体前 1/2 处结扎节段血管。

【术后处理】 见本章第二节"腰骶椎前方经腹膜外入路手术"。

（四）前方经腹膜入路手术

【适应证】 前方经腹膜入路能够最直接显露腰骶椎前方结构，经腹膜入路与腹膜后入路相比，经腹膜入路更容易牵开内脏，但对于腹腔脏器、输尿管、腹膜后神经丛、腰骶部神经丛等更容易产生损伤，同时结核脓肿巨大患者，术后存在腹腔播散的风险。

但对于既往有腹部手术史，特别是已行前路腹膜后手术二次复发腰骶椎结核患者，腹膜粘连严重，可以考虑选择，以期减少术中腹膜分离难度，同时对于重度肥胖者采用该入路可降低术中病灶显露难度。

【术前准备】 相较于腰骶椎腹膜后入路，在进行常规术前准备的同时，经腹膜入路须进行更为严格的肠道准备，建议给予更为严格的术前流质饮食及行早期禁食，同时常规进行清洁灌肠。

【麻醉】 全身麻醉。

【体位】 经腹膜入路与腹膜后入路，对体位

无特殊要求，常规可选用仰卧位。

【操作步骤】

1. 切口

患者取仰卧位，下腹部常规纵行正中切口或横切口，辨认腹直肌鞘，在距离腹白线左侧约0.5cm处切开腹直肌前鞘，沿腹直肌内缘顿性分离，显露腹直肌后鞘，切开腹直肌后鞘及腹膜后进入腹腔。切开腹膜时注意将腹膜提起，以防对腹腔内肠道及膀胱产生损伤。

2. 分离

切开腹膜后即可见小肠和乙状结肠，膀胱一般位置较低而不可见。可将小肠向外上方牵拉，乙状结肠牵向左侧，显露后腹膜，通过后腹膜触摸主动脉及髂动脉搏动，腹主动脉一般分叉在 $L_4 \sim L_5$ 间隙水平。确定节段后，可从一侧提起部分后腹膜，由外向内切开。术中须注意对骶正中血管的显露，必要时可予以结扎。术中尽可能减少电刀的使用，避免对骶前神经丛的损伤。术中如出现巨大腹膜缺损，可取大网膜进行修补。在确保盆腔脏器和血管无损伤、确保彻底止血后移除牵开器。腹膜可用可吸收线缝合，最后缝合肌层。因术中对腹壁肌纤维未进行直接离断，可给予可吸收缝线间断或连续缝合。切忌缝合过于紧密，导致腹壁肌纤维坏死增加。

【术后处理】 术后常规处理同前，但经腹膜入路术后需要更长时间的禁食，同时术后存在更高的麻痹性肠梗阻等发生率，术后须注意更为严格的胃肠道功能管理，适当延长术后禁食时间。

二、后路手术方式

腰骶段后路手术，因手术技术成熟，后凸畸形矫正效果良好，手术创伤小，该部位解剖结构简单，无重要脏器血管等特点，一直广泛运用于腰椎间盘突出症、腰椎滑移等传统脊柱疾病的治疗。而对于腰骶段椎体前方没有明显病灶，单纯脓液累及椎管，或骨破坏以椎间隙为主、椎体中后柱破坏为主者，通过后路病灶清除、植骨融合同样具有一定指征。通过单纯后路手术可以实现对脊柱稳定性的坚强重建，有效矫正后凸畸形，完成前方结核病灶的有限清除与植骨。

【解剖概要】 下腰椎椎板上薄下厚，黄韧带附着于下位椎板上缘后方，关节突呈矢状位排列，

但在 L_5 椎体关节突转向冠状位，以克服腰骶部的剪切力。邻近脊柱的背侧肌肉主要包括竖脊肌、多裂肌、腰方肌和其他深部肌肉。组成腰骶段后路脊柱稳定肌群从外向内依次为髂肋肌、最长肌及棘肌。髂肋肌向上起于肋骨，向下止于髂骨翼；最长肌连接腰椎横突之间；棘突间通过棘肌相连接。

腰骶段后路手术入路详见第十四章。

三、后前路手术方式

腰骶段前路手术方便实现对前方结核病灶较为彻底的病灶清除与植骨融合，但因该部位髂血管骑跨、骶骨岬破坏严重，难以实现较为稳固的内固定操作。而单纯后路手术主要运用于重建脊柱稳定性，为腰骶段提供坚强的内固定支撑，实现后凸畸形的矫正。对椎体前中柱稳定性破坏严重、骶前巨大脓肿者，难以完成单纯后路的彻底病灶与植骨融合。

因此，腰骶椎后路与前路联合手术，可以通过前路手术实现对腰骶段结核较为彻底的病灶清除，植骨融合的同时，通过后路三柱固定，实现对脊柱稳定性的重建，有利于植骨融合，充分矫正后凸畸形。其适应证十分广泛，适用于绝大多数腰骶椎结核病例，特别适用于长节段，病灶椎体破坏严重，结核脓肿巨大，采用单纯前路或后路手术无法解决、疗效不佳的病例。

后前路手术具体显露方式或手术方法的选择，可根据患者特点及术者习惯选择，实现对腰骶椎结核脊柱稳定性的重建与病灶的彻底清除及骨缺损部位的修补。在后前路联合手术中，选择一期还是二期手术，主要取决于患者的营养状况、全身情况，重要脏器是否合并其他疾病及其功能状态，是否能够耐受全身麻醉等。手术前制订严格、详尽的手术计划尤为重要。随着前路手术的微创化改进，后前路联合一起手术逐渐成为主流。

术前必须明确以下问题：①选择的手术入路；②内固定安放的位置，固定的节段，病椎是否置钉；③病灶的清除范围，可保留的病椎。

腰骶椎结核通常存在骶椎的严重破坏，因此后路内固定方式的选择需要更加多样化，必要时可结合髂骨螺钉、骶髂螺钉（Sacral-2 alar iliac,

S2AI）等固定手段，实现对脊柱稳定性的重建（见第八章，脊柱结核内固定术）。

后路内固定联合前路病灶清除植骨融合术

【适应证】　Buyukbebeci 等认为后路手术对重建脊柱稳定性具有优越性，但前柱的骨质缺损无法恢复，导致高度丢失。单纯后路结核病灶清除通常不彻底，术后容易复发。单纯的前路病灶清除植骨，植骨块所承受的压缩力较大，容易发生植骨块的骨折、移位、塌陷和吸收，难以恢复腰骶椎的稳定性。金大地等认为，结核破坏较重且位于脊柱节段活动度大的部位，应积极考虑采用有效的内固定。因此，对于严重的腰骶椎结核患者，目前多倾向于一期后路椎弓根螺钉内固定，前路病灶清除、植骨。

腰骶段脊柱结核行前后路联合手术的主要适应证：①腰骶椎结核前、中柱破坏明显，单纯后路固定不能完全重建脊柱稳定性者；②椎体前方、腰大肌脓肿较大，单纯后路不能完全做到病灶的彻底清除；③出现神经功能损害表现，MRI 检查提示硬膜囊前方压迫明显。

【术前准备】　腰骶部前路手术容易受到污染，特别是容易存在被疏忽的肠穿孔可能，因此术前清洁灌肠，会阴部备皮，特别须彻底清洗肚脐。结核病灶内多有组织水肿、粘连，解剖不清晰；特别是该部位大血管多浸泡于结核脓肿中，血管弹性差，脓肿形成后对原有解剖结构产生影响，因此建议术前常规行髂总静脉造影，判断血管与椎体相互关系。同时该部位手术靠近会阴部，常规术前对会阴区进行备皮消毒。

【麻醉】　全身麻醉。

【体位】　常规俯卧位完成后路内固定后，翻身取仰卧位行前路病灶清除植骨融合术。

【操作步骤】　后路内固定手术操作采用后路正中纵行切口，剥离椎旁肌肉，予以椎弓根螺钉固定，也可予以椎板间植骨融合。前路病灶清除植骨融合具体操作参见本章第二节前路手术方式部分。

患者在全身麻醉下，行腰骶椎椎弓根螺钉置入，完成病变节段的固定与脊柱的矫形。根据结核病变椎体破坏情况，决定椎弓根螺钉固定的范围，固定节段遵循宁短勿长原则。在确保稳定的

同时，可以运用单节段手术的病例，尽可能不要牺牲过多的脊柱正常运动单元，一定不能忽视病椎置钉。可采用病椎短钉固定、CBT 螺钉固定或采用传统椎弓根螺钉和 CBT 螺钉杂交固定的方式。骶椎则根据骨破坏情况，选择内倾或外倾方法置钉，破坏缺损巨大者，也可使用髂骨螺钉或骶髂螺钉（S2AI）固定。而骶髂螺钉相较于髂骨螺钉，可降低因钉尾皮下激惹导致的局部疼痛或皮肤破溃风险，笔者认为采用骶髂螺钉固定更为可靠，创伤较小；完成固定后同时可行病椎小关节间关节面切除及椎板间植骨融合。前路病灶清除植骨融合术，根据术者习惯及患者适应证选择合适手术入路。

【术后处理】　后前路手术，后路引流管一般在非病灶、脓肿清除区内者，术后引流管拔除时间可较前路病灶周围引流管当时提前。余参照本章第二节"腰骶椎前方经腹膜外入路手术"。

（胡胜平　石仕元）

参 考 文 献

高延征, 余正红, 高坤, 等, 2014. 腰骶结核不同手术方式的选择及疗效分析. 中华骨科杂志, 34 (2): 143-148.

郝定均, 郭华, 许正伟, 等, 2010. 腰骶段脊柱结核的手术治疗. 中国脊柱脊髓杂志, 20 (10): 806-808.

金大地, 陈建庭, 张浩, 等, 2000. 一期前路椎体间植骨并内固定治疗胸腰椎结核. 中华外科杂志, 50 (83): 110-113.

石仕元, 石林峰, 胡胜平, 等, 2018. 两种切口前路病灶清除后路内固定治疗腰骶段结核的疗效分析. 中国矫形外科杂志, 26 (2): 127-132.

王林峰, 申勇, 丁文元, 等, 2014. 腰骶结核的一期后路经椎间隙病灶清除内固定术. 中华骨科杂志, 2 (34): 137-142.

张泽华, 陈非凡, 李建华, 等, 2016. 不同类型腰骶椎结核手术治疗方式的有效性和安全性研究. 中华骨科杂志, 36 (11): 662-671.

周忠杰, 李涛, 宋跃明, 等, 2016. 旁正中腹膜后入路病灶清除植骨融合内固定治疗腰₃~骶₁结核. 中华骨科杂志, 36 (11): 691-698.

Arora S, Sabat D, Maini L, et al, 2011. The results of nonoperative treatment of craniovertebral junction tuberculosis: a review of twenty-six cases. J Bone Joint Surg (Am), 93 (6): 540-547.

Danesh-Clough T, Theis JC, van der Linden A, 2000. Mycobacterium xenopi infection of the spine: a case report and literature review. Spine, 25 (5): 626-628.

Dunn R, Zondagh I, Candy S, 2011. Spinal tuberculosis: magnetic resonance imaging and neurological impairment. Spine (Phila PA, 1976), 36 (6): 469-473.

Jain AK, Sreenivasan R, 2014. Tubercular spondylitis in children. Indian J Orthop, 48 (2): 136-144.

Jain AK, Sundararaj GD, 2009. Simultaneous anterior decompression and posterior instrumentation of the tuberculous spine using an anterolateral extrapleuralapproach. J Bone Joint Surg Br, 91 (5): 702-703.

Jin D, Qu D, Chen J, et al, 2004. One-stage anterior interbody autografting and instrumentation in primary surgical management of thoracolumbar spinal tuberculosis. Eur Spine J, 13(2): 114-121.

Oga M, Arizono T, Takasita M, et al, 1993. Evaluation of the risk of instrumentation as a foreign body in spinal tuberculosis. Spine, 18(13): 1890-1894.

Sai Kiran NA, Vaishya S, 2007. Surgical results in patients with tuberculosis of the spine and severe lower-extremity motor deficits: a retrospective study of 48 patients. J Neurosurg Spine, 6(4): 320-326.

Sun L, Song Y, Liu L, et al, 2013. One-stage posterior surgical treatment for lumbosacral tuberculosis with major vertebral body loss and kyphosis. Orthopedics, 36(8): 1082-1090.

Yang BH, Ouyang Z, Zhao JL, et al, 2013. One stage anterior debridement, bone fusion and internal fixation for the treatment of lumbosacral tuberculosis. Zhongguo Gu Shang, 26(7): 546-548.

第十六章
骶髂关节结核

第一节　概　　述

骶髂关节结核发病多因结核杆菌经血行传播所致。结核杆菌经血行到达肌肉附着较少而血管丰富的骨松质、关节滑膜内引起骶髂关节结核。亦有部分病例由骶椎或髂骨结核侵犯到骶髂关节面所致。少数骶髂关节结核是由腰椎、骶椎结核脓肿向下流注至骶髂关节引起。

骶髂关节结核临床发病占骨关节结核的4%～6%，可发生于任何年龄，以15岁以上的青壮年多见，常单侧发病，偶见双侧。

一、解剖要点

骶髂关节是人体最复杂的关节之一（图16-1），是由骶骨耳状关节面、髂骨耳状关节面、骶髂前韧带（髂腰韧带）、骶髂后韧带、骶髂骨间韧带等构成的不规则的解剖腔隙。骶髂关节属微动关节，间隙约2mm，表面凹凸不平，相互咬合稳定；关节周围又有坚强的纤维、关节囊及韧带的强大维护以确保关节的稳定，使上半身的体重得以通过脊柱经两侧骶髂关节传导至双下肢。

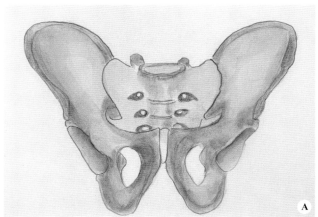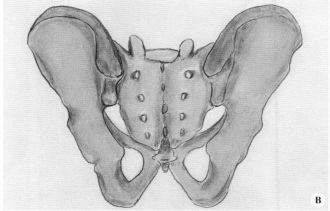

图 16-1　骶髂关节
A. 前面；B. 后面

该关节的髂骨面为纤维软骨，通常在1mm左右，而骶骨面为透明软骨，厚度为髂骨面软骨的2～3倍，所以骶髂关节结核主要发生在髂骨面一侧。骶髂关节在男性只有轻微的旋转活动，但在青春期和妊娠期女性，因雌激素和孕激素的作用，关节周围韧带松弛，活动范围增加，所以女性骶髂关节的劳损较重，患骶髂关节结核的概率高于男性。

骶髂关节是骨盆后环的重要组成结构之一。研究认为，骶髂关节的功能占整个骨盆的60%。结核破坏和手术创伤都会对骨盆环的稳定性和骶髂关节功能产生影响。

二、分型

骶髂关节结核可分为滑膜型、骨型和全关节

型。骶髂关节分前下 1/3 滑膜部和后上 2/3 韧带部，滑膜型常发生于骶髂关节前下 1/3 滑膜部。其病变早期，关节囊肿胀，关节间隙变宽，结核杆菌侵及关节软骨面，可导致关节面毛糙、糜烂；骨型结核早期在关节的骶骨侧或髂骨侧形成孤立的圆形或椭圆形蚀骨区，继而累及关节软骨和滑膜，可导致关节边缘模糊、毛糙，一般以骶髂关节前下部较早受累，髂骨侧骨质破坏尤甚。以上两型病变若继续进展，即发展为全关节型结核，表现为滑膜及关节间隙被增生的肉芽组织替代，干酪样坏死物质聚集，侵蚀关节面，病灶内有大量死

骨和增生硬化骨形成。最终全关节受累，周围韧带松弛、断裂，关节间隙更加增宽，严重者可造成病理性半脱位。由于骶髂关节结核早期症状不典型，且疼痛不剧烈，对关节功能影响较小，故发病隐匿，待发现时多已是病变中后期。

骶髂关节结核在破坏骨质、形成死骨的同时，也在邻近软组织生成脓肿。逐渐增大的脓肿可自行破溃，向周围薄弱的组织间隙和空腔流注，形成髂肌、腰大肌、梨状肌、臀肌（图 16-2）、腹股沟（图 16-3）及盆腔脓肿，或向外突破皮肤形成窦道。

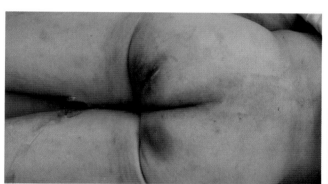

图 16-2　臀部窦道形成

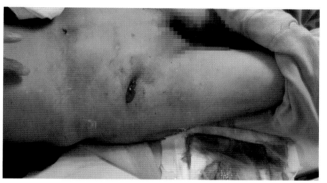

图 16-3　腹股沟窦道形成

三、临床表现

（一）症状

其表现为患侧臀部、下腰部疼痛不适，可为酸痛、隐痛、间歇性疼痛或剧烈疼痛，有时疼痛可向下肢放射。在负重活动或关节活动范围增大时疼痛较明显，夜间尤甚。深部的病灶，其疼痛的部位常表述不清。当结核脓肿在表浅的软组织内积聚后，局部可见明显肿胀。脓肿向外穿透皮肤，可形成窦道。在尾骶骨突部的窦道，因血供较差，常反复有脓性分泌物渗出，经久不愈。髋关节和腰骶部常因疼痛和脓肿刺激，呈痉挛性活动受限。

（二）体征

臀部、下腰部可有压痛、叩击痛，骨盆挤压试验、骨盆分离试验、"4"字试验、盖斯兰试验多为阳性。若结核脓肿较大，可在臀部或下腹部触及囊性肿块，甚至可触及波动感。慢性骶髂关节结核，可在臀部和尾骶部发现窦道。

（三）影像学

骶髂关节结核主要影像学表现包括以下几点。

（1）常单侧发病，且多位于前下部（滑膜部），关节面的两侧都可见骨质破坏，但以髂骨侧为主。

（2）早期关节面模糊，关节间隙增宽。

（3）随后关节面糜烂，骨质缺损及破坏，关节间隙更加增宽。

（4）骨质破坏发生在关节面呈虫噬样破坏，发生在骶骨或髂骨体部则呈孤立性类圆形蚀骨样破坏。

（5）晚期形成死骨和硬化骨、关节半脱位、骨性关节强直。

（6）多有结核性脓肿和窦道形成。

Kim 根据影像学表现将骶髂关节结核分为四型（图 16-4）：Ⅰ型，关节间隙增宽，边缘模糊；Ⅱ型，关节面侵蚀性改变；Ⅲ型，关节破坏严重，髂骨或骶骨囊性变或边缘硬化；Ⅳ型，关节破坏伴有脓肿或伴其他椎体结核。

目前用于诊断骶髂关节结核，常用的影像学检查包括 X 线、CT、MRI 等，其各有优缺点。

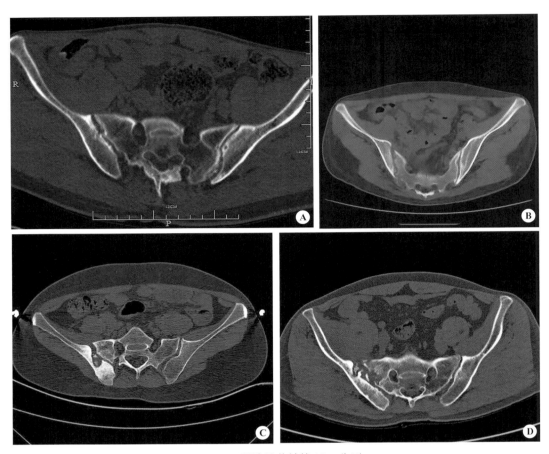

图 16-4 骶髂关节结核 Kim 分型
A. Ⅰ型；B. Ⅱ型；C. Ⅲ型；D. Ⅳ型

普通 X 线检查是最传统的检查方法，操作简单，价格低廉。由于骶髂关节面呈波浪状，并与身体纵轴矢状面存在 15° 的夹角，盆腔内又有肠道内容物的干扰，骨盆正位片难以显示骶髂关节面，应摄骶髂关节正位片（患者取仰卧位，患侧臀抬高 15°，以充分显示骶髂关节面）。早期可显示关节间隙增宽，关节面模糊；晚期可显示骨质破坏、死骨、硬化、囊性变。但是 X 线检查的敏感度较低，骶髂关节面骨质的轻微破坏和改变常不能被发现。所以，X 线检查用于骶髂关节结核的早期诊断意义不大。

CT 的分辨率高，能双侧对比显示骶髂关节的轻微改变，发现早期滑膜增厚、较小的骨质破坏，可以提高早期诊断率。同时，CT 可充分显示死骨、硬化骨、脓肿、干酪样坏死物质，以及窦道的大小、形态、位置和与周围组织的关系（图 16-5）。

MRI 可以提供更多的病灶信息，根据不同的信号能清楚地分辨骶髂关节腔，关节软骨，骨质破坏区的大小、边界及组织脓液（图 16-6）、水肿情况。MRI 检查对于鉴别感染性、炎性病变和肿瘤性病变有重要意义，但对骨质硬化和钙化的发现敏感性不高。

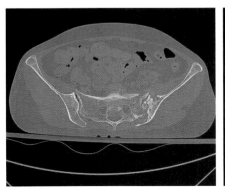

图 16-5 骶髂关节结核伴骨质破坏

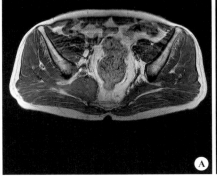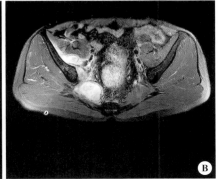

图 16-6 骶髂关节结核伴脓肿形成：A. T₁WI；B. T₂WI

（四）鉴别诊断

临床上，骶髂关节结核发病率低，有臀骶部反复发作而又模糊不清的疼痛、酸痛，甚至伴有下肢的放射痛，再加上常规的X线检查不能有效发现骶髂关节的一些轻微病变，故该病常被简单地诊断为腰臀筋膜炎、骶髂关节炎、强直性脊柱炎、腰椎间盘突出症等疾病。其漏诊率和误诊率分别高达61%和92%。

1. 腰椎间盘突出症

腰椎间盘突出症多见于反复腰部劳损的患者，可有明显的腰部疼痛，活动不利，伴有单侧或双侧下肢放射痛，感觉麻木，部分病情严重的患者可出现肌力减退，生理反射减弱或消失。CT和MRI检查可见腰椎间盘突出，压迫硬膜囊或神经根，椎管或侧隐窝明显狭窄。体格检查的神经症状定位与影像学检查病变位置一致。骶髂关节结核也可有腰骶部疼痛，伴有沿坐骨神经的放射痛，但疼痛范围多不确切，神经定位和影像学检查多不支持。

2. 强直性脊柱炎

强直性脊柱炎多见于青年男性，双侧对称发病，全脊柱有僵硬、强直感，弯腰和旋转活动受限。X线及CT表现为关节面模糊不清，伴骨质硬化，关节边缘小囊状缺损，关节间隙不规则狭窄或消失（图16-7），病变易侵及骶髂关节上半部，常

伴有腰椎小关节间隙模糊、狭窄或消失，脊柱可呈现"竹节样"改变。MRI表现双侧骶髂关节炎症性改变，无脓肿、窦道形成。患者HLA-B27阳性。而骶髂关节结核女性多发，常单侧发病，病变主要在骶髂关节前下1/3髂骨侧，关节间隙增宽，有死骨、硬化骨、骨破坏和脓肿形成。

3. 骶髂关节致密性骨炎

骶髂关节致密性骨炎多见于青年女性，常对称性侵犯骶髂关节中下2/3髂骨部分，影像学表现为三角形、新月形高密度影（图16-8），上宽下窄，无骨质破坏和脓肿。

4. 类风湿性骶髂关节炎

类风湿性骶髂关节炎的病程长达数年，多见于女性，常单侧发病。其病变易侵犯骶髂关节上半部，关节面模糊不清，关节面下小囊状骨质破坏，周围有不同程度骨质硬化和骨质疏松。同时伴有四肢关节对称性关节炎，类风湿因子阳性等类风湿性关节炎的表现。

5. 化脓性骶髂关节炎

化脓性骶髂关节炎常见于儿童及中青年，继发于其他部位感染。伴有发热，血白细胞计数、中性粒细胞计数升高。影像学早期表现为关节囊肿胀，关节间隙增宽，局部软组织肿胀，晚期关节间隙变窄，骨质破坏、增生，关节强直，关节周围软组织钙化（图16-9）。

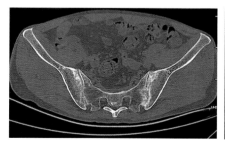 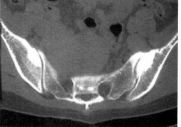 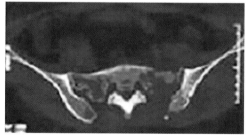

图16-7 强直性脊柱炎致骶髂关节炎　　图16-8 骶髂关节致密性骨炎　　图16-9 化脓性骶髂关节炎

6. 腰臀筋膜炎

急慢性腰部劳损病史，多单侧臀部广泛疼痛、压痛，影像学检查无明显异常。

7. 骶髂关节恶性肿瘤

骶髂关节恶性肿瘤多为转移性肿瘤，呈多发性、溶骨性、侵蚀性破坏，且不破坏关节间隙，无脓肿形成。

第二节　治　疗

一、非手术治疗

非手术治疗主要适用于骶髂关节结核早期病变，Kim分型属Ⅰ型、Ⅱ型的患者。其骨质破坏较轻，无脓肿及死骨形成；或虽病情严重，但全身状况差，不适宜行手术治疗者。非手术治疗主

要是卧床休息、加强营养、局部制动，并按照早期、全程、适量、联合、规律的原则使用抗结核药物。

二、手术治疗

对于 Kim 分型属Ⅲ、Ⅳ型的患者，病灶局部有较大结核脓肿形成，骨质破坏严重者，在排除手术禁忌证后可施行手术治疗。手术的主要目的是清除病灶中的脓肿、干酪样物、肉芽、死骨等变性或坏死组织，融合骶髂关节，重建骶髂骨盆环的稳定性。

骶髂关节结核手术可分为后路骶髂关节切口和前路髂腹股沟切口。后路结核病灶清除术手术入路成熟，显露容易，解剖清楚，创伤小，植骨方便，操作简单，安全系数高，患者术后恢复快，综合性价比高。通过开窗可以同时处理骶髂关节后方的病灶和前方的结核脓肿，是目前手术治疗骶髂关节最常用的手术方式。如果骶髂关节结核病灶主要在前方，应首先考虑前路手术。前路髂腹股沟切口，从腹膜外进入病灶，可以减少对腹腔内脏器的扰动和损伤，减少术后腹胀、便秘、肠粘连的发生。但是该术式术中视野较小，操作空间狭窄，对熟悉解剖的要求较高。术中易损伤盆腔内髂血管、腰骶丛神经，致术中大出血，术后下肢肌力减退、男性性功能障碍、输尿管粘连等。并且术后因粘连，层次不清，该入路二次手术失败率高。对于确须行二次前路手术的病例，可行前路经腹腔入路。该入路须切开腹腔，有损伤腹腔内脏器的可能，发生肠粘连、肠梗阻、腹腔感染的可能性要远高于前两者。

少数骶髂关节骨质破坏严重，前方和后方均有较大结核脓肿者，可同时行前路和后路手术。

年老体弱，无法耐受长时间麻醉手术的患者，或术中出血较多的患者，也可分期行手术治疗。考虑到术后患者多为仰卧位，骶前的结核病灶存在侵入骶后区的风险，故一般先行前路手术，清除骶髂关节前方及髂窝病灶，待4～6周患者病情稳定后，再行二期后路手术，清除骶髂关节后方及臀部病灶。

对于骶髂关节结核病灶清除术，过去的学者多重视病灶的彻底清除和植骨融合，对骶髂关节稳定性的重建有所忽视，较少提及骶髂关节的内固定治疗。随着外科技术的发展及生物力学的深入研究，使用前路或后路内固定系统稳定骶髂关节，已逐渐被广大的学者所接受。研究认为，骶髂关节结核骨质破坏较重，骶髂关节有不同程度脱位，或病灶清除术后，骶髂关节有失稳趋势者，都需要坚强的内固定或外固定来恢复和维持骶髂关节的生理位置，克服和纠正骶髂关节的垂直稳定，较早地缓解因骨盆后环不稳定产生的疼痛，提高关节内植骨融合率，有利于患者早期下地进行功能锻炼，改善生活质量。

骶髂关节结核后路固定，可采用骶髂关节拉力螺钉（图 16-10）、骶骨棒、腰椎椎弓根螺钉-髂骨螺钉（Galveston 技术）固定（图 16-11）等；前路固定，多采用骶髂关节前路专用钢板或重建钢板固定。骶骨棒术中创伤较大，现临床已较少使用；腰椎椎弓根螺钉-髂骨螺钉有较强的固定力和稳定性，有良好的抗旋转力和拔出力，但操作复杂。骶髂关节拉力螺钉能有效对抗骶髂关节的垂直剪切力和旋转不稳定，但术中置钉难度大，有损伤骶丛神经的风险。研究认为，前路钢板的固定效果优于骶骨棒，但不及骶髂关节拉力螺钉。

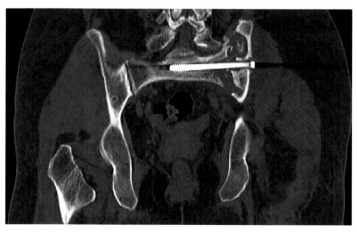 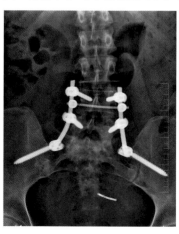

图 16-10 骶髂关节拉力螺钉固定　　　　图 16-11 髂骨螺钉固定

（一）后路骶髂关节切口

【术前准备】

（1）结核病患者多全身情况较差，术前须完善血常规、肝肾功能、电解质等检查，纠正水、电解质紊乱，补充白蛋白，必要时输红细胞悬液纠正贫血。

（2）术前完善骶髂关节、骨盆的 X 线、CT、增强 MRI 等检查，以明确脓肿的位置、大小、骨质破坏、窦道范围等情况。

（3）术前抗结核治疗 3～4 周，红细胞沉降率下降至 40～60mm/h 以下。部分患者因脓肿较大，炎症反应较严重，红细胞沉降率不能降至 60mm/h，但只要抗结核治疗大于 3 周，红细胞沉降率、C-反应蛋白等指标呈下降趋势，即说明抗结核有效，可行手术。

（4）术前行清洁灌肠。

【适应证】 以后方为主的骶髂关节骨质破坏和死骨形成，或伴有骶髂关节前方和后方脓肿形成者。

【麻醉】 全身麻醉。

【体位】 俯卧位。

【操作步骤】

1. 切口

起自髂嵴中点，向后延伸，经髂后上棘向股骨大转子做约 15cm 长弧形切口（图 16-12）。

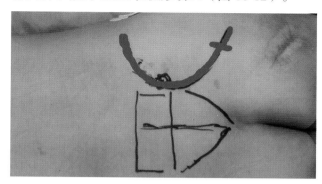

图 16-12 后路骶髂关节切口

2. 深层显露

切开皮肤，分离皮下组织、深筋膜，皮瓣向外侧牵开，显露臀大肌内上部分。将臀大肌从髂嵴后半部和竖脊肌上分离下来，贴着骨膜剥离臀大肌、臀中肌（图 16-13），向外牵开后显露部分髂骨和骶髂关节（图 16-14）。期间会有臀肌深面和骶髂关节后面的结核脓肿涌出（图 16-15），当予以清除。

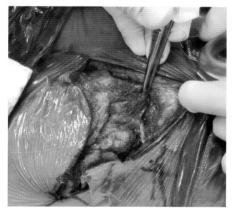 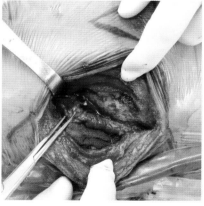 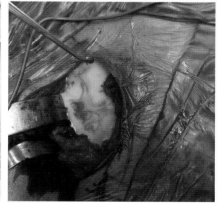

图 16-13 从髂嵴上先后分离臀大肌和臀中肌　　　图 16-14 显露髂骨　　　图 16-15 骶髂关节后面的脓肿

3. 病灶处理

取刮匙清除骶髂关节、髂骨表面及肌层内肉芽组织、死骨、干酪样坏死物质（图 16-16）。若髂骨骨质有破坏，可适当扩大该破口，取弯头吸引器通过该破口吸除骶髂关节前方的脓肿，用弯头刮匙刮除前方的死骨和干酪样坏死物质（图 16-17），亦可伸入示指探查骶髂关节前方，清除残留坏死组织。若髂骨完整无破坏，可以骶髂韧带

为支点，以病灶区域为中心，凿一约 3cm×5cm 大小方形骨瓣，将骨瓣以骶髂韧带为铰链向外翻转，即可显露骶髂关节面及部分骶骨前方脓肿和坏死组织。病灶清创完毕后重新翻回复位骨瓣，封闭骨缺损。然而，手术中发现因骶髂韧带较为坚韧，并且前后加强，骶髂关节稳定性佳，以骶髂韧带为转轴翻转骨瓣的操作较难实现。所以在实际操作中，多在骶髂关节髂骨面背侧凿骨开窗（图 16-18、图 16-

19），大小约 2cm×4cm，取出骨块后，清除骶髂 关节及骶骨前方的脓肿和坏死组织，骨块回填。

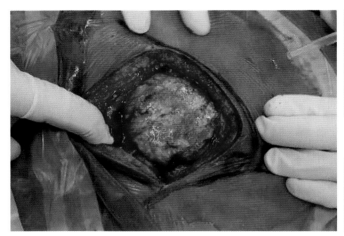

图 16-16　病灶内干酪样坏死物质

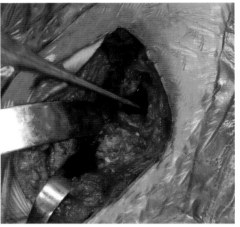

图 16-17　刮匙搔刮骶髂关节前方

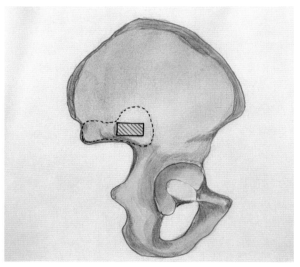

图 16-18　骶髂关节开窗位置

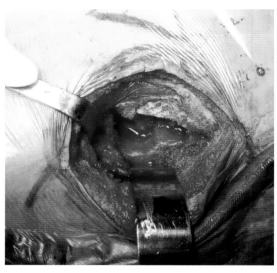

图 16-19　术中髂骨开窗

4. 植骨

用双氧水、生理盐水、聚维酮碘反复冲洗病灶后，取含链霉素海绵明胶放置于骶髂关节前方和后方病灶。若清创后骨缺损较多，可在髂后上棘取自体骨或取同种异体骨填充、植骨融合。开窗的骨块回填原处（图 16-20）。若骨块较大，可选用合适大小钢板（图 16-21），固定开窗骨块。

5. 固定

骶髂关节破坏较重，病灶清除术后有不稳定趋势者，可以行骶髂关节拉力螺钉固定骨盆后环。骶髂关节拉力螺钉应从髂骨侧打入，穿过骶髂关节直至骶骨上部。也可以选择骨盆外固定支架进行固定。

以上操作结束后，放置引流管，关闭切口。

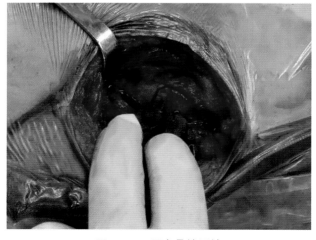

图 16-20　开窗骨块回填

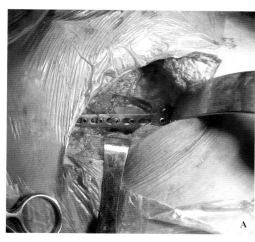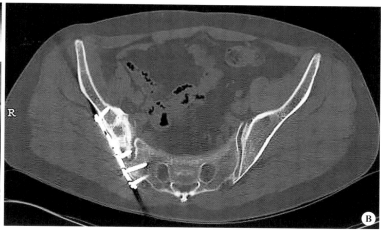

图 16-21 钢板固定骨块：A. 术中；B. 术后 CT

【术后处理】

（1）引流管放置 3 ～ 5 天，24 小时引流量＜ 30ml 后拔除。

（2）术后继续抗结核治疗。

（3）监测肝肾功能、电解质、血常规、红细胞沉降率等指标，及时补充血容量、纠正电解质紊乱、输注红细胞悬液及白蛋白等。

（4）术后复查骨盆 X 线及骨盆 CT。

（5）术后卧床休息 8 ～ 12 周。若行内固定治疗，可于术后 4 周扶拐行走。

（二）前路髂腹股沟切口

【术前准备】

（1）术前纠正水、电解质紊乱，补充白蛋白，输红细胞悬液。

（2）术前抗结核治疗 3 ～ 4 周，红细胞沉降率下降至＜ 40 ～ 60mm/h。

（3）术前完善骶髂关节、骨盆的 X 线、CT、增强 MRI 等检查。

（4）术前清洁灌肠。

（5）术前行腹腔内血管造影，以明确髂血管的走行和分叉位置，排除血管瘤和动脉夹层瘤（图 16-22）。

（6）可术前 3D 打印病灶模型（图 16-23），评估骶髂关节破坏的程度，明确病灶和髂血管的关系，选择合适的内固定，预弯前路钢板，以备术中用。

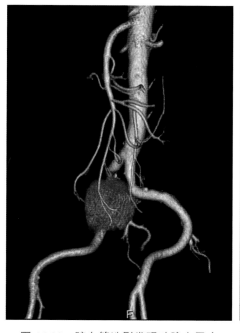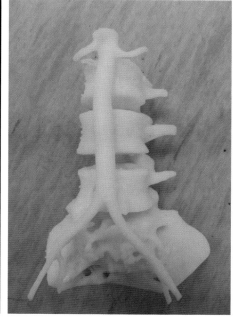

图 16-22 髂血管造影发现动脉夹层瘤　　图 16-23 3D 打印骶髂关节与髂血管模型

【适应证】 适用于骨质破坏主要在骶髂关节的前方，髂窝内有较大脓肿，从后路切口手术恐难以彻底清除者。

【麻醉】 全身麻醉。

【体位】 半侧卧位，患侧腰背部及臀部垫软枕，使患侧抬高30°；或平卧位。

【操作步骤】

1. 切口

沿髂嵴经髂前上棘，直至腹股沟韧带内侧做长 8～12cm 长弧形切口。

2. 深层显露

分离皮下组织，切开深筋膜。分离髂肌在髂嵴、腹股沟韧带的附着处。沿髂骨内骨板自髂腰肌向深部做骨膜下剥离，直达骶髂关节前方。用拉钩向内侧拉开髂腰肌，充分显露骶髂关节前方。

3. 病灶处理

显露骶髂关节前方的脓肿、死骨，彻底清除脓肿及前方的死骨、干酪样坏死物质、肉芽组织、坏死椎间盘等。

4. 植骨

用双氧水、生理盐水、聚维酮碘反复冲洗病灶，取含链霉素海绵明胶填塞于病灶内。若骨缺损较大，可取同种异体骨或自体髂骨填塞植骨。

5. 固定

骶髂关节破坏较重，病灶清除术后有不稳定趋势者，取 2 块 2～3 孔的重建钢板或 1 块骶髂关节前路专用钢板，经预弯后横跨骶髂关节前方进行固定。也可以选择骨盆外固定支架进行固定。

以上操作完成后，放置引流管，关闭切口。

【术后处理】

（1）引流管放置 3～5 天，24 小时引流量＜30ml 后拔除。

（2）术后继续抗结核治疗。

（3）术后禁食，待肛门排气后，可改为流质饮食，以后逐渐恢复正常饮食。

（4）监测肝肾功能、电解质、血常规、红细胞沉降率等指标，及时补充血容量、纠正电解质紊乱、输注红细胞悬液及白蛋白等。

（5）术后复查骨盆 X 线及骨盆 CT。

（6）术后卧床休息 8～12 周。若行内固定治疗，可于术后 4 周扶拐行走。

（章 权 胡胜平）

参考文献

陈安民，徐卫国，2001. 脊柱外科手术图谱. 北京：人民卫生出版社：77-233.

姜广擎，陈凯，柳盛春，等，2006. 骶髂关节结核的手术入路选择. 中国误诊学杂志，6(2)：293.

金格勒，阿曼，盛伟斌，等，2018. 骶髂关节结核的临床特点及诊治. 中国脊柱脊髓杂志，18(5)：399-400.

罗善超，杨英年，杨小平，等，2011. 病灶清除植骨结合内固定治疗骶髂关节结核. 医药前沿杂志，2(23)：47-49.

马远征，王自立，金大地，等，2013. 脊柱结核. 北京：人民卫生出版社：312-325.

潘进社，张英泽，陈伟，2007. 骶髂关节应用解剖及生物力学研究进展. 国际骨科学杂志，28(4)：237-238.

田慧中，刘少喻，曾昭池，2013. 腰骶椎手术要点与图解. 北京：人民卫生出版社：1-452.

田慧中，刘少喻，马原，2008. 实用脊柱外科手术图解. 北京：人民军医出版社：189-581.

王文军，马原，张怀成，等，2014. 脊柱结核外科治疗手术技巧. 北京：人民军医出版社：258-270.

吴广森，才晓军，李宏伟，等，2011. 持续负压引流技术在骶髂关节结核合并腰骶部巨大脓肿外科治疗中的临床应用价值. 医学研究杂志，40(12)：55-57.

吴启秋，林羽，2006. 骨与关节结核. 北京：人民卫生出版社：311-313.

熊萍香，杨武，袁武，等，2006. 骶髂关节结核的影像学研究. 中国医药导报，3(24)：156.

余新平，杨忠汉，廖威明，2004. 骶髂关节结核的误诊与早期诊断. 实用骨科杂志，10(2)：127-128.

张光铂，吴启秋，关骅，等，2007. 脊柱结核病学. 北京：人民军医出版社：346-359.

Kalra KP, Dhar SB, Shetty G, et al, 2006. Pedicle subtraction osteotomy for rigid post-tuberculous kyphosis. J Bone Joint Surg, 88(7)：925-927.

Kim NH, Lee HM, Yoo JD, et al, 1999. Sacroiliac joint tuberculosis. Classification and treatment. Clin Orthop Relat Res, 9(358)：215-222.

Luo X, Tang X, Ma Y, et al, 2015. The efficacy of negative pressure wound therapy in treating sacroiliac joint tuberculosis with a chronic sinus tract: a case series. J Orthop Surg Res, 6(10)：120.

Murat B, Fatih K, Nuri A, et al, 2005. Tuberculous spondylitis of the lunbosacral region. Spine, 18(5)：425-429.

Prakash J, 2014. Sacroiliac tuberculosis-Aneglected differential in refractory low back pain -Our series of 35 patients. J Clin Orthop Trauma, 5(3)：146-153.

Yinger K, Scalise J, Olson SA, et al, 2003. Biomechanical comparison of posterior pelvicring fixation. Orthop Trauma, 17(7)：481-487.

单纯腰大肌脓肿很少见，通常与脊柱结核性疾病（Pott 病）有关。最早在 1881 年由 Mynter 描述为 "psoitis" 病。从此以后，腰大肌脓肿一直被认为与脊柱结核密切相关，也可由周围其他组织的感染直接蔓延所导致，或者从远处的感染灶通过血液和淋巴循环传播所引起（如肺脏等）。

第一节　病因与诊断

一、病因

腰大肌周围与腹腔内的诸多结构毗邻，这些组织中任一组织的感染都可继发为腰大肌脓肿。腰大肌位于腹膜后间隙、腰椎椎体和横突之间的沟内，起自第 12 胸椎和全部腰椎的侧面、椎间盘、横突根部及横过腰动脉的腱弓，沿骨盆缘向下外侧行走，经腹股韧带及肌间隙，止于股骨小转子（图 17-1）。由 L_2、L_3、L_4 神经根分支支配，并有丰富的血液供应。目前，国内外有关其确切发病机制的研究很少，但腰大肌特有解剖结构是导致血液传播或经过周围组织蔓延引起腰大肌脓肿的基础。

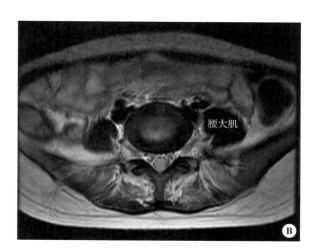

食管
膈肌
主动脉
乳糜池
腰方肌
膈肌脚
腹横肌
L_3
腰小肌
髂肌
腰大肌

腰大肌

A

B

图 17-1　腰大肌解剖

A. 腰大肌解剖正面观；B. 腰大肌 CT 影像

20 世纪初，人们普遍认为结核杆菌是引起原发性和继发性腰大肌脓肿的主要病原体，主要来源于骨骼。随着抗结核药物的广泛应用，结核性腰大肌脓肿逐渐被控制。20 世纪后半叶，金黄色葡萄球菌逐渐成为原发性腰大肌脓肿的主要病原体，其次为大肠杆菌和类杆菌，而金黄色葡萄球菌在原发性腰大肌脓肿所占比例高达 85%，大肠杆菌在继发性腰大肌脓肿中占主要地位。2009 年，Vicente 等通过 127 例腰大肌脓肿患者病原学研究结果报道，金黄色葡萄球菌成为原发性腰大肌脓肿的主要病原体，约占 42.9%，骨骼来源性继发性腰大肌脓肿当中约占 35.2%。而大肠杆菌占泌尿系来源的继发性腰大肌脓肿的 61.5%，胃肠道来源的 42.1%。随着广谱抗生素的广泛应用、静脉注射毒品和 HIV 患者的增多、耐药性结核杆菌的产生及全球结核病发病率的逐年增高，在结核病高发的发展中国家结核仍然是引起腰大肌脓肿的主要病因，其发病率可达全结核病患者的 5%，其中约 3/4 是原发性腰大肌脓肿。因此，目前在发展中国家中，结核性腰大肌脓肿比非结核性腰大肌脓肿更常见。值得注意的是，目前有不少报道提示，由两种或多种细菌感染引起腰大肌脓肿逐渐增多，而耐药性金黄色葡萄球菌（如 MRSA）也占不少比例。2011 年，Carolyn 等报道 61 例腰大肌脓肿患者中金黄色葡萄球菌感染者 18 例，其中 MRSA 感染高达 13 例。

目前，腰大肌脓肿确定的危险因素有静脉注射毒品、肿瘤、糖尿病、艾滋病感染、炎症性肠病、酗酒、外伤、活动性肺结核、慢性肝病和晚期肾脏疾病等。随着静脉注射毒品和艾滋病感染人群明显增多，这些人群中腰大肌脓肿发病率明显增加。腰大肌脓肿一般很少发病于儿童，原发性和继发性腰大肌脓肿的年龄分布也有所不同，原发性腰大肌脓肿的平均发病年龄较低，而继发性腰大肌脓肿的平均发病年龄较高。

二、分类

1988 年，Perros 等根据是否有相关的原发感染灶的存在将腰大肌脓肿分为原发性腰大肌脓肿（primary psoas abscess）和继发性腰大肌脓肿（secondary psoas abscess）两种类型，两者又分为结核感染和普通细菌感染。目前普遍认为，原发性腰大肌脓肿是由远处感染灶通过血液循环传播，引起腰大肌脓肿所致，其中呼吸道是主要来源。而继发性腰大肌脓肿是通过邻近周围组织的感染直接蔓延到腰大肌所引起，其主要来源于脊柱和胃肠道。目前，发达国家中胃肠道感染所引起的继发性腰大肌脓肿最多见，而结核病高发的发展中国家中结核病占主导地位，主要以脊柱结核为主。

三、诊断

原发性结核性腰大肌脓肿是一种少见疾病，因其临床表现缺乏特异性，常被临床医生所忽视，而引起漏诊或误诊。因此，临床医生应提高对原发性腰大肌脓肿的认识，对存在相关病史及高危因素的患者，如主诉有下述疼痛症状和临床体征时要高度怀疑是否为腰大肌脓肿，并进一步行相关的实验室检查和影像学检查，以便早期发现与治疗。患者症状主要是以腰背部、下腹部、腹股沟、髋关节疼痛，以及跛行、腰背部或腹股沟包块等为主，当脓肿对腰大肌肌纤维破坏严重时，有可能影响髋关节活动等。发热、疼痛和跛行是腰大肌脓肿最主要的临床表现。结核性腰大肌脓肿和非结核性腰大肌脓肿临床表现有所不同，发热是非结核性腰大肌脓肿最常见的临床表现，而结核性腰大肌脓肿发热少见，主要以腰背部的疼痛为主，亦可表现为间歇性低热。

实验室检查：PPD 试验、结核抗体、血红细胞沉降率、C- 反应蛋白等可为初步判定是否为结核性脓肿提供依据；脓液结核杆菌培养、组织病理学检查可最终确定腰大肌脓肿是否为结核杆菌感染，并排除非结核性脓肿的可能性。

影像学检查：超声检查方便实用；CT 检查也是诊断腰大肌脓肿最重要的检查方法；MRI 对腰大肌脓肿的诊断有很高的价值，尤其对于分辨原发性和继发性腰大肌脓肿有重要意义。诊断原发性腰大肌脓肿还须考虑其他部位是否存在原发病灶，故影像学检查还可以协助排除其他部位原发病灶的可能性，如完善的全脊柱的 CT 和 MRI 检查有助于排除脊柱原发病变；全身骨骼骨显像（ECT）检查可排除身体其他部位骨骼的原发病变；肠镜或结肠镜检查可以排除胃肠道感染原发病变。腰大肌脓肿可同时波及侧面的腰方肌，引起两者前方的肾周（肾、肾上腺、脂肪组织）及肾旁后两间隙形成脓肿，因此检查时还必须观察周围组织的情况。肾后间隙脓肿基本上属于继发性，检查时应注意其原发性病灶的检查。在不同的影像学检查技术中，以 MRI 作为诊断和鉴别诊断的首选（图 17-2）。

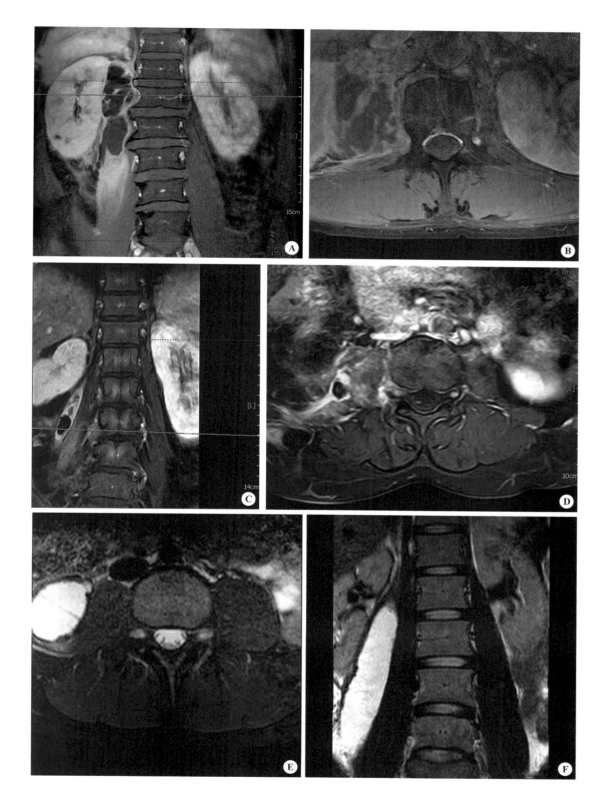

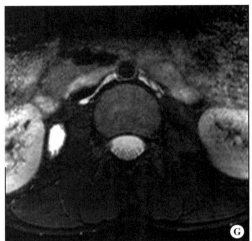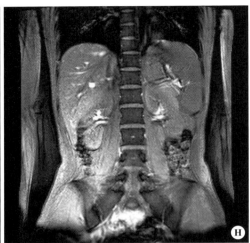

图 17-2　腰大肌脓肿 MRI 表现

A、B.腰大肌较大脓肿增强 MRI 影像；C、D.腰大肌较小脓肿增强 MRI 影像；E、F.腰大肌较大脓肿 MRI 影像；G、H.腰大肌较小脓肿 MRI 影像

四、鉴别诊断

本病须与以下疾病进行鉴别。

1.脊柱结核形成的腰大肌脓肿

胸腰段结核、腰椎结核和腰骶段结核均可引起腰大肌脓肿，均需要和单纯的腰大肌脓肿相鉴别。CT 可见椎体甚至附件骨质虫蚀样破坏，多数呈不规则状，有死骨形成时呈拧碎的饼干屑样改变。特征性的表现是椎体破坏和椎旁脓肿。MRI 增强扫描后可见脓肿周缘有环状强化。

2.肾周脓肿

肾周脓肿发生于腹膜后间隙的肾周间隙内，该间隙内主要有肾、肾上腺和脂肪组织。脓肿形成有原发性和继发性两种，以原发性多见，有单侧和双侧之分。肾周间隙炎症后脓肿常见的病因为肾皮质脓肿穿破包膜溃入肾周脂肪囊所致。多为局限性，可出现全身性中毒症状。此脓肿也可侵及腰方肌进而形成腰大肌脓肿。CT 可见于肾周脓肿影，形状不规则，密度不均匀，边缘模糊，脓肿内有时有气体，可见增厚的肾筋膜。脓肿周围的组织器官如肾、肾上腺引起的局限性脓肿，可出现该组织器官相应的不同时期的 CT 改变，多见于单侧，肾筋膜囊呈环形或新月形较低密度改变，患者腰大肌受压移位，或受压肿胀，多无脓腔，椎体不改变。

3.腰大肌发育异常

局部无隆起或肿胀，无临床症状，偶尔在体检或其他器官检查时发现，核医学检查多见双侧腰大肌形态不一致，但密度没有改变，境界清晰，须仔细观察两侧对比，或连续观察有无改变即可明确诊断。

同时，须排除合并有脊柱、肾脏、胃肠道、腹膜后淋巴结等组织结核性感染及普通细菌感染等。

第二节　治　疗

一、介入引导下穿刺引流

腰大肌脓肿的治疗一般采用抗结核药物配合脓肿引流治疗。抗结核药物治疗是腰大肌脓肿治疗的基础，早期应根据培养结果运用敏感的抗结核药物，但在很多病例中单纯抗结核药物治疗并不能控制腰大肌脓肿感染的进一步发展，因此，通常需要在应用抗结核药物的基础上进行脓肿引流。继发性腰大肌脓肿是由附近脏器的疾病蔓延所导致，因此尽早在运用敏感抗结核药物的基础上行脓肿切开引流，彻底清除原发病灶，可明显缩短继发性腰大肌脓肿患者的疗程，对减少并发症或病死率至关重要。介入治疗是介于手术和非手术治疗之间的新兴治疗方法，治疗简便、安全、有效、微创和并发症少。相对于传统外科手术，介入治疗的优点：①一般只需要局部麻醉而非全身麻醉，降低危险性；②损伤小、恢复快、效果好，对身体干扰较小，最大程度上保护了正常器官；③介入治疗能够尽量把药物局限在病变的部位，而减少对身体和其他器官的副作用。同时，采用介入手段检查和治疗可以早期获取结核病变标本，早期进行结核耐药检测，利于早期进行个体化化疗，及时终止脊柱结核病程，减少手术的必要。

在穿刺引流同时可行个体化的药物灌注治疗，以提高临床疗效。腰大肌脓肿病理特殊，有脓液、干酪样坏死组织等病变，口服用药难以保证病灶区内足够的药物浓度。研究证实，口服异烟肼、利福平、吡嗪酰胺 12 小时后，血药浓度中仅异烟肼能维持有效杀菌浓度，相当于异烟肼单药化疗，这也是异烟肼最早、最常发生耐药的原因。系列研究发现，骨关节结核联合化疗时，病灶中异烟肼浓度足够，而利福平、吡嗪酰胺浓度低于有效杀菌浓度。Jutte 等和吴启秋等对比研究脊柱结核寒性脓肿内异烟肼、氧氟沙星、利福平药物浓度时发现，异烟肼和氧氟沙星均可达到有效杀菌浓度，且药物代谢缓慢。而利福平不易渗入寒性脓肿中，其在寒性脓肿中的浓度仅为血药浓度的几十分之一，浓度仅达到其最低抑菌浓度。戈朝晖等用高效液相色谱法测定脊柱结核病灶中异烟肼、利福平、吡嗪酰胺的浓度时发现，在以骨质硬化为主的病灶中，硬化壁中 3 种药物浓度仅为各自最低抑菌浓度水平，硬化壁内的结核病变组织中未检出药物。在以非硬化组织（坏死组织、干酪样坏死组织等）为主的病灶中，异烟肼能达到有效杀菌浓度，而利福平、吡嗪酰胺的浓度仅相当于各自的最低抑菌浓度。Gumbo 等证实利福平杀菌效果具有浓度依赖性，通过建立药物代谢动力学——药效体外模型，研究利福平作用、杀灭对数生长期结核杆菌效果、抑制耐药的关系，发现利福平杀菌效果与浓度 / 最低抑菌浓度值——时间曲线下面积有关，抑制耐药与药物浓度峰值 / 最低抑菌浓度值有关，而非维持高于最低抑菌浓度的时间。利福平防止自身耐药的条件是峰浓度 / 最低抑菌浓度值 ≥ 175 天，表明增加利福平浓度可增强杀菌效果，但口服药物难以达到。因此，在一定安全范围内增加局部利福平的浓度有望增强疗效。结核耐药分低水平耐药和高水平耐药，提示提高病灶内抗结核药物浓度可能杀灭低水平耐药菌株。为保证脊柱结核局部病灶内足够的药物浓度，杀灭结核杆菌，在口服药物系统化疗的基础上，抗结核药物局部强化化疗具有优势。

随着微创理念的深入，治疗腰大肌脓肿，可通过超声引导下或 CT 引导下进行穿刺置管，通过置管引流、局部强化化疗配合全身化疗具有手术时间短，创伤小，操作简单，安全性高等特点，适合在基层医院推广应用。

（一）CT 引导的穿刺引流术

【适应证】 单纯腰大肌结核性脓肿无手术禁忌证者，均可行穿刺引流术。

【术前准备】 术前完成脊柱 CT、MRI、X 线检查，明确诊断，排除禁忌证。常规行胸部透视、心电图、血常规、尿常规和出凝血时间等检查，术前 30 分钟肌内注射地西泮（安定）10mg。影像设备：西门子 64 排螺旋 CT。

【麻醉、体位和操作步骤】 患者取俯卧位或侧卧位（以患者能较舒适耐受且不影响穿刺为宜），CT 扫描定位，选择适宜（脓肿较大层面且能避开大血管或神经，胸椎从横突上方进入椎间隙和椎旁脓肿；腰椎从 Kambin 三角进入椎间隙）穿刺点，局部皮肤严格消毒、铺巾。用 2% 利多卡因局部麻醉穿刺部位，穿刺点皮肤切开 0.5 ～ 1.0cm 切口，先用 18G 穿刺针在 CT 引导下穿刺，到达病变部位后经穿刺针逐级扩张达 5.0mm 工作套管，从扩张管中放出脓液、坏死组织和碎裂死骨，然后置入双腔同轴管，细管连接进水系统，粗管连接引流管。引流管数目根据病变的范围和脓液的多少而定（图 17-3）。

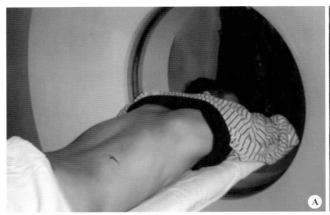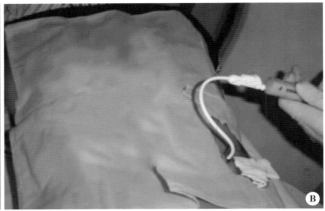

图 17-3 腰大肌脓肿 CT 引导穿刺引流
A.CT 下进行定位；B. 穿刺引流

【术后处理】 卧位休息 10 ～ 30 分钟后回病房，即测量血压、脉搏、呼吸、体温各 1 次，如各项指标均在正常范围内，术后 12 小时内每隔 2 小时或 4 小时测量 1 次，如有特殊情况，随时监测。

有报道显示，CT 引导的穿刺引流术穿刺成功率可高达 90% 左右，但还有报道显示其二次穿刺引流、切开手术或死亡等并发症发病率为 30% ～ 70%，经皮穿刺置管引流（PCD）失败原因可能与脓肿呈多囊性，复杂脓肿壁厚或有双重感染等因素有关。也有研究认为，CT 引导下腰大肌脓肿引流术，虽然清除了脓腔内的大部分脓肿，但不能将脓苔壁上残留的黄酪样坏死组织彻底清除，残留的坏死组织是腰大肌脓肿复发的一个重要原因。

（二）B 超引导的穿刺引流术

腰椎结核脓肿累及范围较为广泛，可分为以下 4 型。

（1）椎旁型：脓肿局限于病变椎体前方及两侧（图 17-4，图 17-5）。

（2）腰大肌型：腰椎两旁有少数肌肉附着，肌肉的腱纤维穿过骨膜，进入椎体内，对骨膜有一定的固定作用。因此，腰椎结核不易形成广泛的椎旁脓肿，脓汁穿破骨膜后，易汇集在腰大肌鞘内。脓肿均位于腰大肌鞘内（图 17-6 ～图 17-8），可破入腹腔，形成结核性腹膜炎。

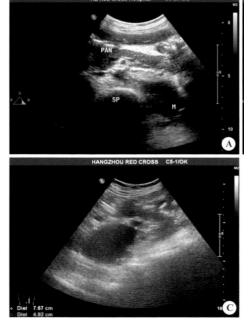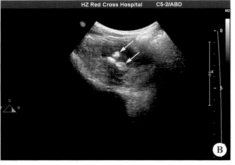

图 17-4 椎旁型脓肿
A. 椎体左前方、胰体后方见一无回声病灶，边界不清，内透声差（PAN，胰腺；SP，腰椎；M，椎旁脓肿）；B. 同一患者椎体前方病灶内见团状强回声（箭头示），手术证实为死骨；C. 椎体前方范围约 7.7cm×4.9cm 的混合回声，内见絮状等回声

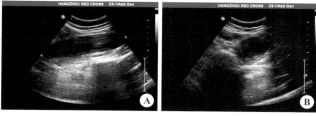

图 17-5 椎旁型脓肿：腰椎旁见梭形的厚壁混合回声，
边界清，透声差

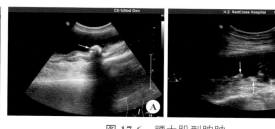

图 17-6 腰大肌型脓肿

A.腰大肌鞘内见一混合回声，内见团状强回声（箭头），病理提示为死骨；
B.腰大肌鞘内见一混合回声团块，内见点状高回声（箭头），病理提示
为干酪样坏死组织

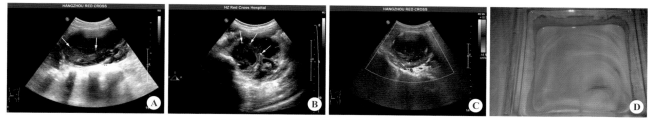

图 17-7 腰大肌型脓肿二维超声与穿刺标本

A、B.右侧腰大肌鞘内见一混合回声团块，范围约 12.7cm×6.1cm，内透声差，见点状强回声（箭头），条状高回声；C.壁上见彩色血流信号；D.超
声引导下穿刺抽液，抽出黄色脓液

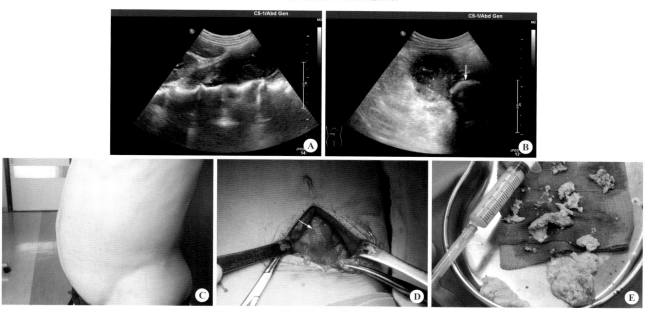

图 17-8 腰大肌型脓肿二维超声与大体标本

A.右侧腰大肌脓肿，上界位于右肾下极背侧；B.脓肿内见点状强回声及絮状等回声，病灶左后方为病变腰椎（箭头）；C.腰大肌脓肿患者腹部明显膨
隆；D.术中见一局部肿物（箭头示）；E.术中肿物内取出"豆腐渣样"坏死物（注射器内为脓液）

（3）髂窝型：腰大肌脓肿向下可延伸至髂窝。

（4）大腿型：腰大肌脓肿可沿阔筋膜向下延
伸至大腿根部或远端（图17-9）。

椎旁或流注脓肿超声常表现为长条形、类圆
形或不规则形的混合回声，壁多较厚，厚薄不均。
脓肿内如为单纯的脓液超声表现为内部无回声，
透声差，常见点状高回声，可随体位移动。亦可

出现条状、絮状、片状高回声，沉积在脓腔深部
或漂浮在脓腔内，出现分层现象。椎旁脓肿内有
时可见游离性点状或团块状强回声，后方伴有声
影。上述征象与脓腔内的脓液、结核性肉芽、干
酪及坏死的滑膜、死骨等病理代谢产物的出现有
关。当脓肿形成窦道时，超声可表现为脓肿沿数
个低回声带与体表皮肤相通，探头挤压脓肿可见

淡黄色液体从窦道口流出。

彩色多普勒超声（CDFI）：椎旁或流注脓肿血流不丰富，有时在增厚的脓肿壁上见彩色血流信号。

超声造影：脓肿腔内一般无造影剂灌注，呈无增强，脓肿壁可有增强，常呈环形（图17-9B）。

腰椎结核伴椎旁及流注脓肿患者有时可出现腹主动脉或髂动脉受侵，动脉受侵时需要植入人工血管。超声可观察人工血管位置、形态、走行、管腔与吻合口血流情况，血管周围有无异常。植入人工血管后如结核病灶复发，人工血管旁可见混合回声包绕（图17-10）。

B超引导的穿刺引流方式、方法如下。

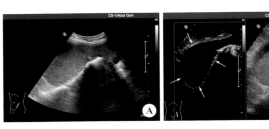

图 17-9　大腿型脓肿

A.左侧腹股沟区可见一囊性团块，边界清晰，形态规则，透声差，内见絮状物呈分层现象；B.超声造影见囊性团块内无造影剂灌注，呈无增强，仅脓肿壁有增强呈环形（箭头）

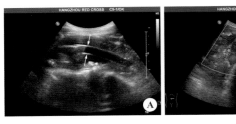

图 17-10　人工血管伴周围结核性脓肿

A.平行强回声带（箭头）为人工血管，周边可见混合性回声区包裹；B.人工血管内见彩色血流信号（箭头），脓肿内未见彩色血流信号

【适应证】　同CT引导的穿刺引流术。

【术前准备】　同CT引导的穿刺引流术。

【麻醉、体位和操作步骤】　患者健侧卧位，彩超引导下择点定位，必要时可静脉注射造影剂以提高脓肿分辨率。常规消毒、铺巾，盐酸利多卡因局部麻醉。采用PHILIP-iU22彩色多普勒超声诊断仪，C5-1探头，频率为3.5～5MHz；L12-5探头，频率为5～12MHz。多功能引流管在超声实时引导下经皮置入脓肿，实时调整针尖的位置，避免针尖贴壁而引起抽液不顺利，取出针芯，引流管头部卷曲呈"猪尾巴"状。拔出导丝及支撑管，接无菌注射器，尽量将脓腔内脓性液体抽出，当确定引流通畅后，固定引流管并连接引流袋（图17-11）。将脓液固定待送检行细菌培养及药敏检查。

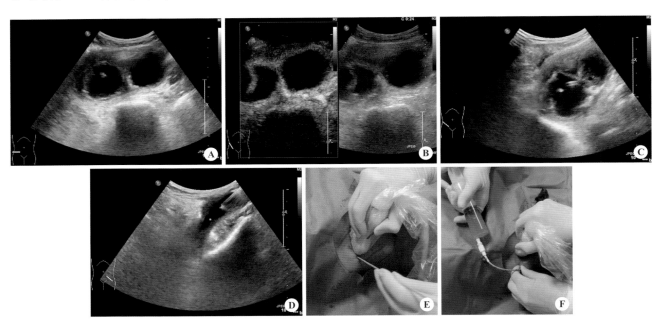

图 17-11　髂窝型脓肿超声引导下置管抽液

A.右侧髂窝可见范围约8.6cm×3.9cm混合回声，以囊性为主，可见分隔样高回声，边界欠清；B.病灶周边及分隔增强，囊腔内无造影剂灌注，呈无增强；C.囊腔内卷曲的引流管；D.该患者左侧髂窝可见范围约5.5cm×2.3cm囊性回声，超声引导下抽液；E.右髂窝脓肿超声引导下置管术；F.右髂窝脓肿囊腔内抽出淡黄色浑浊液体

【术后处理】 术后加强营养，注意保持穿刺部位皮肤清洁、干燥，防止感染。术后应用广谱抗生素治疗，并依据细菌培养结果，及时更换敏感抗生素，并观察术后引流液量及颜色。应用抗生素两周后，再进行引流液细菌培养及药敏检查，根据细菌学检查结果，决定是否拔出引流管。

二、原发性结核性腰大肌脓肿的手术治疗

切开引流手术治疗原发性腰大肌脓肿成功率高，复发率低，是治疗原发性腰大肌脓肿的最可靠方法。切开引流手术又分为腔镜下脓肿切开引流术和腹膜外脓肿切开引流术。

（一）经后腹膜腹腔镜下腰大肌脓肿病灶清除术

经腹膜后路在腹腔镜下清除脓肿有优势：直视下引流脓肿更彻底，彻底清除脓腔壁上的脓苔（干酪样坏死组织）。张智发等研究表明，采用经后腹膜腹腔镜清除结核性腰大肌脓肿，可以彻底清除腰大肌脓肿及脓肿苔壁，配合局部及全身的抗结核化疗，可以迅速遏制脊柱结核病情发展及腰大肌脓肿复发。对于不合并严重脊柱畸形和神经症状的脊柱结核腰大肌脓肿患者，可以选择后腹膜入路运用腹腔镜清除结核性腰大肌脓肿。

【适应证】 依据腰大肌脓肿的大小决定是否行手术治疗：直径＜3cm 的脓肿采取内科非手术治疗，直径＞3cm 的脓肿行手术排脓引流。

【术前准备】 术前完善各项检查，通过影像学检查和实验室检查诊断为原发性腰大肌脓肿，对并发症进行治疗；如果为原发性结核性腰大肌脓肿，及时使用利福平（450mg/d）、异烟肼（300mg/d）、吡嗪酰胺（750mg/d）和乙胺丁醇（750mg/d）四联疗法进行术前常规诊断性抗结核药物治疗 2～3 周。如果为普通细菌引起的原发性腰大肌脓肿，则根据药敏试验结果使用敏感抗生素治疗 2～3 周。2 周后复查血沉（ESR）和 C 反应蛋白（CRP），待两者检测结果较抗感染药物治疗前有所好转后，行手术治疗。也有因脓肿巨大行抗结核药物治疗，血液炎症指标反而上升，只要明确诊断及结核不耐药，也可手术。

【麻醉】 宜采用气管插管下全身麻醉。

【体位】 手术器械的准备同腹腔镜手术，如超声刀、双极电凝、氩刀、可吸收夹、Hemoloak 等。患者取侧卧位，抬高腰桥，采用后腹腔镜肾上腺手术方法，腹膜后空间和布置 Trocar（图 17-12）。

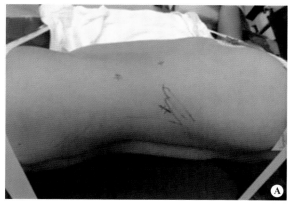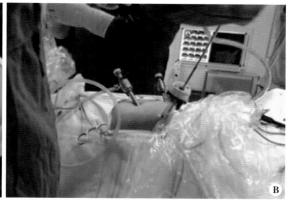

图 17-12 结核性腰大肌脓肿患者左侧腰大肌脓肿取右侧卧位
A. 腹膜后入路置入 Trocar；B. 建立工作通道

【操作步骤】 腰大肌毗邻腹膜后结构，建立气腹位于腹膜后空间。基于病变部位 MRI 对腰大肌脓肿的形态及所处位置进行定位后，在腹腔镜下通过钝性和超声刀分离腰大肌表层筋膜及腰大肌肌纤维，找到脓肿腔，迅速洗净流出的脓肿液，将吸引器探入脓腔内部尽可能地吸除脓肿，其过程中尽可能地避免脓肿液流出脓腔外，造成脓肿的播散和扩散。逐步打开脓腔，

进入脓腔内，可观察到腔壁表层干酪样坏死组织，用吸引器彻底清除脓苔壁厚层坏死组织，直至露出新鲜的肉芽组织，期间进行反复冲洗。清除到脓腔的边界，以及探查所有可能存在的小脓腔，确认无误后，先进行 0.9% 氯化钠注射液冲洗，再进行局部抗结核药物灌洗。术毕放置双腔引流管，缝合伤口。

【术后处理】 术后常规化疗治疗，如为结核性脓肿，术后局部灌注冲洗化疗，灌注液为异烟肼 0.5g 加入 0.9% 氯化钠注射液 500ml 中，24 小时维持灌注，持续 3～5 天。局部灌注冲洗结束的标准：当灌注冲洗引流管内没有坏死物时，拔除双腔灌注管，停止局部灌注冲洗治疗。

（二）经后腹膜腰大肌脓肿病灶清除引流术

【适应证】 同经后腹膜腹腔镜腰大肌脓肿病灶清除术。

【术前准备】 同经后腹膜腹腔镜腰大肌脓肿病灶清除术。

【麻醉】 宜采用气管插管下全身麻醉。

【体位】 同经后腹膜腹腔镜腰大肌脓肿病灶清除术。

【操作步骤】 腰部采用腋中线腹部小切口，切开皮下及肌层，将腹膜推向腹腔、显露腰大肌后，用纱布保护腰大肌前方组织，钝性分离腰大肌、显露脓肿壁，采用注射器试穿抽出脓液后切开脓肿壁清除脓肿，并用刮匙刮出脓肿壁坏死组织进行病理检查，留取脓液进行细菌培养及结核杆菌培养，脓腔用生理盐水、聚维酮碘溶液冲洗后，残腔留置负压吸引管。

【术后处理】 术后给予抗生素预防感染及抗结核药物治疗（与术前抗结核或抗感染治疗方案一致）。放置负压引流管 1～2 条；每周 B 超复查腰大肌周围积液情况至积液逐步变少。

三、继发性腰大肌脓肿的手术治疗

继发性腰大肌脓肿通常由邻近蔓延及远道组织感染转移（传播）而来，其手术治疗在处理腰大肌脓肿同时须对其临近及远道组织感染病灶

进行相关处理，具体处理方式可参照前述相关章节。

（胡德新　杨高怡　胡惠娟　胡金平）

参 考 文 献

吴启秋，段连山，林羽，等，1998. 脊椎结核患者寒性脓肿及血液中三种抗结核药物浓度的比较. 中华结核和呼吸杂志，21（10）：617-619.

张西峰，王岩，刘郑生，等，2005. 经皮穿刺病灶清除灌注冲洗局部化疗治疗脊柱结核脓肿. 中国脊柱脊髓杂志，15（9）：528-530.

张泽华，李建华，黄学全，等，2014. CT 引导下置管引流局部强化化疗治疗结核性腰大肌脓肿和椎旁脓肿. 脊柱外科杂志，12（6）：326-330.

Ana PV, Joana G, Joana E, et al, 2009. Primary tuberculous psoas abscess: a rare cause of lowera case report. Cases J, 2: 182.

Berge VM, Marie S, Kuipers T, et al, 2005. Psoas abscess: report of a series and review of the literature. Neth J Med, 63（10）: 413-416.

Büyükbebeci O, Seckiner I, Karsh B, et al, 2012. Retroperitoneoscopic drainage of complicated psoas abscesses in patients with tuberculous lumbar spondylitis. Eur Spine J, 21（3）: 470-473.

Carlosfp, Henry MB, 2001. Psoas muscle abscess caused by Mycobacteriumtuberculosis and Staphylococcusaureus: case reportand review. Am J Med Sci, （6）: 415-418.

Carolyn D, Paul G, 2011. Increasing incidence of iliopsoas abscesses with MRSA as a predominant pathogen. Infection, （63）: 1-7.

Chaoui F, 1987. Bilateral tuberculous abscess of the psoas without spinal involvement associated with colonic tuberculosis. Presse Med, 16: 1100-1101.

Contardo DM, Melero MJ, Mazzei ME, et al, 2010. ETuberculous psoas abscess in apatient with ASS. Medicina（B Aires）, 68: 306.

Desandre AR, Cottone FJ, 1995. Iliopsoas abscess: etiology, diagnosis, and treatment. Am Surg, 61: 108-1091.

Garner JP, Meiring PD, Ravi K, et al, 2007. Psoas abscess a not as rare as we think? Colorectal Dis, 9（3）: 269-274.

Gorse GJ, Pais MJ, Kusske JA, et al, 1983. Tuberculous spondylitis. Medicine, 62: 178-183.

Harrigan R, Kauffman F, Love M, 1995. Tuberculous psoas abscess. Emerg Med, 13: 493-498.

Johnson AD, McIntosh WJ, 1978. Tuberculous fistula between the 5th lumbar vertebra and the colon presenting as a left thigh abscess. Br J Surg, 65: 186-187.

Lee YT, Lee CM, Su SC, et al, 1999. Psoas abscess: a 10 year review. J Microbiol Immunol Infect, 32: 40-46.

Lupatkin H, Brau N, Flomenberg P, 1992. Tuberculous abscesses in patients with AIDS. Clin Infect Dis, 14: 1040-1044.

Mallick I, Thoufeeq M, Rajendran T, 2004. Iliopsoas abscesses. Postgrad Med, 80: 459-462.

Mateos A, Monte R, Rodriguez A, et al, 1998. Primary psoas abscess caused by Mycobacterium tuberculosis. Scand J Infect Dis, 30: 319.

Mynter H, 1881. Acutepsoitis. Buffalo Med Surg, 21: 202-210.

Navarro LV, Ramos JM, Meseguer V, et al, 2009. Microbiology and outcome of iliopsoasabscess in 124 patients. Medicine（Baltimore），88（2）: 120-130.

Naylor K, Li G, Vallejo AN, et al, 2005. The influence of age on T cell generatioin and TCR diversity. Immunol, 4: 7446-7452.

Penado S, Espina B, Campo J, 2001. Abscess of the psoas muscle. Description of a Series of 23 cases. Descripciondeunaserie de. Enferm Infecc Microbiol Clin, 19: 257-260.

Perros P, Sim DW, McIntyre D, 1988. Psoas abscess due to retroperitoneal tuberculous lymphadenopathy. Tubercle, 69: 299-330.

Raviglione M, Marais B, Floyd K, et al, 2012. Scaling up interventions to achieve global tuberculosis control: progress and newdevelopments. Lancet, 379 (9829) : 1902-1913.

Thomas A, Albert AS, Bhat S, et al, 1996. Primary psoas abscess-diagnostic and therapeutic considerations. Br Urol, 8: 358-360.

Walsh T, Reilly JR, Hanley E, et al, 1992. Changing etiology of iliopsoas abscess. Am J Surg, 163: 413-416.

第十八章
附件结核

第一节 解剖概要

脊柱附件是脊柱的重要组成部分，包括椎弓根、椎板、棘突、横突及上下关节突。椎弓的结构复杂，以两个粗壮的椎弓根和椎体后缘相连，向后连接一对弓形的扁平椎板，椎板向后交汇与棘突相连，椎弓根、椎板和椎体后缘共同围成一个骨性的管道，称为椎孔，各椎孔连接形成椎管。横突位于上、下关节突及邻近椎弓根和椎板的连接处，横突从椎弓侧面发出，向侧方突起。上、下关节突构成椎弓之间的关节突关节，在关节突的侧方可见多个形态不同的骨性突起，椎旁肌可附着在这些突起上。椎弓根的上、下径约是相应椎体的一半，椎弓根和关节突的外侧面形成上、下切迹，椎下切迹较深，上切迹较浅，上、下切迹构成椎间孔，相应节段的神经根和血管在椎间孔中通过。

每一节脊椎骨从节段动脉或类似的动脉得到数条营养血管，形成了前正中、后正中、椎板前、椎板后等分支。其中第一条和最后一条分支发自脊柱外的血管，而后正中和椎板前分支发自进入椎间孔的脊支，并供应神经、硬脊膜及硬脊膜外组织。脊柱中轴线附近的动脉（即后正中和椎板前分支）提供椎体和椎弓的绝大部分血供，也可能存在相互交叉的分布，尤其是在颈椎。这种血管分布的整体模式在 T_2 和 L_5 之间的区域最为典型，每个节段都有两条动脉直接从主动脉发出。典型的节段动脉从主动脉后面发出后沿着椎体中部向后外侧走行，在邻近横突的地方分成一条侧支（肋间动脉或腰动脉）和一条背支。其背支经过椎间孔和关节突的侧方，继续向后，经横突之间到达椎旁肌。

在脊柱结核中以椎体结核多见，附件结核占所有脊柱结核的 2%～10%，且多以下腰椎和胸椎发病率最高，一般局限于椎弓、棘突、横突和椎板，也有同节段肋骨头端结核骨质破坏。由于脊柱附件为非负重区域，松质骨少，血供丰富，其病灶较椎体结核浅，伴有显著的脓肿，常可见包块形成，若寒性脓肿较多未破溃可触及波动感，若破溃则形成窦道。附件结核可以是原发（图 18-1），也可继发于椎体结核（图 18-2）。

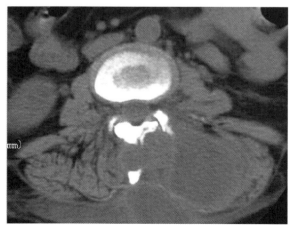

图 18-1 腰椎 CT 显示棘突骨质破坏，右侧巨大脓肿

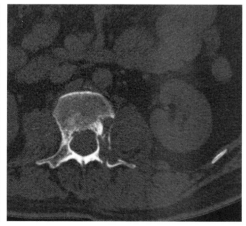

图 18-2 胸椎 CT 显示椎体、椎弓根、横突和椎板骨质破坏

第二节 诊断与鉴别诊断

一、诊断

其临床表现各异，取决于很多因素，典型表现是脊柱后侧痛，伴随慢性病表现，如体重下降、萎靡不振、夜间盗汗等。附件结核可分为原发性和继发性两类，前者病变只累及脊柱附件，脊柱椎体结构无病变；后者椎体结构有先发病变，再以直接浸润的形式侵及椎弓根、椎板、横突和棘突，受累率依次递减，椎弓根病变并多与椎体相连。

【症状】 其表现均为脊柱后侧痛及慢性病，伴或不伴神经功能损害。可出现脊柱后方局部肿胀畸形，原发性附件结核肿胀畸形出现得较早，易出现脓肿破溃伴窦道形成；继发性附件结核肿胀畸形出现得较晚。患者症状平卧床休息能得到缓解，起床、翻身活动时疼痛可加重。

【体征】 脊柱后方局部有压痛、叩击痛，肌肉痉挛，活动受限，伴或不伴神经功能损害，脊柱后方局部肿胀畸形。原发性附件结核一般无后凸畸形发生，继发性附件结核多伴有脊柱的后凸畸形。

【实验室检查】 同其他脊柱结核一样，ESR、CRP会增高；因其附件结核的位置相对表浅，容易穿刺行细菌学、分子生物学及病理学检查。

【影像学检查】 附件结核患者X线检查并不容易发现，容易漏诊。多数患者发现附件结核时已破坏比较严重，CT上显示骨质破坏、死骨或增生改变，周围有脓肿形成（图18-3A、图18-4A）。MRI显示T_1加权像呈低信号，T_2加权像呈高信号，周围软组织水肿，有脓肿形成（图18-3B～图18-3D、图18-4B～图18-4D）

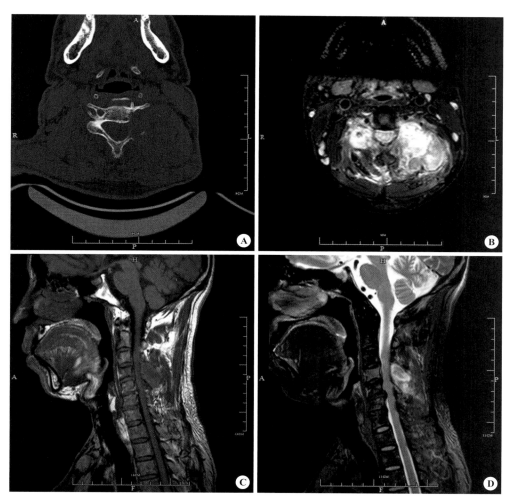

图 18-3 颈椎附件结核 CT 和 MRI 表现

A. CT 示 C_4 左侧椎弓根骨质破坏；B. MRI 示横状位上双侧棘突旁脓肿；C、D. MRI 矢状位示椎板后方可见病灶及脓肿（T_1 加权像呈低信号、T_2 加权像呈高信号）

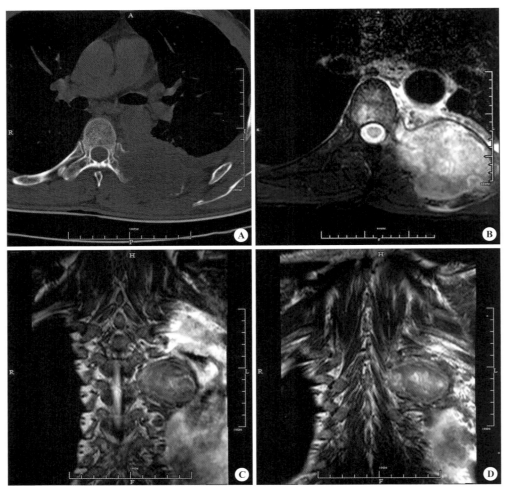

图 18-4　胸椎附件结核 CT 和 MRI 表现（1）

A. CT 示 T₆ 左横突、肋骨骨质破坏；B. MRI 示横状位上 T₂ 加权像左侧巨大脓肿；C、D. MRI 冠状位示 T₆ 椎体棘突旁可见 T₂ 加权像呈高信号病灶及脓肿

附件结核老年人较少见，年轻人较为常见，表现为骨质破坏和棘突旁较大脓肿。单纯椎板、棘突、横突的骨质破坏通常不影响脊柱的稳定性，一般行局部病灶清除即可；累及椎管时，应小心将病灶清除干净，刮除病灶过程中不可损伤脊髓和神经；累及关节突和椎弓根时，应仔细阅读影像学表现，有脊柱不稳倾向者可行一些简单固定以增加稳定性（图 18-5）；如果有椎弓根破坏、关节突破坏引起脊柱后柱不稳，须在病灶清除的基础上行椎间融合后路椎弓根钉棒系统固定。

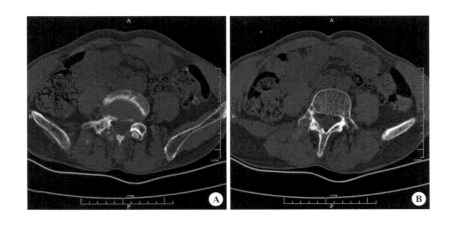

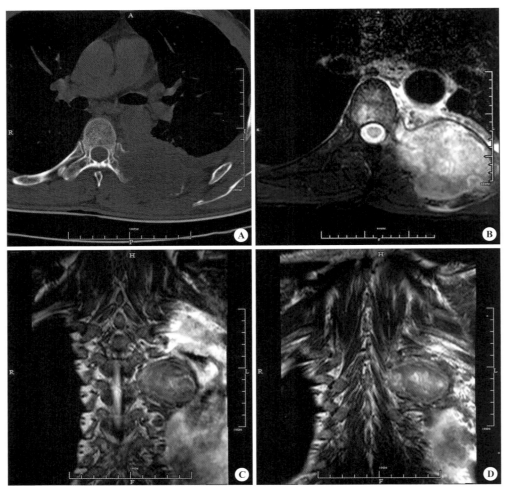

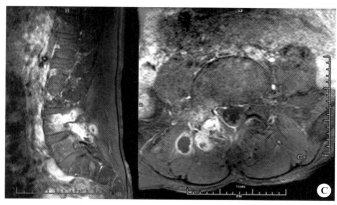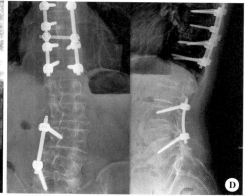

图 18-5 胸椎附件结核 CT 和 MRI 表现（2）

A. CT 示 L$_5$ 右侧椎板破坏；B. CT 示 L$_4$ 右侧椎弓根破坏；C. 增强 MRI 示右侧椎板后外侧脓肿；D. 手术病灶清除，病变侧椎弓根钉棒固定术后 X 线片

二、鉴别诊断

当脊柱结核影像学表现不典型时则应与转移瘤、脊柱原发性肿瘤、化脓性脊柱炎和甲状旁腺功能亢进病变相鉴别。

（一）转移瘤

脊柱转移性肿瘤是脊柱最常见的肿瘤，脊柱的附件也是肿瘤最常见的骨转移部位。本病多见于老年人，多数患者有消瘦、贫血，晚期呈恶病质。

【症状】 其主要表现为背痛，且无特异性，但肿瘤引起的背痛表现为进行性加重而不缓解，与活动关系不大，起病多为局部间歇性疼痛，逐渐变为持续性剧痛，夜间尤甚。疼痛特征：不间断、进行性，不能通过休息和平卧得到缓解。大多能发现原发病灶。附件结核疼痛特点：脊柱后侧痛及慢性病，通过休息和卧床能缓解，活动时疼痛加重。

【体征】 脊柱特定节段可有按压痛和叩击痛，可能伴有神经功能损伤表现。脊柱畸形可伴随疼痛出现，早期常是由椎旁肌肉的痉挛所致，后期常是瘤体生长、脊柱破坏所致。无特异性差别。

【实验室检查】 出现贫血、红细胞沉降率加快、血清蛋白倒置。当广泛骨质破坏时，血碱性磷酸酶升高；前列腺癌骨转移时，血酸性磷酸酶升高。

【影像学检查】 X 线摄片有无骨质破坏和病理性骨折，有无骨膜反应。良性骨肿瘤通常边界清晰，可能出现钙化或硬化的骨质。转移瘤 CT 和 MRI 检查一般表现为侵袭性、穿凿样，可见骨质破坏、骨皮质侵犯及软组织肿块。转移瘤常累及

附件，溶骨性破坏明显，一般无脓肿形成，病灶内一般无死骨及硬化骨。放射性核素扫描 ^{90}Sr、^{99m}Tc 有助于诊断。

【组织病理学】 穿刺活检的组织病理学诊断可帮助明确诊断。

（二）脊柱原发性肿瘤

脊柱原发性肿瘤主要有血管瘤、骨样骨瘤、巨细胞瘤、淋巴瘤和恶性脊索瘤等。该病变多侵犯单个椎体及附件，无跳跃征。有些病变有特征性改变。

（1）血管瘤：较常见，但极少出现症状，一般没有临床意义。CT 扫描断面呈"小点状"，注射造影剂后有不同程度增强。

（2）骨样骨瘤和骨母细胞瘤：两者均为成骨性病变，好发于附件，是良性骨肿瘤，区别仅在病灶大小。疼痛持续、夜间痛、休息无法缓解，常表现出脊柱侧凸畸形。对放射性锝骨扫描比较敏感，椎体受累少见，但可由椎弓根蔓延至椎体。骨样骨瘤的瘤灶内显示致密的核，周围不伴有脓肿。

（3）巨细胞瘤：其表现为生长缓慢、局部侵袭的特点，通常不转移。影像学显示分散分布的"皂泡状"改变，溶解性病灶周围有硬化边。

（4）脊索瘤：是相对少见的恶性肿瘤。其起源于脊柱骶尾部和枕下部残留的原始脊索组织，故好发部位在脊柱两端外，发病缓慢，初期症状轻，出现严重症状时常伴大量椎旁及椎管内病变。

（5）淋巴瘤：是一种可累及骨骼的全身性疾病。其易侵入椎旁形成较大范围的软组织肿块，边界较清晰，还可经破坏的椎体后缘、椎弓根或

经椎间孔侵入椎管内，围绕硬膜外环形生长，并向上、下方向发展呈袖套状浸润，可达两个椎体节段以上。其在椎管内范围可明显大于椎体累及范围，较具特征性，可能与淋巴瘤易在软组织内呈弥漫性浸润生长有关。

（6）骨髓瘤：是浆细胞的恶性肿瘤。其临床症状包括贫血、肾衰竭、高钙血症等。本病以中老年人多见，脊椎侵犯率依次为腰椎、胸椎、颈椎和骶椎，椎体常见于附件，骨质病变有溶骨性破坏、严重的骨质疏松或病理性骨折。

（三）化脓性脊柱炎

其临床表现取决于病原体的毒力和宿主的抵抗力，病程可分为急性、亚急性和慢性。多数患者发病急，临床症状较重者可伴有高热、寒战，疼痛剧烈，脊柱活动受限明显。病变椎旁软组织肿胀和脓肿形成，按压痛、叩击痛明显，皮下可见触及脓肿的波动感，疼痛剧烈的可出现肌肉痉挛。实验室检查血常规中白细胞计数升高，ESR、CRP升高。CT表现急性期主要为椎旁软组织肿胀和脓肿形成，通常范围不如脊柱结核广泛，骨质破坏区周围可见骨质增生硬化，骨破坏区少见死骨形成。MRI也可见病灶周围脓肿。穿刺活检细菌培养、二代基因测序等病原学检查有助于确诊。

（四）甲状旁腺功能亢进

甲状旁腺激素（PTH）分泌过多，可导致骨痛、骨质疏松骨折、纤维性骨炎、高钙血症等。影像学CT示椎体旁轻度膨胀的软组织密度病变，部分病灶突破骨皮质，骨纹理稀疏及椎体终板，终板皮质波浪状增厚，部分可同时侵犯附件，穿破骨皮质形成软组织肿块，常见于椎旁、椎管硬膜外，较少跨越椎间盘水平至邻近椎旁。

第三节 治　疗

一、非手术治疗

早期发现的，抗结核有效，症状轻，骨质破坏较少，无脊柱畸形发生，不影响脊柱稳定性，脓肿形成无神经、组织受压并引起症状，无窦道形成等可行非手术治疗。

（1）规范的抗结核治疗。推荐化疗方案：INH+RFP+EMB+PZA四联口服2个月后停用PZA，其余三联继续使用4个月后停用EMB，INH+RFP继续服用12～18个月。

（2）置管引流。对于已经形成脓肿且暂无破溃危险的附件结核，在全身抗结核的基础上，可试行脓肿穿刺抽脓，并可向腔内给药（异烟肼100～200mg或利福平300mg，每周1～2次）。穿刺点位于脓肿的外上方，穿刺针穿透真皮层后在皮下组织内潜行适当改变方向后再刺入脓腔，抽取脓液，这样针道避免成为一直线，否则脓液易外漏，形成窦道。

二、手术治疗

（1）继发性椎体结核附件结核手术适应证：①非手术治疗3～4周神经功能障碍无明显改善或进行性加重；②神经功能障碍进展迅速；③脊柱后凸畸形较重，Cobb角超过50°；④脊柱稳定性破坏，存在椎间关节不稳或脱位；⑤MRI显示脊髓致压物为低信号组织压迫，或脊髓呈360°环形压迫。

（2）手术方式一般根据病灶的部位采用前路、后路和后前路手术。通常可采用后路钉棒固定、后外侧清除病灶手术，病变可以从椎体的一侧或两侧侵及椎弓根，甚至上、下关节突及椎板均被破坏，在脊椎后方形成大量肉芽组织及脓肿。这些脊椎附件的病灶必须经后路手术来进行彻底清除。内固定的固定融合节段需要保证脊柱的稳定性，在前方植骨融合的基础上尽可能行侧后方的植骨融合。

（3）对彻底病灶清除后形成的残腔，较小的残腔只须行深部紧密缝合，放置负压引流管并保证引流通畅。若残腔较大，可考虑邻近带蒂肌瓣填充。切取肌瓣时蒂部宽度要保证，以利于肌瓣血供。残腔放置链霉素0.5～1.0g或异烟肼0.3g，以利于杀灭残留的结核杆菌。

（4）术后处理：切口加压包扎2～3周。加压要适中，若过松易留残腔，若过紧致皮肤坏死。术中留取的脓液送结核960液体快速培养及药敏试验、结核杆菌快速药敏试验（PZA）、结核杆菌RNA测定、结核及非结核杆菌DNA测定、一般细菌＋真菌培养及药敏试验等检查。肉芽组织送病理检查。

（石仕元　陈根君）

参 考 文 献

方先之，陶辅，郭巨灵，等，1957. 骨关节结核病灶清除疗法. 北京：人民卫生出版社：1-68.

黄文起，2005. 附件骨 MRI 鉴别诊断脊椎骨髓瘤和转移瘤. 中国骨伤，18(7)：405-406.

林羽，吴启秋，徐双铮，1998. 孤立性脊柱椎弓结核的临床特点及诊断治疗. 中华结核和呼吸杂志，21(10)：620-622.

林羽，1997. 骨关节结核专题讲座. 中国临床医生，8: 4-5.

刘向东，吕智，2011. 脊柱结核有限性病灶清除术的临床研究. 中国临床研究，24(1)：21-23.

罗思曼 - 西蒙尼，2017. 脊柱外科学. 第 6 版. 党耕町，刘忠军，张凤山，等译. 北京：北京大学医学出版社：33.

马远征，王自立，全大地，等，2013. 脊柱结核. 北京：人民卫生出版社：16-325.

马远征，2010. 脊柱结核的治疗原则及相关问题. 中国骨伤，23(7)：483-485.

瞿东滨，金大地，2008. 正确认识脊柱结核病灶清除术（述评）. 中国脊柱脊髓杂志，18(8)：565-567.

王自立，2006. 脊柱结核的病灶清除与融合固定问题. 中国脊柱脊髓杂志，16(12)：888-889.

王自立，2006. 脊柱结核手术治疗的相关问题探讨. 中国脊柱脊髓杂志，16(12)：888-892.

杨伟宇，王自立，乔永东，2006. 脊柱结核病灶部分切除术的切除范围. 第四军医大学学报，27: 695-697.

翼东滨，金大地，陈建庭，等，2005. 脊柱结核外科治疗的术式选择. 中华骨科杂志，25(2)：74-78.

张光铂，吴启秋，2007. 脊柱结核病学. 北京：人民军医出版社：201-214.

周天健，杨维明，任鸿文，等，1965. 后部脊椎结核. 中华外科杂志，13: 822-823.

第十九章
脊柱结核合并脊髓神经损伤

第一节 脊髓的形态与解剖

　　脊髓在胚胎时期由外胚管形成脑与脊髓，在胚胎3个月时脊髓占据整个椎管。胚胎4个月时脊髓呈圆柱管状，脊髓变粗，腹侧背侧灰质的神经细胞增多，分别形成颈膨大和腰膨大。婴儿出生时脊髓的分节及神经根都已完全形成，但脊髓神经的髓鞘未完全形成。脊柱和脊髓两者的生长速度不同，脊柱长度随年龄的增长生长较快，而脊髓生长则慢，其长度与脊柱长度比向近侧缩短，出生时脊髓末节对L_3。从婴儿至3岁时，脊髓随年龄增长而生长，至3岁后则生长变慢，其与脊柱长度的比例已与成人相近，至成年人脊髓末端即圆锥部位于L_1平面。脊髓位于椎管内，近似圆柱形，与脊柱的曲度一致，是中枢神经系统的一部分。

一、脊髓的形态结构

　　脊髓占据椎管的上2/3，分为颈段、胸段、腰段及马尾。脊髓长度，成年人全长40～45cm，男性平均长45cm，女性平均长43cm，其重量平均30g。脊髓的近端起于寰椎上缘，与延髓相连，远端延伸成圆锥至T_{12}～L_2。圆锥向下延伸为终丝，止于第1尾椎。

　　（1）脊髓由3层膜保护，自外向内依次为硬脊膜、蛛网膜和软脊膜，形成宽大的管状盲鞘，向尾侧延伸至第2骶椎下缘。硬脊膜与椎管壁之间为硬膜外腔，其内含有大量疏松结缔组织及静脉丛。硬脊膜与蛛网膜之间为硬膜下隙，其内含有少量液体。蛛网膜是一层薄而透明的膜，与软脊膜共同构成蛛网膜下间隙，其内充满脑脊液。

软脊膜紧贴脊髓，并向脊髓内延伸形成间隔。软脊膜尚形成一系列齿状韧带向内附着于脊髓两侧，向外呈齿状附着于硬膜内侧，对脊髓具有固定作用。

　　（2）脊髓共发出31对脊神经，每根神经根由前根和后根组成。后根与前根不同，具有卵圆形神经节，其内有大量神经细胞。每根神经根含多束神经纤维。颈髓、胸髓、腰髓、骶髓、尾髓分别发出8对、12对、5对、5对、1对脊神经。每对脊神经纤维自脊髓发出的范围与每一节段脊髓长度相一致。每对脊神经自脊髓发出的范围在不同节段是不一样的。大体上讲，上胸椎的脊髓节段与脊椎节段相差2个，下胸椎相差3个。因此，脊髓不同节段的长度不一样。每一节段颈髓平均约13mm，中胸髓每一节段约26mm，腰骶髓每一节段长度迅速缩短，第1腰髓节段长约15mm，至骶髓每一节段缩短约为4mm。

　　（3）脊髓在椎管内的位置随脊柱的运动而有轻度移动，如脊柱屈曲时，其尾侧可向头侧轻度牵拉。在人的成长不同阶段，脊髓在椎管内的位置也有改变。在胚胎3个月之前，脊髓与脊柱等长，所有脊神经呈直角自脊髓发出，进入相应的椎间孔。自第4个月起，脊柱生长快于脊髓。至胚胎第5个月，脊髓末端位于骶1节段。出生时，脊髓末端约位于第3腰椎。成年人达L_1下缘或L_2上缘。因此，腰骶尾椎的神经根出口相应的椎间孔之前，有一段在椎管内走行，围绕终丝，形成马尾。

　　（4）脊髓终丝自圆锥顶部发出向下延伸，长约20cm。它由内终丝和外终丝两部分组成。内终丝延伸至第2骶椎下缘，长约15cm。内终丝被马尾神经所包绕，位于硬膜囊内，呈蓝白色，比较容易辨认。外终丝与硬脊膜黏附在一起，自硬膜囊顶端向下延伸，末端附着于第1尾椎管背侧。终丝由纤维组织组成，附于其表面有几束神经纤维，可能为第2、3尾神经的遗迹。脊髓中央管向终丝内延伸5～6cm。

（5）有两处脊髓膨大发出支配上肢的神经纤维的脊髓节段称为颈膨大，其范围约自$C_3 \sim C_7$。颈膨大的最大周径约38mm，相当于C_6节段。发出支配下肢的神经纤维的脊髓节段称为腰膨大。它起于T_9水平，最大周径约33mm，相对于T_{12}水平，自此逐渐延续为圆锥。

（6）脊髓表面借前正中裂和后正中沟不完全地分为对称的两部分，前正中裂较深，平均深度约3mm，包含对折的软脊膜，其基底部由白质前连合构成，内有进出脊髓的血管；后正中沟较浅。后正中沟后外侧为后外侧沟，脊神经后根经后外侧沟进入脊髓。后正中沟与后外侧沟之间为后索。在颈髓及上胸髓，后索表面有纵行浅沟称为后中间沟，它将后索分为内侧的薄束和外侧的楔束。后外侧沟的前方为前外侧沟，脊神经前根由此发出。脊神经前根将脊髓前部分为前索和侧索。

二、脊髓的血管

（一）脊髓动脉

脊髓的血液供应来源于椎动脉的脊髓前、后动脉和节段性根动脉。脊髓前动脉由两侧椎动脉各分出1支，在颅内汇合成为1根脊髓前动脉入椎管，走行于脊髓的前正中裂直至圆锥。脊髓后动脉为2条，起于小脑后下动脉的脊支或由椎动脉发出沿脊髓背侧侧面下行，走行于脊髓后外侧沟，在脊神经后小根之前，向下行直达至脊髓末端，2条脊髓后动脉之间常有横支相连，此2条动脉自脊髓上端直至下端，细而长，脊髓供血是不够的，因此沿途不断由3根根动脉补充血供。根动脉自上而下分别由颈、胸肋间及腰椎的横动脉分出脊支，成为前根动脉及后根动脉，随脊髓前根及后根进入脊髓与脊髓前动脉及脊髓后动脉相连通。脊髓前动脉与脊髓后动脉在各节段入脊髓后分为终末支，它们之间基本无吻合支。根动脉并不是每一椎节都有，在颈段椎动脉发出6～7条根动脉经椎间孔入脊髓及其软膜，甲状腺下动脉的颈升动脉也发出1～2支供养颈段脊髓及其被膜。

（二）脊髓静脉

脊髓静脉大致与动脉相似，但也存在差异。脊髓表面有6条静脉，分别为脊髓前正中静脉、脊髓前外侧静脉、脊髓后正中静脉、脊髓后外侧静脉，各静脉干通过静脉冠相连，构成软脊膜静脉丛。

脊髓的血液回流汇集成为3条纵行系统，即脊髓静脉丛、硬脊膜外或椎内静脉丛及椎外静脉丛。脊髓静脉丛位于蛛网膜下腔，与椎内静脉丛自由吻合。椎内静脉丛沿脊柱硬膜外隙全长延伸。硬膜外隙向上终于枕骨大孔，在该处硬脊膜与颅骨紧密相贴，形成骨内膜，椎内静脉丛经椎间孔与沿脊柱外走行的椎外静脉丛自由交通。由于这些静脉缺少瓣膜，血液可从一个系统流向另一个系统。感染栓子或癌细胞可在各系统散播及停留，其在硬膜外隙引起的脓肿或肿物可压迫脊髓或神经根，或者椎外静脉丛的破裂出血还可以引起腹膜后血肿。

脊静脉比较丰富，在不同平面均比脊髓滋养动脉多，其直径虽在有些平面较大，但一般比滋养动脉小。

脊前静脉走行于前正中沟内，在动脉干下的深面，许多大小不等静脉流入此干。脊髓后静脉较大，在一些节段常为2支或3支。在脊髓前面有6～11条前根静脉，后面有10条后根静脉，收集脊髓表面的静脉丛的血液。后根静脉在后正中沟形成纵贯全长的后正中静脉，并在左右后外侧沟部各形成较细的纵行脊髓后外静脉。各前根静脉也同样形成1条脊髓前正中静脉和1对脊髓前外侧静脉。周围的静脉冠与各纵行的静脉干相连，形成软脊膜静脉丛。后根静脉收集后柱、后索和一部分侧索的静脉血；前根静脉通过沟静脉收集沟缘白质和前柱内侧部的血液，而前柱外侧、前索和侧索的静脉血则流入静脉冠。

脊髓的静脉血经根静脉进入相邻椎间静脉（节间静脉），而脊髓软脊膜静脉与椎间静脉丛也有吻合，其静脉血也可经椎内静脉丛而进入椎间静脉。由于椎后内静脉丛和椎后外静脉丛之间有吻合支，故脊髓静脉血也可经椎后外静脉丛回流。脊髓内部静脉通过前正中裂和相应椎静脉丛相连，来自整个白质和灰质后部的静脉呈放射状，向脊髓表面注入软脊膜内的静脉。在脊髓外部，纵行的脊髓后外静脉互相连接形成静脉网，接受脊髓内静脉，并与椎内静脉丛交通，此外，亦与椎静脉、小脑静脉及颅底静脉丛或静脉窦交通。脊髓前、后静脉均为 1 个，在不同平面借根静脉引流，伴随腰神经根的根静脉最大，脊髓静脉或淋巴受压迫时可引起水肿，产生脊髓症状。

三、脊髓的内部结构及功能

脊髓各节段中，其内部结构特点不尽相同，但形态上相似，均由中央管周围的灰质和灰质外的白质构成。

（一）脊髓灰质

脊髓灰质主要有前角运动神经元和后角感觉神经元。运动神经元的主要功能是接收从大脑皮质传来的冲动，并由此向其轴突支配的效应器官的肌肉发出指令，由大脑皮质运动区的神经细胞和其轴突下行至脊髓（锥体束）的前角神经元称为上神经单位；由脊髓前角细胞和其发出的轴突经前根至其效应器称为下神经单位。感觉的下神经单位由周围神经至后根节，再由后根节发出纤维至脊髓后角感觉神经元，由此再发出神经纤维在脊髓中交叉到对侧，沿感觉传导束上行至丘脑和大脑皮质的感觉区，则为上神经单位。脊髓运动传导束中的锥体束在颅内延髓交叉，即右大脑皮质的纤维交叉后至脊髓左侧的锥体束中，左侧则相反。故在脊髓半侧损伤时，如右半侧损伤传导束及功能，则右侧锥体束损伤，左侧至右侧走行的感觉束损伤。

（二）脊髓白质

从脊髓横切面观上看，中央为灰质呈 "H" 形，围绕灰质的是由短神经纤维构成的固有束或基束，是连接脊髓本身节段之间的通路。外层为脊髓长束，分上行（感觉）束和下行（运动）束。

1. 上行传导感觉束

来自后根节的束为薄束与楔束，而来自中间神经元的二级纤维向上至脑，有脊髓丘脑侧束和前束，脊髓小脑前束和后束，脊髓橄榄束，脊前庭束，脊髓顶盖束等。薄束和楔束传导肌腱和关节的本体感觉，脊髓小脑束亦传导本体感觉偏重于肌梭感，而脊髓视丘束则传导触觉、压觉和痛觉。

2. 下行传导运动束

（1）皮质脊髓束（又称为锥体束）：是人类脊髓中最大和最重要的下行束。它主要起源于脑皮质中央前回的巨锥体细胞，下行纤维经内囊、大脑脚底、脑桥和延髓锥体。在延髓锥体交叉中大部分纤维交叉形成皮质脊髓侧束，下行于脊髓外侧索的后部，位于脊髓小脑后束的内侧及脊髓丘脑束的后方，在下行过程中陆续终于板层 V、Ⅶ和Ⅷ的一部分。该束自上而下逐渐变细至第 4 骶髓节消失。皮质脊髓侧束的纤维排列有一定顺序，即自外向内依次为支配下肢、躯干及上肢的纤维。

在延髓锥体下端不交叉的皮质脊髓束纤维形成皮质脊髓前束，下行于脊髓前索内，位于前正中裂的两侧，一般下行至中胸节。该束的纤维终止前在白质前联合处亦交叉，终于对侧灰质板层 Ⅵ和Ⅶ的一部分。

一侧皮质脊髓束损伤，则同侧受伤平面以下产生痉挛性瘫痪，表现为肌张力升高，腱反射亢进，病理反射阳性，一般无明显肌萎缩。脊髓外部受伤累及皮质脊髓侧束时，同侧下肢最先出现运动障碍；脊髓内部受伤累及皮质脊髓侧束时，同侧躯干或上肢最先受累。

（2）红核脊髓束：起于中脑红核的大、小细胞，纤维发出后即交叉至对侧，经脑干被盖的外侧下降，在脊髓位于皮质脊髓束的腹外侧，终于脊髓灰质的 V、Ⅵ和Ⅶ板层的神经元。红核脊髓束的主要作用是易化对侧屈肌运动神经元和抑制伸肌运动神经元。

（3）顶盖脊髓束：起于中脑上丘，在中脑被盖部交叉至对侧，沿脑干中缝下行，沿颈髓前索前内侧下降，大部分纤维终止于上四个颈髓灰质板层，少量止于颈髓下节段。该束参与视觉、听觉的姿势反射运动。

（4）前庭脊髓束：起于前庭外侧核，下行于同侧脊髓外侧索前部和前索，纵贯脊髓全长，逐节终止于灰质板层的Ⅳ～Ⅴ层，止于颈、腰骶髓的纤维较多，止于胸髓的纤维较少。该束可增强同侧肢体的伸肌，而抑制屈肌活动。

（5）内侧纵束：起于前庭神经核群，位于脊髓前索的后部、前正中裂的两侧，主要见于颈脊髓上部，下行过程中陆续终于脊髓灰质板层Ⅶ、Ⅷ层。该束功能与头颈肌的共济运动和姿势反射有关。

此外，尚有橄榄脊髓束、网状脊髓束等。

除皮质脊髓束外，上述其他下行传导束属锥体外系，其功能是调节姿势，保证肌张力及肌肉运动的协调，以协助随意运动的完成和保证随意运动的稳定和准确。

第二节 脊柱结核截瘫的发生因素与分类

截瘫是指脊髓某一区段因损伤、压迫、炎症、肿瘤和血管栓塞等因素的影响而产生的横贯性传导障碍。随着影响因素的加重，从轻微的传导障碍可发展至完全的传导障碍，脊髓的病理变化从可逆发展至不可逆。脊柱结核是造成截瘫的常见原因，既往发生率为10%左右，随着中国医疗保障的不断完善和CT、MRI的普及，因漏诊、误诊造成的截瘫率明显下降。与外伤性脊髓损伤不同，脊柱结核合并截瘫是在脊柱结核的基础上发生的。首先是脊柱结构受到结核病灶的侵蚀，多在脊柱结核进展过程中因多种因素的作用逐渐发生了脊髓神经损害。少数脊柱结核患者也可在脊柱结核的基础上，在较小的外力作用下发生病理性骨折而突然出现脊髓神经损害。脊柱结核的病理特点使其致瘫的因素多元化，其中胸椎发生率最高，颈椎次之，腰椎最少。成年人脊髓圆锥下端止于第一腰椎椎体下缘，自此以下为马尾。马尾神经对压力的耐受性较强。加上腰椎椎管较宽，马尾神经较细，两者之间有很大的缓冲余地。因此，第一腰椎以下的脊柱结核合并截瘫者极为少见，局部神经根受压的情况多见。

一、发生因素

1. 结核性病灶压迫脊髓

结核性病灶物质的直接压迫是脊柱结核合并截瘫的最主要因素。

（1）结核性脓肿压迫：结核性脓肿是脊柱结核的特征。结核杆菌主要通过血源性播散而感染脊柱，首先多累及椎间盘上、下相邻的软骨下终板，进行破坏椎体骨质。椎体病灶所产生的脓液可先汇集于椎体骨膜下方形成局限性椎旁脓肿，脓肿可突破骨膜破入椎旁软组织，感染也可以在前、后纵韧带下方进展，形成韧带下方骨质破坏，后纵韧带下方结核病灶可形成脓肿突入硬膜外间隙而压迫脊髓。单纯结核性脓肿压迫所造成的脊髓损伤较轻且多是不完全的，甚至在影像学上见到硬膜外脓肿压迫脊髓的征象而临床上并无截瘫的体征或仅有下肢腱反射的亢进。另外，结核性脓肿也可以压迫或侵蚀椎旁的血管，甚至可造成重要的血管栓塞而影响脊髓血运，引起截瘫。

（2）椎管内结核性肉芽肿：结核性肉芽肿可位于椎管内硬膜外或侵入硬膜内，压迫脊髓。结核性肉芽肿由结核病变增殖期形成的多核巨细胞及纤维结缔组织增生形成。

（3）坏死椎间盘及死骨：脊柱结核病灶可破坏椎间盘相邻的上、下椎体终板而使椎间盘失去营养供应，变性坏死间盘可破裂，突入病变残余椎体内，或突入椎管内压迫脊髓。椎体严重破坏后形成游离的死骨，在脓肿的压力下或因脊柱出现后凸畸形而使游离骨片向后突入椎管压迫脊髓。

（4）畸形骨嵴压迫：有比较严重的后凸畸形。脊髓在尖锐的骨质上摩擦，引起硬膜增厚，脊髓血供障碍，椎管内有较多的瘢痕，而椎体破坏呈静止状态，此时出现的截瘫为晚发型截瘫，严重的后凸畸形和多个椎体受累更易出现截瘫。

2. 脊柱病理性骨折脱位压迫脊髓

脊柱结核病灶破坏了椎体，可使椎体高度丢失，椎间盘坏死后椎间盘高度丢失，造成前、后纵韧带的松弛及节段性脊柱不稳定。在生理负载或活动范围内即可能发生病理性骨折脱位，造成脊髓受压。脊柱结核中约有1%为非典型脊柱结核即椎弓结核。椎弓结核患者除可因病灶物质直接突入椎管压迫硬膜囊造成截瘫外，如小关节囊或椎弓根受累，也易引起病理性脱位而发生脊髓神经损伤。

3. 结核性蛛网膜炎

脊柱椎管内结核性蛛网膜炎可由以下3种方式形成：①结核瘤造成蛛网膜肥厚；②继发于颅底蛛网膜炎；③继发于其他部位结核性蛛网膜炎。结核性蛛网膜炎其典型所见为黏稠的渗出物包绕蛛网膜、脊髓及神经根，并有肉芽组织及纤维条索。很多情况下病理改变造成蛛网膜粘连形成含有脑脊液的蛛网膜囊肿，也可造成血管栓塞，脊髓缺血而致脊髓软化及脊髓空洞形成。

4. 硬膜内髓内结核球

髓内结核球或脊髓结核非常少见。1830年，Sere 首先描述了髓内结核球。髓内结核球的病理改变与肺结核球相似，多伴有脊膜炎或蛛网膜粘连。

5. 脊髓血管病变（受压或栓塞）

脊柱结核病灶物质可直接压迫或侵蚀供应脊髓的主要血管，如脊髓大根动脉、脊髓前动脉等，造成脊髓血运障碍。严重的血运障碍可导致脊髓缺血、变性、梗死、软化、萎缩等，使脊柱结核合并截瘫，预后不良。

二、分类

长期以来，脊柱结核合并截瘫存在多种临床分类方法。目前，广泛应用的方法有以下两类。

1967年，Hodgsonde 等在临床病理研究的基础上进行了分类。

1. 骨病活动型截瘫

此型患者临床及影像学均未达到治愈标准。患者临床上多有活动性脊柱结核的全身或局部临床表现，包括发热、盗汗、消瘦，局部的肿胀、疼痛等症状及相关体征，并多有逐渐或突然加重的病变相应水平以下的感觉、运动及括约肌功能障碍。部分患者最初可仅表现为下肢乏力及腱反射亢进等脊髓压迫症状，而无明显的感觉、运动障碍平面。该型患者可存在连续或跳跃性的多节段脊柱结核病变，要注意漏诊，并须制订相应的治疗方案。

2. 骨病静止型截瘫

此型患者可达到临床治愈标准，但影像学未达到治愈标准。该型患者有脊柱结核的诊治史，此后相当长的时间内患者除脊柱患病节段可存在明显后凸畸形外，并无其他脊柱结核的全身及局部症状，也无明显的神经功能障碍。数年或数十年后，患者无明确诱因或在体力劳动及有限外力作用后出现进行性加重的下肢无力，感觉运动功能障碍甚至括约肌功能障碍等截瘫表现。此型患者脊柱结核并未治愈，也不能排除在抵抗力低下

时转变为活动性病灶的可能。在对此型患者治疗时，应同时应用抗结核药物，且正确的外科手术治疗效果优于骨病治愈型。

3. 骨病治愈型截瘫

此型患者达到临床及影像学治愈标准。患者多在青少年时期有脊柱结核的诊治史，病后残留有脊柱后凸畸形。成长过程中因脊柱前、中柱已融合，而后柱持续生长可致后凸畸形逐渐加重。脊髓因后凸或成角处骨嵴压迫或磨损，也可被硬膜外形成的纤维条索环绕压迫，脊髓可变性、萎缩或出现囊性改变。此型患者治疗困难，预后较差。因此，成年骨病治愈型患者的外科手术治疗，应在充分了解致瘫因素及脊髓情况的基础上慎重进行。

脊柱结核合并截瘫是非外伤性引起的脊髓损伤，根据脊髓损伤的程度进行分类：①完全性脊髓损伤，脊髓功能损伤后损伤平面以下，包括骶段无任何运动、感觉功能保留。②不完全性脊髓损伤，脊髓功能损伤平面以下及骶段有运动和（或）感觉功能的残留。

第三节　脊柱结核合并截瘫的手术治疗

脊柱结核合并截瘫的治疗至今存在不同观点。尽管在治疗方法（非手术或手术）、手术指征、手术时机等方面存在不同意见，但脊柱结核合并截瘫治疗的基本目标是一致的。其治疗目标主要是在病灶清除的基础上，脊髓神经功能的恢复及保持；脊柱稳定性的重建及保持；早期康复重返正常生活及对致病原因的确定诊断。

脊柱结核产生截瘫的手术减压适应证：①骨病变活动型不全截瘫，经1～2个月非手术治疗不见好转者应手术减压；若患者全身状况允许，也可经1～2周的术前准备后再行手术减压。如果为活动型完全截瘫，并无明显手术禁忌，应尽早手术减压，以提高截瘫恢复率。②骨病治愈型截瘫，经 MRI 和 CT 扫描证实脊髓受骨性或纤维瘢痕组织压迫而向内凹陷、变扁者，具备手术条件时应手术减压。

减压术后截瘫的恢复预后与下列因素有关：①年龄与全身情况，即年龄小且全身情况良好者较年龄大且全身情况差者容易恢复；②截瘫时间

与程度，即截瘫时间短者比截瘫时间长者易恢复，不全截瘫比完全截瘫易恢复；③压迫物，即结核性脓性液体、干酪样坏死组织等软性物质压迫者较纤维瘢痕和骨性压迫者易恢复；④减压彻底性，即减压彻底者易恢复；⑤脊柱稳定性，即稳定性良好者易恢复；⑥治疗彻底性，即术后抗结核治疗彻底者易恢复。目前，脊柱结核截瘫行脊髓减压术后，截瘫的恢复率在90%以上。脊柱结核造成的截瘫，虽然抗结核药物治疗、卧床、支具固定等非治疗也有可能不同程度的恢复，但在目前的医疗条件下，不建议冒风险行非治疗。假若术者能很好地了解影响截瘫恢复的各种因素，掌握好适应证与手术方法，行及时、正确而彻底的治疗，截瘫的恢复率将会进一步提高。

一、手术方法

（一）前侧减压术

压迫因素主要来自脊髓前侧的椎体病灶和椎体破坏伴发严重后凸畸形所形成的椎体后缘骨性压迫，而硬膜外纤维瘢痕组织的压迫也主要在脊髓前侧。因此，脊髓前侧减压是直接而主要的手术方法。它不仅适用于颈椎，也适用于胸椎和腰椎结核合并的截瘫。

麻醉、体位、切口、显露病灶和清除病灶与颈椎、胸椎和腰椎结核病灶清除术相同，此术是在病灶清除术的基础上进一步做以下操作。

（1）彻底清除硬膜前侧的骨性病灶：咬除残缺的硬化骨质，扩大椎管，或用撑开器撑开病椎，刮除或切除后纵韧带前方残余的病变椎体，取出从前方压迫硬膜的死骨和坏死间盘，直视下妥善保护脊髓，用锐利刮匙轻轻地刮除硬膜外肉芽组织与干酪样坏死物质。一般情况下，在结核性物质直接压迫至截瘫者即可达到脊髓前侧减压的目的。

（2）切除硬膜外环状瘢痕组织：在彻底清除硬膜前侧的骨性病灶后，可见硬膜的色泽、厚度与搏动情况，若有环状瘢痕组织或纤维组织呈束带状压迫硬膜时，应切开环状瘢痕，细致地锐性剥离，小心地切除，使受压的硬膜减压后膨胀前移，恢复正常粗细，并出现搏动。

（3）切除椎体后缘骨嵴：应显露好椎体面及椎弓根，以神经根为标志认清椎弓根，并用尖嘴咬骨钳切除椎弓根，即打开了椎管侧壁，可直视骨嵴压迫硬膜的情况。用特制小环钻在骨下连续钻一排小洞，或用特制锐利的小圆凿在骨嵴下轻轻地一小块一小块凿，钻洞或凿骨槽的深度是术侧椎体外缘至对侧椎弓根内缘的距离，即包括椎管的全部深度，是术侧椎体外至对侧根内缘（X线正位片测得）的距离，即包括椎管的全部宽度。将骨嵴下骨质挖空，仅留一层椎管前壁骨片，用尖嘴咬骨钳小心将骨片上、下端咬断，用两把神经剥离器交替地自术侧逐渐伸入，剥离硬膜与骨的粘连。将薄骨片向槽内压下使之塌陷，取出骨片，并用尖嘴咬骨钳咬除残留未断的骨片。若椎管前壁骨片太厚，不易折断塌陷时，可用特制薄嘴椎板咬骨钳细心地逐渐咬除，骨陷或咬除后，可见硬膜向前移位，恢复正常粗细，有的并出现搏动。目前高速磨钻、超声骨刀的普及及应用，也为截骨带来了更大的安全性。

（二）前外侧减压术

此术只切除一侧椎弓根和相应椎体的后外侧骨质，以显露硬膜，保留关节突和椎板，对脊柱稳定性影响较小，既能彻底清除病灶，又能在直视下充分解除压迫。它适用于胸椎和腰椎椎体结核合并截瘫的病例。

麻醉、体位、切口、显露病灶和清除病灶参阅胸椎和腰椎椎体结核病灶清除术。在清除病灶后，以神经根为向导，用小刮匙将椎间孔周围的软组织刮除，用尖嘴咬骨钳咬除一个椎弓根，有的可见脓液自椎管内流出，酌情再咬除其上位或下位的椎弓根，切除病变椎体后外侧骨质，椎管前外侧壁即被打开减压，直视下妥善保护脊髓，用锐利刮匙解除硬膜前侧压迫，切除病灶范围内的干酪样坏死物质、肉芽组织、死骨和坏死间盘。冲洗手术区后，观察硬膜色泽、厚度与搏动情况，若硬膜外有瘢痕组织压迫，应切开后用神经剥离子小心细致地予以剥离和切除。为了探查减压部位上、下端前侧有无压迫或椎管内有无积液或另外的脓肿，可选用一根8号导尿管，分别从切开的椎管上、下端探入椎管内约两个椎体的距离，以使椎管通畅或吸出脓液。

（三）后外侧减压术

此术要切除一侧椎板、关节突和椎弓根，影响脊柱的稳定性，故仅适用于胸椎和腰椎体结核继发一侧椎弓根与关节突破坏，椎管内疑有结核物质或纤维瘢痕压迫的病例。若压迫因素仅是前侧的椎体病变，而椎弓根与关节突完好者，不宜用此术，因为从脊柱后外侧绕到前外侧减压，不如直接用前侧或前外侧减压彻底而又不影响脊柱的稳定性。

患者取侧卧位，气管插管下全身麻醉，术侧在上。以病椎为中心，距棘突一横指和棘突平行做纵切口，将靠近棘突和椎板的竖脊肌内侧部分横断，并向上、下翻转，先显露术侧 3 ～ 4 个椎板和横突，切除病椎的横突和椎骨后段，分别结扎肋间神经和血管的分支，进入椎旁脓肿，吸尽脓液，清除椎前病灶，沿神经根近端走向到达椎间孔。用尖嘴咬骨钳或椎板咬骨钳伸入椎间孔内，逐步咬除术侧关节突、椎弓根和半椎板，显露脊髓的后外侧。观察硬膜的颜色、厚度与搏动，若有向后或向对侧的凹陷部即为脊髓受压部位，用神经剥离子细心将硬膜与压迫物剥离后，将硬膜外一切病变组织去除，有的硬膜搏动迅速恢复，有的搏动仍不明显。此时可用 8 号导尿管探查椎管上、下端，若通行无阻，表示减压彻底；若导尿管不能通过，应向有阻力的方向再切除半椎板和椎弓根，清除椎管内的病变组织，以达到彻底减压的目的。

（四）后侧减压术

此术相对简便，损伤小，危险性小，在开展前侧或前外侧减压之前，椎体结核合并截瘫的患者，几乎都是后侧减压的适应证，认为椎管后壁切除后，脊髓前侧的压迫虽然仍存在，但已有向后退让的余地。虽然这种理由不是很充分，但在当时还是比较积极的手术方法。实践证明，减压的效果不可靠，只有少数人术后截瘫得以恢复，而且手术又进一步破坏了脊柱后方的稳定性。因此，目前这种手术仅适用于椎弓根结核合并截瘫。

患者取俯卧位，气管插管，全身麻醉。以病椎为中心沿棘突做纵切口，切开皮肤皮下组织后，在正中部切开棘上韧带，自骨膜下分离棘突两旁

的竖脊肌，如为椎弓结核，这时应从病变上下比较正常的椎板进行分离，再向病变处会师，将椎板显露完毕后，放置好两个自动拉钩。若病变在椎体，应利用各种定位方法确定病变部位，先用大骨剪剪掉要切除的棘突，除病变椎的棘突外，还应包括上、下各一个健康棘突。切除黄韧带，露出硬膜外脂肪，用神经剥离子将硬膜与椎板分开，然后用尖嘴或椎板咬骨钳由下向上咬除椎板。每咬下一块骨质后均应检查其下是否有软组织粘连，分离粘连后才取出骨块，不宜用力摘扯骨块，以免撕破硬脊膜或扯掉神经根。若为椎弓结核即可切除病灶，直至硬脊膜，硬脊膜显露后，观察其颜色、厚度和搏动情况。若局部仍有压迫或蛛网膜粘连，则病变下方的硬膜无波动，可用手指从上到下轻轻触摸，确定粗细、韧性及前侧有无突出物，如发现脊髓前侧仍有膨胀的软组织或骨质向后压迫，可切除患侧的关节突和椎弓根，用神经剥离子将脊髓轻轻地向对侧推移，显露脊髓前侧膨隆的结核性物质，予以清除干净。若椎管内有活动性结核病变，则不应切开硬膜；若椎管内未见结核病变，亦未见明显压迫时，可切开硬膜进行探查，用两对细丝线将硬脊膜提起，在两对牵引线间切开硬脊膜。若蛛网膜有粘连，可用锐性剥离器轻轻分离；若硬膜内有结核性物质，可用小刮匙轻轻地刮除，将病灶内冲洗干净后，细丝线缝合硬脊膜。

二、注意事项

1. 防止脊髓或神经根损伤

不论脊髓减压所行的是哪种手术方法，所有手术操作过程应小心细致，力求稳妥，尤其注意：①握持咬骨钳、剥离器和刮匙等器械时，一般要用两手把持，一手在前，使该手背抵在患者背部，起稳定作用；另一手在后，起用力的作用，避免失手而挫伤脊髓或神经根。②术中要分别从椎管的前侧、前外侧、后外侧或后侧显露好硬膜，认清解剖关系。③仔细分离椎管壁与硬膜的粘连，一般由正常向粘连处剥离，剥离好一部分硬膜，咬除一部分骨质，再剥离一部分硬膜，再咬除一部分骨质，一步一步地分离和咬除，以免撕破硬膜或神经根。④椎管内或硬膜内的病变组织，要轻轻地刮除，不易刮掉的则不可勉强剥刮。

2. 避免脊髓的震荡

严重后凸畸形伴骨病治愈型截瘫，脊髓严重受压而多处于代偿状态，术中不能有任何震动与碰撞，以免术后截瘫加重。

3. 防止发生脑脊液漏

术中切开的硬膜，要严密缝合，缝合后仔细检查，若脑脊液有渗漏现象应再缝补数针，使脑脊液完全不漏为止。术中不慎撕破的硬膜，要尽量缝合，个别不能缝合的地方用明胶海绵压迫；关闭创口以前要充分止血，最好不用任何引流，以防术后发生脑脊液漏。

4. 前路植骨

行前侧或前外侧减压术时，由于显露广泛，病灶清除彻底，更适合前路间嵌入植骨。前侧减压后，椎体缺损多，脊柱不稳定者，可行椎体钉固定和椎间植骨术。

三、术后处理

（1）除大手术后注意观察全身情况外，还应注意补充液体，使用抗生素抗感染，预防肺部与尿路感染并发症。

（2）翻身和搬动患者时要特别小心，预防脊椎脱位。

（3）继续用抗结核药物治疗。

（4）尽早鼓励患者做鼓气锻炼，增加脑脊液压力，扩张硬膜腔，以防脊髓周围血凝块机化后收缩压迫脊髓。

（5）严密观察脊髓功能恢复情况。

（6）在术后2～3个月，截瘫仍无恢复迹象者，应做奎肯试验；若仍有梗阻，考虑是否再行手术治疗。

（沈　健　王自立）

参考文献

霍洪军，邢文华，杨学军，等，2011. 脊柱结核手术治疗方式的选择. 中国脊柱脊髓杂志，21(10)：819-824.

马远征，2010. 脊柱结核的治疗原则及相关问题. 中国骨伤，23(7)：483-485.

钱邦平，邱勇，王斌，等，2010. 颈椎结核的手术适应证选择与疗效评价. 实用骨科杂志，16(1)：1.

王自立，王骞，2010. 脊柱结核的手术策略. 中华骨科杂志，30(7)：717-723.

薛海滨，马远征，陈兴，等，2007. 颈胸段脊柱结核的手术治疗. 中华骨科杂志，27(9)：648-653.

Chhabria M, Jani M, Patel S, 2009. New frontiers in the therapy of tuberculosis: fighting with the global menace. Mini Rev Med Chem, 9(4)：401-430.

Jain AK, 2010. Tubereulosis of the spine: a fresh look at an old disease. Bone Joint Surg Br, 92(7)：905-913.

Luo C, Wang X, Wu P, et al, 2013. Single-stage transpedicular decompression, debridement, posterior instrumentation, and fusion for thoracic tuberculosis with kyphosis and spinal cord compression in aged. Spine J, 18(6)：165-168.

Moon MS, 2014. Tuberculosis of spine: current views in diagnosis and management. Asian Spine J, 8(1)：97-111.

第二十章
骨病治愈型脊柱结核性后凸畸形

第一节 概 述

骨病治愈型脊柱结核性后凸畸形，是指活动性脊柱结核病灶内的结核感染，经过单纯药物治疗或经手术单纯病灶清除、病灶脓腔引流（包括微创方法下的局部用药或引流后）等治疗，病灶内的结核感染被控制，结核病灶治愈或已静止，但由于脊椎破坏，在脊柱结核病灶区存在的脊柱后凸畸形或结核活动静止后，继续或一段时间后再出现的脊柱后凸畸形。

脊柱结核约占全身骨关节结核的 70%，以胸腰椎结核、颈胸交界区结核常见。近 20 余年来，随着全球结核发病人数的增多，脊柱结核发病率也明显增多。临床上，对早期诊断明确的结核活动型脊柱结核，30% 的患者抗结核药物治疗效果不佳，病情继续发展，表现为明显的脊椎破坏、寒性脓肿、脊髓压迫和后凸畸形等，常须

行手术治疗。约 70% 的患者经过及时、规范抗结核药物治疗，可以获得良好的效果，尤其是临床症状轻、椎体破坏轻、脓肿不大、无神经功能受损的脊柱结核患者，最终表现为脊柱结核病灶活动静止及骨性融合，但同时，这部分患者也残留了一定程度的脊柱后凸畸形。

病例 20-1（图 20-1）

1969 年，Hodgson 在对脊柱结核并截瘫进行分型时，根据患者在不同病理状态下出现的截瘫情况，将其分为骨病活动型和骨病治愈型。这一概念即被临床接受，并代表脊柱结核患者病灶内结核活动的疾病病理状态。

就脊柱后凸畸形而言，除脊柱结核活动期引起的后凸畸形外，其临床上不少学者也观察到，部分经抗结核治疗有效，结核活动静止，甚至已获得骨性融合的脊柱结核患者，随着时间的推移，仍可发生已存在的脊柱后凸畸形逐渐加重或新出

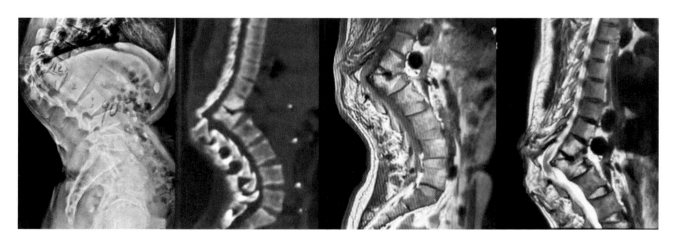

图 20-1 女，46 岁，20 年前因脊柱结核行抗结核药物治疗，治愈后一直参加体力劳动。近 2 年来，出现腰部外形突起，酸痛不适。体检无脊髓神经功能异常症状

现脊柱后凸畸形，少部分患者甚至出现脊髓压迫，导致迟发性脊髓神经功能损害等并发症。这种脊柱结核病灶已经静止，但仍然存在着脊柱后凸畸形，以及可能继续加重的和新发生的脊柱后凸畸形，在临床上被称为脊柱结核骨病治愈型脊柱后凸畸形。骨病治愈型脊柱后凸畸形与骨病治愈型截瘫一样，作为脊柱结核的一种特殊的病理状态，也是脊柱结核患者结核活动静止后晚发的严重并发症，多见于儿童和部分青壮年患者，少部分发生在年龄较大患者。

骨病治愈型脊柱结核性后凸畸形，包括脊柱结核病灶静止时已存在的脊柱后凸畸形及结核静止后仍持续进展形成的脊柱后凸畸形，不论其后凸程度大小如何，均会对脊柱的生物力学和躯体形态产生不同程度的影响。尤其严重的是，明显后凸畸形的患者，后凸畸形的顶椎区的脊髓常受到来自前"驼峰"的压迫，导致该区域的脊髓长期存在慢性的缺血缺氧，当超出脊髓的代偿能力时，患者可逐渐出现不同程度的神经功能受损表现，甚至出现截瘫。明显的畸形及相关的合并症导致患者劳动生活能力受限、生活质量降低，甚至对预期寿命产生明显的影响。对该种畸形，临床上多需要进行外科干预。由于结核性脊柱后凸畸形的矫治存在较多不确定因素，仍然是临床上较为困难、极具挑战和富有争议的问题。骨病治愈型脊柱结核性后凸畸形及截瘫的预防与治疗，成为目前脊柱结核整体治疗策略中必不可少且亟待解决的临床难题。

第二节　类型及临床特点

骨病治愈型脊柱结核后凸畸形包括两种类型的后凸畸形，其形成机制各有特点。

一、脊柱结核病灶静止时已形成的脊柱后凸畸形

绝大多数脊柱结核发生在椎体，98%为椎体边缘型结核，其病理特点为椎体的骨质破坏和椎间盘的缺血坏死。脊柱结核发病早期，其临床表现多不明显，治疗常延误或存在细菌耐药，脊柱结核性后凸畸形尤其是角状后凸最常发生在脊柱

结核发病后的18个月内。产生后凸畸形的机制有以下几方面。

（1）受累的椎体出现坏死吸收、椎间盘出现坏死分离，使脊柱前方结构破坏，同时受身体重力的作用，脊柱前柱短缩，在胸椎表现为生理性后凸增加，在颈椎和腰椎则为生理性前凸消失或出现后凸畸形。

（2）儿童椎体的大部分为软骨且血供较差，结核病变时，受累椎体的生长中心可被结核病变破坏，或因后凸畸形引起软骨生长中心生物力学的改变而被破坏，进而导致椎体前缘的生长变得缓慢或停滞。

（3）脊柱结核时，受累脊椎的结构变得脆弱，日常活动的应力即可导致病变椎体发生病理性骨折，甚至病变椎体塌陷，导致后凸畸形的形成或加重。

（4）后凸畸形出现后，躯干的重心前移，椎体前方的压力加大，病灶附近健康椎体前缘的生长也受到阻碍，也可致后凸畸形加重。

（5）年龄越小，受累的脊椎数目越多，脊柱前柱短缩越明显，后凸畸形越严重。患者确诊后，经过单纯规范的抗结核药物治疗或经手术单纯病灶清除、病灶脓腔引流（包括微创方法下的局部用药或引流后）等治疗后，病灶内的结核活动控制，脓肿、死骨及坏死组织吸收，相邻椎体前缘骨性融合，脊柱结核病灶静止，但脊柱病灶区可残留不同程度的后凸畸形。

二、病灶静止后后凸畸形加重及新出现的后凸畸形

临床上，部分患者的脊柱结核病灶静止后，仍存在几种类型的脊柱后凸畸形加重或新出现后凸畸形的状态。第一种类型为残留脊柱后凸畸形的进一步加重，表现为病灶的椎体，当近端的椎体稳定地固定于远端椎体上、后凸区域间的健康椎体牢固地融合在一起时，后凸畸形才可能停止加重，否则畸形会进一步加重。第二种类型表现为结核病灶区持续的后凸畸形加重或在静止多年后再出现无结核活动情况下的后凸畸形及持续加重。第三种类型为脊柱结核诊治及时、有效，病灶静止时，脊柱结构无明显破坏，无或存在轻微的后凸畸形，随着

时间推移，逐渐出现和加重的后凸畸形。

骨病治愈型脊柱结核后凸畸形的发病率目前无统计结论，现有文献资料显示，如诊治及时有效，成年人的结核性脊柱后凸畸形的程度多较小，进展相对缓慢，且在结核活动静止后，后凸畸形加重多不明显或几乎保持稳定状态。然而，儿童脊柱结核进展较快，较常表现为多椎体的脊椎严重破坏，呈现"屈曲塌陷（buckling collapse）"；抗结核治疗期间，结核性脊柱后凸畸形的发生率高且程度相对严重，即使经有效抗结核药物诊治结核静止后，甚至在儿童生长发育完成以后，脊柱后凸畸形也存在进一步发展的可能性。尤其在脊柱应力较大的部位如颈胸交界椎及胸腰椎的结核病变，结核病变导致的后凸畸形多较明显。

骨病治愈型脊柱结核后凸畸形患者，尤其是明显角状后凸畸形者，在畸形顶椎区，由于结核的破坏，椎间盘坏死吸收、椎间高度丢失。同时，罹患结核的脊椎，椎体可出现不同程度甚至完全的破坏，脊柱的前中柱出现短缩。经抗结核治疗，结核静止时，由于应力的作用，相邻病椎相互贴近、接触或发生骨性融合（图20-2）；部分多椎体病椎的患者，可表现为病变椎体的全部破坏吸收，在后凸畸形形成或加重过程中，可出现病灶上、下正常椎体相互接触或融合，病椎后方结构包括椎弓根、椎板、关节突等大多保持完整；对病史较长者，在后凸加重的过程中，病灶后方的椎弓、椎板结构出现变形、硬化和拉长，并多表现为椎板、棘突及小关节骨性融合，这种改变的原因主要是人体为适应脊柱矢状位应力的改变，以能维持人体在脊柱后凸畸形情况下的应力和负重行走；同时，在后凸畸形的近端及远端节段也可发生代偿性弯曲，一定程度上代偿结核性后凸畸形对身体生物力学的改变。在后凸畸形病灶区域内，椎管也发生形变呈"V"形或短"U"样改变；畸形顶点处，病椎残留的椎体后方骨性结构及残留的死骨、椎间盘等组织，可形成"内驼峰"样结构突向椎管（图20-3），压迫脊髓，导致脊髓缺血，甚至造成功能障碍。

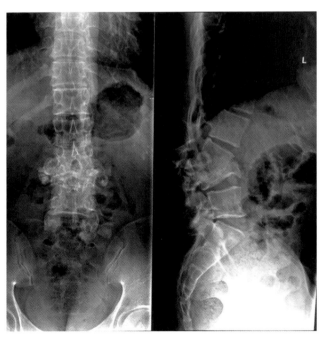

图 20-2　病椎嵌入、骨性融合

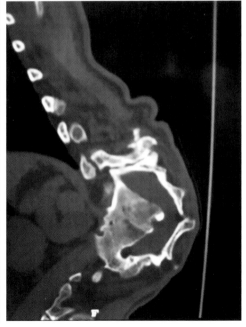

图 20-3　病灶顶椎区"内驼峰"，显示脊髓压迫

脊柱后凸畸形区域出现前、中柱的骨性融合，并不能说明脊柱后凸已处于稳定不发展状态。临床上观察到，部分患者在脊柱结核病灶静止、前方结构骨性连接或融合后，甚至顶椎区后方椎弓结构发生骨性融合后，脊柱后凸畸形也呈现持续加重或静止一段时间后发生后凸畸形加重的情况，临床上多见于儿童和青少年患者。研究表明，这与儿童和青少年患者在脊柱结核活动期，其病椎椎体及邻近节段椎体的生长中心受到感染、抑制和破坏，而病椎后方椎弓的生长中心是完整的，在应力加大的情况下，后方椎弓的生长正常或加大，后方结构不正常生长延伸，导致后凸畸形继续逐渐加重；部分患者，尽管病灶静止后，在近端正常的椎体稳定地固定于远端正常的椎体上之前，后凸畸形顶点处的椎体塌陷仍将进一步加重，从而导致角状后凸加重。

Rajasekaran 等研究了儿童结核性后凸畸形的自然病史，发现在儿童的成长过程中，44% 的后凸畸形患者后凸角度得到改善；17% 的患者后凸畸形无明显变化；39% 的患者后凸畸形加重；并有 10% 的患者发生了严重的后凸畸形，其后凸角度超过 90°。儿童后凸畸形加重的潜在危险因素包括脊柱结核的发病年龄小于 7 岁；病变部位位于颈胸、胸腰椎及腰骶脊柱交界区；受累椎体超过 2 个以上；影像学上出现超过 2 个的危险征象。但椎体后缘的生长不受影响或影响较小，两者的共同作用导致后凸畸形随年龄的增长而逐渐加重。Schultz 等观察了采用不同手术方法治疗儿童脊柱结核后，其生长及其后凸畸形的变化情况。其采用的手术方式包括前路病灶清除融合术、后路融合术、前后路融合术和前路病灶清除不融合术。结果发现，前路病灶清除不融合术的效果最差，因后凸畸形持续加重，特别是病变发生在胸椎或多椎体受累时；前路病灶清除融合术后，后凸畸形的发展最为缓慢。由此认为脊柱后方结构对脊柱的生长具有一定作用，并且在儿童应尽量避免行前路病灶清除不融合术。有研究也表明，脊柱后凸畸形区域椎体前方的生长中心，可能被结核病灶本身所破坏，也可能因外科行病灶清除时被破坏，还可能因后凸畸形引起软骨生长中心生物力学的改变而被破坏，进而导致椎体前缘的生长变得缓慢或停滞。

病变静止期脊柱结核后凸畸形患者也常表现为不同程度的神经功能障碍，即病变治愈型截瘫，这类患者严重的脊柱后凸一般不会发生在颈椎或腰椎，而通常发生在胸段及脊柱交界区的胸腰段和颈胸段。在畸形顶椎区的脊髓，受到来自前后两方面的压迫，即病椎楔变形成骨嵴或残留坏死的椎体及椎间盘形成的"内驼峰"，构成脊髓前方致压因素，脊髓后方受到增生的黄韧带、椎板及小关节的压迫。同时，在结核活动期，脊髓本身和周围因水肿、渗出、纤维粘连而形成纤维组织索条和包膜，尽管结核活动静止，但也将随时间的延长逐渐增厚缩窄，脊髓发生部分或环形的压迫，脊髓出现结构性改变即脊髓变性，或所谓的"病态脊髓"状态，一旦超出脊髓的代偿功能，将出现神经功能症状和表现，此时的改变多是不可逆性的改变，须及早解除压迫。骨病治愈型脊柱结核后凸畸形的患者，脊柱畸形区前方的前纵韧带及骨膜，由于脊柱前柱的短缩及活动期炎症刺激导致的组织增生，可形成明显的挛缩状态。

骨病治愈型脊柱结核后凸畸形的严重程度，常规按矢状位 Cobb 角进行划分：轻度，< 30°；中度，30°～60°；重度，60°～90°；极重度，> 90°。临床上，角状后凸畸形轻的患者，其形体外观及日常生活多不受明显影响；如后凸畸形较重或持续加重，可出现躯体的形态功能异常；如头颈前屈，胸廓塌陷，肋骨缘靠近髂嵴导致胸腔、腹腔容积减小，继发出现肺活量的下降、通气功能障碍及腹腔脏器功能受限，严重影响患者身心健康。

第三节 治 疗

一、治疗目的

脊柱角状后凸畸形，尤其是结核性后凸畸形，是临床上一种较特殊的脊柱畸形，相对其他畸形如侧凸、侧后凸畸形等而言，其脊髓由于受压发生神经功能障碍的潜在风险较大，且严重畸形，患者多具有严重的身心功能异常，应采取积极的手术治疗控制骨病治愈型脊柱结核后凸畸形的程度和进展情况。一般而言，成年人患者的脊柱后凸畸形多不严重，且一旦病灶区前柱出现骨性融合，后凸畸形多不会随时间推移而明显进展，可以采用以非手术治疗为主的措施如支具保护等，预防畸形的加重；少部分成年人患者的后凸畸形明显（＞30°）或观察期间后凸加重，出现明显背部疼痛及神经功能损害表现，则须进行外科手术治疗。儿童和青少年患者的后凸畸形多较明显，且常涉及多椎体病变，脊柱后凸畸形多较严重，尽管经抗结核治疗，结核活动已静止，但随着生长发育，已存在的后凸畸形存在进一步加重、甚至严重加重的趋势，因此对儿童和青少年患者，手术干预的必要性大于成年人。

骨病治愈型脊柱结核后凸畸形的患者，结核病灶清除已不是治疗的主要目的，手术治疗目的为切除病灶区病变结构、解除脊髓压迫、矫正脊柱后凸畸形和重建脊柱矢状位序列及稳定。值得注意的是，临床上尽管通过规范的抗结核药物等相关治疗，影像学、实验室检查资料等已表明结核活动已经静止甚至获得骨性愈合，但病灶区可能存在着已经被包裹、硬化的微小结核病灶，对该类患者进行手术治疗前，需要对病灶区的结构进行仔细的影像学检查，尤其是 CT 扫描等，明确病灶区脊椎破坏的情况、存在的脊柱不稳定及可能伴发的脊髓或神经根受压等情况，以利于制订手术方案。

临床上，应针对患者的个体情况进行综合评估，并根据患者的情况采取适宜的处理措施。如成年人患者，残留脊柱畸形不严重、已出现病椎前方骨性融合、MRI 检查示脊髓无明显压迫且无神经功能异常者，可采取非手术治疗，在支具保护下密切观察。临床上也观察到，少部分成年人患者，也表现为明显的后凸畸形加重情况，须进行手术治疗；儿童和青少年患者，如畸形不严重，则需要在支具保护下密切观察，定期对患者尤其是存在多椎体病变及病灶位于脊柱交界区的患者复查，观察患者随着时间的推移，病灶区后凸畸形进展情况，如后凸畸形加重不明显，可继续通过支具等方法保护脊柱的稳定性、促进病椎的骨性融合，直至患者骨骼发育成熟；一旦出现加重的征象，就需要及时进行外科干预，以防止畸形进一步加重。对部分结核活动已经静止甚至已获得骨性愈合，但后凸畸形明显的患者，尤其影像

学上存在脊髓压迫者，尽管无脊髓神经功能损害表现，多考虑及早进行外科干预。

二、治疗方法

（一）非手术治疗

对结核活动已经静止的脊柱结核患者，尤其是儿童和青少年患者，尽管脊柱后凸畸形可能不严重，但都需要对每名患者进行长期的定期随访，以追踪观察患者随着时间的推移，其脊柱结核病变所致后凸畸形的进展情况、脊髓神经功能情况等。同时，对患者而言，须采用支具等方法对脊柱进行保护、减少负重应力下可能的后凸畸形加重或脊柱不稳、促进病变椎体或邻近上下椎体的骨融合，以促进患者的康复；应加强营养支持治疗，提高机体抵抗能力；避免过度劳累、负重、运动等，以防畸形加重，甚至结核复发。

（二）手术治疗

1. 手术适应证与手术禁忌证

截至目前，由于报道的病例数有限，文献资料不多，骨病治愈型脊柱结核后凸畸形是否需要手术及术式选择等，国内外尚无统一标准。临床上，多根据患者的具体情况进行分析，决定手术时应考虑以下方面：脊柱结核病灶内结核静止后，残留的脊柱后凸畸形程度；随访过程中是否出现加重进展情况；是否有脊髓压迫及神经功能损害及其程度；患者是否出现明显的症状如严重腰背部疼痛等表现，患者年龄、身体状况及医疗技术条件等。手术治疗的目标是切除病灶、解除脊髓压迫；重建病灶区脊柱前中柱的高度，保持脊髓正常张力，防止出现脊髓损害的发生或加重；矫正和重建脊柱矢状面序列结构和平衡及脊柱稳定性；改善胸腹腔脏器功能。

目前，对骨病治愈型脊柱结核后凸畸形患者，手术治疗选择的原则为：①脊柱结核骨病治愈型后凸畸形患者，不论年龄、后凸畸形程度，一旦出现脊髓神经功能受损表现，应及早行手术治疗。部分患者，影像学显示存在明显脊髓压迫征象，虽无脊髓神经功能损害表现，也应考虑行手术治疗。②成年人患者，脊柱后凸畸形＜30°，但病变节段位于脊柱交界区，影像学检查示脊柱病灶区

前方无明显骨性融合、存在不稳者，可考虑行手术治疗；若后凸畸形＞30°，不论节段、部位，均应采取手术治疗。③儿童和青少年患者，病椎椎体破坏多较严重，且常为多椎体病变，经药物治疗结核活动静止后，多数患者残留明显的脊柱角状后凸畸形，且受生长发育的影响，多数患者在随访中可出现后凸畸形的加重及脊髓神经功能损害情况，应考虑行积极的外科手术干预。④后凸畸形明显，躯体形态改变明显，患者出现明显的胸背或腰骶部疼痛，经非手术治疗无效，明显影响患者的日常生活和身心健康时，原则上应行手术治疗。

患者若出现以下情况时，则不宜行手术治疗：①患者心肺功能及腹腔脏器功能严重受限，不能耐受手术；②严重营养不良；③出现明显心理障碍。

2. 手术方法的选择

由于骨病治愈型脊柱结核后凸畸形患者的病理改变、节段部位、畸形程度、椎管形态、脊髓受压及患者年龄的差异较大，同时，不同手术医生对该病的认识、经验及手术技术掌握程度的不同，骨病治愈型脊柱结核后凸畸形的手术治疗仍无统一的共识。为获得畸形矫正、脊柱稳定、脊髓压迫解除的治疗目的，手术治疗的入路和方法仍有较大争议。

骨病治愈型脊柱结核后凸畸形的手术治疗方法选择与活动期脊柱结核的治疗虽有相同之处，也有原则明显不同，脊柱结核病灶清除已不是主要目的，但在矫正畸形、解除脊髓压迫时，也必须对原病椎病灶进行相应的切除或处理。手术方案的制订必须根据患者的具体情况而定，即充分考虑形成脊柱结核骨病治愈型后凸畸形的部位、受累的节段、后凸畸形的程度和僵硬程度、患者的身体状况及矢状位的形态和平衡、脊髓压迫的程度等综合考虑，同时，也应根据医生的技术经验水平而定。

脊柱结核骨病治愈型后凸畸形的临床病理特点：①患者病史较长，可数年至数十年不等。②脊椎病变区域前柱存在椎体正常结构的部分破坏、吸收、硬化及大小不等的病灶，甚至是椎体部分的完全破坏吸收；后凸畸形的程度与病椎、椎间盘的破坏程度及数目密切相关。③病灶前方

可能存在病椎之间或病灶上、下正常椎体的相互接触，甚至骨性融合。④多数严重脊柱后凸畸形的患者，病灶区脊柱节段病椎后方的椎弓结构存在增生、延长、肥厚、硬化及骨性融合等情况，这是病变畸形节段区稳定的因素，也是后凸畸形僵硬的主要原因。⑤后凸畸形顶点区椎管前方形成的突起对脊髓产生压迫。⑥胸腹腔容积不同程度减小，脏器功能受限。

不同患者的病理改变差异较大，鉴于此，有几方面的问题须认真分析和考虑：①畸形的程度。②残留的病椎椎体、椎间盘及瘢痕组织，甚至可能残留的死骨和椎间盘组织等切除后，在脊柱矢状面上，病变区前中柱能撑开的可能高度；同时，畸形区脊椎尤其是多椎体病变时，后方的椎弓结构是否存在结构改变、骨性融合、柔韧度情况，后方椎弓结构切除的范围，脊髓出现短缩而不发生神经功能加重的程度。③存在的脊髓压迫的解除。④病椎切除后如何重建脊柱序列和稳定性重建等。

目前，国内外文献报道的针对骨病治愈型脊柱结核性角状后凸畸形的治疗方法，包括了经前路手术、经后路手术、Ⅰ期前后路联合手术等，尽管手术效果及手术并发症发生率等存在差异，但均报道能获得有效的病灶区病椎切除、椎弓截骨、脊髓减压、前中柱脊柱序列的重建及稳定的固定。近年来，除颈部外，胸椎、腰椎节段畸形单纯采用经前路手术进行治疗的病例明显减少，单纯经后路手术治疗或采用Ⅰ期前后路联合手术进行治疗的病例增多。随着手术技术的进步，单纯经后路手术治疗得到开展和认同，通过 Schwab Ⅳ～Ⅵ级脊柱截骨手术，获得了较满意的效果。资料显示，采用单纯经后路手术治疗骨病治愈型脊柱结核性后凸畸形，尤其是轻、中度畸形的患者，病椎椎体破坏缺失不严重尤其是青少年患者，前中柱短缩不多，矫形时多容易恢复前中柱的正常高度，后柱仅须截断或部分截骨即可获得前中柱的撑开程度与后柱截骨程度相匹配，获得畸形的矫正；畸形矫正率高，并发症的发生率也较低；但严重脊柱后凸畸形的矫正则存在较多问题。

目前，临床存在较大困难和争议的是：①矢状位序列重建与脊髓短缩的矛盾。重度以上角状后凸畸形，前中柱存在严重短缩，尤其是成年患

者、病史长、前方多个（可多达 5 ～ 8 个甚至更多）椎体的缺失等情况时，矫形时很难撑开、完全恢复前中柱的正常高度，而后柱包括椎管及脊髓的长度可能保持正常或部分拉长甚至骨性融合，需要进行后柱截骨甚至长节段截骨，前中柱撑开的程度与后柱截骨和短缩的程度决定了后凸畸形矫形的程度，同时也会导致不同程度脊髓的短缩。资料显示，脊髓短缩常可引起脊髓功能损害、加重，甚至导致永久性截瘫。目前，对不同状态、不同部位的脊髓短缩程度与引起脊髓功能障碍的关系尚无定论。②重度后凸畸形患者，畸形顶椎区脊髓前方常受到压迫，后方也可能受到压迫和张应力，不论已出现脊髓神经功能障碍与否，脊髓均处于缺血缺氧状态，即"病态脊髓"，手术对局部的干扰包括可能的血供损害、脊髓短缩，甚至减压后的脊髓缺血再灌注，均可能导致不同程度脊髓功能障碍，且发生率与后凸的严重程度呈正比，平均为 37.2%。文献资料及笔者的经验显示，绝大多数患者多为一过性脊髓神经功能障碍，极少有患者为永久性截瘫。③严重畸形患者，前方胸腹腔容积严重缩小，常伴有心肺功能、胃肠道功能异常，患者一般情况多不佳。④常伴有心理异常。故临床除上述挑战有待进一步研究解决外，预防发生严重的角状后凸畸形也是医生的职责。

3. 手术入路

目前，国内外治疗骨病治愈型脊柱结核性后凸畸形所采用的手术治疗方法，依据手术入路方法不同。

（1）经前路手术：根据畸形的部位，包括经口入路、经颈前外侧入路、劈开胸骨颈胸交界区前入路、经胸膜外或经胸腔入路、经腹膜外或腹腔入路、经盆腔腹膜外入路。

（2）经后路手术：适用于颈胸交界区、胸、腰、骶椎后凸畸形。其又分为经单侧椎弓根入路、经双侧椎弓根入路和经单椎或多椎椎弓根入路。

（3）前后路联合手术：临床上，也可根据后凸畸形采用分期进行，按手术的时间分为：① Ⅰ期手术，包括前路手术、后路手术和 Ⅰ期同体位前路及后路联合手术；② Ⅱ期手术，Ⅰ期先行前路松解，畸形矫正、植骨，Ⅱ期行后路固定；③多期手术，如先行 Halo 骨盆环牵引，再行前路松解，最后再后路固定等。

三、常用手术方法

（一）经前路手术

骨病静止型脊柱结核性角状后凸畸形是结核破坏了脊椎前柱及中柱结构所致。理论上，经前方入路行畸形病椎切除、矫形、植骨内固定术，可以在直视下充分显露病灶、松解椎前挛缩软组织、彻底切除脊椎前中柱骨性畸形因素、进行可靠的椎管减压及脊椎矢状位序列矫形重建，并同时植骨融合、内固定，不少学者认为适用于大多数脊柱节段病变。文献资料显示，除颈椎外，部分学者采用该方法治疗胸、腰、骶节段畸形的患者，也取得了较好的效果。但目前国内外对采用前路手术方法存在争议，不少学者认为前路手术存在明显的不足和困难：①如角状后凸畸形角度较大、僵硬，尤其是畸形病椎后方结构存在骨性融合时，前方入路也难于显露病椎及椎管结构，矢状位序列矫正也非常困难；②特殊部位如上颈椎、腰骶部进行前方内固定缺乏有效方法，不宜首选；③除颈椎节段外，其余节段前路手术创伤较大，且手术并发症多见。

经前路手术的适应证多为轻、中度骨病静止型脊柱结核性角状后凸畸形，且患者畸形病史不长、涉及病椎数目少、病椎后方结构无骨性融合者；对严重后凸畸形、涉及的病椎数目多、病椎后方结构存在骨性融合的患者，手术效果有限。目前，临床上逐渐趋于认同的观点和经验是除下颈椎（$C_3 \sim C_7$）外，颈胸交界区及以下脊柱节段的后凸畸形，如可通过经后路手术完成病灶清除、矫形融合内固定，一般不选择前路手术治疗脊柱结核骨病治愈型后凸畸形，或者采用 Ⅰ期同体位前路及后路联合手术进行矫治。

前路手术入路的方式、方法详见相关章节的论述。

（二）经后路手术

近年来，随着手术技术的进步和经验的积累，大多数学者对于活动性脊柱结核采用经后路行病灶清除、椎管减压、后凸畸形矫正、前中柱支撑植骨、椎弓根螺钉内固定手术，治疗胸椎、腰椎活动型结核伴脊柱后凸畸形，并取得了较好的治疗效果，成为一种可选择的有效治疗方法。针对骨病治愈型脊柱结核合并后凸畸形的治疗，临床上也大量采用经后路手术，进行椎管减压、后凸畸形矫正、前中柱支撑植骨、椎弓根螺钉内固定治疗。对骨病治愈型脊柱结核合并后凸畸形的治疗，病椎清除已不是主要问题。术前需要考虑的是病椎破坏的情况、后凸畸形的程度、椎管占位脊髓受压及伴随的脊髓神经功能情况，病椎缺失、残留骨面修整或切除后，需要考虑脊柱前中柱重建、前中柱可恢复的高度与后柱截骨矫正时可能存在的硬膜囊和脊髓可能短缩的程度。力求避免在获得较好后凸畸形矫正的同时避免脊髓过度短缩导致脊髓神经功能损害加重。尤其是严重的后凸畸形患者，前中柱病椎切除或清除后，完全恢复正常的高度存在较大困难。后柱结构或已骨性融合的结构切除后，常常短缩。椎管及脊髓也同时短缩，常引起脊髓神经功能异常。尤其是成年、病史较长、术前已存在"病态脊髓"及神经功能不全者。这是目前临床上面临的最大的困难和选择。

传统的经后路脊柱截骨手术，如 SPO 截骨和 Ponte 截骨方法（相当于 Schwab 六级分级方法的Ⅰ～Ⅱ级手术），不适用于骨病治愈型脊柱结核合并后凸畸形的治疗；经椎弓根椎体截骨（PSO）等方法（相当于 Schwab 分级方法的Ⅲ级手术），其原理是脊椎的楔形截骨、骨对骨的截骨面闭合进行矫正，但临床上，脊柱结核常造成椎间盘的破坏及相邻椎体的破坏，甚至是椎体的完全破坏吸收，故也很难做到胸、腰椎脊柱后凸畸形的标准矫正；对中、重度多椎体病损或破坏吸收，合并中度以上的骨病治愈型脊柱结核性后凸畸形患者的矫形，必须采取部分椎体、椎弓根和椎间盘切除并切除后方结构的方法予以矫形（相当于 Schwab 分级的Ⅳ级手术），以及椎体和椎间盘完全切除或多椎体椎间盘的完全切除（相当于 Schwab 分级的Ⅴ～Ⅵ级手术）。应根据胸椎、腰椎骨病治愈型结核伴脊柱后凸畸形的个体情况进行手术设计，良好的手术计划，不仅可以取得满意的效果，也同时降低和避免手术的相应并发症，尤其是脊髓神经功能损害的加重。制订手术计划时，应考虑的问题是明确后凸畸形病灶区病椎的部位、数目、破坏程度；根据形态学参数、僵硬程度、脊髓功能的情况不同，初步计算和确定所

要获得的矫正度。术前牵引，仅适合于后柱未骨性融合尚有一定柔软性的患者。

目前，根据骨病治愈型脊柱结核性后凸畸形的程度及个体差异，所采用的经后路方法包括经椎间孔途径和经椎弓根途径（又包括单椎或多椎）4 种方式。

1. 经椎间孔途径

若病变局限于一个椎间盘及相邻椎体，病椎椎体骨质破坏不严重、合并的后凸畸形较轻、畸形柔软者，可经单侧椎间孔途径进行前中柱的病灶切除及重建，保留棘突、一侧椎板和小关节结构，以保持术后更好的稳定性。若前方僵硬包括存在骨性融合时，脊椎无骨性融合者，可行经单侧椎间孔入路；若已存在骨性融合，则须行经双侧椎间孔入路。

方法：全身麻醉下气管插管，患者取俯卧位，后路正中切口。显露棘突、椎板、关节突关节于畸形病灶区上下正常或相对正常的病椎（即病椎破坏不多、骨质量足够时）椎体置入椎弓根螺钉，上、下至少 2 对螺钉。经一侧椎间孔者，咬除病灶区相邻病椎椎体的部分椎板及其间的黄韧带，切断上、下病椎的相邻小关节突，从椎间孔进入病灶区，清除其间残留的坏死椎间盘组织、死骨等。仔细去除或咬除硬膜囊前方的纤维环组织及可能的致压组织，清除病椎间残留的坏死椎间盘、死骨等组织。若前方存在挛缩组织，需要行前方挛缩前纵韧带等组织的切断。在撑开时于对侧椎弓根螺钉上安放按正常脊柱生理曲度塑形的固定棒，恢复和保持病灶区脊柱的矢状位前中柱高度，继续清理病灶区病变组织，修整相邻椎体骨面，至相对正常的骨质并使其平整。将合适直径及长度的填充碎骨质的钛笼从椎间孔区放置入病椎椎体间，并确定置入钛笼位于椎间前中柱中份；松开椎弓根螺钉棒并行加压固定，于术侧安放固定棒并加压固定；钛笼周围填充带抗结核药物的明胶海绵并覆盖显露的硬膜囊及缺损小关节区域；于对侧椎板及小关节区域行碎骨植骨；冲洗、放置引流管后逐层缝合。

2. 经双侧椎间孔入路

相邻病椎前方已有骨性融合，或经一侧椎间孔入路不能获得病灶区椎间高度完全恢复者，可选择经双侧椎间孔途径。切除相邻病椎间的两侧椎板、小关节突，保留棘突和棘上、棘间韧带，

分别从两侧椎间孔清除椎体间残留的椎间盘组织、咬断或凿断病椎椎体间已存在的前方骨质融合部分及切断前方挛缩的前纵韧带，经一侧椎体间撑开情况下，置入椎间支撑钛笼，其余操作同前。

3. 经椎弓根途径

经椎弓根途径适用于后凸畸形病灶区存在有 1 个及 1 个以上的脊椎椎体、椎间盘等明显的破坏吸收，后凸畸形严重者。若病椎前方无骨性融合、畸形区存在一定柔软性时，可采用经单侧 1 个或多个椎弓根入路；若病灶区前方已有骨性融合、畸形僵硬的后凸畸形，且后方双侧存在棘突、椎板、小关节骨性融合者，则须行经 1 个或多个病椎的双侧椎弓根入路。

病例 20-2（图 20-4）

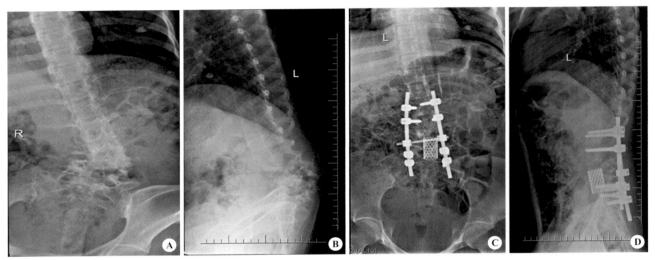

图 20-4　女，23 岁，15 年前因脊柱结核，采用抗结核药物治疗 1.5 年，治愈后一直参加体力劳动。近年来，腰部疼痛，行走乏力。体检双下肢肌力Ⅳ级；影像学示 L₂ ～ S₁ 已破坏吸收，L₂ 与 S₂ 相接触，后凸 Cobb 角 123°，采用后路手术

病例 20-3（图 20-5）

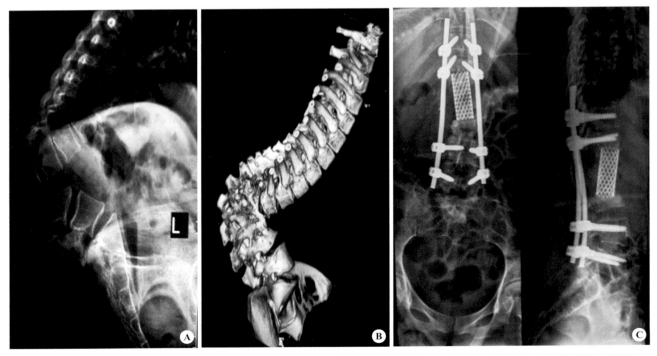

图 20-5　女，27 岁，18 年前患胸腰椎结核，采用非手术治疗，抗结核药物治疗 1.5 年治愈。近年来，腰部逐渐向后突起、疼痛。影像学示 L₁ ～ S₄ 已破坏吸收、骨性融合，后凸 Cobb 角 154°，采用后路手术进行矫治

病例 20-4（图 20-6）

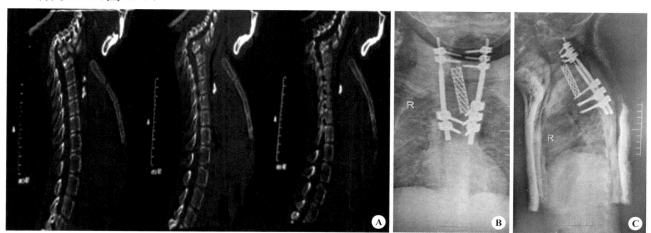

图 20-6　女，11岁，4年前诊断为颈胸椎结核，采用抗结核药物治疗 1.5 年结核静止。近年来，颈部逐渐前倾、颈胸隆起。影像学示 $C_6 \sim T_5$ 已破坏吸收、无骨性融合，节段不稳，后凸 Cobb 角 107°，采用后路手术进行矫治

方法：全身麻醉下气管插管，患者取俯卧位，并根据后凸畸形程度调整、增加体位垫支撑，后正中切口。显露畸形区棘突、棘上韧带、椎板、关节突关节，于病灶区上、下正常两个椎体上置入椎弓根螺钉（如邻近病椎骨质量足够，也可在病椎置入椎弓根螺钉）。经单侧者，保留棘突、一侧椎板和小关节，咬除病椎一侧椎板、上下及相邻的关节突关节及正常椎体的部分椎板及其间的黄韧带，显露硬膜囊，咬除病椎同侧的横突、椎弓根，进入病灶区，咬除残余的椎体、上下残留的椎间盘组织、瘢痕等，仔细去除或咬除脊髓硬膜囊前方的致压组织，刮除上、下正常椎体相邻的软骨终板。成年人患者多需要将前方挛缩前纵韧带尽可能切断松解，在病灶区上、下骨面间逐渐进行撑开，在获得满意矫正的情况下，于对侧安放已按正常脊柱生理曲度塑型的固定棒并固定；测量已恢复的病灶区椎间高度，冲洗并继续清理病灶区的相关病变组织，修整椎体骨面至相对平整；将合适直径及长度的钛笼填充术中获取的碎骨块，置入椎体之间，透视下确定置入钛网位于椎间前中柱中份；松开对侧椎弓根螺钉棒并行加压固定，于入路侧椎弓根螺钉上安放固定棒并加压固定；钛笼周围填充带抗结核药物的明胶海绵并覆盖显露的硬膜囊及缺损小关节区域；对侧椎板及小关节区域用碎骨块植骨；冲洗、放置引流管后逐层缝合。

4. 经双侧椎弓根入路

若病灶区前方已出现相邻椎体的骨性融合及前方的软组织增厚挛缩时，多须采用经病椎双侧椎弓根入路，从双侧咬断或咬断椎体前方的融合骨质部分，才有可能获得较好的前中柱的高度恢复，其余操作同前。

多个椎体病变破坏导致的后凸畸形，常畸形比较严重，畸形区的前中柱短缩较大，后方顶椎区的椎弓结构拉长、肥大、骨性融合，椎管压迫变小但长度多无变化，此时，手术也需要经双侧椎弓根入路。临床上，病灶区数个病变的椎体多表现为已经完全破坏吸收，少部分残留的椎体经咬除后，病灶区前中柱残留的空间较大，如何获得有效的脊柱前中柱撑开、长度尽可能恢复，以尽可能减少脊柱后柱的短缩及脊髓的短缩，是目前临床存在的主要困难和问题。针对以上情况，临床上采用的方法有以下几种。

（1）保留一定程度的后凸畸形，尽量避免脊柱后柱和脊髓的短缩导致脊髓神经功能加重。笔者及部分学者的经验是，在胸段，脊髓的短缩不应超过 2.5cm；在腰段，则可适当增加。

（2）在体位及头、足方向牵引的情况下，通过截骨节段上、下的椎弓根螺钉棒，行畸形区上、下节段的双轴向旋转，将已塑型折弯的固定棒压向其对侧的椎弓根螺钉钉尾滑槽内、螺帽适当固定后，尽快予以纵向撑开，减少脊髓短缩的程度及时间，测量并植入合适直径、长度的充填骨组织的钛笼予以椎间支撑，在松开椎弓根螺钉棒后加压固定，余处理同前。

经后路手术的注意事项：①手术前应进行细

致全面的术前检查评估，尤其是严重后凸畸形患者的呼吸功能及脊髓神经功能情况。②术前进行仔细的影像学评估，推算可能的畸形矫正程度。③合适的手术方案和良好的医患沟通。④是否术前牵引，根据患者的具体情况而定，脊柱畸形区出现骨性融合时，牵引常无效。⑤良好的手术体位。⑥及时输血、输液，保持术中患者血压的稳定。⑦除腰椎节段外，术中不牵拉硬膜囊。⑧原则上不切断胸段肋间神经及伴随的根血管。⑨术中椎管内出血采用明胶海绵填塞或双极电凝烧灼止血。⑩硬膜囊前方的压迫组织，须在不骚扰脊髓的情况下，用神经剥离器轻柔分离后，小心仔细咬除，粘连严重则可适当保留部分粘连组织。⑪术中进行诱发电位监测，必须进行唤醒试验，脊髓压迫明显且术前有脊髓神经功能损害者，术中硬膜囊减压前建议使用生理盐水 100ml 加 0.5g 的甲泼尼龙进行预防性治疗；若术中出现脊髓神经功能损害加重情况，则再加用 0.5g 甲泼尼龙；术后 3 天，继续每天静脉滴注 0.5g 甲泼尼龙，同时给予神经营养药。⑫术中、术后使用抗生素和抗结核药物。⑬加强术后处理，注意呼吸功能、引流量改变及预防血栓形成。⑭术后加强支持治疗。⑮术后常规抗结核药物治疗半年至 1 年。⑯术后 1 ～ 2 周，患者可在外支具保护下坐立或下床活动，术后佩戴支具保护 3 ～ 6 个月，至影像学显示达到骨性融合时。

（三）前后路联合手术

Moon 等依据生物力学观点，认为脊柱结核患者如果有两个以上椎体破坏或存在后凸畸形，单纯的前路或后路手术是不够稳定的，需要行前后路联合手术，可提高早期骨融合率，更好地矫正后凸畸形并有效防止矫形角度丢失，并能使患者早期下床活动。前后路联合手术包括：①Ⅰ期前后路联合手术，又包括同期前后路手术和同体位前后路联合手术；②Ⅱ期前后路联合手术，先Ⅰ期行前路畸形病灶区病椎切除、松解、椎管减压和支撑植骨内固定（或不行内固定），1 ～ 2 周后再行后路固定、融合手术。国外也有学者采用多期手术，先行前路畸形病灶区病椎切除、松解、椎管减压，术后行头盆牵引，再行后路固定，最后再行前路支撑植骨内固定（或不行内

固定）。

前后路联合手术的创伤大、住院时间长、并发症发生率高，随着前路手术尤其后路手术的技术发展和经验积累，对骨病治愈型脊柱结核后凸畸形患者而言，前后路联合手术的应用逐渐减少，仅适用于上颈椎和部分严重颈椎后凸畸形、部分颈胸段严重后凸畸形及部分极重度后凸畸形需要矫正者（主要是需前路进行松解及术后牵引，以利于尽可能的矫形）。尽管前后路联合手术争议较大，但也是一种可能的选择。相关手术操作处理同前路或后路手术，使用时，应尽可能地避免其不利之处而发挥其优点。

四、手术并发症

骨病治愈型脊柱结核后凸畸形患者，手术治疗的并发症发生率较高，并发症的种类也较多，一个基本的规律是后凸畸形越重，发生的概率越高。其中，最严重的并发症包括脊髓神经功能的损害或加重，大血管的损伤，呼吸衰竭等。如何有效地预防和降低并发症的发生，关系到手术的成败，术前须充分考虑，并在围术期认真预防和处理。

1. 脊髓神经功能的损害或加重

目前，如何预防脊髓神经功能损害或加重是骨病治愈型脊柱结核后凸畸形治疗最具有决定性的问题。文献资料显示，后凸畸形矫治时，并发脊髓神经功能的损害或加重的发生率为 1% ～ 37.5%，畸形越严重，发生率越高。对严重后凸畸形的矫治，笔者一组 27 例严重患者（后凸 Cobb 角：90° ～ 154°）的发生率为 51.8%（14 例），非常幸运的是，所有患者均在术后 2 ～ 3 周逐渐恢复至术前脊髓神经功能状态，为一过性脊髓神经功能的损害或加重，无永久性的脊髓神经功能的损害。畸形矫治过程中，脊髓神经功能的损害或加重的因素可能为术前脊髓受渐进性压迫，处于缺血缺氧的"病态脊髓"的临界代偿状态；术中对脊髓血供的进一步损害；畸形矫正时脊髓的短缩超过脊髓承受能力，髓内血管出现迂曲，导致血供异常，加重功能损害；脊髓压迫减压后的缺血再灌注损害。目前，缺乏相关的实验研究证据说明其肯定的原因并采取相应措施。现有的预防措施是骨病治愈型脊柱结核后凸畸形的治疗，如患者年龄较

小，观察中出现加重趋势，应尽早进行手术治疗；虽无脊髓神经功能表现，但影像学上表现有脊髓受压的征象，也须积极行手术治疗；选择合适的手术适应证和方法；术中尽量不损害脊髓血供，手术应彻底切除压迫脊髓的骨嵴或纤维瘢痕，不牵拉脊髓，避免振动和碰撞脊髓，造成附加损伤，尤其畸形矫正时要控制脊髓短缩的程度，以避免脊髓进一步缺血的发生；常规使用甲泼尼龙等药物进行预防性治疗，如脊髓神经功能损害或有加重的表现时，应强化药物治疗。采取上述措施，可获得较好的效果。

2. 大血管损伤

骨病治愈型脊柱结核后凸畸形矫治时发生大血管损伤的报道不多。但由于畸形的特点，不论前路手术或后路手术，均存在损伤脊柱前方大血管的可能性，尤其是手术显露、畸形病灶区病椎切除及前中柱撑开的过程中，都可能存在撕裂、损伤大血管的潜在风险，一旦出现，对患者来说将是致命的，术者在手术操作时应谨慎小心，每一步操作都须提前设想及防范。

3. 内固定失败

内固定失败多发生在畸形僵硬、椎弓根螺钉承受较大的后凸应力；骨质疏松，前中柱支撑钛笼下沉，融合失败，螺钉松动、断裂时，畸形加重，导致内固定失败。目前，文献尚未见骨病治愈型脊柱结核后凸畸形矫治内固定失败率的相关报道。笔者一组27例的患者中，有1例出现钛笼的塌陷歪斜，内固定棒断裂（图20-7）；1例出现位于S₂端的钛笼植骨不融合，但无螺钉明显松动情况。

总之，目前骨病治愈型脊柱结核后凸畸形发病率不高，对其认识不足，不少患者因出现明显躯体形态异常及出现神经功能损害时才就诊，多表现为严重的脊柱角状后凸畸形。严重后凸畸形的矫正还处于探索阶段，存在不少问题和争议：前中柱的严重短缩与后柱相对或绝对延长的问题；严重短缩的前中柱如何恢复正常或合适的长度，以及与后柱截骨短缩的关系尤其是脊髓短缩的相关关系；常处于受压脊髓的功能状态及矫治中如何有效地避免脊髓神经功能损害或加重；手术入路与矫正的效能问题等，需要行进一步的临床探索与总结。

病例20-5（图20-7）

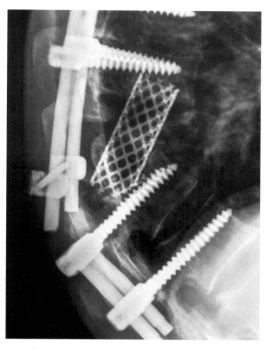

图20-7 女，36岁，术前诊断为胸腰段骨病治愈型脊柱结核后凸畸形。行经后路矫治，术后1.5年出现植骨不融合、钛笼沉陷及滑移错位，固定棒断裂

（舒 均 刘列华）

参 考 文 献

曾岩，陈仲强，郭昭庆，等，2011. 中-重度脊柱后凸成角畸形后路矫形手术的并发症及其对策. 中国脊柱脊髓杂志，6(34)：240-246.

张宏其，王瑶，刘少华，等，2010. 单纯经后路全脊椎切除治疗胸段治愈型结核合并重度角状后凸畸形. 中国骨与损伤杂志，25(11)：972-974.

张西峰，王岩，肖嵩华，等，2008. 微创手术治疗腰椎和腰骶椎结核的临床研究. 中国骨科杂志，28(12)：974-978.

Chen WJ, Wu CC, Jung CH, et al, 2002. Combined anterior and posterior surgeries in the treatment of spinal tuberculous spondylitis. Clin Orthop Relat Res, (398): 50-59.

Guven O, 1996. Severe kyphotic deformity in tuberculosis of the spine. Int Orthop, 20(4): 271.

Hodgson AR, Yau A, 1967. Pott's paraplegia: a classification based upon the living pathology. Paraplegia, 5(1): 1-16.

Jain AK, 2002. Treatment of tuberculosis of the spine with neurologic complications. Clin Orthop Relat Res, (398): 75-84.

Kawahara N, Tomita K, Baba H, et al, 2001. Closing-opening wedge osteotomy to correct angular kyphotic deformity by a single posterior approach. Spine (Phila PA 1976), 26(4): 391-402.

Kumar K, 2016. Spinal tuberculosis, natural history of disease, classifications and principles of management with historical perspective. Eur J Orthop Surg Traumatol, 26(6): 551-558.

Moon MS, 1997. Tuberculosis of the spine: controversies and a new challenge. Spine(Phila PA 1976), 22(15): 1791-1797.

Rajasekaran S, Vijay K, Shetty AP, 2010. Single-stage closing-opening wedge osteotomy of spine to correct severe post-tubercular kyphotic deformities of the spine: a 3-year follow-up of 17 patients. Eur Spine J, 19(4): 583-592.

Rajasekaran S, 2007. Buckling collapse of the spine in childhood spinal tuberculosis. Clin Orthop Relat Res, 460: 86-92.

Rajasekaran S, 2001. The natural history of post-tubercular kyphosis in children. Radiological signs which predict late increase in deformity. J Bone Joint Surg Br, 83(7): 954-962.

Schulitz KP, Kothe R, Leong JC, et al, 1997. Growth changes of solidly fused kyphotic bloc after surgery for tuberculosis. Comparison of four procedures. Spine(Phila PA 1976), 22(10): 1150-1155.

第二十一章
脊柱结核手术常见并发症及其预防、处理

手术中或手术后处理不当引起的各种异常生理变化、组织结构损伤及术后感染等情况均属于手术并发症。脊柱结核外科围术期，特别是术中出现一些并发症在所难免，熟悉各种并发症的发生原因，掌握其临床表现和防治措施，对提高手术治疗效果十分重要。

第一节　术中并发症

由于手术操作失误导致的并发症，占脊柱手术并发症的绝大多数，应引起足够重视，在手术中应尽量避免。

一、定位错误

（一）原因

手术中发生病椎的定位错误并不罕见，无论脊柱前路手术还是后路手术，在颈椎下段、胸椎和腰椎中段，由于缺少特征性的定位标志，都有可能发生。

（二）预防

术中避免定位错误的方法主要有以下几点。

1. 利用解剖结构定位

例如，C_7 棘突、第 12 肋、骶岬等标志。利用该方法定位时，应考虑到解剖变异的可能，如颈肋、腰肋、腰椎骶化、骶椎腰化等。

2. 利用病椎的形态改变定位

无论脊柱畸形、骨折、肿瘤还是结核，病椎总有形状、结构及质地的异常改变，可以用以定位。但在改变不明显或无法观察时，仍可发生定位困难或错误。

3. X 线摄片定位

X 线摄片定位是手术定位最准确和可靠的方法。术中显露出脊椎后，用注射针头插入棘突间隙或椎间盘，然后摄片定位。摄片时必须包含有定位特征的椎体，否则，读片时仍将出现困难。

4. 棘突染色定位

术前注射少量 1% ～ 2% 消毒亚甲蓝于预定棘突浅面，保留针头摄片定位，术中根据染色棘突即可确定部位。

手术过程中，通过解剖结构和形态改变可以定位时，也要行 X 线透视确认，不可依靠估计进行手术。定位错误有时来自放射科的报告错误，须仔细自行核对。术中 X 线透视定位，最好用两种定位方法互相确认，以免因单个解剖异常的骨性标志而导致定位错误。

二、术中出血

（一）原因

脊柱区域血液循环丰富，加之对松质骨不易止血，因此，脊柱手术通常出血较多，结核炎性区域剥离范围较广时更是如此。另外，血管损伤、结扎止血不可靠、手术创面难以控制的广泛渗血或因椎体切除后渗血，尤其是胸椎结核等可能引起胸膜广泛粘连的患者均是导致术中出血的原因。由于存在分离粘连胸膜时的渗血、椎体创面的渗血及椎管减压硬膜囊粘连分离引起椎管内血管的出血等，可能使得术中失血较多。短时间内大量失血，一方面可导致血容量不足，血压不稳；另一方面可导致手术术野不清晰，操作困难，容易

损伤神经。对于这类患者，术中每一步操作都必须充分止血，尽可能避免出血。

（二）预防

可采取以下措施减少术中出血。

（1）俯卧位手术时，腹部悬空，避免受压，减少因腹内压增高、静脉回流受阻导致手术术野渗血。

（2）创面肾上腺素盐水（0.2mg/100ml）冲洗，可促使血管收缩，减少皮下出血。该方法禁用于高血压及心脏病患者。

（3）使用电刀切割组织。硬膜外出血点用双极电凝止血，可减少出血。

（4）剥离椎板时，在骨膜下进行。竖脊肌在棘突两侧的附着方向是由下外向上内，自下而上剥离棘突可防止器械插入肌肉而引起不必要出血。每剥离一段，即用纱布填塞压迫止血，剥离完后，用自撑拉钩牵开创面，彻底止血。

（5）前路手术时，将椎体节段血管先钳夹再切断。后路手术时，两横突间的节段血管后穿支需要电凝止血。松质骨用骨蜡止血。

（6）椎管内静脉丛出血，建议先用双极电凝在手术操作区预先行静脉丛电凝，如果出血，用肾上腺素盐水冲洗和明胶海绵填压。在看清出血点的情况下，用双极电凝止血。禁止盲目钳夹或单极电凝烧烙，以免损伤脊髓。

（7）骶骨切除时，可结扎双侧髂内动脉。必要时用橡皮导尿管暂时阻断腹主动脉，每次不超过 10 ～ 20 分钟，可有效控制术中出血，为准确寻找出血点和控制出血创造条件。

术中使用吸引器有利于看清破裂的小血管，做到准确止血，但不可为了术野清晰而长时间用吸引器对着血管破口吸引。这样易导致手术人员丧失警惕而发生大量失血。若必须在上述情况下继续进行手术时，须及时补充血容量，以免发生失血性休克。

三、大血管损伤

脊柱手术中并发大血管损伤并不多见。但由于脊柱毗邻均为重要血管，脊柱腰骶段的前方有下腔静脉和腹主动脉，髂总、髂外或髂内血管在骶骨翼的前方位置多变，脊柱结核脓肿和坏死组织通常与这些血管粘连、包绕，界限不清，清除病灶时一旦损伤这些血管后可造成大出血、休克、

重要器官供血障碍，甚至导致死亡。因此，大血管损伤是脊柱结核手术中最严重的并发症之一，特别是腰骶椎结核手术，更易损伤大血管。

（一）原因

（1）剥离器械误伤、误刺、电刀烧伤及过度牵拉发生血管撕裂伤。血管因病灶推移而失去正常解剖位置时更易发生。

（2）脊柱结核患者由于动脉硬化，动脉壁失去弹性，脆性大，弹性回缩，止血功能减退，易破裂出血。加之血管壁因病变组织侵蚀而已损伤、血管壁与周围组织粘连的情况下，轻微的牵拉也可损伤血管。

（3）腰骶部椎体破坏较严重或并发窦道，瘢痕较多，病变与血管粘连，这些血管在局部炎症刺激下，扩张迂曲，失去原有的弹性，一旦损伤则很难自行止血，缝合修补也比较困难。

（二）预防

必须熟悉解剖关系，术中轻柔、仔细操作，不能操之过急，也不能为了强求彻底而过于用力清刮脓腔，导致深部出血的发生。

（1）术前要充分准备，明确血管的位置，特别是腰椎和腰骶段，髂总血管的分叉位置要清楚。术前行增强磁共振检查，明确脓肿的位置和大小；行髂血管 CTA 造影，明确髂血管分叉位置，排除血管解剖异常。有时大血管本身病变容易出现术中大出血（图 21-1）。

（2）由于大的动脉血管较粗，而且壁较厚、有搏动，一般不易损伤，损伤多为大的静脉。动静脉伴行时，应先找到动脉（有搏动），再估计静脉的位置。或用细穿刺针试行穿刺，各穿刺点均不出血时，说明避开了血管，可沿穿刺点走行切开，避免损伤血管。若术中损伤大血管后，先用手指或纱布压迫止血，通知麻醉医师准备抢救，并备血待用。

（3）在颈椎前路手术中，如甲状腺上、下动脉妨碍手术操作，可双重结扎后切断，以免在显露牵引过程中血管被撕断或结扎线滑脱。椎动脉在颈椎横突孔内上行，距离椎体中线两侧 1.5 ～ 2cm。在剥离椎体和行颈椎侧前方减压时应避免损伤。术前若估计椎动脉有可能受累，则应行椎动脉造影，明确椎动脉位置，做到手术时心中有数。前

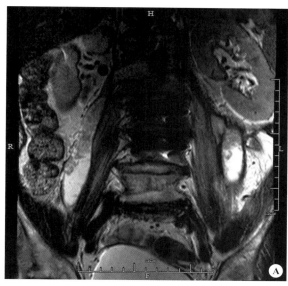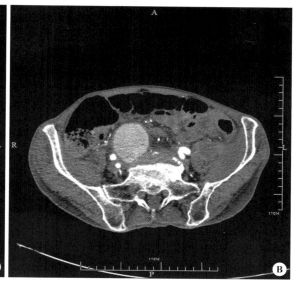

图 21-1　髂血管影像
A. MRI 示双侧腰大肌脓肿；B：增强 CT 示右髂总动脉夹层动脉瘤

路清创植骨时发生意外损伤，先行止血材料填压止血。如果不能止血，从同一切口颈动脉外侧入路显露椎动脉，发生椎动脉损伤，应尽可能进行修补，不能修补则予以结扎。后方入路置椎弓根钉时发生损伤，可继续置钉，观察出血情况，一般情况下会自行止血，如果未能止血，建议前外侧入路结扎。两根椎静脉和椎动脉是伴行关系，分离时，静脉壁容易破裂，一旦发生，用明胶海绵压迫止血即可。

颈动脉和颈静脉与迷走神经同位于颈血管鞘内。因其粗大，壁较厚，不易损伤。在术中避免使用带齿拉钩，以免齿尖损伤血管。不得将颈血管向外过分牵拉，以减少撕扯其分支的危险，避免因血循环障碍而发生脑水肿等严重并发症。

（4）胸椎前路手术中，剥离和切除肋骨时，应缝扎肋间血管，以免术后形成胸腔积血。在 T_{12} 椎体平面右侧，肋下静脉与腰升静脉和腰奇静脉汇合形成奇静脉，左侧形成半奇静脉，在剥离 T_{12} 椎体时，应避免损伤。半奇静脉和副半奇静脉通常在 T_8 椎体平面附近跨过椎体前方，汇入右侧的奇静脉。在该平面手术时，应避免损伤。

整个胸段脊柱在左前方有胸主动脉，防止损伤的关键在于显露椎体时，剥离在骨膜下进行。避免使用暴力和盲目剥离及器械失手损伤。

（5）腰椎结核剥离前纵韧带时一定紧贴骨面缓缓推进，腰椎结核应注意椎体前缘位置，腰段脊柱左前方为腹主动脉，右前方为下腔静脉，手术建议从左侧入路。通常情况下，腹主动脉在 L_4 椎体

下缘分为髂总动脉。腰椎前路手术中，由于在直视下进行，大血管损伤发生较少。但 L_5 椎体外侧手术显露中容易损伤腰升静脉和髂腰静脉，在 L_5 椎体中下 1/2 显露中容易损伤髂总静脉，特别是髂总血管分叉较高者。$L_5 \sim S_1$ 前方显露中容易损伤骶正中血管和髂总静脉。髂血管分叉低者更容易损伤，以右侧髂总动脉内侧缘为参考位置予以操作相对安全。骶正中血管以针头探刺，神经剥离子向四周扩大分开，不必刻意显露骶正中血管（图 21-2）。

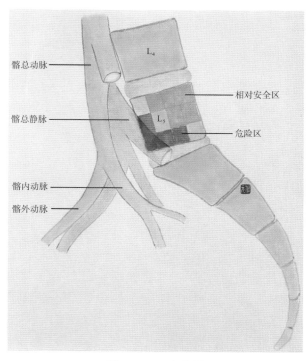

图 21-2　L_5 安全区

（6）掌握好器械置入的深度和方向。当器械由椎间隙取出时，突然涌出较多鲜血，应考虑大血管损伤可能。若出现腹部包块，血压下降，则诊断无疑。椎间隙渗血较多，不一定是大血管损伤，但须密切观察，必要时行血管造影，明确诊断。

（三）处理

术中血管损伤后，先压迫止血，随后再进一步处理。切勿盲目用血管钳钳夹止血，夹破大血管管壁会增加修补难度，甚至无法修补。

（1）缝合或结扎止血：对于较大血管撕裂而引起的出血，缝合裂口是最有效的止血方法，尤其是对动脉损伤修复效果较好；如果缝合困难，该血管允许结扎，可立即结扎血管。对于髂总静脉的损伤，应该尽量修补，结扎髂总静脉有出现同侧下肢回流障碍的风险。

（2）压迫止血法：如果术中出血无法止血，生命体征不稳定，手术不允许继续进行，压迫止血是一种行之有效、安全可靠的止血方法。先用明胶海绵或止血纱布压迫血管裂口，再用游离肌肉压迫止血，并缝合周围组织，将肌肉固定，或用妇科长纱布条分层放入、压迫止血，纱布条的一端留置于创口外，5～7天后将其逐渐取出。

（3）髂总静脉的损伤方式各不相同，损伤的位置也不同。髂总静脉容易损伤的部位是分叉的下方，其损伤方式多为在髂总静脉内侧面剥离时损伤，电凝止血时烧伤，神经剥离子戳破，也有因髂总静脉扁平，而误认为椎前筋膜直接被刀切开，也有克氏针定位时贯通伤。髂总静脉不能游离，缝合困难，建议行血管壁连续缝合修补。有些静脉后壁损伤、管壁粘连无法分离缝合，可以与管壁后组织一起缝合修补（图 21-3）。

四、脊髓损伤

脊髓损伤是脊柱手术中最严重的并发症，因其后果十分严重，1% 的发生率也是不能容许的。目前，手术中采用脊髓诱发电位监护或进行唤醒试验，对避免术中脊髓损伤均有一定价值，但最重要的预防措施还是提高对脊髓损伤的认识。

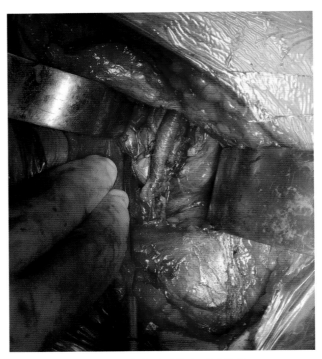

图 21-3　术中髂总静脉破裂修补

（一）原因

（1）脊髓损伤常见于对解剖结构不熟悉。

（2）由于脊柱结核常引起椎间盘及椎体破坏。常有脓液、干酪样坏死物质及死骨突入椎管，或脊柱形成后凸等畸形压迫脊髓。在手术时，术者要清除致压物或行病椎切除及截骨矫形，放置内固定物时易发生脊髓损伤。

（3）植骨块压迫脊髓。植骨块过小，向后移位压迫脊髓，或者植骨块植入位置靠后直接压迫脊髓。

（4）使用内固定器械操作不正确，直接进入椎管，损伤脊髓或神经根。主要是脊柱内固定手术中椎弓根螺钉置入位置不当，穿出椎弓根直接损伤脊髓、神经根。

（5）在行前路手术时，尽量避免损伤脊柱血供，在脊柱的供血中最大根动脉起着十分重要的作用，在已有血液循环损伤的情况下，一旦术中损伤结扎了该血管，就有可能发生脊髓缺血坏死。

（二）预防

1. 从局部病理特点预测脊髓损伤的可能性

如果术前就对可能导致或加重脊髓损伤的情

况有充分估计，做到心中有数，术中就能采取针对性的措施，避免其发生。颈椎前路手术时，为良好地显露椎体，适当的颈部后仰是必要的，但应充分估计颈部仰伸的耐受性。在麻醉和手术过程中，不要超过此范围，即可避免因颈部过伸而造成的脊髓损伤。尤其在椎管已存在相对狭窄或椎管有占位性压迫物存在的情况下，更是如此。

在颈椎管狭窄或后纵韧带钙化的患者须行后路椎板成形、椎管扩大术时，术前应考虑硬膜外间隙的宽度。严重狭窄时，代偿间隙可能消失。这时，即使伸入最小号的椎板咬骨钳进行椎板开槽，也会加重对脊髓的压迫，导致脊髓损伤。在这种情况下，术中就应将椎板的骨槽位置向外侧移动，避免在狭窄的椎管内再伸入手术器械。

在脊柱创伤后、手术后或曾有脊柱感染病史准备行脊柱手术的患者，应考虑到术中由于硬脊膜粘连或瘢痕导致操作时损伤硬脊膜和脊髓。术中在切除椎板或椎体时，应注意避免这些情况的发生。

无论后凸还是侧凸的脊柱先天畸形，脊髓均向凹侧移位。因此在畸形矫正过程中，在凹侧进行手术操作较易发生脊髓损伤。若伴有隐性脊椎裂，常有终丝短缩和脊髓紧张。在畸形矫正时，易发生脊髓过度牵拉，导致损伤。后纵韧带对脊髓具有一定的保护作用，在后纵韧带已经破裂，或被骨折块、病变组织穿破时，较后纵韧带完整时术中损伤脊髓的危险性更大。如有可能，在脊柱前路病灶清除、减压、融合手术中，应尽量保持后纵韧带的完整性。

2. 精细的手术操作，避免器械误伤

在脊柱手术中，选择合适的手术器械和掌握正确的使用方法并避免失手是防止手术器械损伤脊髓的重要措施。

术中常使用吸引器保持术野清晰。应选用带侧孔的吸引头，且在使用中吸引口不能紧贴硬脊膜，必须靠近硬脊膜吸引时应开放侧孔以降低负压。剥离椎板时，尽可能用双手握持骨膜剥离器避免滑入椎管，尤其对于已行过椎板切除术和有椎板裂的患者，更应小心。咬骨钳和椎板咬骨钳应保持刀口锋利，咬除骨质时，如有软组织相连，须予切断，不能用力强行拉出，以免撕裂硬脊膜损伤脊髓。在使用刮匙刮出病变组织或骨质时，

应选用头部角度适当、匙缘锐利的刮匙，逐块刮除，不能操之过急。高速钻头使用方便，但在斜面较大、质地坚硬的骨赘上磨切时，容易发生难以控制的滑动而失手造成意外。

病程长、破坏重、畸形严重的患者应注意解剖变异，病灶有自然破坏骨洞存在时，须事先探查清楚后才可行病灶清除；对侧完整的椎体后方骨洞的凿切，应先凿开外壳，探查洞内的脊髓前界，才可清除病灶；凿切椎体病骨时，切削量宜少勿多，叩击力要轻，病椎后壁的死骨、坏死椎间盘与硬膜粘连时，夹钳提取一定要轻柔，也可用骨膜剥离子或刮匙协助撬剥。凿切时发生脊髓震荡可间接导致脊髓损伤。手术切口要与神经走行平行，术中对于不明组织不可盲目离断；神经根出口部位的出血，应进行压迫止血，避免电凝止血。前路脊髓减压时应首先以椎间孔为解剖定位，首先清除病变椎间盘，从外向内循序减压，最后再行椎体后壁或压迫脊髓骨碎块的切除，切忌用骨刀粗暴切除，以免直接切割或震荡脊髓。术中应注意植骨块、钛网或螺钉的安放位置。

手术创面良好止血，保持清晰。所有在椎管区域的操作均在直视下进行；双手握持器械保持稳定，避免盲目置入或置入过深是防止操作中误伤脊髓的重要原则。

3. 正确使用脊柱内固定器械

在脊柱结核手术中，各种前路及后路的脊柱内固定器的使用为临床治疗工作提供了有效手段。如前路的钉棒内固定系统、前路钢板内固定系统，后路的椎弓根螺钉等。在这些手术中，存在着固定器械误入椎管的可能，也存在使用不当造成脊髓损伤的可能。

4. 术中维持脊柱的稳定性

由于脊柱不稳，造成术中脊柱相对位移损伤脊髓的情况，主要见于不稳定的脊柱骨折、采用截骨术矫正严重的脊柱畸形，以及部分脊柱结核病灶清除和脊柱肿瘤切除术。

在矫正脊柱畸形的手术中，常须向患者一侧躯体施加压力。这时须控制用力的大小和方向，以免发生新的畸形，引起或加重脊髓损伤。对脊柱侧凸的矫正应当适度，应用术中神经电生理监测或术中唤醒可以有效防止脊柱矫形过程中脊髓损伤。在一次完成前后路手术时，术中须改变体位，

这时应特别注意保持脊柱相对位置稳定。

5. 避免损伤脊髓血液供应

脊髓的血液供应十分丰富，吻合支多，很少因单一根动脉损伤而影响脊髓血供，发生瘫痪。但如果损伤了根动脉的吻合支，则有可能出现脊髓功能障碍。特别是在 T_3（第 4～5 胸髓节段）和 T_{10}（第 1 腰髓节段）平面，存在两个侧支循环欠佳的血供危险区。在这段脊髓的血供中，最大根动脉起着十分重要的作用。在已有血循环损伤的情况下，一旦术中损伤结扎了该血管，就可能发生脊髓缺血坏死。最大根动脉一般来源于 T_9 附近的一支根动脉，多位于左侧，术中应避免损伤。该动脉起点变异甚大，必要时须做肋间动脉造影确定。

在胸段和腰段宜在椎体的侧前方结扎节段血管，避免干扰椎间孔处的血供吻合。不宜在椎间孔处电凝止血，以免损伤神经根伴行的血管。胸椎节段血管的结扎不宜过多，一般 2 个椎体节段血管结扎是安全的，确需要结扎第 3 个节段血管，应格外小心，可先用剥离子压迫阻断节段血管，神经电生理监测 20 分钟，在确保没有脊髓损伤情况下才能结扎。结扎节段血管时或结扎后，血压低容易引起脊髓灌注不足而致缺血损伤。

椎管内止血不彻底，导致血肿形成，除直接压迫脊髓外，还可加重脊髓血供障碍，导致脊髓损伤。因此，彻底止血也是防止脊髓血供障碍的措施之一。

五、周围神经和神经根损伤

（一）原 因

手术中发生周围神经和神经根损伤的常见原因有三种。

（1）使用手持拉钩或自撑拉钩时，过度牵拉或长时间压迫导致神经牵拉伤。这种损伤多为暂时性，术后可以恢复。如果造成神经轴突断裂或神经被拉断，则不能恢复。

（2）使用手术刀剪进行锐性分离时，由于解剖不熟悉或局部病变使解剖结构异常，导致误切、误剪，造成神经部分或完全断裂发生永久性损伤，一般术后不能恢复。

（3）使用电凝止血，尤其是使用单极电凝时，由于电流过大或过度靠近神经，甚至直接烧灼，导致神经损伤，这种损伤多为永久性。

（二）预 防

（1）在颈部前路手术分离显露椎体的过程中，易致喉上神经损伤，多因分离、结扎、切断甲状腺上动静脉时牵拉或连同周围神经组织大束结扎所引起。故在颈椎前路手术中不要寻找和游离喉上神经，以免误伤。对甲状腺上动脉一般也不做结扎。当切口上极有出血时切忌盲目止血，避免损伤喉上神经。同时在结扎血管时，避免将喉上神经误认为是血管的细小分支而结扎。颈部前路手术也易损伤喉返神经。喉返神经损伤常出现在 C_6 或 C_7 水平的手术，单侧喉返神经损伤表现为声音嘶哑；双侧喉返神经损伤表现为术后双侧声带麻痹，发生失音及严重呼吸困难，其原因大多为拉钩牵拉所致，挫伤喉返神经。避免方法是术前熟悉解剖结构，在手术显露过程中，牵拉时必须间断牵拉，正中轴线上操作，骨膜下推剥。由肌肉间隙的疏松结缔组织进入，这样分离容易，出血少且术野清晰，较少使用锐性分离和电凝止血，也可降低损伤风险。喉返神经在甲状腺下动脉处，多从动脉分支中穿过。因此，在结扎甲状腺下动脉时，应在离开甲状腺下极的主干处进行。在紧贴甲状腺上极处结扎甲状腺上动脉，可减少损伤喉上神经的机会。在剥离颈椎椎体时，向外不超过横突范围，可避免损伤交感神经和星状神经节。

（2）胸椎前路手术显露椎板后壁时，常以肋间神经作为引导，应避免损伤它，尤其在下胸椎，更应注意。因其支配腹壁肌肉，损伤后可引起腹肌软弱、局部麻痹而导致肌疝。在剥离椎体时，使用骨膜剥离器的力量适度，同时在直视下进行，可减少损伤机会。胸椎后外侧入路时，须结扎肋间血管和神经；两对以上肋间神经损伤，容易引起一侧腹肌无力膨隆，须使用弹力腹带。

（3）在腰椎前路手术中，特别是腰椎结核伴腰大肌脓肿时，须分离到达椎体后，再切开腰大肌脓肿。这样可以避免损伤腰丛神经。

在行后路手术时，神经根因过度牵拉或器械误伤而导致的损伤并不少见。避免其发生的主要措施是正确地使用神经剥离子、神经拉钩及脑棉保护神经根，既适当显露便于手术操作，又不过分牵拉。

六、硬脊膜损伤

硬脊膜损伤在脊柱手术中常有发生，表现为术中突然有清亮液体流出，并在硬脊膜上发现缺损。只要术中及时发现并正确处理，该损伤一般不会留下严重后遗问题。

（一）原因

常见原因主要有以下几点。

（1）增生或骨化的后纵韧带处或其他周围组织与硬脊膜粘连，在分离粘连或强行切除时造成硬膜囊损伤。

（2）在椎管内操作过程中，盲目钳夹后粗暴撕拉可造成硬膜囊撕裂。

（3）手术器械使用方法不当。

1）使用尖刀片切除黄韧带时，不慎刺穿硬脊膜。

2）在使用椎板咬骨钳时，没有应用神经剥离子分离和保护硬脊膜，硬脊膜被夹于钳口而撕裂。

3）在椎管开放的情况下，锐利的刀剪或钝性器械因失手而损伤硬脊膜。

（二）预防

避免硬脊膜损伤的方法是正确使用手术器械，操作在直视下进行。在硬脊膜与椎管之间有间隙存在的情况下，可用神经剥离子、脑棉或脑板置于硬脊膜与椎管壁之间，再进行操作。

（三）处理

手术中一旦发生硬脊膜损伤，均应立即修补。凡未做适当处理者术后均有可能发生脑脊液漏。

（1）纵行的硬脊膜裂口，可用细丝线，最好用7-0带针线进行连续缝合，一般针距1～2mm，边距1mm。如果操作困难，应切除破口周围骨质充分显露后再行修补。在缝合处放置明胶海绵或附近肌肉组织遮盖，对防止脑脊液漏十分有效。

（2）有大的缺损不能直接缝合，可切取腰背筋膜片修复。

（3）在缺损极小而无法缝合的情况下，可用明胶海绵填塞封住缺口。但应考虑到术后由于脑

脊液压力恢复，而发生脑脊液漏的危险。

凡术中曾有硬脊膜破裂发生者，在闭合创面时，均应特别注意，严密缝合竖脊肌及腰背筋膜。这样可以减少术后脑脊液漏的危险。术中损伤硬脊膜行修补后，术后应平卧位卧床1周；如有脑脊液漏，应取足高头低位卧床休息。

七、异物遗留

虽然经常强调有关避免异物遗留的注意事项，但这种情况仍时有发生。在脊柱手术中容易遗留的异物为棉片及纱球等敷料。

（一）原因

（1）在脊柱后路剥离椎板时，切口两端的剥离面或肌肉深面常有渗血，使用纱布或纱球填塞于切口两端、棘突两侧的肌肉深面，可起到较好的止血作用。在关闭创面时，将纱布或纱球遗忘而留置在切口内。

（2）在开放椎管进行手术操作时，常用脑棉片保护脊髓和神经根及压迫止血。由于棉片体积小，渗透血液以后易与明胶海绵混淆，稍一疏忽就造成遗留。

（3）在前路经胸或经腹行脊柱手术时，用方纱或纱布隔离保护肺、肠等器官。术毕未认真清点敷料而造成遗留。

（二）预防

任何异物遗留，均将造成术后感染。手术人员必须具有高度责任心，杜绝这类情况发生。下列措施应作为常规执行。

（1）无论手术大小均应清点手术敷料，包括纱布、纱球、棉片等的数目。体积较小的手术器械也应特别注意。术毕必须清点无误后，才可关闭切口。这是防止异物遗留的最重要措施。

（2）所有敷料均不能完全置于术野内。

1）采用纱布填塞止血时，宜用长条纱布，并将其尾端置于切口外，必要时可夹以帕钳。

2）不宜采用纱球或小纱布填塞切口。

3）使用棉片时，应在尾端系一黑色丝线，留置于切口外。取出的棉片集中放置，便于计数。

（3）关闭切口前，常规检查术野，尤其是切口两端及腔隙部位，确定无异物遗留才进行缝合。

八、其他脏器损伤

脊柱手术时，其毗邻脏器都有可能损伤，如颈椎手术时损伤甲状腺、气管、食管、乳糜管、肺尖等；有时食管后壁和颈前筋膜粘连，误以为食管已拉向对侧，容易误伤，须仔细分辨予以剥离；在胸椎手术时损伤肺脏；在腰椎手术时损伤肾、输尿管、肠、膀胱等脏器。只要熟悉各部位的解剖，按照正确的手术程序并在手术时仔细操作，即能够避免发生这些并发症。

第二节　术后全身并发症

术后并发症包括术后早期及术后晚期并发症。术后早期并发症多由术后处理不及时或不恰当发展而来。因此，重视术后处理是预防术后早期并发症的关键措施。术后晚期并发症如脊柱融合失败、内固定器失效、脊柱不稳、脊柱畸形等情况，其原因各异，预防及处理措施请参阅各有关内容。

一、休克

大型脊柱手术后发生的休克以低血容量性休克较多见，尤其是前路手术和截瘫患者。

（一）原因

主要是术中失血量大而输血不够，术后引流多而血液积存于体腔或组织间隙内，又未及时补充血容量导致循环血量不足。

（二）预防

其预防措施是做好术后处理，密切观察。根据尿量、脉搏、血压，尽早补充血容量。

（三）处理

处理不及时发生休克。若合并有其他情况，也有可能发生感染性休克、心源性休克等。休克已经发生则按抗休克处理。

二、深静脉血栓形成

深静脉血栓形成多发生于老年人和下肢瘫痪的患者。以小腿深静脉和髂股静脉多见。

（一）原因

主要原因是卧床活动少，肌泵作用减小，静脉内血流缓慢导致血栓形成。

（二）预防

预防措施是术后多做主动下肢锻炼；对于瘫痪患者可给予被动活动和肌肉按摩；下肢气压脉冲治疗对预防深静脉血栓形成具有一定的疗效；对高危患者可加用低剂量低分子量肝素、利伐沙班等相关静脉抗凝药物。

静脉血栓的临床表现为术后1周左右血栓形成处疼痛，继而远端肢体水肿。在小腿肌肉内静脉血栓形成时，背屈踝关节可引起腓肠肌剧痛。利用超声多普勒探测静脉血流声可帮助诊断。血管造影可确定栓塞的部位和范围。治疗原则是使血栓局限，预防血栓脱落，消除肿胀，恢复静脉循环。

（三）处理

抬高患肢，局部热敷，早期使用低分子右旋糖酐和溶栓剂。必要时可行血栓取出术。

三、呼吸困难

术后患者出现烦躁不安、呼吸和心率加快、发绀、血氧饱和度下降等症状时，必须警惕呼吸困难。

其原因及处理措施如下。

（1）全身麻醉手术未清醒，因舌根后坠，使咽部呼吸道变窄，导致呼吸困难，表现为呼吸时咽部有气流声，上抬下颌骨消失。其处理措施：由口腔插入口咽管或向前上抬起下颌骨，直至患者完全清醒。

（2）全身麻醉术后拔管时，未吸尽呼吸道内分泌物，表现为肺部听诊时有痰鸣音存在。其处理措施：重新吸尽呼吸道内分泌物，保持呼吸道通畅。

（3）全身麻醉时间较久，尤其在经过多次气管插管者，气管拔管后可发生喉头水肿，致呼吸道狭窄，表现为呼吸时喉鸣音存在。其处理措施：立即静脉注射地塞米松10mg，密切观察；如无缓解，应及时重新气管插管或行气管切开。

（4）颈部手术后，颈部敷料包扎过紧或血肿形成，压迫气管，表现为术后一度呼吸正常，以后逐渐出现呼吸困难，多发生在术后24小时内。其处理措施：立即松开敷料，检查颈部切口，如有血肿立即清除；颈部敷料不能环形缠绕；常规放置引流可预防该并发症。

（5）经胸手术后，胸腔积气和积血、肺复张不全，严重时可发生呼吸困难。查体可发现胸腔积气积液征。其处理措施：立即行胸腔穿刺或重新安放胸腔闭式引流，使肺复张。

四、肺部感染及肺不张

（一）原因

常见原因有以下几点。

（1）术前准备不充分。尤其在老年人、长期吸烟或术前患有急、慢性呼吸道感染而术前未彻底治愈的患者，更易发生。

（2）术后呼吸道分泌物未及时排出，在气道和肺泡内积聚并逐渐变稠，阻塞气道。

（3）呕吐物误吸。凡术后体温异常升高，而切口检查无明显感染者，均应考虑肺部感染的可能，如胸部查体发现感染及肺不张的相应体征则可确诊，必要时摄胸部 X 线片协助诊断。

（二）预防

鼓励患者深呼吸；帮助患者有效咳嗽，协助其排出呼吸道分泌物，可用橡皮管或硅胶管插入气管或支气管吸痰。

（三）处理

治疗原则是根据痰培养的结果调整抗感染药物的使用。给予祛痰药及雾化吸入，以稀释痰液利于排痰，必要时采用支气管镜吸痰。进行呼吸功能锻炼，促进肺部复张。对存在吞咽功能障碍而导致误吸的患者应常规留置鼻胃管，鼻饲饮食防止误吸，待肺部感染控制后再尝试拔除鼻胃管。

五、胸腹膜损伤

在脊柱结核手术中，胸腹膜损伤引起的气胸、血气胸、气腹、胸腔积液、腹水是较为常见的并发症。

其原因及处理措施如下。

（1）术前胸腹膜有病损，部分患者脊柱结核继发于肺部结核或肠结核。

（2）胸腹膜因炎症反应脆性增加，另炎症还可导致组织解剖不清，在分离胸膜或腹膜时容易造成损伤。

（3）操作技巧欠缺：如游离肋骨时的骨膜剥离器操作不当误伤胸膜，肋骨切除的残端锐利刺破胸膜及腰椎前路手术时解剖不清误伤腹膜。

（4）解剖结构熟悉程度不高。

胸椎结核切除肋骨，拔除肋小头损切胸膜，$L_1 \sim L_3$ 脊柱结核手术中损伤膈肌脚可出现气胸。切肋应遵循骨膜下操作原则，肋骨上缘应沿肋骨走行由后向前推剥，肋骨下缘应逆肋骨走行从前向后推剥。$L_1 \sim L_3$ 脊柱结核手术，剪开腰方肌筋膜时，在 L_3 处自上而下垂直剪切至横突尖顶部，再沿其尖顶部平行剪至 L_2 及 L_1 横突尖顶部，可防止出现气胸。出现气胸后，可立即缝合胸膜裂口，但由于胸膜薄，又因随呼吸不断地活动，缝合时裂口反而越撕越大，这时就应用附近的肌肉填塞。防止脓液流入胸腔是主要的，还可以将导尿管由切口放入胸腔缝合后抽气拔出，术毕胸穿抽气。术中发现有胸腹膜破损应积极修补，处理操作应轻柔。术后应严密观察，及时处理，必要时放置胸腔闭式引流。胸椎肋横突入路术后常发生胸腔积液，也有迟发性气胸发生的可能。

六、泌尿系统并发症

术后尿路感染，多见于须保留导尿者，尤其是截瘫患者。由于手术后机体免疫力降低，因此术后行导尿的患者容易发生尿路感染，如处理不及时可逆行感染导致肾盂肾炎或附睾炎，甚至发生全身感染。

（一）原因

常见原因有以下几点。

（1）术前尿路感染未完全控制。

（2）导尿时未严格执行无菌操作。

（3）留置尿管的护理不当。

其临床表现为术后体温异常升高，排尿疼痛，尿液混浊。尿常规检查及尿细菌培养可明确诊断。

（二）预防

（1）进行导尿术时，严格执行无菌操作。

（2）鼓励患者多饮水，每日饮水量在 2500ml 以上，使排尿量增多，可对尿道起机械冲洗的作用。

（3）留置尿管的患者，尿道口保持清洁，用稀释的聚维酮碘消毒。

（三）处理

治疗原则是应用敏感抗生素控制尿路感染，加强日常护理和膀胱冲洗，避免感染扩散。

七、消化系统并发症

胸腰段脊柱前路手术后的早期，尤其在用石膏背心将脊柱固定于伸展位时，有可能发生急性胃扩张。

（一）原因

术后持续性幽门痉挛，导致胃排空障碍。如在麻醉过程中吞入大量空气，则发生的危险性增加。

其临床表现为初期上腹饱胀不适，呼吸急促有重物压迫感。继而发生溢出性呕吐，其特点是频繁、无力、量少。查体可发现上腹部膨胀，有叩压痛及振水声。胃肠减压可吸出大量典型的棕褐色液体和气体，减压后腹胀立即消失，可作为确诊的依据。隐血试验为阳性，严重者很快发生水、电解质紊乱和酸中毒，甚至休克。该并发症的预防措施是高度重视患者有关腹胀的主诉，及时进行胃肠减压，避免发展为胃扩张。

（二）处理

治疗原则是持续胃肠减压至胃壁张力恢复，一般为 3～4 天。同时纠正水、电解质紊乱。

第三节 术后局部并发症

一、术后出血

术后切口少量渗血及引流管有少量血性液体流出，属于术后正常反应。一般 24 小时内不超过 250ml，且逐渐减少，在 48～72 小时内停止，同时生命体征平稳。如果术后短时间内有大量出血，或出血量减少后又增加，说明有活动性出血，应立即予以处理，不能消极观察直至血压下降而出现失血性休克再做处理。

（一）常见原因

（1）血管结扎线滑脱。

（2）电凝止血处焦痂分离。

（3）自身凝血功能障碍或输入大量库存血致凝血因子减少。大量输血后未及时补钙，也可发生凝血功能障碍。

术后出血的临床表现十分明显，诊断多无困难。但应注意在经胸手术后，血液可聚集在胸腔内，初期患者仅表现为心慌、呼吸困难。此时就应考虑到术后出血的可能。向胸腔引流一侧倾斜躯体，有大量鲜血流出即可诊断。

（二）处理

治疗原则是给予心电监护，密切观察生命体征及尿量的变化情况，补充血容量，防止休克发生。输入新鲜血液，补充凝血因子，给予适当的止血药。其次是分析出血原因，给予相应处理。若考虑为手术创面渗血或小静脉出血，可在密切观察下给予局部压迫。如考虑为动脉性出血或经压迫 1～2 小时后出血无减少趋势者，则应急诊手术止血。对明显的体腔内出血，一般少有自行停止的可能，宜尽早手术。凡已发生休克的患者，说明有活动性出血，应在迅速补充血容量的同时行手术止血。

注意观察切口渗血情况。观察引流液的颜色、量及性质，正常的引流物为暗红色血性液体，24 小时内引流量不超过 150ml。若引流物为鲜红色血性液体，引流量过多，应警惕有无活动性出血。

二、血肿形成

术后血肿形成多见于手术当日。

（一）原因

原因为局部渗血较多而引流不畅。局部血肿可增加切口感染的可能，颈前部血肿压迫气管可引起呼吸困难。椎管内血肿形成可压迫脊髓，加重脊髓损伤。其临床表现为局部疼痛加重，肿胀明显。分开切口后有血液及血块流出。

（二）处理

立即拆除缝线，清除积血，消除出血原因，同时给予对症治疗。

三、术后感染

脊柱手术多为Ⅰ类切口，感染率较低。但由于脊柱融合器的广泛应用及手术操作的复杂性，且切口与椎管相通，术后感染发生率在增加，器械性脊柱融合感染率可达0.11%～10%；非器械性脊柱融合感染率为0.9%～5%。Kevin等研究了一组脊柱结核患者手术病例中感染率高达10%。一旦感染，后果严重，处理较为困难。脊柱术后感染根据解剖层次分为浅层组织感染、深层组织感染和椎管感染。

（一）原因

（1）准备不充分，全身情况差（肥胖、吸烟、糖尿病、肺功能低下、营养不良、脑瘫、脊髓发育不良等），局部处理不当。

（2）术中无菌操作不严格，手术操作时间过长，没有合理应用抗生素，切口污染又未进行有效处理。

（3）术后引流管未及时拔除，导致逆行感染。

（4）切口敷料渗透失去隔离作用，而未及时更换。

（5）未重视患者术后营养及全身支持，机体抵抗力下降。

切口感染多发生在手术后3～5天。其临床表现为体温升高、白细胞计数增多、中性粒细胞比例增加、核左移。局部切口疼痛加重，出现红肿、渗出、硬结。切口分开后有脓性分泌物流出或局部穿刺抽出脓液，即可确诊。

（二）处理

治疗原则是清除局部感染，防止向深层组织扩散和全身传播，促进组织愈合。

（1）切口感染时，应调整抗生素的使用。术后感染，体温升高一般在术后第2天或第3天，如有引流液异常增多怀疑为化脓性渗液时，应进行手术探查，彻底清创及冲洗并同时进行细菌培养及药敏试验，在结果未出来之前应用合适的广谱抗生素。一旦切口感染，企图通过单独使用抗生素来达到控制感染的目的，通常效果不佳而必须在配合全身使用抗生素的同时重视局部处理。

（2）浅层组织感染是指局限于皮肤、皮下组织的感染。局部处理为立即拆除所有感染区域的缝线，敞开切口，清除脓液。用盐水纱条局部引流，也可以用VSD装置持续负压吸引。待无明显分泌物时，用蝶形胶布闭合切口或行Ⅱ期缝合。

（3）深层组织感染是指深筋膜下、椎旁组织、椎体或附件感染。一经确诊，原则上均应再手术，彻底清除坏死组织，创面用大量抗生素盐水冲洗。在创腔安放2根引流管，由距切口5～10cm处的正常皮肤引出，闭合创面。术后用1根引流管进行抗生素盐水灌注，另1根引流管进行负压吸引，达到局部灌注冲洗的目的。至体温、血常规恢复正常，局部引流液清亮时，停止灌注。观察1～2天无异常情况出现，拔除引流管，继续全身应用抗生素7～10天。

（4）椎管感染包括硬膜外间隙及蛛网膜下腔感染，多由深部组织感染处理不当引起，为严重并发症，必须高度重视并积极处理。椎管感染时，应调整全身抗生素的应用，选择能透过血脑屏障的药物，加强全身支持和对症治疗。除采取局部清创、灌注冲洗等措施外，在硬膜外间隙的感染不能控制时，可行椎板切除术，利于局部引流，避免感染沿椎管继续向上、下蔓延。蛛网膜下腔感染时不宜缝闭硬脊膜破口，可进行脑脊液引流，避免蛛网膜下腔粘连。

（5）使用了脊柱内固定器械的患者，术后感染的处理是一个比较困难的问题，尤其在内固定器械的取留问题上，应考虑多方面因素，谨慎选择。一般情况下，2周以内的急性术后感染经过全身应用足量有效的抗生素、局部彻底清创、灌注冲洗，即使金属内固定物及植骨块存留，感染一般都能控制或局限，并且脊柱融合的成功率还很大。只有在经过这些处理，仍然无效，感染有扩大和加重的趋势时，才须取出内固定器械。

四、脑脊液漏

脑脊液漏临床表现为术后由切口渗出大量清亮液体。在放置有引流管的患者，其引流量不减或减少后又增多，最后可为清亮液体。对引流液进行生化检查可确定是否为脑脊液漏。

（一）原因

（1）脊柱手术后脑脊液漏的发生率为2.31%～9.37%，常发生在致压物与硬膜囊有粘连或二次手术的患者由于硬膜外瘢痕粘连，硬膜囊通常变薄，更容易发生撕裂，裂口大多比较小。术后一般出现短暂的脑脊液漏，大多在短时间内愈合，也可因术中硬脊膜损伤未及时发现或处理不当所致。其主要危险在于可导致椎管内感染及影响切口愈合。

（2）在严重的后纵韧带骨化处，硬膜囊常有骨化或缺如，却有完整的蛛网膜存在，这种情况下容易出现迟发性脑脊液漏。

（3）在椎管内操作过程中，盲目钳夹后粗暴撕拉可造成硬膜囊撕裂。

（4）硬膜囊切开后缝合不严密。

（二）处理

治疗原则是控制脑脊液漏、防止感染、保证切口愈合，应加大全身抗生素的用量。

（1）术后一旦有脑脊液漏应采取静卧。如果脑脊液流出量少并且有逐渐减少的趋势，可在保持切口敷料干燥的情况下，采用局部加压包扎的方法治疗，敷料要勤更换，适当补液并加大抗生素的用量以预防感染；若术后持续脑脊液漏，可应用乙酰唑胺等减少脑脊液的产生，或腰部蛛网膜下隙脑脊液分流以降低脑脊液压，有助于控制脑脊液漏，并有利于硬脊膜破损处的修复。分流一般持续3～4天，最多不超过7天。此间，患者应卧床，同时给予抗生素预防感染。如上述治疗无效，则须行手术治疗。

（2）裂口较小时可先将外流的脑脊液洗净，然后用纤维蛋白胶或吸收性明胶海绵覆盖。裂口较大则需要用细的不可吸收缝线严密缝合硬膜囊，若裂口较大且直接缝合困难者，可采用人工硬脊膜修补，缝合完毕可让麻醉医师做Valsalva动作以检视修补处是否漏液；缝合后放置吸收性明胶海绵、筋膜、肌肉或纤维蛋白胶交替重叠以加强硬膜囊；肌肉多层严密缝合，加压包扎。

（3）若2～3天后仍不能控制脑脊液漏或脑脊液漏每日超过100ml，应再次手术。修补硬脊膜缺损或用肌瓣填塞，严密缝合椎旁肌，并由远离切口的部位做小切口，经过长段肌肉隧道置入引流管达到硬脊膜旁2～3cm处，至脑脊液漏停止后再拔管。

五、压疮

脊柱手术后需要长期卧床，尤其是截瘫患者，压疮的发生并不少见。持续卧床2～3周是最易发生压疮的时间。

（一）原因

长时间的自体压迫，受压部位的组织发生缺血坏死，以及粪、尿、汗等排泄物对局部皮肤的刺激和腐蚀，导致压疮。以骶尾部、髂嵴和股骨大粗隆等骨突部最多见。

其临床表现为早期受压局部皮肤红、肿、发硬，之后皮肤呈紫红色，表皮破溃、渗出。逐渐发展至皮肤发黑、变硬、坏死而形成溃疡，严重时可穿透深筋膜，露出肌肉、肌腱，甚至骨与关节。面积大、坏死深的压疮可使患者丢失大量蛋白质，造成低蛋白血症、贫血，加重营养不良。继发感染可引起高热、毒血症、败血症，严重时可导致患者死亡。

（二）预防

预防包括改善全身情况、定时翻身、避免局部组织长时受压。按摩骨突部软组织，促进局部血液循环。

（三）处理

治疗原则是改善全身状况，消灭创面。应增加患者蛋白质、维生素的摄入，适量输血及调整水、电解质平衡，适当应用抗生素。局部护理十分重要，初期应保持皮肤清洁、干燥，增加翻身次数，局部用红外线灯照射。有水疱破溃者，可局部涂擦1%甲紫或10%红汞。对压疮较深者，应切除坏死组织，局部每日用双氧水消毒，用1%新洁尔灭液或抗生素盐水湿敷。对创面较大、非手术治疗无效的患者，应尽早采用局部转移皮瓣或带蒂皮瓣消灭创面，促进压疮早日愈合。

第四节 与植骨融合相关并发症的预防和处理

植骨融合相关并发症主要包括植骨块移位、骨块骨折、脱出、椎体骨折、脊柱曲度异常、植骨排异反应、植骨不融合等。

（一）原因

常见原因有以下几点。

（1）严重的脊柱结核及老年患者有骨质疏松存在。

（2）植骨块的厚度太薄、骨质过少、骨块出现吸收。

（3）椎间隙前部撑开过大，出现骨质吸收坏死或骨折。

（4）内固定不够坚强，且术后早期制动不够，使植骨融合节段长期处于非制动的动态状态下。

（5）广泛椎体切除后，手术部位不稳和后方张力带结构破坏共同作用结果。

（6）植骨床准备不充分，植骨不精密或植骨量不足。

（7）同种异体骨或人工骨过多或用于多节段融合时。

（8）术后并发感染。

（二）预防

在手术中应根据情况确定植骨块的大小及长度。Bovine 等认为植骨块的大小，以手术时使椎间隙前部增高 2～5mm 为宜。植骨块不能过短，否则不能恢复椎间前部的高度和正常的生理曲度；但也不能为了恢复前曲而过分撑开椎间前部。植骨块过长者，术后早期脊柱曲度恢复满意，但植骨块两端承受的压力过大，反而容易造成植骨块的骨端坏死、吸收、塌陷或倾斜移位，引起脊柱后凸畸形。髂骨通常是良好的植骨供区，植骨块应有足够的支撑强度，髂骨宜选用三面骨皮质或两面骨皮质，生物力学测试表明两者都有足够的力学强度。如果需要多节段植骨时，在可能的情况下尽量用自体髂骨，需要的骨块较长时用腓骨为宜；良好的植骨技术，椎体的软骨板应彻底去除，露出软骨下渗血的骨面；内固定应确切牢靠，

根据具体患者具体手术固定方法确定卧床的时间；术后定期随访。

（三）处理

植骨不融合后假关节形成，本身并不是手术治疗的适应证。对没有症状的患者暂时不予手术治疗，但需要定期随访，及时正确地了解病情。对有症状的病例是否采取手术治疗，目前仍有争议，国内学者普遍认为手术治疗效果良好。手术治疗是行前路适宜还是后路适宜也存在争议。笔者认为，胸椎植骨融合一般没有明显的临床症状，可以不予手术。腰椎植骨不融合有脊柱不稳症状，建议前、后路手术更为可靠。

第五节 与内固定相关并发症及其处理

内固定的松动与断裂的临床表现：手术部位不适或疼痛，神经根症状或原有症状加重。

（一）原因

（1）手术适应证选择不当：椎弓根螺钉轴向脱出是螺钉固定后常见并发症，特别是在老年骨质疏松患者中更容易发生。

（2）手术技术问题：进钉深度及角度掌握不当，置钉方向不佳而致椎弓根破裂，反复置钉。

（3）术后处理不当：抗结核时间不足，配戴支具时间过短，术后卧床时间不充分，术后负重早。

（4）内固定取出时间过迟。

（5）内固定器材选用不合理。

（6）椎弓根螺钉本身设计缺陷。

（7）术中破坏脊椎骨血供，使植骨延迟融合或不融合。

（二）处理

严格遵守手术适应证，对合并骨质疏松患者进行内固定术应慎重考虑手术方案，可选择长节段固定或骨水泥灌注螺钉固定或采用 CBT 螺钉技术固定增加内固定稳定性，术后应积极予以抗骨质疏松治疗；在解剖允许的范围内尽量选取较长的螺钉，同时应结合椎弓根的解剖测量选择螺钉直径、长度；手术医生应熟练掌握手术技巧，力

求置钉一次成功。术中反复进钉调整，导致螺钉钉道过深、过大，均会降低骨质对螺钉的把持力，影响稳定性。对首次置钉失败的钉道应进行处理，如填入骨粉、骨屑或骨条，以增强钉道的轴向拔出强度。前中柱缺损应予以重建，以增加植入物稳定性，否则因前中柱缺损致载荷大部分作用于后方器械上，易导致器械失效。仔细操作，术后规范抗结核治疗。术后应制动，严格佩戴支具3～6个月。早期活动应循序渐进，加强腰肌锻炼，同时应避免重体力劳动。定期复查，植骨融合后及时取出内固定。

第六节　术后未愈的诊断、预防与治疗

吴在德等提出脊柱结核的治愈标准：全身情况良好，体温正常，食欲好；局部症状消失，无疼痛，窦道闭合；X线片示脓肿缩小乃至消失，或已经钙化；无死骨，病灶边缘轮廓清晰；三次红细胞沉降率都正常；起床活动已1年，仍能保持上述四项指标。

李承球提出脊柱结核术后复发诊断标准：脊柱结核术后病变一度治愈，达到治愈标准1年以后，因某种原因，导致原病灶复发。

脊柱结核术后未愈是指脊柱结核经手术治疗后，未能达到骨结核的治愈标准。全身症状无改善，局部疼痛肿胀加剧，窦道形成，X线片示软组织影增宽，存在死骨、死腔、脓肿等。未愈及复发率为1.28%～25%，多数复发时间为2～3年。

一、术后未愈的原因

（1）病灶清除不彻底，残留病灶、死腔或隐匿病灶被遗漏。

（2）脊柱稳定性严重破坏，椎间残腔太大，术后脊柱不稳，而植骨后由于残留椎体血运欠佳，影响病椎之间的修复与骨性融合。

（3）手术时机及其他（脊柱的解剖生理特点、患者年龄及全身健康状况）。当患者合并的内科疾病，尤其是糖尿病及免疫系统疾病，长期服用激素也是造成脊柱结核术后不愈和复发的重要原因。此外，患者年龄也与术后不愈有一定的关系，由于老年人依从性差、抵抗力弱、应激能力低下，

脏器功能衰退，结核病灶活动性强，进展播散快，药物不良反应重，容易造成术后结核难以完全控制。

（4）术后引流不畅：术后放置引流可消除积液、闭塞残腔、减少创面吸收热。如果引流管位置放置不当，引流管太细、扭曲、堵塞或过早拔除，都会造成病灶引流不畅，积液留滞、局部血肿形成，而继发感染或病灶不愈。

（5）术后抗结核治疗不规则：不合理的化疗，不能抑制和杀灭病灶内的结核杆菌。术后长期、规律、有效的抗结核治疗是结核治愈最重要的保障。许建中等指出，不规则的抗结核治疗可直接导致手术治疗失败。

（6）耐药菌株的出现。

（7）合并窦道及混合感染，也是脊柱结核未愈的常见原因之一。

二、术后未愈的诊断、预防及治疗

初次手术治疗失败：术后6个月全身症状无改善，局部疼痛肿胀加剧，局限性包块、寒性脓肿积聚或窦道形成，植骨块吸收或破坏。

（一）病灶清除程度与术后未愈及复发

脊柱结核中的部分患者采用规范的药物即可治愈，无须行外科治疗。但对药物治疗不满意、病灶内残存难以吸收的病理组织、存在脊髓受压及不稳定等，需要进行外科干预治疗，进行病灶清除是为了提高药物治疗效果、提高治愈率、降低结核复发率。目前，国内外许多学者对于脊柱结核病灶的处理，逐渐采用开胸及胸膜外、腹膜外途径下的前路手术方法。Parthasarathy等亦强调"根治"性手术或"切除"的重要性。王自立等认为CT表现硬化型的脊柱结核，其结核破坏灶很难用刮除的方法彻底清除。硬化壁不彻底切除，抗结核药物很难进入空洞、死腔及附近的骨质内，严重影响抗结核效果，只有行病变部分的椎体切除才能解决。

当然，林羽等学者认为所谓"彻底"是针对病变组织而言，如干酪、肉芽、脓液、结核性坏死组织和死骨等，而不是针对健康组织（骨质）或亚健康组织。随着抗结核药物的进入和时间的

推移，这些亚健康骨质可重新修复为健康骨组织，因此在清除病变椎体的病灶时不应过多地刮除这些亚健康骨质。不是病灶清除范围越大越好。

（二）化学治疗与术后未愈及复发

脊柱结核是一种全身性疾病，全身抗结核药物治疗是脊柱结核治疗的根本方法。药物治疗贯穿整个治疗的全过程中。自 1944 年以来，随着链霉素（SM）、对氨柳酸（PAS）、异烟肼（INH）的问世，开始了结核病的化学治疗的新纪元。在结核病治疗中，确立了化学治疗的主导地位。Konstam 于 1982 年报道了单用化疗治疗脊柱结核 207 例，治愈率 74%。

但由于结核杆菌的生长繁殖状态并非整齐划一，存在着不同的生长状态，对不同的抗结核药物有着各异的反应。根据 Mitchison 的菌群假说，按结核杆菌的代谢情况，可将结核杆菌分为 4 个菌群：快速繁殖菌（A 菌群）、间歇繁殖菌（B 菌群）、慢速繁殖菌（C 菌群）和完全休眠菌（D 菌群）。不同药物对其作用不同，如各种抗结核药物对完全休眠菌均无效。

而且，不同的抗结核药物在细胞内、外的药物浓度是不同的，不同抗结核药物活性是不同的。采用治疗剂量的条件下所达到的细胞内、外浓度与最低抑菌浓度（MIC）的比值，常借以评价抗结核药物的活性。现已认识抗结核药物采用顿服法可明显提高血药峰值，提高疗效。同时，抗结核药物在其应用过程中，不同时期其作用也并非是等效的。鉴于结核杆菌的上述特点及抗结核药物的上述特点，脊柱结核的化疗应遵循早期、规律、全程、联合、适量的原则。如不遵循上述原则化疗，会进一步增加结核不愈、耐药及复发率。

在疗程上，20 世纪 50 年代采用长程标准化疗。英国医学研究委员会曾报道采用 3SHP/15HP 结合手术治疗脊柱结核，治疗率可达 89%、复发率 3%、残废率 1.4%，而化疗时代前死亡率为 35%。自从短程化疗问世后，国内也进行多项研究证明其疗效。但对骨关节结核病本身而言，关键是各种抗结核药物能否渗入骨病灶及寒性脓肿内而达到有效的浓度，国内外有关研究较少。Parthasarathy 的研究说明短程化疗下的前路根治性手术与标准化疗下的前路根治性手术，其结果均满意，无明显

差别。超短程化疗（小于 6 个月）目前有应用于肺结核治疗的报道，到目前仍不被我国结核病控制规划所采纳，其原因主要为近期效果好，远期复发率高达 15%。王自立等已就超短程应用于脊柱结核化疗方面开始探索，但疗效尚须行进一步的临床观察。骨科医生常轻药物而重手术治疗，术前、术后未进行抗结核或抗结核治疗不规范。因此，化学疗法与复发关系，这是一个值得重视的问题。

（三）耐药菌的出现与术后未愈及复发

20 世纪 40～50 年代开始的结核病现代化疗，在开始之初取得了惊人的效果。但不久就出现患者临床疗效下降的现象，即产生耐药性结核杆菌。

化疗早期，单药治疗结核病可以获得短暂的疗效，但其后则是高失败率和高复发率，并伴耐药菌株的出现。耐药菌株的发现对结核病联合化疗的认识是一个突破性的进展。

随着对结核杆菌耐药性的认识，出现了个体化测定结核患者临床分离株的药物敏感性的临床需要。20 世纪 60 年代建立了结核杆菌药物敏感性测定方法，至今仍为临床所采用。目前，随着基因检测技术的进步，可以采用多种分子生物学方法鉴定基因的耐药性相关突变，可进一步提高耐药菌株检出率、缩短检测时间，临床应用前景广阔。

（四）脊柱稳定性与术后未愈及复发

前路病灶清除、脊髓减压、植骨融合术是治疗脊柱结核最常用的术式，但其疗效有时也不尽如人意。主要原因在于虽然术后采取各种外固定措施，但植骨块部位并非真正稳定，常出现植骨块吸收、假关节形成、骨块塌陷折断、矫正角度丢失、后凸畸形加重等问题，甚至有因植骨块移位压迫脊髓引起功能障碍的情况出现。因此，很多学者将内固定技术用于脊柱结核稳定性的重建中。Lee，王自立等对存在后凸畸形的胸椎、腰椎结核患者采用前路病灶清除、椎体间植骨、后路内固定术治疗，诸多临床实践表明，内固定运用于脊柱结核治疗中是安全、有效的。在内固定方式的选择之初，大多数学者主张行后路内固定，早期认为前路固定内植物直接位于结核病灶局部，

有引起病灶持续不愈、感染扩散等危险，而后路固定避开了结核病灶，似乎安全性要高。在这方面，Oga等对结核杆菌与材料黏附力的研究从另一角度说明了在结核病灶植入内固定物的安全性问题。而金大地，Yilmaz等学者所进行的临床探索表明，在充分准备下行前路固定同样是安全的，获得满意的治疗效果，无1例结核复发。

但如不遵循严格的手术适应证，不论病变部位、病灶清除术后骨质缺损多少、脊柱稳定与否，一律采用内固定是不可取的。一味地扩大内固定的应用范围，会给患者增加不必要的痛苦与经济负担。

（五）手术时机与术后未愈及复发

手术时机选择不当、病灶不稳定是术后未愈及复发原因之一。脊柱结核为慢性消耗性疾病，可伴有不同程度的贫血和低蛋白血症，机体免疫功能受抑制。对有明显营养不良的患者，术前须给予营养支持治疗以提高机体对结核杆菌的免疫力。对脓肿较大、营养状况不佳的患者，不进行术前积极有效的抗结核治疗即行手术，常会造成结核病灶不愈或结核扩散。若术前抗结核2～3周症状没有好转，红细胞沉降率不下降甚至升高则须考虑结核杆菌对所用抗结核药物已产生了耐药性，须及时调整抗结核药物种类。合适的手术时机及正规的抗结核处理是治疗成功的基础。

（六）引流与术后未愈及复发

既往结核病灶及脓肿清除后不提倡用引流，以防止窦道形成，继发感染。然而合并巨大寒性脓肿患者术后出现腹膜后大量积液，常导致切口不愈甚至自行穿破。病灶清除后残腔的渗血、渗液不能及时被吸收，是复发脓肿、窦道的原因之一。近年来随着抗结核药物的规范使用和负压引流器的应用及技术改进，应用引流并未增加窦道不愈的发生，巨大脓肿放置引流有利于切口愈合。术后放置引流能消除积液、闭塞残腔、减少创面吸收热，一般不会形成窦道。引流管近端应置于脓腔最低点，远端较高位引出接负压引流器。留置时间不宜过长，以免引起混合感染。

（七）其他因素与术后未愈及复发

患者的年龄与术后未愈及复发也有一定的关系，随着年龄的增长，术后复发率也逐渐增加。由于老年人的适应性丧失，抵抗力弱，应激能力低下，多器官功能减退，结核病灶活动性强，进展播散快，药物疗效差，术后易致复发。在解剖生理方面，脊柱各节段复发率不同可能与其解剖生理特点、血运有关。病灶局部病理改变不同，术后未愈及复发情况也不尽相同。

（郑铭锋　石仕元）

参 考 文 献

方先之，陶甫，尚天裕，等，2005.骨关节结核病灶清除疗法：941例临床报告（节选）.中华外科杂志，（12）：830-832.

费骏，赖震，毕大卫，等，2013.胸腰段结核术后未愈原因探讨及对策.中国骨伤，26（6）：521-525.

李并全，1984.脊柱结核的惟同植骨和椎板植骨.中华骨科杂志，4：262.

李源大，1988.脊柱结核术后复发83例临床分析.中华骨科杂志，8：283.

施建党，金群华，金卫东，等，1999.脊柱结核26例再手术原因分析.宁夏医学杂志，21（4）：229-230.

王自立，杨伟宇，金卫东，等，2004.病变椎体部分切除、髓骨植骨及内固定术治疗脊柱结核.中国脊柱脊髓杂志，14（12）：716-719.

许建中，蒋电明，王爱民，等，2008.脊柱结核再次手术原因分析及治疗方案选择.中华骨科杂志，28（12）：969-973.

杨景堂，1989.手术治疗胸椎结核合并截瘫的体会（附403例疗效分析）.中华骨科杂志，9：345.

郑晨希，饶书城，1992.椎体钉在胸腰椎结核手术治疗中的应用.中华骨科杂志，6：401.

周劲松，陈建庭，金大地，等，2003.结核分枝杆菌对材料粘附能力的体外实验研究.中国脊柱脊髓杂志，13（11）：670-673.

朱天申，1989.经胸病灶清除椎管前方减压术治疗胸椎结核合并截瘫（附25例报告）.中华骨科杂志，9：349.

Jin DD, Qu DB, Chen JT, et al, 2004. One-stage anterior interbody autografting and internal fixation in primary surgical management of thoracolumbar spinal tuberculosis. Eur Spine J, 13: 114-121.

Konstam PG, Blesovsky A, 1962. The ambulant treatment of spinal tuberculosis. Br J Surg, 50: 26-38.

Lee TC, Lu K, Yang LC, et al, 1999. Transpedicular instrumentation as an adjunct in the treatment of thoracolumbar and lumbar spine tuberculosis with early stage bone destruction. J Neurosurg, 91: 163-169.

Lukkd K, 1999. Tuberculosis of the spine in the new millennium. Eur Spine J, 8: 338-345.

Mankin HJ, 2001. Tuberculosis of bone and joints: the Red king lives. Curr Opin Orthop, 12: 489-498.

Mitchison DA, 1985. The action of antituberculosis drugs in short-course chemotherapy. Tubercle, 66: 219-255.

Mustafa Ozdemir H, Kemalus H, Ogun T, 2003. The role of anterior spine instrumentation and allograft fibula for the treatment of Patt disease. Spine, 28（5）: 474-479.

Oga M, Arizono T, Takasita M, et al, 1993. Evaluation of the risk of instrumentation as a foreign body in spinal tuberculosis: clinical and biologic study. Spine, 18（13）: 1890-1894.

Parthasarathy R, Sriram K, Santhd T, et al, 1999. Short-course chemotherapy for tuberculosis of the spine. J Bone Joint Surg（Br）, 81: 464-471.

Turgut M, 2001. Spinal tuberculosis（Pott's disease）: its clinical presentation, surgical management and outcome. A survey study on 694 patients. Neurosurg Rev, 24（2）: 8-13.

Yilmaz C, Selek H, Gurkan I, et al, 1999. Anterior instrumentation for the treatment of spinal tuberculosis. J Bone Joint Surg（Am）, 81（9）: 1261-1267.

第二十二章
脊柱结核围术期护理与术后康复护理

第一节　脊柱结核术前护理

一、一般护理

（一）心理护理

结核病是一种慢性疾病，病程缓慢，治疗持续时间较长。患者长期卧床及治疗常有不同程度的焦虑、抑郁，或对疾病失去治愈信心，对生活失去热情，甚至消极低沉。护士应耐心与患者交流，评估患者的应激能力，认知评价及应对方式，耐心介绍疾病相关知识、治疗手段、目的和效果，获得患者信任，同时可邀请一些治疗效果显著的患者现身说法，使患者摆脱消极情绪，积极配合治疗。

（二）局部制动

1. 制动意义

患者脊柱受到结核杆菌的侵蚀，在脊柱结核进展的过程中多种因素作用可逐渐发生脊髓、神经损害，部分患者在脊柱结核基础上，较小的外力作用可突然出现脊髓神经损害。因此，须严格平卧硬板床休息制动，包括床上就餐、如厕等。

2. 体位护理

正确的体位和制动不仅可以减轻脊柱应力，避免病灶的进一步扩散，防止脊柱变形和加重神经受损，减少畸形、瘫痪等事件发生，有利于病变的稳定和修复，同时还是缓解患者疼痛的方法之一。入院后我们采用告示牌提醒、黑板报、视频、集中授课及微信等多模式宣教方法向患者说明绝对卧床的重要性和必要性，取得患者及家属的积极配合。患者入院即指导其绝对卧床休息：颈椎结核患者采用双侧米袋固定或颈椎枕、颈托固定；胸椎结核患者根据节段采用不同的体位，上胸椎可适当抬高床头，但不能超过 30°，下胸椎节段体位要求参照腰椎管理；腰椎患者绝对平卧位，适度屈髋、屈膝，侧卧位时腰部给予减压枕支撑，增加舒适度，减轻疼痛。但同时需要重视的是绝对卧床不是一动不动，而是须定时轴位翻身，并在平卧的基础上进行量力而行的床上运动，包括轴位翻身、双下肢直腿抬高运动和锻炼肌力为主的等长运动，如踝关节的跖屈背伸等。

（三）营养护理

结核病是一种慢性、消耗性疾病，病原菌不断排出毒素物质，使机体的营养状态受到损害，导致中毒和全身性反应，机体长期不规则低热，消耗增多，蛋白质分解代谢显著增强，造成蛋白质丢失过多，可出现负氮平衡，累及包括脂肪在内的整个身体组织。并发脓肿后，机体消耗增加，且术中血浆白蛋白随血液流失过多、术后分解代谢增加、术后饮食受限等均可加重低蛋白血症。据统计，术后第 6 天的营养风险发生率可高达 87.88%。因此，在规范使用抗结核药物治疗的同时，科学的营养管理对改善患者临床结局十分重要。营养管理包括营养风险筛查、营养评估、营养治疗和动态营养监测。采用由医生、护士、营养师共同参与的联合营养管理模式。

1. 营养筛查

患者入院时、住院期间营养筛查和再筛查由责任护士完成。筛查工具采用中华医学会《临床诊疗指南：肠外肠内营养学分册（2008 版）》推荐的营养风险筛查 2002（Nutrition Risk Screening 2002, NRS 2002）工具进行筛查（表 22-1）。

表 22-1 营养风险筛查 2002（2008 版）

姓名：	性别：		年龄：	身高：	cm	现体重：	kg	BMI：
疾病诊断：						科室：		
住院日期：			手术日期：			测评日期：		
NRS2002 营养风险筛查：		分						

疾病评分	评分 1 分：髋骨折□ 慢性疾病急性发作或有并发症者□ COPD□ 血液透析□ 肝硬化□ 　　　　　 一般恶性肿瘤患者□ 糖尿病□ 评分 2 分：腹部大手术□ 脑卒中□ 重度肺炎□ 血液恶性肿瘤□ 评分 3 分：颅脑损伤□ 骨髓移植□ ＞ APACHE10 分的 ICU 患者□
小结：疾病有关评分＿＿＿＿＿	
营养状态	1. BMI ＜ 18.5kg/m² □（3 分） 　注：因严重胸腔积液、腹水、水肿得不到准确 BMI 值时，无严重肝肾功能异常者，用白蛋白替代（按 ESPEN2006）＿＿（g/L） 　（＜ 30g/L，3 分） 2. 体重下降＞ 5% 是在 □ 3 个月内（1 分）□ 2 个月内（2 分）□ 1 个月内（3 分） 3. 一周内进食量：较从前减少 □ 25% ～ 50%（1 分）□ 51% ～ 75%（2 分）□ 76% ～ 100%（3 分）
小结：营养状态评分＿＿＿＿＿＿	
年龄评分	年龄＞ 70 岁（1 分）　　 年龄＜ 70 岁（0 分）
小结：年龄评分＿＿＿＿＿＿	

对于表中没有明确列出诊断的疾病参考以下标准，依照调查者的理解进行评分

1 分：慢性疾病患者因出现并发症而住院治疗。患者虚弱但不需要卧床；蛋白质需要量略有增加，但可通过口服补充来弥补

2 分：患者需要卧床，如腹部大手术后；蛋白质需要量相应增加，但大多数人仍可以通过肠外或肠内营养支持得到恢复

3 分：患者在加强病房中靠机械通气支持；蛋白质需要量增加而且不能被肠外或肠内营养支持所弥补。但是通过肠外或肠内营养支持可使蛋白质分解和氮丢失明显减少

总分值≥ 3 分：患者处于营养风险，需要营养支持，结合临床，制订营养治疗计划。
总分值＜ 3 分：每周复查营养风险筛查。

适用对象：18 ～ 90 岁，住院 1 天以上，次日 8 时未行手术者，神志清者。
不适用对象：18 岁以下，90 岁以上，住院不过夜，次日 8 时前行手术者，神志不清者。

该工具包括 BMI、近期体重变化、膳食摄入情况和疾病严重程度 4 个方面的内容，测量简单方便，易于操作，可在 3 分钟之内完成。NRS 2002 总分 = 营养状况评分 + 疾病严重程度评分（年龄＞ 70 岁者加 1 分），总分为 0 ～ 7 分，总分≥ 3 分，表示患者有营养不良或存在营养不良的风险。BMI ＜ 18.5kg/m² 判定为营养不良，17.0 ～ 18.4kg/m² 为轻度营养不良，BMI ＜ 16.0 ～ 16.9kg/m² 为中度营养不良，BMI ＜ 16.0kg/m² 为重度营养不良。

2. 饮食原则

患者入院后，根据病情及营养筛查结果，医生开具饮食医嘱，遵循高能量、高蛋白质、高维生素、充足矿物质原则制订饮食方案，并结合患者饮食习惯、喜好、进食量及实验室检查结果适时调整方案，合并糖尿病患者根据血糖情况将糖类的比例调整为总量的 1/2 左右。

3. 饮食宣教

将常用食物及食物等价交换表、简易膳食摄入的计算方法等制成宣教手册，图文并茂，简单明了，患者入院时由责任护士发放，进行面对面宣教，患者根据饮食喜好及习惯选用食物，制订饮食计划，责任护士负责落实监督。

4. 饮食要求

（1）能量：能量的供给对于结核患者来说应稍高于正常人，一般以能维持正常体重为原则，按每千克体重 40 ～ 50kcal 的能量供给，全日能量达 2500kcal 左右为宜，满足患者的生理需求及疾病的消耗。

（2）蛋白质：优质高蛋白饮食利于结核病灶的修复，是保证结核病营养治疗的第一要素。蛋白质的供给量占总能量的 20%，合并糖尿病患者每天每千克体重 1.5 ～ 2g 蛋白质，其中优质蛋白

质应占 50% 以上，优质蛋白质来源于乳类、蛋类、鱼类、肉类等。牛奶中含有丰富的酪蛋白和钙质，患者应每天食用 350～500ml。

（3）糖类和脂肪：作为能量的主要来源，根据患者平时食量，可以不加限制，通过加餐方式来增加进食量；伴有糖尿病时，每天糖类供给量为 250～300g，包括一部分粗粮；脂肪每日摄入量在 60～80g，尽量降低饱和脂肪酸和反式脂肪酸的摄入。

（4）维生素：包括维生素 A、维生素 D、维生素 C 和 B 族维生素等。其中维生素 B 可对抗因异烟肼而引起的副作用，应供给充足，良好来源是杂粮、坚果、白色肉类等；深色蔬菜和水果中含有大量的维生素 A 和维生素 C，如菠菜、胡萝卜、南瓜、西红柿等；鱼肝油、海鱼是维生素 D 的良好来源。

（5）矿物质：钙，结核病灶修复需要大量钙质。牛乳中钙含量高、吸收好，每天可饮牛乳 250～300ml。除牛乳外，虾米、坚果类、绿叶蔬菜、紫菜等也是钙的良好来源。铁，是制造血红蛋白的必备原料，结核病患者多伴有不同程度贫血，应该增加铁的摄入。其中非血红素型铁主要存在于植物性食物中，占膳食中铁总量的绝大部分；血红素型铁主要存在于动物性食物中，良好来源是畜禽肉类、鱼类等。

（6）膳食纤维和水：足够的膳食纤维和水的摄入是保持大便通畅，预防便秘的必要措施。患者每天应供给一定数量的膳食纤维丰富的食物，如新鲜蔬菜、水果及粗粮，也可选择膳食纤维制剂，每天补充 10～20g 为宜。

（7）种类调配：定量、定时和健胃即可。提倡食物多样，荤素搭配，在不影响病情及药效的前提下尽量尊重患者的饮食习惯，不偏食。糖类、脂肪和蛋白质分配比例均衡，定时定量进餐，注意饮食规律性。食物制备应注意多样化和色、香、味，以增进食欲。食谱内容根据病情按普食、软食或半流质饮食供给。

（8）饮食禁忌

1）服异烟肼时禁食无鳞鱼，包括金枪鱼、鳗鱼、鱿鱼、沙丁鱼等。这些鱼中的组胺含量很高，而异烟肼是一种单胺氧化酶抑制剂，两者若同时食用，会因人体内缺少单胺氧化酶而使组胺氧化，造成组胺蓄积，引起头痛头晕、恶心呕吐、皮肤潮红、荨麻疹样皮疹、腹痛腹泻、呼吸困难、血压升高等中毒症状。

2）服用异烟肼时忌食含乳糖的食品。乳糖能完全阻碍人体对异烟肼的吸收，使之不能发挥药效。

3）使用抗结核药，不宜用茶水送服药物，会妨碍药物的吸收，甚至降低药效。除氯法齐明外，饮用奶制品应与一般抗结核药物间隔 2 小时以上。

5. 注意事项

（1）肠内外营养：对连续 3 天以上无法常规摄食达到营养需要量的危重患者或存在营养不良风险的患者，依据实验室检查、营养筛查结果进行营养支持，选择口服肠内营养混悬液（能全力）或通过深静脉进行全胃肠外营养（total parenteral nutrition, TPN）提供所有营养物质。责任护士严格按照《临床护理实践指南（2011 版）》正确实施肠内外营养支持，并持续监测患者的营养状态和营养支持的效果。

（2）药物反应：引起恶心、呕吐者，宜少量多餐，避免油腻及过甜食物，出现恶心立即做深呼吸，除利福平外的抗结核药物改为餐后服。肝功能损害者，指导选择高效价的蛋白质和维生素丰富的食物，限制脂肪摄入，可夜间增加葡萄糖摄入。便秘者，主食之外加食燕麦片或富含粗纤维的食物，每天饮水量为 2000～3000ml。

6. 食谱举例

结核病患者一日参考食谱如下。

总能量：2224kcal；蛋白质：104g；脂肪：77g；糖类：290g。

早餐：馒头（面粉 50g，豆浆 20ml，煮鸡蛋 60g），拌莴笋（莴笋 50g）。

加餐：梨（200g）。

午餐：米饭（大米 50g），蒸红薯（红薯 100g），肉末菠菜（肉末 25g、菠菜 150g），双茄烩（西红柿 50g、茄丁 100g），红烧鸡块（鸡腿 150g）。

加餐：酸奶 100ml。

晚餐：蒸饼（面粉 100g），肉片西葫芦（肉片 75g、西葫芦 150g），豆腐丝炒豆芽（豆腐丝 50g、绿豆芽 150g），清蒸草鱼（草鱼 100g）。

睡前：牛奶（200ml），苏打饼干（面粉

25g）。

全日烹调油 30g。

（四）疼痛护理

疼痛作为继体温、脉搏、呼吸、血压之后的第五大生命体征，越来越受到关注。脊柱结核围术期疼痛十分普遍，不仅患者痛苦，还可能出现机体活动不足，肌肉萎缩，骨质疏松等，从而导致患者生活质量下降。颈椎结核可伴有类似落枕的颈项部疼痛，胸腰椎结核常伴有胸背部或腰背部的疼痛，并且向两肋部或两侧腹壁放射，可呈相应部位的束带感。疼痛开始较慢，随着骨破坏程度加重而明显，多节段结核伴脓肿形成时可出现剧痛。具体疼痛干预护理措施包括一般护理、合理评估、尽早治疗疼痛。主张多模式、个体化镇痛。

1. 一般护理

将患者安置在舒适整洁、安静、光线柔和的病室，检查、治疗、护理及操作时动作准确、轻柔，避免粗暴，减少疼痛刺激。耐心向患者介绍结核致痛的病理机制，指导患者了解缓解疼痛的方法，建立良好的护患关系，取得患者信任，增加其安全感。

2. 疼痛评估

疼痛评估是进行有效疼痛控制的关键步骤，通过评估，了解疼痛的原因、部位、程度、性质，是持续性还是间歇性及减轻或加重因素，还要观察患者的精神状态和心理反应。每位患者对疼痛的主观感受不同，须正确使用评估工具对患者的疼痛进行正确、客观、有效的评估，并帮助患者选择个体化的疼痛护理方案，以取得更好的镇痛效果。笔者采用数字评分法（numerical rating scale, NRS）评估患者疼痛情况：在纸上画一条 10cm 长的线段，"0"代表无痛，中间次序"5"代表疼痛可忍受，"10"代表剧痛，由无痛至剧痛逐渐加重，患者根据自身疼痛程度，标记出代表自己的疼痛点。患者入院即开始评估，有规律定时评估，疼痛治疗后注意及时评价疗效。

3. 体位护理

正确的体位和制动不仅可以减轻脊柱应力，避免病灶的进一步扩散，同时还是缓解患者疼痛的方法之一（具体管理要求详见前述体位护理）。

4. 镇痛措施

疼痛治疗的目的不是达到完全无痛状态，而是通过疼痛管理达到患者可耐受的合理水平。根据疼痛评分，≤ 3 分时实施非药物干预措施，包括耳穴贴压，选取神门、交感、皮质下、肝、脾、肾等穴位，进行耳穴贴压治疗，隔日 1 次，舒适卧位、转移注意力等。4 ～ 6 分时，选用对乙酰氨基酚和非甾体抗炎药（NSAID）等联合干预。> 7 分时可用强阿片类和非甾体类抗炎药联合使用干预措施，达到最佳的镇痛效果。注射类镇痛药使用 15 ～ 30 分钟后评估，口服镇痛药使用 1 小时后评估。注意按时给药，以维持有效的血药浓度，保证疼痛的持续缓解，减少爆发性疼痛的发生。注意对乙酰氨基酚用药过量可诱导肝毒性，每日剂量不宜超过 2g，疗程不大于 10 天。做好 NSAID 类药物的胃肠道、心脑血管的风险因素管理，禁止老年患者同时服用 1 种以上 NSAID 类药物。

5. 音乐康复

音乐康复是指指导患者疼痛时听音乐。音乐疗法可减轻患者的抑郁情绪，稳定血压，减轻疼痛，增加患者的舒适感，通过慢呼吸运动可减轻肌肉收缩引起的疼痛及缓解紧张心理，达到控制疼痛的目的。

（五）术前训练

1. 呼吸功能训练

吸烟者术前 2 周戒烟，指导患者进行腹式呼吸和缩唇呼吸，训练吹气球活动，以减少生理无效腔，提高潮气量和有效通气量。充分扩张胸廓和肺泡，改善呼吸功能，提高呼吸系统对手术和麻醉的耐受性，减少或避免术后肺部并发症的发生。

（1）腹式呼吸：指导患者全身放松，一手放在腹部，另一手放在胸部，由鼻慢慢吸气，鼓起腹部，吸气后屏息 1 ～ 3 秒，再经口慢慢呼出，每分钟呼吸 4 ～ 6 次。吸气、呼气时均最大限度地鼓起腹部，胸部保持不动，每次呼吸的节奏一致。训练时需要注意的是，呼吸宜深长缓慢，鼻吸气，口呼气，一呼一吸时间为 10 ～ 15 秒，每次 4 ～ 5 分钟，每天 2 ～ 3 次。可根据情况随时调整训练强度及频次。

（2）缩唇呼吸：指的是吸气时用鼻子，呼气时嘴呈缩唇状施加一些抵抗，慢慢呼气的一种方法。鼓励患者吸气时用鼻子，呼气时嘴唇轻闭，慢慢轻轻呼出气体，同时收缩腹部。吸呼比以 1 ：2 或 1 ：3 进行，呼吸频率小于每分钟 20 次，每分钟 8 ～ 10 次，每天 2 次，每次约 10 分钟。可根据病情及个体差异适当增减训练次数和时间，并可在病情允许的体位进行练习。

（3）有效咳嗽：指导患者肩部放松，先做数次深呼吸，以刺激咳嗽，深呼吸后屏气 3 ～ 5 秒后嘴缩拢成鱼嘴样，缓慢放松呼气，将气呼尽，深吸一大口气后屏气 5 秒，右手按压上腹部，腹肌用力，做爆破性咳嗽 2 ～ 3 次，张口将痰咳出。

（4）吹气球：指导患者深吸一口气，含住气球进气嘴，尽力将肺内气体吹入气球内，每天 3 ～ 4 次，每次 5 分钟；体虚乏力者也可先将气球吹鼓后悬吊于床头，鼓励患者每次吹动气球，频次以能耐受为宜。

（5）呼吸器训练：指导患者手托呼吸训练器，呼气后口含吸管慢慢吸气，尽力使 3 个圆球都升至目标刻度，停顿 5 ～ 10 秒，松开吸管，平静呼气，每天 3 ～ 4 次，每次 10 ～ 20 分钟。

（6）骨骼肌训练：扩胸运动，指导患者双上肢向外扩张胸部，以胸部内侧的肌肉为中心展开训练，配合呼吸肌运动进行，每天 3 ～ 4 次，每次 10 ～ 20 分钟。

2. 床上排便、排尿训练

术后患者因创伤和麻醉的影响，加之不习惯床上排便，易发生便秘、尿潴留等。因此，术前 1 周应开始进行床上二便训练。

3. 术前体位训练

脊柱后路手术患者，因手术中俯卧位时间较长，易引起呼吸受阻。术前指导患者进行俯卧位训练，以适应术中体位。其方法为协助患者俯卧，头偏向一侧，胸下及两肩各垫 1 个小棉垫，骨盆下垫 1 个大棉垫，使腹部悬空便于呼吸，两腿平放于床上，两手放于躯干两侧的舒适位置，开始训练时间以患者可以耐受为宜，循序渐进。

4. 气管、食管推移训练

颈椎结核前路手术患者，术中须牵拉食管、气管、血管等重要结构。持续地牵拉气管、食管可引起术后急性喉头水肿、呼吸不畅及吞咽困难，术前应进行气管、食管推移训练，指导患者用自己的 2 ～ 4 指指端在颈外侧皮下插入胸锁乳突肌内侧缘，将气管、食管向非手术侧推移，使其推过正中线，力量缓和。训练中如出现恶心、呛咳，应立即停止，指导深呼吸，待症状消失后再由轻至重重新训练。术前 3 天开始训练，第 1 天从每次 1 ～ 2 分钟起，逐渐增加，2 ～ 3 天内达到推移气管 10 ～ 20 分钟，以不产生呛咳和呼吸困难为宜。每天训练 3 次，每次间隔 2 ～ 3 小时。训练前与医生充分沟通，明确推移的力度、时间及频次，尤其是有前注脓肿的患者，须明确脓肿的部位、大小及范围，在医生协同下共同完成此训练，避免在推移训练的过程中因脓肿受到推挤压迫相邻组织甚至破溃而发生不良事件。

5. 功能锻炼训练

功能锻炼可以改善局部血液循环，促进消肿、防止肌肉萎缩、关节粘连和僵硬，预防深静脉血栓形成（deep venous thrombosis, DVT）发生。卧床行四肢关节运动和肌肉力量训练，包括双下肢直腿抬高和膝、髋关节的伸屈运动，双足背伸跖屈、踝泵运动，截瘫者指导家属协助患者行被动运动。

6. 颈椎枕使用训练

颈椎枕包括枕枕和颈枕，根据患者体位搭配使用，以维持颈椎生理曲度和保证患者的制动效果，防止损伤加重或内植物移位、脱落。使用前评估颈部皮肤情况，告知目的，平卧位时枕枕置于底部，颈部置于 2 个颈枕枕芯内侧端凹槽内，移动 2 个枕芯使之完全贴合患者头颈部，将魔术贴粘合固定。侧卧位时，取掉枕枕，移动 2 个颈枕并排放置并使用魔术贴粘合固定。轴线侧翻患者使之头颈部置于颈枕上。

7. 颈托使用训练

颈托是通过前片压后片及粘固魔术贴固定，起到固定、制动、保护、保持颈椎稳定性，减少颈椎活动对血管、神经组织的摩擦刺激，促进炎症、水肿的消除和吸收。（以颈椎结核为例）使用前评估患者局部皮肤、颈托，告知使用目的及流程，由 2 名护士协助完成。一般由 1 名护士固定颈部，轻托头部，另 1 名护士将颈托后片充分展平，轻轻塞入，妥善固定后，再佩戴颈托前片，固定魔术贴，松紧以可伸入一横指为宜。也可先佩戴前片贴紧颈部固定然后轴位翻身，再佩戴后片。

二、专科护理

（一）咽后壁脓肿的护理

1. 评估

咽后壁脓肿是颈椎结核的主要并发症。观察患者有无颈椎后凸畸形、斜颈、头前倾、颈短缩和双手托下颌等症状，患者是否出现寒性脓肿及其部位。颈椎结核所产生的脓液常突破椎体前方骨膜和前纵韧带，蓄积在颈椎与椎前筋膜之间，C_4 以上病变，脓液可向前穿破椎前筋膜进入咽后隙而形成咽后壁脓肿；C_5 以下病变的脓液多位于食管后方，形成食管后脓肿。巨大的咽后壁脓肿使咽后壁向舌根靠拢，可导致睡眠时鼾声甚大，引起呼吸和吞咽困难，注意有无吞咽疼痛、困难及异物感、呼吸困难等；是否出现窦道及窦道的位置，有无分泌物，分泌物的性状、颜色、气味和量；评估肢体的感觉、运动及括约肌功能有无改变，有无脊髓压迫、神经损伤等截瘫症状，局部制动及固定是否有效。

2. 注意观察呼吸和吞咽情况

密切注意患者呼吸频率、节律，床边备气切包，做好急救准备，出现憋气、声音嘶哑及吞咽困难等异常情况，及时通知医生，必要时协助医生排脓或气管切开等。

3. 进食情况

不宜进食硬或带刺的食物，以防脓肿破裂。进食时应注意不要大口咽下，以免发生呛咳甚至引起脓肿破裂，呛入呼吸道而致窒息。

（二）流注脓肿的护理

脊柱结核流注脓肿可位于颈、背部、腰骶部、腹股沟，甚至大腿等，张力过大的脓肿可使皮肤变薄，发红甚至破溃。观察局部皮肤，避免局部皮肤摩擦及长时间受压。对已破溃的脓肿，注意保持敷料清洁，及时换药。巨大脓肿行置管引流者，妥善固定引流管，防止引流管移位或滑脱；密切观察引流液量、性状、颜色；定时巡视，保持通畅，避免受压、扭曲、折叠；协助翻身或搬运时，保持引流管长度适宜，勿紧拉。

（三）用药护理

详见本章第二节脊柱结核手术护理的用药护理部分。

（四）脊柱结核合并截瘫的护理

脊柱结核合并截瘫的发生率为10%左右，以胸椎结核发生截瘫最多见，颈椎结核次之，腰椎椎管管径宽大，内容物为马尾，发生率较罕见。脊椎附件结核少见，一旦发病，容易发生截瘫。其主要原因是由于脊柱结核破坏椎体，致使椎体被压缩，脓液、结核肉芽组织、干酪样坏死物质和死骨进入椎管，压迫脊髓而致瘫。脊柱结核合并截瘫进展慢、病程长，营养差，长期卧床易出现较为严重的并发症，影响患者身心健康。

1. 截瘫观察

患者一般除具有脊柱结核的症状、体征外，还有脊髓受压迫的临床表现。其主要表现为相应节段的运动、感觉、排便排尿功能障碍。与外伤性脊髓损伤所致截瘫不同，多数患者脊髓损伤的症状与体征是进行性加重的。患者入院后即应每班密切观察患者双下肢肌力、感觉及括约肌功能，有无刺激性疼痛，有无感觉异常，如麻木、蚁走感，感觉错乱症状及感觉缺失表现。注意患者排便排尿情况，对已经出现截瘫患者，每日关注截瘫平面，出现平面下降及时通知医生。当大量脓液涌入椎管内产生急性脊髓受压，表现为脊髓休克所致的下肢弛缓性瘫痪，应立即汇报医生进行处理。

2. 截瘫护理

（1）心理护理：由于疼痛、感觉障碍、肢体活动受限或大小便障碍等，患者承受躯体和心理痛苦，应主动关心患者，及时介绍手术经过及术后康复情况，减轻心理压力，鼓励其以乐观的心态配合治疗和护理。

（2）体位护理：绝对卧床休息；轴位翻身，搬动患者使用过床易，保持脊柱水平位置，颈椎结核更须佩戴颈托，避免头颈的突然或快速转动。

（3）安全护理：截瘫患者皮肤感觉丧失或下降，行动不便，要防止坠床、烫伤等意外伤害，做好各项安全防护措施；患肢于功能位，防止关节畸形。

3. 截瘫并发症的预防与护理

（1）压力性损伤：截瘫患者存在压伤风险，应快速确定患者存在压伤风险的因素，做好各项宣教及预防措施，在护理上预防重于治疗。

1）观察

a. 频次：基于患者使用的支撑面及皮肤对压力的耐受性来确定体位变化的频次，对存在压伤风险患者至少 2 小时观察皮肤压力损伤的迹象，是否存在指压不变白的红斑。

b. 部位：重点包括骶骨、尾椎、臀部、足跟、坐骨、髋部、肘部、肩胛区、颈椎患者的后枕部，尤其注意截瘫平面以下皮肤的观察，同时还须重点关注医疗器械（如支具、颈托等）下面的皮肤，以防医疗器械相关性压力性损伤发生。

c. 深色皮肤：结核患者由于抗结核药物作用，有深肤色皮肤存在。观察此类患者皮肤时，要注意对比邻近皮肤，也可通过湿润方法来协助识别皮肤颜色的变化。

2）评估：须在入院 8 小时内完成。

a. 使用 Braden 评分表（表 22-2）对患者皮肤情况进行压伤风险评估。Braden 评分表总分23 分，评分 15 ～ 18 分为低危，13 ～ 14 分为中危，10 ～ 12 分为高危，评份 ≤ 9 分为极高危，分值越低，危机增加。当 ≤ 12 分时须上报压伤预警。评分 ≤ 12 分，每天评估；15 ～ 18 分，每周评估；病情变化，随时评估。

b. 评估皮肤的脆弱程度。

c. 评估是否有现存的压伤。

d. 评估患者是否存在心血管疾病、糖尿病或吸烟等可能妨碍血液回流的因素，从而增加压伤风险。

e. 评估身体受压时的疼痛程度。

表 22-2　Braden 评分表

评分内容	评估计分标准				评分
	1分	2分	3分	4分	
1. 感知能力	完全受限	大部分受限	轻度受限	无损害	
2. 潮湿程度	持续潮湿	常常潮湿	偶尔潮湿	罕见潮湿	
3. 活动能力	卧床	坐椅子	偶尔步行	经常步行	
4. 移动能力	完全受限	非常受限	轻微受限	不受限	
5. 营养摄取能力	非常差	可能不足	充足	丰富	
6. 摩擦力和剪切力	存在问题	潜在问题	不存在问题		

3）措施：存在"压力性损伤风险"的患者由责任护士、伤口专科小组成员和护士长共同监控、落实各项防范措施。具体预防措施基于风险区域而非总风险评估得分制订，如风险源于静止不动，应解决翻身、改变体位和改善支撑面；风险源于营养不良，应解决营养问题；风险源于皮肤潮湿，应保持局部干燥等。局部皮肤出现失禁，立即采用一次性软布清洁，必要时局部涂皮肤保护剂，干燥皮肤每天使用润肤品，使用对皮肤酸碱平衡的洁肤品。有压伤风险患者，可以使用活血、祛腐、生肌的中药药膏定时局部涂擦。进行肢体摆放时，留意红斑或压力损伤风险部位，避免让风险部位成为身体的支撑点。选择新的支撑面时，兼顾舒适性、压力、剪切力、皮肤潮湿、血流灌注及个体体重的情况。合理使用各种减压枕及减压贴，使用支具患者给予松软的衬垫。避免摆放患者于身体有压力损伤部位，保持双足悬空，对高风险足跟压伤个体，使用足跟减压防护垫。在医疗器械下面放置减压贴，以防医疗器械相关性压力性损伤发生。存在营养风险患者做好营养宣教。需要重视的是，向患者及家属做好压伤的预防宣教，签署压力性损伤高危风险患者告知书，取得患者、家属的配合，使其能够参与到预防措施中。

（2）呼吸系统并发症的预防与护理：常见有呼吸道阻塞、肺部感染、肺不张等，约占并发症发生率的 10%。其临床表现为体温升高、发热、咳嗽、咳痰伴痰液增多，不同程度呼吸困难、气促、发绀、氧分压下降等，部分老年患者体温不升为病情危重表现。

1）观察：呼吸频率、深度、节律、方式，重点患者每班进行床头交接班，行双肺听诊，保持呼吸道通畅，注意呼吸音的变化，观察脸色、唇色、甲床颜色、动态监测动脉血氧饱和度（SaO_2）、血气分析、肺部摄片情况，注意有无呼吸急促、应答迟缓、口唇发绀、胸痛、体温等变化。

2）评估：术前做好肺功能的评估。正常FVC：100%+20%；FEV_1：83%，FEV_2：96%，FEV_3：99%。FEV_1下降为阻塞性；FEV_1正常或增加为限制性；MVV：最大自主通气量。MVV术前预计值70%为安全者，50%～69%为慎重者，30%～49%为危险者，30%及以下为禁忌者。

3）措施：无禁忌时床头抬高30°～45°，给予氧气吸入，保持呼吸道通畅、湿润、定时翻身、叩背，防止分泌物在气道内滞留，雾化吸入协助排痰。高危患者经口喂食前做好吞咽能力评估；颈椎损伤、高龄（≥70岁）、颈椎手术或气管切开等患者预防误吸；做好陪护人员的预防宣教；有效镇痛，如有必要留置胃管鼻饲，可降低肺部感染发生的风险。

4）呼吸功能训练：本节一般护理中的术前训练部分。

（3）泌尿系统并发症的预防与护理：常见有尿潴留或排尿不畅、感染（上尿路感染及下尿路感染）、结石，抗结核药物可引起高尿酸血症，增加尿路结石风险。其临床表现为尿频、尿急、尿痛、发热、肾区疼痛等。

1）观察：每日体温、排尿情况（尿频、尿急、尿痛）及尿液颜色、性状、量，肾区有无疼痛、发热，定期复查尿常规、洁尿培养。

2）评估：每日评估导尿管留置的必要性，观察患者自主排尿能力及膀胱功能。

3）措施：截瘫患者有不同程度的尿潴留和尿失禁或两者同时存在，容易发生泌尿系统感染或结石。出现急性尿潴留，按摩下腹部等协助排尿。留置导尿者，充分饮水，每日2500～3000ml，保持会阴部清洁，定期复查尿常规、尿培养。正确固定留置导尿管，以防移位和尿道牵拉；维持无菌、持续封闭的引流系统，一旦发生无菌状态被打破、接头处断开或尿液漏出，使用无菌方法更换引流装置，维持尿液引流通畅，定期放空引流袋。使用具有抗微生物活性材料的尿管，或使用能抑制尿管表面生物膜沉积和延缓结壳效应的特殊涂层，

可减少尿管所致的尿路感染。每日评估导尿管留置的必要性，尽早拔除导尿管。出现神经源性膀胱，早期予留置导尿，注意不必定期夹管。恢复期，评估逼尿肌和括约肌功能，及早采取膀胱再训练及间歇性导尿方法，达到预期康复目标。膀胱功能评估包括尿流动力学检查、膀胱容量与压力测定（目前公认的膀胱安全压力上限是$40cmH_2O$）和残余尿量测定（一般残余尿量＞100ml，需要采用导尿方法辅助排出）。做好膀胱功能再训练，避免短时间内大量饮水，逐步做到均匀摄入，防止膀胱过度充盈。当患者病情基本稳定，不需要大量输液，饮水规律，无尿路感染，膀胱内有300～500ml容量，膀胱压力低于$40cmH_2O$，一般在受伤后2周左右，实施间歇性导尿。导尿前必须鼓励患者先尽量自行排尿，开始每4小时1次；当自解尿量＞100～200ml，残余尿量＜300ml，改每6小时1次；自解尿量＞200～300ml，残余尿量＜200ml，改每8小时1次；自解尿量＞300ml，残余尿量＜100ml，提示膀胱训练成功，可停止间歇性导尿。选用亲水性、低摩擦系数的尿管。做好饮水计划及排尿日记，每天控制饮水在1500～2000ml，早、中、晚各饮水400ml，两餐之间饮水200ml，晚上8：00以后尽量不饮水。针对自行排尿费力患者，笔者所在科室还采用中医护理手段积极干预：取天枢、气海做芒硝外敷，拔罐等。

（4）下肢深静脉血栓形成：深静脉血栓形成（DVT）是指血液在深静脉管腔内不正常的凝结，使血管完全或不完全阻塞，属于静脉回流障碍性疾病。72%的脊髓损伤患者深静脉血栓发生在受伤后1个月，好发于下肢。其临床表现为早期无明显临床症状，容易被忽视。主要表现为患肢肿胀、轻度发绀，局部皮温升高，可出现红斑压痛，局部感觉疼痛及沉重感。

1）观察：肢体是否肿胀、皮肤温度、静脉回流状况，有无浅静脉曲张、皮肤张力增大，有无呼吸困难、胸痛、咳嗽、咳血等。

2）评估：使用Caprini血栓风险评估表对患者进行风险筛查。风险患者，每日评估肢体疼痛及肿胀发展程度（每日测量、记录患肢不同平面的周径，与前日记录及健侧周径比较），局部皮肤温度，有无触痛、压痛。

3）措施：明确告知其自身危险因素，使其主

动配合进行肢体活动，最大限度地降低 DVT 发生风险。①低危患者，采取基本预防措施，包括宣教预防知识，指导早期功能锻炼，病情允许下多饮水，控制血糖及血脂，床上行踝泵运动及股四头肌功能锻炼，避免下肢静脉穿刺，避免膝下垫硬枕和过度屈髋；评估双下肢，发现肿胀、疼痛、皮温升高和色泽变化、感觉异常及时汇报并处理。②中危患者，采用基本预防措施加物理预防措施，其中物理预防措施包括梯度压力袜（graduated compression stocking, GCS）、间歇充气加压装置（intermittent pneumatic compression, GCS）和静脉足底泵（venous foot pump, VFP），利用压力促使下肢静脉回流加速，减少血液淤滞，降低下肢 DVT 形成风险。③中、高危和极高危患者，推荐与药物预防联合应用，常用药物包括普通肝素、低分子量肝素钠、Xa 因子抑制剂、维生素 K 拮抗药等。用药前评估患者有无用药禁忌证，如近期活动性出血及凝血功能障碍、严重头颅外伤或急性脊髓损伤、活动性消化性溃疡、血小板低于 $20×10^9$/L、恶性高血压、对药物过敏等，用药期间做好观察，注意有无局部出血、渗血，有无全身出血倾向及消化道出血等，定期监测凝血及肝肾功能，持续关注氧分压及血氧饱和度。抗凝药常规注射部位为腹壁，借助抗凝药皮下注射腹部定位卡按数字大小，有规律地轮换注射部位。注射时，取屈膝仰卧位，嘱患者腹部放松，临床使用的抗凝药为预灌式针剂，使用前不排气，针尖朝下，将针筒内空气轻弹至药液上方，左手拇指、示指间隔 5cm 左右，提捏皮肤成一皱褶，右手持注射器以执笔方式于皮肤皱褶最高点垂直进针，注射前无须抽回血，持续匀速注射 10 秒，注射后停留 10 秒，再快速拔针，无须按压。交代患者注射处禁止热敷及理疗。

4）DVT 形成的护理：一旦明确 DVT 形成则行积极的溶栓准备，同时患肢禁止按摩和热敷，急性期绝对卧床 10 ～ 14 天，床上活动避免幅度过大或用力排便，抬高床尾 20 ～ 25cm，腘窝处避免受压以利于静脉回流。若患肢高度肿胀、皮肤苍白或呈暗紫色、皮温降低、足背动脉搏动消失，警惕出现股青肿、股白肿，立即通知医生紧急处理。药物溶栓过程中，定期测定出、凝血时间，使用抗凝药后注意有无出血倾向，及时评估溶栓效果，有无局部出血及渗血，有无胸痛、咯血、呼吸困难、干咳等症状，一旦出现上述症状，立即通知医生，配合抢救，建立静脉通路、高浓度氧气吸入、监测生命体征及意识变化等。

（5）消化系统并发症的预防与护理：常见有顽固性便秘、大便失禁及腹胀。

1）观察：腹痛、腹胀、腹泻及大便失禁情况，有无腹痛诱因，是否进行性加重，是否停止肛门排气，排泄物的量及性状。

2）评估：腹部是否对称，有无胀满，有无腹部压痛、程度，有无腹膜刺激征及肠鸣音情况。

3）措施：做好饮食管理，摄入富含膳食纤维的食物，如蔬菜、水果等；避免进食刺激性和难于消化的食物；定时进行腹部按摩，建立规律的排便训练计划。便秘者，指导其增加粗纤维食物摄入，增加饮水量，在排除禁忌证情况下使用中医适宜技术，选用大黄、芒硝打粉后神阙穴外敷，每日 2 次，每次 2 ～ 4 小时，天枢、大横、腹结穴位揿针治疗，每日 1 次，每次 48 ～ 72 小时，或进行腹部便秘推拿协助排便。天枢穴为便秘和腹泻双向调节穴位，可以进行穴位按摩。大便失禁时，做好患者皮肤护理，及时清理排泄物，防止失禁性皮炎的发生。对恶心、呕吐、食欲缺乏等症状，可采用吴茱萸、生姜、大枣等打粉后予神阙、中脘、足三里穴进行贴敷疗法，起到健脾和胃、降逆止呕作用，每日 1 次，每次持续 4 ～ 6 小时以上，及时做好疗效评估。

（6）运动系统并发症的预防与护理：常见有关节挛缩或肢体畸形、肌肉萎缩、痉挛等。

预防措施：为患者建立个性化运动方案，根据患者个体差异，髋关节做最大幅度的关节活动练习，使髋关节伸直和外展，防止关节僵硬。每天数次将膝关节完全伸直，每天被动、主动活动踝关节和趾关节，防止膝关节屈曲畸形和足下垂。牵张训练有助于降低下肢肌张力，防止痉挛发生。可进行腘绳肌牵张、内收肌牵张和跟腱牵张训练。

三、手术前的准备

（一）手术前日准备

（1）术前 1 天观察患者体温变化。

（2）根据医嘱做好各种药敏试验、交叉配血。

（3）做好皮肤清洁，必要时相关手术部位术前 30 分钟行剃发处理。

（4）做好各项术前评估，包括疼痛、心理状态、机体是否耐受手术、基础疾病等综合情况。

（5）保证充足睡眠，术前晚给予耳穴贴压或中药助眠香袋使用，以镇静助眠。

（6）根据不同情况实施个性化宣教，看视频并介绍手术流程及注意事项，取得患者配合。

（二）手术日晨准备

（1）手术日晨监测生命体征及血糖。

（2）协助更换患者服，戴好住院身份标识带，取下义齿及贵重物品。

（3）手术部位附近的窦道换药，清除伤口周围的胶布痕迹。

（4）进手术室之前做好手术部位标识，嘱患者排空膀胱。

（5）将必要的物品、病历等随患者一起送手术室。

第二节　脊柱结核术后护理

（一）病室环境

病室朝南，安静舒适，室温保持在 20 ～ 24℃，湿度为 50% ～ 60%，并对床单位进行预热到 42 ～ 44℃。根据麻醉方式和手术准备床单位，垫好中单尿垫，备好心电监护仪、吸氧装置及翻身枕等物品。颈椎手术备好颈托、自制米袋或颈椎枕，前路手术准备床边气管切开包。

（二）搬运及体位管理

患者术后回病房，护士应和手术巡回护士详细交接，了解术中情况。搬运时使用"过床易"，保持脊柱水平位，注意不能弯曲，更不能扭转。

（1）颈椎手术患者须由专人负责头颈部的固定，佩戴颈托，大小宜合适。过床时妥善固定伤口敷料，注意保护切口，若有引流管则须夹闭，以免引流液倒流，同时妥善固定引流管防止牵拉、滑脱。患者有烦躁不安时，应适当约束或加床挡保护，以防意外。

（2）体位管理：行植骨的患者术后植骨块脱落是最为严重的并发症之一，尤其是上颈椎，须防止颈部过伸过屈，不宜使用枕头，术后给予颈托及米袋间歇固定，颈托大小要合适，须正确佩戴，松紧适宜；胸腰椎患者给予平卧位休息，6 小时后协助患者轴位翻身，并逐渐过渡至低斜坡卧位、半坐卧位；骶椎患者在不影响呼吸的前提下可以采取俯卧位。与一般的内固定手术相比，脊柱结核患者的离床行走活动方案制订时须充分考虑患者骨质破坏程度，以免内固定松动移位。

（三）生命体征监测

持续床边心电监护，严密监测心率、心律、血压、呼吸、血氧饱和度和尿量的变化，每小时巡视一次，做好记录。

（1）颈椎和胸椎患者更须严密观察其呼吸变化，保持呼吸道畅通，注意有无憋气、口唇发绀、呼吸频率节律改变等呼吸困难症状。术后常规予以吸氧，氧流量 2 ～ 4L/min，血氧饱和度保持在 95% ～ 99%。

（2）严密观察患者体温变化，做好相应的护理。脊柱结核术后会出现高热现象，尤其是伴脊髓损伤患者，自主神经系统功能紊乱，皮肤不能出汗，容易出现高热（＞ 40℃）；另一种情况则是出现低温，均是病情危险的征兆，要密切观察热型及伴随症状。体温升高时，以物理降温为主，如冰敷、温水擦浴，必要时给予输液和冬眠药物，也可以使用中医护理手段：大椎穴拔罐。低温患者则以物理复温为主，调节室内温度，适当增加盖被，但要避免过沉过重，避免使用热水袋和电热毯，以免感知不良造成烫伤。

（四）神经功能观察

术后注意观察有无脊髓损伤、脊髓前动脉综合征、周围神经损伤、喉返神经损伤、喉上神经损伤及交感其他神经损伤。

（1）不论脊柱的哪一节段手术，术后最初的神经检查应包括四肢肌力、反射和感觉，并与术前进行对比，以检查术后损害和来自手术中体位不正确所致的损害。如果结果是正常的，护士还应根据手术部位再做一次检查，行颈椎手术的患者检查其上、下肢，行胸腰椎手术的患者检查其下肢。术后 6 小时内每小时、术后 7 ～ 48 小时每 4 小时、术后 48 小时后每 8 小时进行评估并记录。

有报道称，患者在术后 72 小时亦可出现神经功能恶化的可能，因此神经检查要做到每日评估。

（2）评估内容包括四肢肌肉力量、感觉功能和膀胱功能。目前临床常用的肌肉力量评估按临床肌力分级分为 0～5 级。

　　1）0 级：无肌收缩，无关节活动。

　　2）1 级：有轻度肌肉收缩，无关节活动。

　　3）2 级：有肌肉收缩，关节有活动，但不能对抗引力。

　　4）3 级：可对抗引力，但不能抗拒阻力。

　　5）4 级：对抗中度阻力时，有完全关节运动幅度，但肌力较弱。

　　6）5 级：肌力正常。

（3）神经损伤程度评定方法采用 2000 年美国脊髓损伤学会（ASIA）提出的分级。

　　1）A 级：完全性损害。在损伤平面以下（包括骶段 S_4～S_5）无任何感觉和运动功能。

　　2）B 级：不完全损害。在损伤平面以下（包括骶段 S_4～S_5）存在感觉功能，但无运动功能。

　　3）C 级：不完全损害。在损伤平面以下存在感觉和运动功能，但大部分关键肌肌力在 3 级以下。

　　4）D 级：不完全损害。在损伤平面以下存在感觉和运动功能，且大部分关键肌肌力在 3 级和 3 级以上。

　　5）E 级：感觉和运动功能正常。

（4）感觉功能评估主要包括痛觉、触觉，必要时检查温觉、位置觉；同时还要观察患者的肛门张力和膀胱功能，如患者出现乏力、嗜睡、肢体沉重感，局部、单侧或双侧肢体麻木、痛觉过敏，活动感觉减弱甚至消失，应及时报告医生，以便尽早查找原因及时处理。必要时，做好再次手术的准备。

（5）颈椎结核患者还要注意观察术侧有无瞳孔缩小、眼睑下垂、面部干燥无汗等症状。行前路手术患者须鼓励其发音，注意有无声音嘶哑、吞咽困难，饮水有无呛咳等，如出现上述症状多为术中过度牵拉所致，须报告医生给予对症处理，一般 3 个月内可恢复。

（五）切口及引流管护理

切实做好切口及引流口管理。

（1）结核患者的切口较一般切口难以愈合，应保持敷料清洁干燥，防止切口感染。若有渗血渗液则须及时换药。换药时观察切口有无红肿热痛，有无渗血渗液，渗液的量、色、性状甚至气味，并做好记录。

（2）各引流管须妥善固定，严密观察引流液的量、颜色及性状，做好记录。如引流液较清澈或为淡血性液体，须考虑脑脊液漏。观察患者有无头晕、头痛等症状。停负压吸引改为普通引流，定时开放引流管，去枕平卧，通知医生处理，维持水、电解质平衡，按需更换局部切口敷料。

（3）行颈椎前路手术须严密观察切口周围及颈部有无肿胀、渗血，气管是否居中及软组织张力有无增大，如有局部明显肿胀，应检查引流是否畅通。如果患者同时伴有呼吸困难，应立即通知医生，必要时拆除切口缝线，清除血肿，避免血肿压迫气管引起窒息。

（4）放置胸腔闭式引流管的患者，注意观察水柱波动情况，严格保持管路密闭，随时检查引流装置，在更换胸腔闭式引流瓶和搬运患者时，务必双重夹管，以防空气进入胸腔。严密观察呼吸、呼吸音及有无皮下气肿。若引流量＞100ml/h，且颜色为鲜红色血性液引出，连续 3 小时应考虑活动性出血，立即报告医生。一般引流时间为 48～72 小时。当胸部 X 线片提示无气胸且引流量＜50ml/d 时，可夹闭胸腔引流管。夹闭 24 小时内观察患者有无胸闷气促、呼吸困难、切口漏气、渗血、皮下气肿等症状，如无上述症状即可拔管。

（5）上胸椎手术较易损伤胸导管，如发现引流液为浑浊白色，每日引流量＞200ml，应视为乳糜漏，须立即禁食，注意水、电解质有无紊乱。

（6）经皮内镜清除对冲灌洗的患者回病房后，立即持续 24 小时冲洗，进侧接冲洗盐水，出侧接墙式负压。冲洗液选用生理盐水 3000ml 加入异烟肼注射液 0.6g，观察引流液中的脓液、坏死物质的变化。掌握冲洗速度，术后前 3 天用间断快速冲洗法，每 2 小时快冲（滴速为直线流注）1 次，每次 2～3 分钟，间隔时间内常规冲洗（每分钟 40 滴），3 天后根据实际情况调整。灌洗 2～3 天后，冲洗量改为 2000ml/d。一般冲洗时间建议 10～14 天，待冲洗液清澈，无脓液、干酪样坏死物质及血性液体，且连续 3 次培养无细菌生长或结核杆菌 DNA＜1000，患者体温恢复正常，ESR、CRP

明显下降时可拔除引流管。冲洗时须注意观察患者的面色、感受和体温变化，正确配制冲洗液，严格无菌操作，妥善固定冲洗管和引流管，保持冲洗、引流畅通及进出平衡并注意有无外渗，如有外渗或冲洗时出现疼痛明显，应积极寻找原因，报告医生以便及时处理。

（六）呼吸道护理

术后选择合适的氧流量，定时监测血气分析，并根据结果调整氧流量和吸氧浓度，改善患者的缺氧状态。

（1）观察患者的呼吸功能，如呼吸的频率、节律、深浅；每班听诊双肺呼吸音情况，观察有无呼吸急促、胸痛、血红蛋白减少及体温变化，注意有无湿啰音及痰鸣音并监测血氧饱和度的变化；定时行肺部 X 线检查，必要时行肺部 CT。及时处理肠胀气、便秘情况。脊髓损伤患者不可使用重棉被，以免影响呼吸。

（2）对于合并肺结核的患者更须注意胸部 CT 检查，查看肺部情况，定时留取痰液找结核杆菌。若结果阳性则须及时隔离并做好防护措施，以免传染给他人。

（3）术后疼痛常使患者不能主动咳嗽和深呼吸，极易出现肺不张和肺炎等并发症，尤其是颈椎脊髓损伤的患者可导致呼吸肌、膈肌麻痹，造成呼吸困难。护士应向患者解释主动咳嗽和深呼吸的重要性，尽早采取集束化呼吸道管理的方法帮助患者进行肺部功能锻炼。在练习前给予镇痛药，护士协助按压伤口，必要时加压固定以减轻疼痛。术后常规雾化吸入每天 2 次，结束后给予肺部叩击，以促进排痰；指导患者每 2 小时做深呼吸 10～15 次，采用吹气球或吹水泡的方法，从而促进肺的复张。咳痰无力者可使用振动排痰仪促进痰液排出。同时，结合术前呼吸训练方法进行呼吸功能康复。

（4）此外，床边应备吸痰装置，患者如有胸闷、胸痛、气急、血氧饱和度异常须及时通知医生。

（七）防止泌尿系统感染

脊柱结核患者术前以卧床休息为主，且抗结核药物极易导致尿色变深变红伴尿液结晶，尤其是应用利福平的患者，加之结核病本身属于消耗

性疾病，手术刺激后患者抵抗力明显下降，故较一般的卧床患者更易发生泌尿系统感染。

（1）对短期留置尿管的患者无须间歇夹管，更不可盲目进行膀胱冲洗，应鼓励患者多饮水，每日饮水量须达到 2000～3000ml 以上。保持会阴部清洁，术后 2～3 天及时去除导尿管。

（2）脊髓损伤患者伴有神经源性膀胱，应在术后 2 周左右开始进行神经源性膀胱功能训练，提高患者生活质量，减少泌尿系统感染的发生。

（八）胃肠道护理

术后麻醉清醒，无恶心、呕吐症状的，均可少量分次饮用温水或清质饮料，如糖水、果汁均可，做到禁食不禁饮。

（1）颈椎患者术后饮食宜温凉，前路手术进食须观察有无呛咳。

（2）腰椎手术后腹膜牵拉对胃肠干扰大，加上麻醉影响，患者常有腹胀，应用快速康复外科（ERSA）结合个体差异为患者制订饮水计划，饮水量从初次的 5～10ml 开始，每隔 1 小时 1 次，逐次递增至 50ml。同时结合中医护理手段如芒硝外敷或艾灸等，艾灸须注意防烫伤；也可采用神阙穴拔罐，罐体采用玻璃罐、负压罐均可，吸附以皮肤紫红为度，负压以患者能耐受为宜，避开伤口及敷料，一般从术后第一天早晨开始，首次留罐 5～10 分钟，每天 2 次，逐渐延长至留罐 15 分钟，直至患者恢复肛门排气。

（3）恢复正常饮食后，鼓励患者增加膳食纤维的摄入，多进食新鲜蔬菜、水果，多饮水，保持大便通畅。脊髓损伤患者容易便秘和失禁交替出现，便秘时可指导患者餐后行腹部环形按摩，从右到左，沿大肠行走方向，每次 10 分钟左右，力度适宜，以刺激肠蠕动，对顽固性便秘者必要时可辅以缓泻药或润肠通腑中药或灌肠；大便失禁时则须避免粗纤维的摄入，及时止泻，并做好皮肤护理。

（4）脊柱结核手术创伤较大，术后需要注意有无应激性溃疡的发生。评估患者既往史，观察患者生命体征、尿量、面色及有无腹部不适的主诉，同时结合粪便的颜色、性质、量及形状。观察实验室检查血常规动态变化，如确实存在应激性溃疡的发生，则按消化道出血急救流程处理。

（九）营养护理

适当的营养是伤口愈合和康复训练的基础，可影响机体免疫状态和临床结局。结核为消耗性疾病，饮食以高热量、高蛋白、富含维生素、易消化为宜，多食新鲜蔬菜和水果。

（1）肠鸣音恢复正常后，指导患者少量多餐，逐步从流质饮食过渡至正常饮食。能进食的患者主张尽量肠内营养，进食时将床头适当抬高，有助于进食，防止误吸。定时监测血红细胞、血红蛋白、红细胞沉降率、血白蛋白及肝功能等相关指标，必要时监测免疫指标。

（2）根据患者体质指数、手术损耗指数、营养监测指标及抗结核方案及饮食习惯制订营养计划，兼顾营养的同时避免药物失效或加重副作用：肝功能严重受损时选择优质蛋白和含糖高的食物；抗结核药物引起恶心呕吐则少量多餐，避免油腻及过甜食物，抗结核药物可适当地调整至餐后服用；便秘患者增加粗纤维的摄入。

（3）术后根据以下情况决定患者是否需要肠外营养：手术步骤和入路；胃肠功能障碍情况；畸形矫正程度。凡是营养不良或有潜在不良可能的患者，须维持或加强营养支持而不能从胃肠道摄入时才主张使用肠外营养支持。肠外营养时须合理计算各营养素之间配比；现配现用，最好在12～16小时内输完，也可以连续24小时输注；如暂时不能输注则须放置在4℃的冰箱内，并在24小时内输注完毕。同时，加强输注导管管理，严格无菌操作，防止导管感染。当患者出现寒战、高热，在找不到其他感染灶时，应考虑导管性脓毒血症的存在，分别做好细菌和真菌培养。

（十）疼痛护理

疼痛已上升至第五大生命体征，在临床上应引起我们足够的重视。脊柱结核手术创伤通常较大，术后的疼痛管理质量直接影响到术后康复程度，更需要我们给予积极的干预和管理。目前对术后疼痛的管理从"缓解疼痛"的舒适目标向"控制活动性疼痛，促进术后功能活动早期开展"的康复目标转变。

术后疼痛分为静息性疼痛和活动性疼痛。静息性疼痛是指患者静息不动时的疼痛；活动性疼痛则是一种诱发性疼痛，是指患者在翻身、咳嗽、深呼吸、坐起及进行功能锻炼时的疼痛。在多数情况下，同一患者的活动性疼痛强度高于其静息性疼痛强度。临床上，相对于控制静息性疼痛，治疗活动性疼痛的镇痛更为复杂，而准确恰当的疼痛评估是保证疼痛管理质量的前提。因此，做好对疼痛的评估显得尤为重要。术后疼痛的评估应同时包括评估静息性疼痛和活动性疼痛。

（1）评估采用数字评分法（NRS）评估患者疼痛情况，用数字代替文字表示疼痛的程度。在一条直线上分段，按0～10分次序评估疼痛程度。0分时表示无痛，10分表示最痛，中间次序表示5分疼痛可忍受，7分疼痛不能忍受。请患者自己说出其疼痛程度。此评分方法既简单又容易掌握，护士也宜宣教。在患者术后回来即进行评估，此后有规律地定时评估，疼痛治疗后也有合适的时间间隔评估，应注意注射镇痛药宜15～30分钟后评估，口服镇痛药宜在1小时后。评估时相信患者主诉，并结合各种资料综合评估，注意其伴随症状和镇痛药使用后的副作用。

（2）目前对疼痛的管理，临床用药遵循"三阶梯止痛疗法"给药原则并宜多模式超前镇痛。强调用药定时性，不是按需给药，而是有规律地按时给药，以维持药物浓度的恒定及预防疼痛的发作兼顾个体化给药。术后疼痛管理临床上多采用患者自控镇痛技术（patient controlled analgesia, PCA），其给药途径有静脉、硬膜外、蛛网膜下腔、区域神经阻滞和皮下等为多，脊柱结核术后镇痛以静脉PCA（PCIA）为主。现对自控镇痛的护理要点阐述如下。

1）向家属及患者做好宣教。

a. 介绍镇痛泵的使用方法。

b. 强调"只能允许患者本人按压给药按钮"，不允许他人代劳，护士需要反复向患者家属强调此管理要点。

c. 掌握按钮给药的时机：在疼痛明显时或进行相关加剧疼痛的活动之前及时给药，一般按钮后3～5分钟后会起效，有助于控制活动性疼痛。

2）做好自控镇痛泵和输液管路的护理。

a. 镇痛泵的参数具体由麻醉医生设定，护士需要进行核实，如有出入及时告知并进行相关调整。

b. 护士须熟悉镇痛泵的程序设置，识别常见的障碍并能妥善处理，如空气报警、电池蓄量、管道是否通畅、药液是否用完等问题。定时查看镇痛泵是否处于工作状态，遇到难以解决的故障及时联系麻醉科医生，同时加强患者沟通，消除其顾虑。

c. 自控镇痛泵的管路需要由独立的静脉通路接入，不建议与其他药物共用静脉通路，要求相关管路做到72小时更换。严格无菌操作，常规使用正压肝素帽，防止药物逆流。同时镇痛泵的管路做好醒目的高危药品使用标识。停用镇痛泵时，如果药物还未使用完，则需两名护士一起核对药液后才能丢弃，并做好记录。

3）副反应的观察和处理。

a. 镇静反应过度和呼吸抑制：严密观察患者呼吸的频率、深度，呼吸是否规则，有无镇静反应过度和是否打鼾。由于呼吸频率和血氧饱和度之间缺乏关联性，同时低氧血症常是患者出现通气不足的晚期症状，所以血氧饱和度不能作为呼吸抑制的早期敏感指标；出现镇静反应和呼吸抑制需要与其他并发症进行鉴别（包括肺栓塞、脑卒中），快速神经系统检查包括瞳孔检查有助于护士及时做出判断。

b. 恶心呕吐：导致恶心呕吐的原因很多，首先要正确评估相关原因，及时采取有效准确的措施。出现恶心呕吐症状应及时排查原因，排除抗结核药物副作用之外，如果考虑是镇痛药剂量过大可调低单次给药剂量或延长锁定时间；也可更换相关药物；刺激前庭能加剧阿片类药物的副作用，故让患者平卧，保持静止不动可以减轻恶心呕吐。也可按压内关、合谷穴，轻重结合，可起到一定的效果。

c. 瘙痒：阿片类药物导致的瘙痒多出现在面部和躯干，出现瘙痒须与抗结核药物导致的瘙痒过敏进行鉴别，以清水洗脸，必要时可外涂炉甘石洗剂。

d. 肠蠕动减少：在快速康复外科理念的推动下，鼓励患者尽早活动，尽早恢复饮水，促进肠蠕动。也可借助中医护理手段，如神阙穴拔罐。

疼痛管理涉及多学科团队合作，要求相互之间加强沟通，协同开展，从而更好地保障PCA的有效性和安全性，切实做好脊柱结核术后的疼痛管理。

（十一）压力性损伤的预防

压力性损伤是位于骨隆突处、医疗或其他器械下的皮肤及软组织的局部损伤，可伴有疼痛感，表现为完整皮肤或开放性溃疡。压力性损伤是脊柱结核术后常见的并发症之一，是由强烈或长期存在的压力及联合剪切力导致。其预防不单纯是护理人员的工作，而是应被全体医护人员所共同重视的一项工作。

（1）患者回病房时，与手术室护士认真交接，仔细评估全身皮肤情况。要求对患者发生压力性损伤的危险因素做定性定量综合分析，常用的是Braden评分法（具体评分细则详见术前相关章节），总分23分，分值越小，压力性损伤发生的危险性越高，评分＜18分为低危风险，评分＜15分为中危风险，评分＜12分为高危风险，评分＜9分为极高危风险，对临床有一定的指导意义。

（2）为更好地预防患者压力性损伤的发生，可以选择气垫床，保持床单位整洁干燥；保持二便通畅；定期协助患者翻身，要求日间每2小时一次，夜间可延长到4小时一次，经常检查受压部位皮肤，必要时给予减压贴外贴保护；同时加强营养支持，尽可能通过胃肠道提供足够营养。我们还可以使用本院特制的中药药膏定时局部涂擦，以达到活血散瘀、通经活络的作用，从而预防和治疗压力性损伤。

（3）具体管理要求详见本章第一节脊柱结核术前护理相关章节。

（十二）深静脉血栓的预防

静脉血栓是指血液非正常地在静脉内凝结，好发于下肢静脉，是骨科大手术之后常见的严重并发症。其致病因素有血流缓慢、静脉壁损伤和高凝状态三大因素。深静脉血栓和肺栓塞是静脉血栓栓塞症在不同部位和不同阶段的两种表现形式。深静脉血栓分为周围型、中央型和混合型三种类型。周围型表现为小腿疼痛和轻度肿胀，活动受限；中央型表现为左下肢多见，臀部以下肿胀，皮肤温度升高，深静脉走向压痛；混合型则是全下肢深静脉及肌肉静脉丛内均有血栓形成，可由周围型扩展而来。肺栓塞则表现为呼吸困难、胸痛、咳嗽咯血三联征，病情往往较为凶险。

脊柱结核手术患者回病房后应使用 Caprini 血栓风险评估量表进行评估，以便采取有效措施实施预防。Caprini 血栓风险评估量表是一种加权风险评估工具，包括年龄、肿瘤、手术、卧床、脊髓损伤等 40 项危险因素，根据每项因素对血栓的影响进行权重，并分别赋值 1～5 分，按照总分情况分为四组：低危组，0～1 分；中危组，2 分；高危组，3～4 分；极高危组，≥5 分。对高危及极高危患者纳入重点监测、管理和干预，指导患者多饮水，尤其是睡前，鼓励患者饮一杯水，量约 200ml，预防血液黏稠，促进血液循环；术后清醒、肌力正常患者即可行足踝泵运动，包括踝关节的跖屈背伸，并逐渐过渡到直腿抬高，肌力异常者则根据患者实际情况帮助行被动活动；尽量选择上肢建立静脉通路，下肢避免行静脉穿刺，尤其是左下肢；避免膝下垫枕、过度屈髋；间歇气压治疗；药物预防，正确使用低分子量肝素钠皮下注射并注意相关副作用。

（十三）用药护理

脊柱结核是结核杆菌全身感染的局部表现，其化疗原则同样遵循"早期、联合、适量、规律、全程"，根据药敏试验结果选择有效的药物治疗是杀灭结核杆菌、治愈脊柱结核的根本措施。术后化疗方案还应根据病理分析及基因检测进一步调整完善。

（1）在开始执行化疗方案前需要患者或家属签署知情同意书，护理上应详尽告知药物作用、副作用、疗程及注意事项，取得患者配合。

（2）掌握药物的临床适用范围。根据药敏试验结果为患者设计合理的化疗方案，同时须兼顾考虑患者的基础疾病，如合并艾滋病的情况下，宜选用利福布汀，不宜选用利福喷丁或利福平。

（3）用药前详细询问过敏史，选用链霉素则须做皮试。

（4）熟知每一种药物的特性和使用注意事项，指导患者正确服用相关药物。首先必须做到全程督导，在院期间每一剂抗结核药物均应在医务人员面视下服用；服用后卧床休息半小时，以减轻胃肠道反应；异烟肼、利福平必须空腹服用，用药 2 小时后进餐；使用对氨基水杨酸颗粒剂时，建议和酸性饮料一起服用；氯法齐明应与食物或牛奶同时服用；利福喷丁每周服用 2 次即可；贝达喹啉前 2 周剂量为 400mg/d，每天 1 次；后 22 周则每次 200mg，每周 3 次，两次用药之间至少间隔 48 小时，每周总剂量 600mg；餐时服用；总疗程 24 周；如果前 2 周服药有遗漏，不需要弥补，而只需完成余下的服药疗程。从第 3 周开始，若有漏服应尽快补服，然后恢复每周 3 次的方案。

（5）掌握正确的输注途径。阿米卡星和卷曲霉素禁止静脉注射；静脉滴注利福平、对氨基水杨酸时，其药液应新鲜配制；对氨基水杨酸还应避光保存，变色后不能使用，以避免分解成间位氨基酸引起溶血。

（6）掌握药物配伍禁忌。链霉素不可与其他氨基糖苷类药同时使用；利尿剂与氨基糖苷类药合用时，药物的耳毒性风险增加；对氨基水杨酸会干扰利福平的吸收，与之联用时两者给药时间宜相隔 6～8 小时，同时会降低强心苷的吸收，与之并用时需注意调整后者的剂量。对氨基水杨酸与阿司匹林并用，加重肠道刺激，严重时可产生溃疡，应予以避免；不宜长期与丙磺舒、氯化铵、维生素 C 联合应用。丙磺舒可减慢对氨基水杨酸的排泄，长期服用可提高对氨基水杨酸血浓度，并易引起肝功能损害。氯化铵、维生素 C 可酸化尿液，长期联用易造成对氨基水杨酸结晶，引起肾损害；非甾体抗炎药（阿司匹林、丁苯羟酸、双氯芬酸）与氟喹诺酮并用，容易加剧中枢神经系统毒性反应和诱发癫痫发作，临床使用要权衡利弊，同时应用茶碱类药物及咖啡因药物时，会导致茶碱类药物在体内蓄积，影响关节软骨发育。

（7）严格掌握药物使用禁忌证。婴幼儿、糖尿病患者眼底有病变者禁用乙胺丁醇；18 岁以下青少年，尤其是儿童不宜应用喹诺酮类，老年患者使用喹诺酮类也需谨慎；有精神病和癫痫病史者禁用异烟肼、喹诺酮类和丙硫异烟胺；有慢性肝病患者禁用丙硫异烟胺；妊娠期及哺乳期患者禁忌使用阿米卡星、链霉素和丙硫异烟胺，慎用利奈唑胺；有听力障碍或肾功能障碍、重症肌无力、帕金森征患者、妊娠期和哺乳期妇女禁止使用阿米卡星；有严重焦虑、精神抑郁或精神病者，癫痫发作史者，酗酒者禁用环丝氨酸；贝达喹啉可导致 Q-T 间期延长，如 Q-T 间期＞500 毫秒、室性心律失常患者则应禁用。

（8）应用常规剂量的异烟肼时一般无须加服维生素 B_6。老年人、产妇、接受哺乳的婴儿、合并有关疾病（HIV 感染、慢性肝病、糖尿病、尿毒症）、癫痫、酒精滥用、营养不良、外周神经病或大剂量应用异烟肼时，可加用维生素 B_6，但鉴于维生素 B_6 在试管内能降低异烟肼的抗菌作用，应与异烟肼分开服用；丙硫异烟胺和环丝氨酸在使用中也须加服维生素 B_6。

（9）结核化疗方案不同，采用的药物不同，引起的不良反应和并发症也不尽相同，护士应加强临床观察。

1）胃肠道反应：抗结核药物均可引起不同程度的胃肠道反应，常见有不同程度的上腹不适、厌食、恶心、呕吐、腹泻或便秘等胃肠道反应，甚至可引起应激性溃疡，氯法齐明还可引起腹部绞痛。

2）肝功能受损：也较为常见，以异烟肼、利福平、吡嗪酰胺多见，两者合用会增加肝脏毒性。另外，喹诺酮类、丙硫异烟胺、对氨基水杨酸、氯法齐明也会出现不同程度的肝功能异常。

3）肾毒性：链霉素、氨基糖苷类作用于近端肾小管，导致管型尿和蛋白尿，停药后可恢复，严重时发生肾衰竭。对氨水杨酸也可发生结晶尿、蛋白尿、管型尿、血尿等。

4）造血系统异常：会发生不同程度的骨髓抑制，表现为贫血、白细胞计数降低、血小板减少、凝血时间异常延长等。

5）过敏反应：以皮疹较为多见，严重者可发生剥脱性皮炎；过敏严重者可发生喉头水肿甚至过敏性休克；吡嗪酰胺和氯法齐明、丙硫异烟胺还会发生光敏反应，出现皮肤色素沉着，皮肤暴露部位呈红棕色。

6）痛风样关节炎：吡嗪酰胺的代谢产物吡嗪酸能抑制肾小管对尿酸的排泄，从而引起高尿酸血症，导致痛风样关节炎。

7）视神经损害：乙胺丁醇容易造成视神经损害，早期表现为视力模糊、眼球胀满感、异物感、流泪、畏光等，严重者可出现视力减退、视野缩小、辨色力减弱，也可引起失明。视神经毒性与剂量呈正相关，与异烟肼联用可加重对视神经的损害。

8）末梢神经损伤：链霉素可引起四肢末梢、口唇麻木。

9）听神经损害：链霉素、氨基糖苷类主要引起前庭功能障碍，如眩晕、恶心、呕吐、共济失调、步履蹒跚；其次是耳蜗损害，可出现耳鸣、耳聋，此毒性常为永久性损伤。

10）中枢神经系统损害：喹诺酮类表现为头痛、眩晕、失眠。重者出现幻觉、抑郁、精神异常及精神错乱，甚至引发癫痫发作。丙硫异烟胺也可引起精神错乱，发生攻击性行为。

11）肌腱炎：喹诺酮类可引起肌腱疼痛、肿胀、肌腱断裂等肌腱障碍。

12）电解质及血糖异常：阿米卡星和卷曲霉素可引起低钾低镁，对氨基水杨酸可引起低钾低钙；使用吡嗪酰胺、乙胺丁醇、喹诺酮类、氯法齐明等可使血糖异常。

13）心脏毒性反应：主要表现为 Q-Tc 间期延长。氟喹诺酮类药的使用与 Q-Tc 间期延长相关，能导致尖端扭转性室性心动过速（TdP），从而危及生命。以莫西沙星对 Q-Tc 间期延长的作用更强。贝达喹啉也可以导致 Q-T 间期延长：Q-T 间期＞500 毫秒、室性心律失常患者禁用。氯法齐明还有个别患者会发生阿 - 斯综合征。

14）特殊反应：丁胺卡那和阿片类联用可导致呼吸抑制；利奈唑胺除了可导致骨髓抑制，血小板减少，还可引起假膜性结肠炎；70%～80% 用氯法齐明本品治疗的患者皮肤有鱼鳞病样改变，尤在四肢和冬季为主。另外，服用异烟肼的患者还可出现类流感症状和类赫反应，多发生在用利福平治疗 2～3 个月的初治肺结核患者，治疗中出现渗出型胸膜炎或纵隔淋巴结肿大等"暂时性恶化"现象，但患者痰菌阴转，结核中毒症状消失，继续原方案治疗可获得病变吸收、好转或痊愈。临床应注意鉴别。

（10）化疗期间给予患者正确的饮食指导，鼓励以易消化富营养为宜，结构合理，忌咖啡及刺激性食物，增加新鲜蔬菜和水果的摄入，在不影响病情和服药效果下，尊重患者饮食习惯。当患者出现恶心呕吐、食欲下降甚至腹痛等症状时对症处理，可取内关、合谷穴按压，每日 2 次，每次 15 分钟或同穴位针灸，必要时辅以中药缓解。使用对血糖有影响的如吡嗪酰胺、乙胺丁醇、喹诺酮类、氯法齐，应加强对血糖的监测；糖尿病患者更须强化饮食管理，做到定时定量定餐。使用异烟肼的患者禁食无磷鱼（金枪鱼、鳗鱼、鱿鱼等），这类鱼中组胺含量较高，异烟肼是一种单胺氧化酶抑制剂，两者若同时食用，会因人体内缺少单胺氧化酶而使组胺氧化，造成组胺蓄积，引起头痛头晕、恶心呕吐、皮肤潮红、荨麻疹样皮疹、腹痛腹泻、呼吸困难、血压升高等中毒症状。

（11）鼓励患者多饮水，每日达 2000ml；注意观察每日尿液的色、质、量及性状，有无浑浊；使用利福平的患者尿色呈红色，因及时告知患者。

（12）正确处理各类不良反应。

1）出现皮疹时指导患者勿抓挠，可使用温水擦拭，避免用肥皂水擦拭、着棉质衣裤等。严重剥脱性皮炎则脱去衣裤，显露创面，保持干燥，胸以下可用支被架支撑，保持床单位整洁干燥，避免潮湿、摩擦等物理性刺激。发生光敏反应，指导患者减少外出和日照时间，尤其是夏日，做好防晒工作，不主张使用防晒霜，应尽量使用物理遮挡进行防晒。

2）一旦发生喉头水肿、过敏性休克及心搏骤停则立即启动急救流程。

3）定时监测肝肾功能、电解质和血糖变化，相关药物使用前行心电图检查。如有必要则行 24 小时动态心电图检查，如发现 Q-T 间期延长，室性心律失常等情况及时报告医生，权衡用药。

4）造血系统抑制：患者可出现贫血、凝血时间异常延长、血小板减少、白细胞计数降低等变化。贫血患者须加强营养，必要时成分输血输注红细胞悬液；出现紫癜须注意有无全身出血情况，观察患者有无头晕、头痛及神志变化，观察二便情况及全身皮肤，指导患者使用软牙刷，食物宜温凉软烂忌过烫、粗硬，避免磕碰；白细胞降至 3000 须做好保护性隔离。

5）服用异烟肼的患者还可出现类流感症状和类赫反应，多发生在用利福平治疗 2～3 个月的初治肺结核患者，治疗中出现渗出型胸膜炎或

纵隔淋巴结肿大等"暂时性恶化"现象，但患者痰菌阴转，结核中毒症状消失，继续原方案治疗可获得病变吸收、好转或痊愈。临床须注意鉴别。

6）贝达喹啉治疗成人耐多药结核病，治疗开始之前及本品治疗开始之后至少 2、12 周和 24 周时，应进行心电图检查。基线时应检测血清钾、钙和镁，并在异常时对症处理，积极纠正。若出现 Q-T 间期延长，应进行电解质的监测。一旦发生晕厥应立即进行临床评估及心电图检查。

7）出现前庭功能障碍、共济失调的患者加强陪护，做好安全管理，尤其是正确的跌倒评估，避免单独行动，防止跌倒坠床。

（13）做好心理护理。脊柱结核化疗疗程通常需 1.5～2 年，指导患者不可随意增减药物，不可随意停药，须在定期复查的前提下鼓励患者坚持服用，提高用药依从性。加强心理护理，重视患者主诉，化疗开始前即行心理评估，如果出现抑郁，甚至厌世倾向，更应尽早行专科心理干预并服用抗抑郁药物，24 小时陪护，取得家庭支持系统支持，避免意外发生。

第三节　脊柱结核术后康复

脊柱结核在全身骨与关节结核发病中居首位，约占 50% 以上，有 10%～43% 的脊髓损伤率，并且有高达 10% 的截瘫率，对患者的生活质量有较大影响。抗结核治疗联合手术减压和脊柱稳定技术的应用，为开展脊柱结核患者康复治疗创造了条件。脊柱结核的康复包括脊柱结核手术治疗后的康复及伴有脊髓损伤的康复两个方面。

一、脊柱结核康复护理基本程序

（一）基本原则

1. 因人而异

根据患者功能障碍的特点、疾病情况、年龄、性别、康复需求、疾病诊断、病程等制订个体化康复方案。

2. 早期开展

开展早期康复或术后康复。

3. 遵循原则

康复训练措施符合骨关节生物力学的基本原则。

4. 循序渐进

运动强度由小到大，时间由短到长，动作内容由易到难，休息次数和时间由多到少、由长到短。

5. 密切观察

观察患者是否有不良反应，是否达到治疗效果的要求。

（二）常用支具护理技术

支具佩戴是脊柱结核围术期局部制动的重要手段。依据生物力学的三点矫正原理，限制胸腰椎的屈伸活动，减少因脊柱运动而产生的疼痛和减轻病变周围椎旁肌的痉挛，保护病变部位免受进一步损坏，防止病理性骨折，通过对躯干的支撑，增加腹内压，减少脊柱及其韧带的纵向负荷，防止脊柱畸形的进一步加重。常用支具护理技术包括颈托、颈椎枕、头颈胸支具、胸腰支具。

1. 佩戴原则

支具必须在床上佩戴，评估支具尺寸是否适合，告知使用目的及流程，演示使用方法。先佩戴后片，再佩戴前片，前片边缘压住后片，摘除时先摘前片，再摘除后片。将支具松紧度调节好后才可离床活动，卧床后再将支具卸下；正确下床方法是患者平卧位时，下床前先扶患者坐起，双下肢垂放于床沿，缓慢站起下地活动；俯卧位时，移至床旁，双下肢先着地，双上肢撑起身体缓慢站起下地活动。上床顺序与下床顺序相反。支具位置居中，前后片侧边上缘位于腋前线顶点下 3cm，以不影响患者上肢活动为宜，下缘位于髂前上棘上 2～3cm，以不影响髋关节活动为宜。

2. 注意事项

佩戴支具位置要准确，松紧度以可伸入一指为宜，与胸腰椎的生理曲度相适应，避免过紧出现肩胛骨或髂嵴处皮肤压伤及呼吸困难，过松则达不到固定、制动目的；观察患者有无憋气、恶心等症状；每天做深呼吸锻炼，避免长期佩戴，可能导致腰背部肌肉萎缩，一般佩戴时间在半年左右或遵医嘱。

3. 皮肤护理

避免支具直接与皮肤接触，须穿全棉内衣或垫棉质衬垫，以利汗液吸收；佩戴期间视情况每日清洁皮肤及更换衬垫，注意行胸背部皮肤护理时患者保持脊柱正直；佩戴期间定期检查皮肤情况，有无压红、疼痛等症状；内衣或衬垫须平整，不宜过紧，拆除扣子及衣物上的硬物，头颈胸支具固定可在下颌固定托处垫棉布或透明敷贴，以免发生皮肤压伤。

4. 功能锻炼

佩戴支具离床活动前，指导患者在床上进行下肢肌肉收缩和关节屈伸活动训练，以防止肌肉萎缩，增强肌力，促进血液循环，防止深静脉血栓形成。

5. 维护方法

支具用温水或冷水加普通清洁剂清洗。清洗时可用软毛刷刷洗，毛巾拭干后置于阴凉处晾干。禁止使用强效清洁剂用力清洗。不可用吹风机吹干或在阳光下曝晒，以免变形使受力点不准确。

6. 支具选择

（1）头颈胸支具：固定头、颈、胸部，由前片和后片组成，通过限制颈椎前屈、后伸、侧屈、旋转使颈椎保持制动与稳定状态。

（2）胸腰椎支具：采用两片式结构，限制腰椎的屈伸、旋转和侧屈活动，利用轻微的腹压减轻脊柱负荷，提供脊柱有力的固定支撑及稳定作用。

（三）基本方法

1. 被动运动

（1）适用于肌力 0～2 级的患者。

（2）方法：无痛时在不影响手术效果的前提下进行，协助患者被动活动肢体各关节。手术后 1～2 周，局部肌肉、肌腱组织处于水肿状态，此期可逐渐增加肢体的活动范围及频次，也可指导患者借助健肢帮助患肢进行关节各范围的活动。

2. 主动运动

（1）适用于肌力 2 级以上的患者，在没有辅助运动的情况下进行活动，包括肌力训练和关节的牵张。

（2）方法：将训练肢体置于抗重力位，可利用治疗者的手施压在患者的运动部位，辅助其完成动作，或利用滑轮装置借力来完成动作。注意防止非训练部位代偿运动的发生。

3. 抗阻运动

（1）适用于肌力3级以上的患者，在肌肉收缩的过程中，抗重力、抗额外增加阻力，完成关节各范围活动。

（2）方法：徒手或利用滑轮、哑铃等器械完成动作。

（四）注意事项

（1）做好沟通解释，消除患者恐惧和担忧，主动配合。

（2）训练强度应在患者的功能水平，注意患者全身情况的改善。

（3）教会患者和家属运动方法及要领，为其订制运动处方。

（4）患者安置在舒适安全位置。

（5）循序渐进，持之以恒。

（6）注意脊柱稳定性的判断，重建脊柱稳定性，预防继发性脊髓损伤。

二、康复护理方案

脊柱结核患者，不论有无神经系统功能改变，个体都会因为制动等措施而导致相应器官及肢体功能下降，因此在治疗的同时尽早进行康复训练尤为重要。一般认为，脊柱稳定性的重建、无严重并发症及生命体征平稳是开展康复治疗的基本条件。

（一）颈椎结核术后康复方案

（1）术后1周，康复目标是控制疼痛，预防术后并发症，开展功能锻炼。康复措施包括以下几方面。

1）翻身方法：前路手术建议术后4小时轴位翻身，后路手术建议术后6小时轴位翻身。如患者不能耐受长时间平卧位，请示医生后按需翻身。具体翻身方法为颈托固定，一名护士站于患者左或右侧，另一名护士站于患者头颈部扶住患者头颈部，两人同时均匀用力将患者平移至床的一侧，轴向翻至侧卧位，垫好高度适宜的颈椎枕。平卧

及侧卧位时，头颈部应保持一条水平线，颈椎无过屈过伸、侧屈及旋转。

2）关节活动度训练（ROM）：被动关节活动训练每天2次，自肢体近端向远端的关节活动应达到10分钟左右，包括屈伸肘、屈伸腕、屈伸指，以及双下肢的股四头肌收缩活动。

3）离床活动：术后1周佩戴颈托或头颈胸支具下床活动，进行步行训练，开始可借助步行器行走。第一次下床护士在患者身边指导观察，要有专人保护，并观察是否出现头晕、面色苍白等表现并告知注意事项。

（2）术后2～3周，康复目标是保持颈部制动，增加四肢功能活动。康复措施包括颈托或头颈胸支具固定下的离床活动，进行颈背肌、腹肌锻炼，每日训练3～4次。

（3）术后4～5周，康复目标是增强颈肌肌力，使四肢功能活动最大化。康复措施是颈托或头颈胸支具下床活动进行全关节范围内抗阻训练，上、下肢自主活动。进行康复锻炼时须注意有人保护，避免颈部做旋转运动，以活动后不出现明显疼痛为宜，循序渐进。

（二）胸腰椎结核术后康复方案

（1）1～2周，康复目标是控制疼痛，预防术后并发症。康复措施包括以下几方面。

1）术后当日，卧床休息，协助翻身。翻身须保持脊柱水平直线位，避免扭曲、旋转，维持脊柱的稳定性。

2）踝泵运动：踝关节做最大背伸活动，持续5～10秒，再做最大屈曲活动，持续5～10秒，预防深静脉血栓。

3）四肢肌肉及关节锻炼：定时活动四肢关节及肌肉，预防关节僵硬。

4）双下肢直腿抬高动作，角度由能离开床面开始，逐步增加抬腿幅度，注意抬高腿后维持度，持续3～5秒后再放下，逐渐增加次数，双腿交替进行，防止神经根粘连，增加下肢肌力。

5）腰背肌锻炼：在机体可耐受下进行腰部背伸训练，增强腰背肌肉力量，增加脊柱稳定性。

6）离床活动：术后第2周开始，除加强床上训练的强度外，在胸腰椎支具固定下起床，借助步行器进行站立训练。其具体要求如下。

a. 掌握正确的起卧姿势。

b. 在床旁进行抬腿及屈髋屈膝运动。

c. 能进行下蹲运动，脊柱保持直立位。

d. 双手扶栏杆进行甩腿运动，交替进行，注意稳定性，防摔倒。

e. 摇摆动作，双手扶栏杆，双脚平行站立，左右旋转腰部。

f. 第一次下床护士应一直在患者身边指导观察，并观察是否出现头晕、面色苍白等临床表现，告知注意事项。

（2）术后 3～4 周，康复目标是增加双下肢肌力及功能活动。康复措施包括以下几方面。

1）继续腰背肌锻炼。

2）进行全关节范围内抗阻训练，上、下肢自主活动。

3）继续胸腰椎支具固定下站立、行走活动。

4）锻炼时注意有人保护，活动后以不出现明显疼痛为宜，循序渐进。

（3）术后第 5 周，康复目标是逐步恢复日常生活。根据内固定及植骨融合情况决定脊柱负重及运动时间。

（三）合并脊髓损伤康复护理

1. 脊柱脊髓损伤功能状态评定

功能状态的评定应全面考虑脊柱稳定性，脊柱合并畸形及其对患者心肺功能、脊髓及神经功能的影响程度等，分为躯体和脊柱脊髓功能评定。脊柱脊髓功能评定包括脊柱稳定性评定、脊髓损伤水平与程度评定；躯体功能评定包括肢体肌力评分、日常生活自理能力评定、关节活动度、呼吸功能、膀胱功能、肌张力评定、脊髓损伤后社会支持状况评定等。

2. 确定脊髓损伤康复目标

完全性脊髓损伤，脊髓损伤水平确定后康复目标基本确定（表 22-3）。不完全性脊髓损伤，根据残存肌力等情况修正上述康复目标。脊柱结核引起的神经损害绝大多数是不完全性脊髓损伤，因此应根据患者的实际情况客观确定康复目标，并随着患者功能情况的变化不断调整康复目标。

表 22-3 脊髓损伤康复基本目标

脊髓损伤水平	基本康复目标
C_5	桌上动作自理，其他依靠帮助
C_6	日常生活自理能力（ADL）部分自理、床上翻身、坐起
C_7	ADL 自理，起坐、移乘、轮椅活动
$C_8 \sim T_4$	ADL 自理，起坐、移乘、轮椅活动；应用骨盆长支具站立
$T_5 \sim T_8$	ADL 自理，起坐、移乘、轮椅活动；应用支具治疗性步行
$T_9 \sim T_{12}$	ADL 自理，起坐、移乘、轮椅活动；长下肢支具治疗性步行
L_1	ADL 自理，起坐、移乘、轮椅活动；应用轮椅，长下肢支具，双拐；长下肢支具功能性步行
L_2	ADL 自理，起坐、移乘、轮椅活动；应用长下肢支具功能性步行
L_3	ADL 自理，起坐、移乘、轮椅活动；用肘拐，短下肢支具功能性步行
L_4	ADL 自理，起坐、移乘、轮椅活动；可驾驶汽车，可不需轮椅
$L_5 \sim S_1$	无拐，足托功能步行及驾驶汽车

3. 脊髓损伤康复护理要点

（1）早期康复要点：预防各种并发症如皮肤压力性损伤、肢体畸形、关节活动度障碍等发生的重要措施是保持卧床时正确的体位及体位变换。

1）卧位：体位保持须借助各种辅助工具，准备各种大小不同的垫枕。

a. 仰卧位：髋关节轻度外展，膝关节伸直位，踝关节背伸位（足跟悬空），足趾伸展位。两腿之间用软枕隔开，预防髋关节内旋。肩关节外展，肘关节轻度屈曲。

b. 侧卧位：屈髋、膝关节 20°～60°，踝关节背伸及足趾伸展位。肩关节外展 90°、肘关节屈曲 90°，前臂旋前位自然放在枕上，感舒适为宜。颈椎损伤侧卧时应用颈椎枕并佩戴颈托固定。

c. 截瘫患者：平卧时头下放薄枕；侧卧时，颈椎结核患者佩戴颈托固定以保持脊柱稳定性，体位变换时需两名护士协助进行轴位翻身。病情允许借助支具床上坐起，以降低肺部感染的机会。更换体位前，向患者说明目的、要求，取得配合，并对全身情况进行评估，动作轻柔，鼓励患者发挥残余的能力进行体位变换，同时给予协助、指导。

2）皮肤管理：保持皮肤清洁，使用气垫床，定时翻身。翻身过程中保持脊柱的稳定，及时解除压迫，合理使用各种减压枕及减压贴。具体管理要求详见术前护理相关章节。

3）早期康复训练。

a. 肢体被动运动：早期对瘫痪肢体进行被动关节活动训练，防止关节挛缩和畸形。训练在无痛范围内进行，协助患者每一个关节在活动度范围内做缓慢、轻柔的被动运动，每次关节活动15～20分钟，每天2～3次。

b. 床上关节活动度（active range of motion exercise, ROM）训练：对卧床患者进行维持和改善ROM的练习，有助于保护关节功能，防止关节畸形，改善肌肉与软组织的状态，防止肌萎缩，包括指关节屈曲、伸展；前臂旋前、旋后；肘关节屈曲、伸展；肩关节外展、内收、前屈、后伸；髋关节的外展、内收、内旋、外旋、屈曲等活动。每天2次，每侧肢体从近端到远端关节的活动在10分钟以上。避免过度过猛活动，防止关节软组织的过度牵张损伤。

c. 床上肌力抗阻训练：进行屈腕、伸腕协助床上抗阻训练。借助弹力带进行双手、腿部的自我床上抗阻训练。

（2）恢复期康复要点：康复期的护理以避免并发症、提高自理能力、增强患者重新回归社会的信心为目标。所有动作均由医生评估，在病情允许、保证脊柱稳定性前提下进行。

1）翻身训练：教会患者利用肢体最大力量独立或在辅助下进行翻身。

a. 患者仰卧位于床上，双上肢伸直，头、躯干协同向身体两侧摆动，身体产生钟摆样运动。

b. 头部转向翻身侧，双上肢用力甩向翻身侧时借着惯性翻向另一侧。

c. 翻身训练时，做好安全防护措施，专人在旁看护。

2）坐位训练：按靠坐—扶坐—自坐顺序依次进行，循序渐进。

a. 截瘫患者坐起：双上肢同时用力向一侧摆动，翻转躯干；翻向一侧的手掌及对侧肘关节支撑床面，伸展肘关节用手掌支撑，并移至靠近身体，

另侧上肢转至身体同侧；双手置于体侧，伸肘至坐位。

b. 床上坐位训练：首次坐位，不宜马上取直立位，采用逐步摇高床头的方法，使患者逐步适应体位。注意观察患者有无头晕、眼花、乏力等不良反应，逐步增加训练时间，至床头摇起达到90°，髋关节屈曲近于直角，脊柱伸展，时间能保持20分钟以上，患者能坐位进食。

3）坐位站起训练。

a. 步行器放至患者身体前。

b. 双下肢佩戴好矫形器，患者坐于床边，身体转移至床边，双足着地，躯干尽量前驱，双手握住助行器扶手，将身体拉起，髋关节保持过伸位，患者站立。

4）轮椅与床之间的转移。

a. 轮椅移至平床缘或与床成30°，关闭刹车固定轮椅。

b. 患者坐于床边，身体转移至床边。

c. 患者一手撑于轮椅上，一手撑于床上，两手同时用力撑起身体臀部抬离床面，身体转移至轮椅上，使用上肢帮助摆好下肢位置。

5）体位转移注意事项。

a. 做好沟通解释，鼓励患者增加自信。

b. 进行转移前，准确评估患者能力。

c. 注意安全，落实各项安全防护措施，避免跌倒、碰伤等意外发生。

d. 床与轮椅转移时，保持两个平面在同一高度且尽可能相互靠近，处于稳定状态。

（张丽娟　王　敏）

参 考 文 献

高小雁，冯乐玲，谭晓菊，等，2019. 骨科支具护理规范化操作. 北京：北京大学医学出版社.

高小雁，韩冰，田伟，等，2016. 积水潭脊柱外科护理与康复. 北京：人民卫生出版社.

雷国华，马皎洁，王倩，等，2015. 132例脊柱结核患者围手术期营养状况的调查分析. 中国防痨杂志，37（3）：276-279.

李亮，李琦，许绍发，等，2013. 结核病治疗学. 北京：人民卫生出版社.

李小金，谢文，2014. 常见脊柱基本康复护理指引. 广州：广东科学技术出版社.

沈健，郑琦，汪翼凡，等，2018. 经皮内镜下病灶清除灌洗引流联合后路内固定治疗老年腰椎结核. 中国骨伤，31（11）：987-992.

史晓娟，杨卫红，王海强，2016. 脊柱外科临床护理与康复. 北京：人民军医出版社.

宋金兰，高小雁，2008.实用骨科护理及技术.北京：科学出版社.

孙树椿，孙之镐，2017.临床骨伤科学.北京：人民卫生出版社.

童莺歌，田素明，2017.疼痛护理学.杭州：浙江大学出版社.

王敏，卜彩芳，黄丽霞，等，2017.神阙穴拔罐在胸腰椎结核术后胃肠功能障碍中的应用效果.中华现代护理杂志，23（16）：2149-2152.

王敏，卜彩芳，黄利慧，等，2017.多模式宣教对胸腰椎结核患者绝对卧床依从性影响的研究.护理与康复，5（16）：489-491.

胥少停，葛宝丰，徐印坎，2008.实用骨科学.北京：人民军医出版社.

徐九云，汪苗，潘陈丽，等，2017.联合营养管理在肺结核住院患者中的应用.中华护理杂志，52（1）：67-71.

张光铂，吴启秋，关骅，等，2017.脊柱结核病学.北京：人民军医出版社.

张丽娟，郑琦，金阳辉，等，2017.经椎间孔镜病灶清除置管引流治疗早期感染性脊柱炎的临床疗效及护理对策.中华临床感染病杂志，10（2）：150-153.

中华医学会结核病学分会，2019.抗结核药物性肝损伤诊治指南（2019年版）.中华结核和呼吸杂志，42（5）：343-356.

《中国防痨杂志》编委会，2019.耐药结核病化疗过程中药品不良反应处理的专家共识.中国防痨杂志，41（6）：591-603.